全国高等医药院校护理综合能力实训教材
全国医院护士规范化培训考核指导用书
江苏省高等学校重点教材

中西医护理综合能力

OSCE考核指导

主 编 柏亚妹 徐桂华

中国中医药出版社
·北 京·

图书在版编目（CIP）数据

中西医护理综合能力 OSCE 考核指导／柏亚妹，徐桂华主编.
—北京：中国中医药出版社，2018.12（2025.4 重印）
ISBN 978 - 7 - 5132 - 5342 - 0

Ⅰ.①中…　Ⅱ.①柏…②徐…　Ⅲ.①中西医结合—护理学—
资格考试—自学参考资料　Ⅳ.①R47

中国版本图书馆 CIP 数据核字（2018）第 270620 号

中国中医药出版社出版
北京经济技术开发区科创十三街31号院二区8号楼
邮政编码　100176
传真　010 - 64405721
廊坊市祥丰印刷有限公司印刷
各地新华书店经销

开本 787×1092　1/16　印张 29.25　字数 601 千字
2018 年 12 月第 1 版　2025 年 4 月第 5 次印刷
书号　ISBN 978 - 7 - 5132 - 5342 - 0

定价　79.00 元
网址　www.cptcm.com

服务热线　010 -64405510
购书热线　010 -89535836
维权打假　010 -64405753

微信服务号　zgzyycbs

微商城网址　https：//kdt.im/LIdUGr
官方微博　http：//e.weibo.com/cptcm
天猫旗舰店网址　https：//zgzyycbs.tmall.com

如有印装质量问题请与本社出版部联系（010 -64405510）
版权专有　侵权必究

《中西医护理综合能力OSCE考核指导》编委会

编写说明

护理学是一门融自然科学与人文社会科学为一体的综合性应用学科，护理人员临床护理综合能力的培养成为当前护理领域面临的重要课题。客观结构化临床考试（objective structured clinical examination，OSCE）是一种通过模拟临床场景考核医学生临床实践技能的客观、有组织的考试框架，是一种知识、技能、态度并重的考核评估方法。《中西医护理综合能力 OSCE 考核指导》一书弥补了传统笔试及传统技能考核的弊端，以临床案例为引导，模拟临床病情发展，引导护理人员遵循护理程序，采取护理评估、护理诊断、护理技术、护患沟通、健康教育等护理措施，解决病案中所呈现的护理问题，有利于全面培养和考核护理人员的临床护理综合能力，对提升临床护理服务水平具有重要意义。

本教材共六章，第一章介绍了客观结构化临床考试相关理论及国内外应用现状、考核模式的建立与应用、护理 OSCE 考核病案编写、标准化患者的培训与管理等；第二章至第六章以内科、外科、妇产科、儿科、中医科等常见病症为案例，介绍 OSCE 考核各站点考核内容、流程和评分标准，注重对护理人员批判性思维、分析与解决问题、临床实践技能等综合能力的考核。

本教材体现了三大特点：一是护理 OSCE 情境考核，通过设置一系列模拟临床实际情境的考站，考核学生知识、技能在临床实际应用过程，是一种综合的考核评估方法；二是本教材内容呈现了客观的教学、考核标准，通过"考生指引""考官指引""模拟患者指引""理论提问""相关知识"等，为学生、教师、模拟患者提供明确的指导，保证考核的同质性；第三，本教材所选案例生动实用、贴近临床，可以充分调动学生的学习兴趣，加深其对知识的理解和记忆，促进其将书本知识更好地转化为实际应用能力。

本教材兼顾了中、西医院校护理学专业的需求，体现教师好教、学生好学、临床好用的"三好"特点，遵循以学生为主体、教师为主导的原则，不仅适合中、西医护理学院护理学专业本科生、研究生护理综合能力的培养与考核，也适用于临床年轻护士规范化培训和考核。

教材编写的过程是一个相互学习和提高的过程，在此感谢各位编委的辛勤付出和兄弟院校的大力支持。鉴于护理 OSCE 考核尚处于发展完善阶段，加之教材编写时间和编者水平有限，若有疏漏之处，祈请各校师生与同仁提出宝贵意见，以便进一步修订完善。

《中西医护理综合能力 OSCE 考核指导》编委会

2018 年 6 月

目 录

第一章　概　述　▷▷▷▷

第一节　OSCE 简介

一、OSCE 的基本概念

客观结构化临床考试（objective structured clinical examination，OSCE）又称临床技能多站式考试（multiple station examination，MSE），是一种通过模拟临床场景考核医学生临床实践技能的客观、有组织的考试框架。在这个框架中，各个医院、学校或其他医学机构根据其教学与考试大纲，设置一系列模拟临床实际情境的考站，考核学生的医学知识、临床实践技能、分析与解决问题的综合能力。考核内容主要包括：临床资料采集、身体评估、疾病诊断、治疗护理干预、技术操作、应急处理、健康教育等内容。OSCE 不仅可以考查学生在面临不同情境时的临场反应与决策能力，同时又可以考查学生医学知识的临床实际应用水平及临床思维能力，是一种知识、技能、态度并重的考核评估方法，弥补了传统笔试不能考核学生临床综合能力的弊端。此外，OSCE 采用标准化考试流程与评分方式，提高了考试效率，降低了因考官主观评分差异导致的不公平现象，是一种可行性、可靠性、准确性较高的医学考核方式。

二、OSCE 在医学教育中的发展

（一）国外 OSCE 发展现状

OSCE 应用于医学教育最早可追溯到 1963 年，美国南加州大学 Barrows 教授为了提高神经内科学生的临床技能，让演员扮演多发性硬化症下半身麻痹患者，训练学生的临床实践综合能力。1975 年，英国 Dundee 大学的 Harden 和 Gleesn 教授正式提出 OSCE 考核方法，并将其应用于医学教学，考核学生的临床能力与临场表现。由于 OSCE 有良好的信效度，结果客观可靠，使其在全球医学教育中逐渐受到关注与重视。20 世纪 80 年代，欧美地区首先将 OSCE 正式应用于医学生临床能力考核与医学毕业生合格认证考试。一开始仅被作为传统笔试的补充，但随着 OSCE 的有效性与可靠性逐步得到医学教育学家的广泛认同，美国、加拿大、澳大利亚、日本、韩国等相继将其引入全国医师资格考试中，用以测量医师在诊疗过程中是否具备所需的专业知识与临床技能，确保执业

医师整体素质，保障临床医疗质量。美国医学院校 60% 以上应用 OSCE 作为培养、考核学生临床综合能力的方法，90% 以上的医学院不同程度地运用标准化患者（Standardized Patients，SP）讲授临床思维和临床技能，该方法进而被国家医学教育组织（Institute for International Medical Education，IIME）、世界医学教育联合会（World Federation for Medical Education，WFME）等机构认定为评估医学生临床能力的重要形式，是国际教育和评估的发展趋势，已逐步应用于各类医学院校的医学生及临床医护人员的考核中，从而对其临床能力进行客观、全面的评价。

（二）国内 OSCE 发展现状

1991 年，在美国中华医学基金会的支持下，OSCE 被引入我国医学教育领域。从 1992 年起，国内高校先后采用 OSCE 模式考核学生临床实践能力。1999 年，OSCE 模式正式纳入我国执业医师资格考试与国际针灸专业人员水平考试。此后，OSCE 的应用逐渐扩展到康复治疗、医学影像、护理等其他健康相关学科。21 世纪，随着临床实训设备、计算机技术、SP 在医学教育领域的广泛应用，OSCE 考核的优势愈发凸显，对医学生起着重要的导向作用。目前 OSCE 已发展成为临床医学教育的重要手段，同时也是考核学生综合临床技能，反映医学教学质量的重要方法。研究与实践均证明，OSCE 可以最大程度地模拟临床实际情况，从而有效评估学生知识与技能综合水平，是目前医学生临床实践能力考核的最佳模式。

三、OSCE 在医学教育中的应用特点

医学生的临床能力评定是一项非常复杂的工作，没有任何简单的工具可以充分评定学生的知识、技能和态度。OSCE 作为一项关注能力评估的标准化考试，可在较短的时间内考核学生分析、解决临床问题的能力，从多方面评估学生的临床实践能力、思维能力和职业素养。OSCE 实际上是针对医学教育的各种目的所采用的各种评价方法的综合体，是目前较为全面的评价体系，其特点如下。

（一）OSCE 考试的优势

1. 考站灵活

国内 OSCE 有 4~17 个考站进行考核，每个站点时间一般限制为 5~20 分钟。国外有研究者认为，OSCE 站点数量少则 2~5 个，多则达 20 个，或者更多，考核时间在 4~70 分钟。因此，站点设置有很强的灵活性，每个考站由多种考核方法组成，根据考核目标，不仅可以设置传统的笔试、口试，还可运用 SP、计算机虚拟技术等模拟临床真实情境。

2. 设计缜密

每个考核步骤都经过细致的具体规划和设计，OSCE 案例编制完成后，须经过预实验，以便发现存在的问题，适时调整修订，通过专家咨询小组仔细审核，保证考试内容的准确性和有效性。

3. 标准统一

OSCE 考核标准统一，每一考站均有详细而规范的说明。分别设置"考生指引""考官指引""SP 指引"，使考生和考核者之间的交流沟通规范化；应用 SP 使患者的病史、体征均实现标准化，每位考生面对同样的问题；每个项目都有详细而客观的评分标准，从而保证评分的公平、真实性。

4. 考核全面

OSCE 在医学教育中的作用具有多方面，在考核中设置临床情境，解决了临床医学教育中患者来源不足、法律纠纷等问题；考核内容涵盖知识、技能、态度 3 个方面，可考核其他传统考试无法获取的信息；通过录像设备记录考核过程，有助于考生自我评价、互相评价，可以培养考生临床评判性思维能力，针对性提高实践技能或知识水平；教师通过教学评价找出教学过程的薄弱环节，以便及时改进课程内容安排。

（二）OSCE 考试的局限

1. 学生的压力

OSCE 作为一种新型的考核模式，对学生具有挑战性，在应考过程中的压力比较大，有时会影响其正常发挥。

2. 过程复杂

OSCE 考核较传统考试复杂，准备工作繁琐，需要的考官、考务人员较多，监考人员容易疲劳，考试成本较高。另外，如果流程设置不合理，容易造成泄题，影响考试的安全性。

3. 信效度要求高

研究表明，OSCE 的考站数量会严重影响信效度和可操作性。考站数量过少会导致考核的信效度降低；考站数量过多将导致考试时间过长，操作性变差。

4. 与临床实际体征有差异

SP 并不具备临床中患者实际所有的相关特征，和临床实际情况存在一定差距，需要借助仪器设备、图片资料等手段，尽可能地呈现真实情境。

第二节　OSCE 在护理教学中的应用

临床护理实践能力考核是护理教育实践教学的关键环节。传统的考核形式为护理理论知识笔试，护理技能操作考核，难以准确考核学生的综合能力，侧重于临床能力考核的床边考试，则存在随意性较大、病例难易程度不易控制、考核范围和内容有限、评价方法主观等缺点。而 OSCE 具有传统考试方法所没有的优势，随着 OSCE 在临床护理能力考核中取得的成效，已逐渐引起护理教育界的重视，得到了广泛应用。

一、OSCE 在国外护理教学中的应用

1984 年，麦柯玛斯特大学的 Hamilton 首次将 OSCE 应用于北美护理领域，随后澳大

利亚、加拿大、南非、英国、爱尔兰等国家的护理院校积极推广，用于考核护理本科生、研究生、临床护士等的临床能力。由于护理学科的特点，护理领域的 OSCE 设计与医学领域有所不同，在站次和时间设置上，只有少部分院校采取 Harden 最初提出的 16～20 站，每站 5 分钟的"医学模式"，多数院校采取站次 2～10 站不等，时间 10～30 分钟；考核强调合理性，通过设计一个或多个模拟病例，尽可能贴近临床真实情况；考核强调完整性，在整个考核过程中，要求考生针对患者的各个环节予以决策及处理，从而对考生的理论知识、操作技能、护患沟通、健康教育、评判性思维等各方面护理能力进行综合性评价；考核强调连续性，OSCE 各站的考核内容之间存在一定关联性，通过模拟患者的病情进展与变化，考评学员的护理程序运用及整体护理能力。国外学者不断将 OSCE 用于护理教学中，Mary Sham Bhat 等设计了由一系列操作考站和理论考站构成的 OSCE，考核护理学基本原理、外科护理学、社区健康护理 3 个领域的身体评估、护理诊断、病历书写、液体和药物计算、家庭评估、家庭访问技巧、健康教育、照顾计划等内容，用时 90 分钟。Waiters J 等设计了一个由 6 个站点构成的儿科护士预注册的 OSCE，考核儿科护理学的神经系统评估、食物摄入计算、生长发育、疼痛评估、健康教育等内容，用时为 60 分钟。

二、OSCE 在国内护理教学中的应用

OSCE 在国内护理教育界的应用起步较晚，模式应用不尽相同，内容的深度和广度依据培养目标不同有所侧重，但均引入了 OSCE 的精髓，充分体现了护理教育界在教育理念上的进步，不仅应用于院校教育，培养和考核护理专业学生的临床实践能力，在医院护士培养中也取得了良好成效，大大提升了临床护士的综合护理水平。

（一）院校护理实践教学

实践教学课程是护理学相关课程中必不可少的重要部分，OSCE 根据课程教学目标的不同，设计不同的站点和时间，例如基础护理学中应用 OSCE，以评估、诊断、措施、评价、健康教育多站式的方式进行护理，并在模拟人身上进行基本操作；内科护理学将护理学基础操作、身体评估、内科护理知识融合在一起，设计考站内容，增强学生理论知识运用能力；外科护理学以综合知识、创伤救护、术前准备、手术人员准备、手术配合、专科护理操作设置考站，增强学生实践技能和综合判断能力；妇产科护理学在考站中融入子宫复旧护理、乳房护理、会阴护理、新生儿护理等各项操作，提升学生的妇产科技术操作能力；在中医护理学教学中，设置病情资料采集、中医护理技术、健康教育、辨证施护考站，促进学生中医护理知识与技能的学习；在毕业生考核中，将一个病例按照护理程序贯穿到 OSCE 各考站，设置护理评估、提出护理问题、制订护理计划、实施护理措施、评价护理效果、健康教育等考站，各考站之间联系密切，最大限度地模拟临床实际的效果，使学生逐步了解并熟悉患者，从而形成连续性的临床思维，培养学生临床综合护理能力。

（二）医院护理培训考核

医院主要针对实习护生、规培护士、专科护士进行 OSCE 考核评价。对实习护生和规培护士注重基础知识、技能的培训，在实习护生的岗前培训中，以护士的工作程序为主线，筛选最具代表性的工作事件及典型病例作为情境设置，每一站所制订的任务都经过细致规划，包括接待新患者、在护士站工作、为患者处理问题、交接班等内容。规培护士考核中，设置入院患者问诊、身体评估、提出护理诊断、执行护理操作、突发情况应对、心理护理等考站，通过 OSCE 能够客观评价护士的临床综合能力，可真实反映其工作中的薄弱环节，有助于明确培养目标，提高培训质量。专科护士考核在能力和要求上与规培护士有所不同，更注重专科技能、知识的培训。例如 PICC 专科护士考核，设置专业基础理论（实验室检查结果及意义分析、血流动力学、解剖学）、PICC 置管能力（置管前评估、穿刺工具的选择、置管流程、置管过程中应急情况处理、导管头端固定）、PICC 维护能力（维护流程、维护过程中应急情况处理、并发症识别及处理能力）、PICC 拔管能力（拔管流程、困难拔管的处理）等考站，将人际交流能力、法律伦理能力、护理文书记录贯穿于各考站中。OSCE 能客观准确地反映专科护士的综合能力，提高专科护士的培训质量。

第三节　护理 OSCE 模式的建立与应用

护理 OSCE 模式设计应以整体护理为指导，贯穿以"患者为中心"的护理理念，围绕培养目标、教学大纲，从认知、技能、态度 3 个方面，评估学生的临床综合能力，着重培养学生临床思维能力、解决临床问题能力及人文素养。

一、OSCE 模式的建立

（一）确定考核目标

考核目标是 OSCE 考核的依据。应依据教学目标，结合教学和临床实际情况确定考核目标，制订目标不求大而全，切忌空泛，应针对某个教学目标制订具体翔实、切实可行的分解目标，为构建考核框架、设计相应考站提供指导。

（二）构建考核框架

在正式进行 OSCE 考核前，应先搭建考核框架，依据考核目标考虑考生应达到的能力，如评判性思维能力、交流沟通能力、护理操作技能、人文关怀等，确保涵盖临床综合能力考核的各个方面，同时确保均衡选择各个站点的题目，只有这样才能称为结构化考核。

（三）设计考站

OSCE 主要形式是设置若干考站，进行分站考核。OSCE 考核的有效性需要设置足够的站点来支撑，考站数目根据考核目标设定，目前由于不同考核机构的考生层次、师资力量、教学条件等具体情况限制，没有统一的考站设置，根据考核内容，一般分为以下几类。

1. 护理评估考站

考生对 SP 进行评估，通过与 SP 交流沟通，进行病史采集、身体评估，通过事先设计的评分表，可由 SP 或者考官，观察考生的知识、技能、态度情况，进行评分。

2. 操作技能评估考站

考生演示整个护理操作技能过程，例如心肺复苏、输液、心电监护、测量血压、引流管护理等，现场提供操作物品或者虚拟设备，观察考生护理操作能力，可结合理论提问考核其知识掌握情况。

3. 静态考站

这类考站不用 SP 的参与，通过病案资料进行病例分析和鉴别诊断、提出护理计划、采取护理措施、开展健康教育等，可以直接面向考官答题，或者在电脑、答题纸上答题，只需要根据考生说出或者写出的答案进行评分。

（四）考核时间

OSCE 考站有时间限制，根据具体考核内容设定。考生在相同的时间内通过每个站点，可以保证考试的客观性。考站时间结束前，都会给予考生时间提示，例如铃声、口头警示，从而达到让考生调整速度、完成考核的目的。

（五）配备用物

每一考站应设置模拟诊室或模拟病房，配备物品包括背景用物、操作用物、考核用物，有条件可备广播警铃系统、录音及录影设备等。考站内的人员包括考官、考生和 SP 等。布置考站时，通常每一考站门口张贴试题或者告示，让考生明确知道此考站应执行的任务。张贴考官提示，协助考官清楚自身角色以及在该考站应有的言行。备妥 SP 的资料，便于 SP 临场表现的一致性。

（六）编写病案

OSCE 病案编制的流程：OSCE 主办单位首先要举行一次筹备会议，搭建考核框架，然后转交核心工作小组进行 OSCE 考题编制。优秀师资人员组成核心小组进行考题编制，继而进行 SP 培训师的表面效度及专家效度测试；修订后进行考生表面效度及考题信度测试，并将该结果反馈至考题编制核心小组；最后再依病案资料对 SP 进行 2～4 次培训，并测试演出效果。此外，OSCE 考题编制应借鉴最新实证研究文献及咨询临床护理专家。

（七）预实验修订

OSCE 考站的内容与案例编制完成后，应进行预实验，以便发现其中存在的问题，适时调整修订。可尝试让考生轮换 OSCE 考站的角色，即考生、SP 和考官。轮换结束后，在旁观察的教学人员可以与考生讨论相关表现，并回答考生们的问题，这样一方面可以使得考生对 OSCE 的实施流程更加熟悉，同时教师也可以更加全面地掌握实际实施时可能遇到的问题。经过预实验，使用者（考生、SP 和考官）应对考站内容和案例提出自己的建议。此外，还可接受专家咨询小组的审核，例如外聘考官、OSCE 考站的临床护理专家，达到澄清疑点、找出疏漏之处的目的。

（八）培训考官

考官在 OSCE 中应清楚自己的角色与任务，在考试过程中，遵守自己的角色，是考生与 SP 互动的一个旁观者，在考试的过程中，不可有任何干扰双方的行为，并且全程不得指导考生、SP，也要避免无意中出现褒贬的表情。如对 SP 的演出有意见，不应在考试过程中提出质疑，应在所有考生考试结束后，给予书面建议，从而确保表演的统一性和公平性。若同一个考站若由不同考官评分，考虑到考生的公平性及 OSCE 信度问题，应对考官进行统一培训。

（九）培训 SP

SP 是指被培训扮演患者的角色来呈现独特的症状或疾病的一类人群，其表现的一致性与否，与考生得分公平性密切相关。为确保临场表达的一致性，SP 的培训很重要。病案要先确定，继而培训相同角色的 SP，并且要当众排练，由临床技能教师从旁指导，确保角色扮演达到标准。招募 SP 时，应留意年龄、性别、籍贯等的多元化。使用 SP 时，不宜一次连续扮演过久，以免疲劳、不适，从而出现与试题无关的新症状。

二、OSCE 模式的应用

目前国内许多医学院校和医院纷纷开展 OSCE 考核，熟悉 OSCE 的运行尤为重要，必须建立严密的组织管理体系，遵循一定的运行规范，明确各类人员的职责、任务、要求，做到分工合理，秩序井然，才能保障考核的质量，取得良好的成效。

（一）考试前筹备

根据考核的规模的大小，在 OSCE 预定举行前 1~3 个月开始筹划，召开相关人员协调会，决定 OSCE 举行的日期、时间、形式及考站内容。一般将任务分为案例资料准备、SP 准备、考生准备、考官准备、考场准备、用物准备。

（二）临考前准备

1. 考场准备

对每一个考站进行编码，确保考站标识清晰。规划考生集合、留置考场和离开考场的线路，有效间隔考生、考官及 SP，以避免考生互相接触或跑错站的情形。若机构设有临床技能中心，OSCE 的举行计划方案应邀请中心的技术人员与教学人员参与，以利于 OSCE 的流畅运行。

2. 用物准备

考前需确保各考站的用物准备齐全，仪器功能状态良好。另外，根据考核需要，有的考站还可准备操作干扰用物，以考核考生的用物准备情况。

3. 案例资料准备

给考官、SP、考生的资料等皆需逐一核对，确定无误；与考核情境有关的图片、检查数据等宜进行备份，以免考生在资料上写字或擅自带走；应准备足量评分表及备用份数，以防突发事件；事先决定好分数录入方式，并做核对，确保分数输入无误。

（三）当天考前说明会

考前现场组织考生抽签确定考试顺序号，讲解 OSCE 考核时的注意事项。同时聚集考官和 SP，提醒其关机，说明自身角色以及考站的运行，并要求其提前 30 分钟进入考场。

1. 考生说明

（1）考场规则　OSCE 进行期间，考生不可以相互讨论考站情境；在每一考站结束前，考生不可离开考站；考生若提前完成程序，应仔细再核对，以免有任何疏漏。

（2）人文关怀　在每一个考站，考生需要向 SP 做自我介绍（名字使用考号代替）；以专业态度进行沟通；执行任何程序前应取得 SP 的同意；采取 SP 能理解的措辞来进行说明；在执行措施前，确保 SP 已了解；随时留意 SP 的隐私保护；确保 SP 的安全。

2. 考官说明

考官与 SP 都应该熟悉 OSCE 考核的要求。举行 OSCE 当天，若考站需进行身体评估，考官应自行先为 SP 执行所要求的身体检查，以熟悉 SP 的状况，才能预测考生在考试中的表现。考生进入考站，考官可向考生解释考题目及要进行的任务，例如：测量血压的考站，考官可说明"请为这位患者量血压，并将其血压值记录在病例上"；无菌操作的考站，考官可说明"此患者的敷料需要更换，请查阅病例后，运用无菌技术执行伤口护理"。

3. SP 说明

SP 应按照病案要求表演出语言、动作或表情等，例如：在护理评估考站，指导 SP 在接受问诊过程中，要以比较焦虑的口气和表情多次询问考生"我的病重不重啊?"以考查考生能否关注患者的心理状态，并据此提出"焦虑"这一护理问题的能力，同时也考核考生能否有针对性地进行健康宣教的能力。

4. 使用评分表评估

在考生执行程序的整个过程中，考官应该依据评分表，一一进行评估。考官不可背对考生进行评分，评分重点在考生对待 SP 的态度、执行程序的流畅性、技术的熟练度、知识的运用以及沟通的清晰度。SP 也应对考生的沟通交流能力、操作是否到位、动作是否舒适等进行评分。

5. 计时

每个考站都应该有固定的执行时间，例如10分钟或者15分钟，计时必须确保每位考生执行的时间相同。大部分考试的计时是在考官告知考生评估开始之时开始的，考试结束前1~2分钟会再次告知考生。

（四）考后讨论与试题分析

OSCE结束后的讨论会可在当日或次日召开。考官和SP应报告各考站运行的流畅度，并提出下次需要调整或修正之处，以提高OSCE考站的信效度。考官提出考生的共性、个性问题，例如分数过高或者过低的考生，以了解OSCE评分过程中，考官是如何给该考生做出的评值。考生反馈通常以无记名调查问卷的形式，了解其对此次考试的态度、意见与建议。理想的OSCE试题，应当能够从OSCE成绩中反映出考生的临床能力。所以试题分析很重要，例如可将考站的考核项目汇总后进行分析，列出每个项目出现的频率、数目，讨论后进行修正，可为下次出题提供参考和借鉴。

第四节　护理OSCE病案的编写

护理OSCE病案是指结合临床实际情境，标准化、系统化设计的临床病例，其考核的内容涵盖临床中常见的护理问题，用于综合评价护士专业知识的临床应用能力，是护理OSCE考核内容的具体体现。

一、护理OSCE病案设计原则

1. 突出护理专业独特性

护理OSCE是用于客观评价护理专业学生综合能力的考核模式。设计案例时汲取这一新型医学教育评价模式的精髓，考虑护理特色，将护理程序引入护理病案，引导学生应用护理程序的临床思维，采用护理措施解决病案中所呈现的护理问题，考核包括护理评估、护理诊断、护理措施、护理技术、健康教育、护理评价等。

2. 注重模拟病案真实性

为了使病案的病情变化更符合逻辑，护理OSCE病案通常由临床真实病例经过改编而成。在编制病案时，要在原有临床真实病案的基础上，设计几个隐藏或凸显的临床护理问题，要求学生通过评判性思维做出正确的临床护理决策，并采取及时有效的护理措施。在考核过程中力求完全模拟临床，如环境设置、操作用物、SP扮演、真实病情模拟，使学生有身临其境的感觉。

3. 突显考核内容实用性

考试的内容与形式越是接近临床实际需要，越是凸显考试的实用性。在考核内容与考核方式的设计上，要求编制病案既遵循教学大纲，又要考核临床实用内容，即考核临床常见病、多发病。同时，设计每个病案的具体考核内容时要求：临床经常做什么，就考什么；临床怎么做，就怎么考，以此考核和培养学生解决临床实际问题的能力。

4. 体现考核流程连贯性

以一个病案形式，通过病情逐步演变，要求学生能够通过病例背景及 SP 的表现，初步做出病情判断，能够运用沟通技巧，通过病史采集和专科重点查体的方式，进一步了解病情，针对病情能够及时、准确地采取安全有效的护理措施，包括技术操作、健康教育及突发事件应对等。

5. 强调能力评价全面性

OSCE 病案不仅考核学生的知识与技能，更重要的是体现从传统考核中无法呈现的护患沟通、伦理与法律、礼仪和态度等方面的素质要求，突出以患者为中心的理念和人文关怀，全面考核学生的临床综合护理能力。

二、护理 OSCE 病案的内容

护理 OSCE 病案以考站为单位进行编写，主要包括考核目标、考核情境、考核站点（内容及时间）、考核指引（考生、考官、SP）、场景与用物设置、评分表（考官用评分表和 SP 用评分表）。每份病案应包含病案编号、名称、考核项目、适用对象及说明。

（一）考核目标

依据布鲁姆的教育目标分类理论，将每个病案的考核目标分成知识、态度与技能 3大类。在编制病案前，首先依据教学大纲，结合临床实际情况，列出该病案的考核目标，然后根据考核目标的要求，选择临床实际病例，并加以改编，进而形成既符合教学大纲要求，又符合病情与心理变化逻辑关系的标准化病案。

（二）考核情境

主要用于考生、SP 和考官的培训，简要介绍患者的一般资料、入院时的病情、门诊的初步诊断等，包含本站考核情境，可使考生、SP 和考官对该病案有一个初步的了解。

（三）考核站点

1. 常用护理考站内容

（1）第一考站　护理评估。主要考核考生病史采集、身体评估、检查结果判断，同时考核考生的人文关怀、交流沟通能力。

（2）第二考站　病情诊断与护理问题。主要考核考生评判性思维能力，通过病史采集及身体评估结果，进行病例分析及鉴别诊断，提出医疗和护理诊断。

（3）第三考站　护理措施。主要考核考生对相应疾病的专科护理知识掌握与运用情况。

（4）第四考站　护理技术。考核考生某项基础或者专科护理技术操作的技能，以及在操作过程中体现的人文关怀和交流沟通能力。

（5）第五考站　健康教育。主要考核考生运用理论知识和技能，针对不同疾患患者进行个性化健康教育能力，同时考核人文关怀和交流沟通能力。

2. 考核时间

OSCE 的考核时间根据考核内容而设置，一般依据考站用时的长短，将考站分为长站和短站，长站最多用时 20 分钟，短站 5 分钟。在考站设置时要考虑到长站和短站的搭配，以有效利用时间，同时保证考生有一定的轮转间隔时间，保障考试流程的顺畅。

（四）考核指引

1. 考生指引

考生指引包括提供考生认识 SP 的背景资料、考核情境、要求执行的考核任务、考核时间、相关用物准备等。指引内容必须具体和简短，让考生在 1 至 2 分钟内可以确认本测验站需执行的任务。

2. 考官指引

提供考官本考站的说明和规范。内容包含本考站的考核目的、考核时间、考核对象、病案提要、评分表的定义或评分标准、评价重点、理论提问、相关知识和考试注意事项等。

3. SP 指引

SP 指引包括考题说明、回应考生原则、剧情摘要、剧本对白例句等，必要时可采用 SP 评分表，旨在评估考生的表现是否专业，与患者的互动过程是否够关怀、尊重。

（五）场景与用物设置

详列考站所需用物，包括背景用物、操作用物、考核用物。背景用物用于模拟情境，如模拟病房、床单元、SP、模型人、吸引器、呼吸机、心电监护仪等；操作用物用于考生操作考核，如静脉输液盘、血压计、听诊器、洗手液等；考核用物如文具、评分表、夹板等。

（六）评分表

评分表即考试用评价表。可包括"考官用""SP 用"评价表。考官用评价表的条目设计主要是从专业角度，对考生的表现进行评价，包括考核项目、考核时间、考核考生姓名、准考证号、评分项目、整体考生表现、评分考官签名。SP 用评价表的条目则从患者的切身感受出发，评价考生的护理服务水平。考核过程中考官和 SP 以评价表为依据，对考生的表现进行打分，最后根据两项得分计算最终成绩。

评分表及格标准的设立必须考虑专业能力及角色的展现程度和学习目标，目前国内对 OSCE 及格标准的计算方法尚未统一，现介绍常用的及格分数计算方法。

1. 整体评分法（holistic method）

医学院校广泛采用的及格分，以百分比分数计算各站得分，通过统计总分确定最终分值，以 100 分为满分，整体表现为 60 分及以上为"通过"。本教材设置 5 个考核站点，各站的计分方法为：得分÷本站总分×100×本站权重（%）=本站得分，5 站得分相加即为学生总分。

2. Angoff 评分法（Angoff method）

请多位专家评定最低能力的考生通过的题次得分，再平均所有专家所选定出来的题次得分，考生如果可以通过最低标准的题次得分，就视为"通过"。

3. 边缘群体法（borderline group ethod）

请专家评定考生通过各站的最低标准得分，把通过该站最低得分者视为边缘群体；继而取此边缘群体的该站评分表分数的平均数，作为该站的及格分数。

4. 相对 95 百分位法

答对题数落在所有考生的后 5 个百分位视为不及格。

三、病案的信效度

OSCE 作为临床能力的测量工具，应真正有效反映每个考生的临床能力，为了保证评分标准的一致性。OSCE 病案须经严格的测试、修订，以确保其考核能力的有效性（效度）及其考核层面的公平、均等（信度）。

1. 效度

效度指有效性，反映了考试内容与教学大纲或考试大纲的吻合程度，OSCE 的效度主要有内容效度与表面效度。效度越高，越能准确测试出考生掌握和运用知识、技能的真实程度。

（1）内容效度　内容效度指考核内容对所要测量内容的代表程度，一般采用专家法进行判定，将 OSCE 病案提交给多位专家，对 OSCE 所涉及的考核目标、考核内容、考核难度、站点设置、评分标准进行审核，判断考核内容是否全面、是否可以测试出考生临床能力的掌握情况，可以作为个人成绩的评判标准。内容效度不仅适用于 OSCE 病案的起始编写，还应用于定期监测 OSCE 考站的发展与内容更新。

（2）表面效度　表面效度旨在呈现执行过程中出现的问题，一般是邀请 SP 与考生执行表面效度测试。例如，OSCE 病案所设定的时间，在实际执行时，考生无法在考站所设置的时间内完成；或考站的评分标准要求太困难，考生无法成功作答等，监视执行过程出现的问题，可做 OSCE 病案的修正。

2. 信度

信度就是每个评分者对同一个题目评分的一致性，即评分可信赖和重复的程度。考官评分虽有评分表作为参考，但考官本身（内）和考官间针对某一站考生表现评分的一致性需要进行测试。例如，以 OSCE 某一站考核的视频录像，邀请某位考官进行评分，隔 1 至 2 周，再请该考官看同一视频录像评分，计算其前后评分的一致性，此为考官本身（内）信度。若同时多位考官评量某一站考生，之后再讨论彼此间评分的共同点，计算评分一致性，称为考官间信度。进行 OSCE 考核，应设计一套系统的管理模式，以确保考官评分的公平、客观。例如，针对每一考站、考官的评分做出统计，以显示其整体公平性，此系统可确保考官的持续公正，避免主观性。在实际进行 OSCE 考核的过程中，每一站均有全程录像，也可选派一位有经验的考官，不参与考核之内，独立观察每站考官的表现，以监测多位考官的公平性和一致性。通过增加考站数目来客观评量考生能力、提升 OSCE 信度已达成共识。具体考核多少站能够真正体现考生的能力，至今还没有具体的研究显示。此外，OSCE 考站场地的噪音、照明、室温等也会影响 OSCE 的信度。因此，OSCE 考站场地设计应规范化。

第五节　标准化患者的培训与管理

一、标准化患者概述

标准化患者（standardized patients，SP）又称模拟患者（simulate patients），指经过标准化、系统化培训后，能准确模仿患者实际临床问题的正常人或患者。考生根据 SP 表现出的动作、表情、行为，通过询问病史、身体评估判断病情，并给出相应诊断。SP 可以给考生评分和反馈，具有模拟患者、考核者和指导者的职能，通过模拟逼真的临床情境，为学生临床综合能力的培养和提升创造良好的条件。

二、标准化患者的起源与发展

1963 年，美国南加利福尼亚大学神经病学教授 Barrows 最先将 SP 应用到神经科学生的教学中。1975 年，英国 Harden 等医师提出在 OSCE 中运用 SP。随后，美国、加拿大等国家纷纷将 SP 加入到医师训练或医师考核中，取得了较好的效果。到 2004 年，美国 111 个院校将 SP 应用于教学和学生的评价，其中 53 所院校专人负责 SP 项目，应用 SP 对学生进行考核。

1991 年，Paula L. Stillman 将 SP 概念引入中国。1993 年，华西医科大学、九江医学院、浙江医科大学率先培养出第一批 SP。随后，国内各个医学院校纷纷大力开展与研究 SP，将 SP 应用到临床专业学生能力的考核。

三、标准化患者分类

我国 SP 应用主要集中在专科临床教育和 OSCE 两个方面。专科临床教育中，SP 主要承担问诊与身体评估技能的训练，培养学生的沟通能力与临床实践技能水平。OSCE 模式中，SP 患者需要扮演一类疾病的患者，模仿与表现回答学生问诊以及身体评估。目前国内 SP 主要分为 3 大类：职业 SP、简易 SP、电子 SP。职业 SP 是院校或机构从社会招募的正常人或患者，经过培训后扮演患者。简易 SP 可以进一步分为教师 SP 与学生 SP，通常是由经验丰富的教师或在校学生扮演，相对于职业 SP，简易 SP 需要的经费少、操作性强，但同时也会出现 SP 疲劳、医学术语暗示等问题。电子 SP 主要是通过多媒体仿真与人体模型来实现学生的实际技能操作，可以实现学生的反复操作。

四、标准化患者培训

SP 的培训直接关系到教学质量与评价，细致严谨的培训流程可以最大程度地还原临床情境，提高教学质量。SP 的培训一般按照以下几个步骤进行。

（一）准备培训剧本

根据院校或机构的教学大纲要求，选择适用于病史采集、身体评估以及实践操作的常见疾病，由临床专家或经验丰富的教师进行剧本编写。剧本应真实可靠，与临床实际病例相似，具有完整的病史、辅助检查资料及明确的医学诊断等内容。剧本应指示 SP 有侧重地进行模仿与表现。例如，询问病史过程中，应重点描述疾病症状与心理状态；身体评估中，应根据疾病，准确地表达阳性与阴性体征。剧本应符合临床真实情境，流程可信、真实、符合逻辑，同时不应太过复杂，以免限制 SP 的表演。

（二）SP 招募与选择

SP 的招募主要通过报刊、电视台或互联网等传媒平台进行，同时也可以通过张贴海报、SP 介绍等方式进行招聘。虽然招聘方式多种多样，但对应聘者的筛选有严格要求：①自愿参加，可以保证完成 SP 的培训；②具有一定表演能力，可以严谨客观地根据剧本表现疾病的病情与体征；③具备良好的沟通能力；④诚信可靠，可以遵守培训守则，按时参加培训与考核；⑤体力充沛，记忆力良好，有耐心，可以完成多次重复表演。在选拔出适合的 SP 人选后，需进行体检，保证身体健康，无传染病。对合适的人员，可根据剧本要求，展开针对性的训练。

（三）专业培训

SP 的职能主要包括疾病角色扮演、评价和指导 3 方面，SP 表现的一致性决定着 OSCE 的重测信度。因此，对 SP 进行系统的专业培训尤为关键，培训分几个阶段进行。

1. 行为准则

介绍 SP 的概念、职责、意义等，让志愿者了解 SP 对临床教学的必要性及重要性，提高其责任感、使命感。重点讲解 SP 在考核中的行为准则，注意把握考核时间，准时到达，在指定时间完成回馈，并在铃响时结束；表演忠于案例，不可自行更改或删减症状；给学生适当的回馈；保持中立，避免使用判断性语言，这是 SP 最起码的职业道德。

2. 剧本解读

培训教师根据病案向 SP 详细讲解疾病的病因、症状、体征、医疗诊断、护理诊断、护理措施、护理技术、健康教育等理论与技能知识，并示范表演，帮助 SP 理解并掌握自己要模拟的病案，做到熟练完整复述病史、各种检查结果、部分体征，另一部分体征通过语言、表情和躯体反应表达，当学生提问时及时给予相应的回应。

3. 角色培训

目前 SP 的角色主要包括病史与身体评估、评估者、指导者。因此，SP 的角色培训也从这 3 方面开展。

（1）病史与身体评估培训　SP 在考核过程中，需要客观真实地展现患者的症状与体征，因此，要求 SP 了解疾病的产生过程、病理基础以及各脏器位置与体征表现，这点尤为重要。具体步骤如下：①理论知识学习：通过统一授课或观看录像等教学方式，学习解剖学、生理学、病理生理学、诊断学等基础医学常识，让 SP 了解在疾病发展过程中应表现出的状态，掌握问诊与身体评估具体内容与操作方法。②病例培训：针对具体病例，进行反复的病史、症状、体征和辅助检查的技能培训，要求 SP 根据剧本进行相应的表现，不得夸大实际病情状况，忠于剧本。同时应注意培训 SP 表情、动作和沟通方式，最大化还原临床实际情境，有问才有答，不刻意引导学生检查步骤。此外，针对某些体征（蜘蛛痣、肝掌、黄疸等）可以进行适当化妆。③综合演练：将理论知识与病例培训结合，加入 SP 的情绪、动作和表情，参考 SP 症状、体征、表达方式，开展综合性演练，形成逼真的 SP 演示。④模拟考核：在进行一定时间的培训后，开展相应的 SP 考核，由教师或临床专家扮演学生，对 SP 进行病史采集、身体评估考核，合格人员进行进一步培训，不合格人员有针对性地展开培训。

（2）评估者培训　评估者培训比病史与身体评估培训的要求更高，以 SP 作为评估者在国外应用较多，在国内尚未普及。SP 不仅要为学生提供病史与身体评估，还应关注学生在 SP 应用过程中的言行举止及操作水平和熟练度，对学生的表现做出评估，完成 SP 评价表。作为评估者，SP 参与评分的最大优势是能够直接感受学生对患者的关心程度，操作是否到位、动作是否适度等。在培训 SP 的评估能力时，要指导 SP 明确负责考站的考核内容与考核目标，牢记评分项目和评分标准，在接受护理时，通过观察和体验学生的言行来评价学生的护理质量，并尽可能公平、客观地评价每一位学生。

（3）指导者培训　指导者培训是 SP 培训的最高水平，目前国内外应用较少，这与 SP 本身教育背景、综合素质和培训时间都息息相关。开展指导者培训，SP 从疾病和临床技能以及人文关怀角度出发，可以在考生考核过程中适时进行临床技能指导与情境指导，加深考生记忆，避免以后的过程中再犯此类错误。

4. 临床观摩

为了演示得更加逼真，让 SP 真实表现出临床患者的表情、动作与沟通方式，应安排 SP 到病房见习真正的患者，与患者进行沟通，了解患者病程中的心理变化和情绪变化，把握患者实际背景资料，进一步提升 SP 的角色融合度。

5. 模拟考核

由教师或临床专家扮演考生，考查 SP 综合技能水平，观察 SP 是否做到合理表演、正确表达、客观评分等内容，关注 SP 能否统一评判标准，公平客观地评估每一位考生。经过反复的培训与考核，合格者方能参与 OSCE 的考核。

第二章　内科护理 OSCE 考核 ▷▷▷

本章以慢性阻塞性肺疾病、心力衰竭、原发性高血压、肝硬化、糖尿病、脑梗死等常见疾病为例，主要考查护理评估、疾病诊断与护理诊断、各疾病的专科护理措施、内科护理技术、融入病例情境的基础护理技术以及健康教育。每一疾病均设 5 站，通过考核设计，旨在训练评判性思维，提高学生对内科常见疾病的护理能力。

第一节　慢性阻塞性肺疾病

慢性阻塞性肺疾病（chronic obstructive pulmonary disease，COPD）是一种常见的以持续的呼吸道症状和气流受限为特征的可以预防和治疗的疾病，其中呼吸道症状和气流受限是由有毒颗粒或气体导致的气道和（或）肺泡异常引起的。该病呈进行性发展，主要累及肺脏，引起肺功能进行性减退，也可引起肺外的不良效应，严重影响患者的生活质量。本节主要考查病史采集、COPD 专科身体评估、疾病诊断、病情严重程度判断及护理诊断、COPD 患者有效咳嗽及胸部叩击指导、氧疗、呼吸功能锻炼，以及健康教育等内容。

考站1　护理评估

【考生指引】

▷ **考核情境**

> 李先生，78 岁，退休工人，汉族。患者因"反复咳嗽、咳痰10 年，活动后气促3 年，加重 2 周"收治入院。患者入院后焦虑不安，对病情非常担忧。现 T 37℃，P 75 次/分，R 30 次/分，BP 130/70mmHg。如果你是责任护士，请接待新患者，进行护理评估。

▷ **考生任务**

1. 请结合所学知识有条理地采集病史。
2. 请根据病情有选择地进行身体评估。
3. 请根据病情提出需进一步评估的检查项目。

▷ **考核时间**

15 分钟（读题 2 分钟，考核 13 分钟）。

【考官指引】

▷ **考核目的**

1. 考查学生正确采集病史的能力。

2. 考查学生进行针对性身体评估的能力。

3. 考查学生评判性思维能力。

▷ **场景与用物设置**

1. 场景 病床1张，模拟患者1位，评分教师2位。

2. 用物 治疗盘1个，听诊器及血压计1副，体温计1支，身高体重秤1台，腕带1个，患者信息单（考生用）1份，患者信息单（模拟患者用）1份，患者信息单（考官用）2份，笔1支，白纸数张。

▷ **监考与评分注意事项**

1. 请根据评分指引中的标准进行评分。

2. 考生回答若是经由模拟患者提醒才答对，可酌情给分。

3. 考生提出需进行相关实验室检查，若没有模拟患者，请评分教师做出相应回答。

4. 考核时间结束时，务必请考生停止本站考核，进入下一站考核，不可拖延时间。

【考核内容评分指引】

护理评估评分指引		
评分项目	完全做到（2分）	部分做到（1分）	未做到（0分）
现病史			
1. 自我介绍（姓名与职责），向患者解释沟通目的	2项均做到	任1项未做到	2项均未做到
2. 询问患者姓名、年龄、床号，核对腕带与口述一致	2项均做到	任1项未做到	2项均未做到
3. 评估咳嗽出现的时间及诱因	2项均做到	任1项未做到	2项均未做到
4. 评估咳嗽的规律、性质、音色、发作时间	3~4项做到	1~2项做到	4项均未做到
5. 评估咳嗽加重或缓解的因素及发展演变特点	2项均做到	任1项未做到	2项均未做到
6. 评估痰液的性状、颜色、量、气味	3~4项做到	1~2项做到	4项均未做到
7. 评估气促出现的时间、诱因、发作规律、对日常生活的影响程度	3~4项做到	1~2项做到	4项均未做到
8. 评估气促加重或缓解的因素及发展演变特点	2项均做到	任1项未做到	2项均未做到
9. 评估身体其他不适症状	做到	—	未做到
10. 评估本次发病的诊治经过：有无采取缓解措施及其效果	做到	—	未做到

评分项目	完全做到（2分）	部分做到（1分）	未做到（0分）
11. 评估饮食情况	做到	—	未做到
12. 评估大便情况	做到	—	未做到
13. 评估小便情况	做到	—	未做到
14. 评估睡眠情况	做到	—	未做到
15. 评估对疾病的认识、心理状态	2项均做到	任1项未做到	2项均未做到
既往史、家族史、过敏史、个人生活史、一般资料			
16. 评估既往史	做到	—	未做到
17. 评估家族史	做到	—	未做到
18. 评估药物、食物过敏史	2项均做到	任1项未做到	2项均未做到
19. 评估个人史、作息规律、活动等	做到	—	未做到
20. 评估个人烟酒嗜好，若有，需进一步评估年限、摄入量、有无戒除	做到	—	未做到
21. 评估职业粉尘、化学物质、生物燃料、厨房烟熏等接触史	3~4项做到	1~2项做到	4项均未做到
22. 评估一般资料：付费方式、联系地址与电话、社会支持等	2项及以上做到	—	2项以下做到
身体评估			
23. 评估生命体征并记录	检查全面且方法正确	检查不全面	未检查或检查方法错误
24. 评估意识状态	做到	—	未做到
25. 观察体位、皮肤受压情况及完整性	检查全面	检查不全面	未检查
26. 观察口唇、甲床等色泽	检查全面	检查不全面	未检查
27. 观察颈静脉充盈水平，评估有无颈静脉怒张	检查全面且方法正确	检查不全面	未检查或检查方法错误
28. 评估皮肤有无水肿，若有，指压水肿部位皮肤，观察凹陷及平复情况，评估水肿程度	检查全面且方法正确	检查不全面	未检查或检查方法错误
29. 观察胸廓外形，评估有无桶状胸、肋间隙增宽、膨隆	检查全面且方法正确	检查不全面	未检查或检查方法错误
30. 观察呼吸运动的类型、呼吸深度及节律	检查全面	检查不全面	未检查
31. 触诊胸廓扩张度，评估两侧是否对称、有无受限	检查全面且方法正确	检查不全面	未检查或检查方法错误
32. 触诊语音震颤，评估两侧是否对称、有无减弱	检查全面且方法正确	检查不全面	未检查或检查方法错误

评分项目	完全做到（2分）	部分做到（1分）	未做到（0分）
33. 依次叩诊前胸、侧胸及背部，评估两侧叩诊音是否对称，有无过清音	检查全面且方法正确	检查不全面	未检查或检查方法错误
34. 叩诊肺下界及肺下界移动范围，评估有无肺下界下移	检查全面且方法正确	检查不全面	未检查或检查方法错误
35. 听诊肺部呼吸音，评估两侧是否对称、有无呼吸音减低及干湿啰音	检查全面且方法正确	检查不全面	未检查或检查方法错误
36. 触诊心尖搏动位置	检查方法正确	—	未检查或检查方法错误
37. 听诊心音，评估有无心率增快、心律不齐、心脏杂音	检查全面且方法正确	检查不全面	未检查或检查方法错误
38. 测量身高、体重并记录	2项均做到	任1项未做到	2项均未做到
需进一步评估的检查项目			
39. 提出需检查血常规	做到	—	未做到
40. 提出需检查脉氧饱和度、动脉血气分析	2项均做到	任1项未做到	2项均未做到
41. 提出需检查肺功能	做到	—	未做到
42. 提出需进行肺部影像学检查，如 X线胸片	做到	—	未做到
43. 提出需检查心电图	做到	—	未做到
沟通技巧			
44. 使用尊称称呼患者	做到	—	未做到
45. 面带微笑，与患者有眼神交流	做到	—	全程没有微笑
46. 全神贯注，用心聆听患者的回答	做到	—	未做到
47. 以开放式的问句进行沟通	全程使用开放性问句4次及以上	全程使用开放性问句4次以下	全程均未使用开放性问句
48. 资料采集过程流畅，具有逻辑性	做到	—	未做到
百分比分数计算评分	得分÷96（本站总分）×100×25%（本站权重）＝本站得分		

【模拟患者指引】

▷ **病例资料**

李先生，78 岁，退休工人，汉族，城镇居民医保。患者与妻子及子女同住。家庭住址：本市拉萨路18 号。联系电话：139XXXXXXXX。儿子电话：138XXXXXXXX。

患者因"反复咳嗽、咳痰 10 年，活动后气促 3 年，加重 2 周"收治入院。患者 10 年前感冒后发热，咳嗽，咳少量白痰，进而咳脓痰，予抗生素治疗后好转。此后每年发作 1~2 次，多于感冒或冬春季节发作，症状逐渐加重，未规律诊治。3 年前再次发作时，出现快步行走及上缓坡时气促，休息后可缓解，日常生活不受影响，间断服用止咳平喘药。患者 2 周前受凉后再次发作，咳嗽、咳痰、气促加重，尤以晨间及改变体位时咳嗽明显，咳嗽声音重，无声音嘶哑，无呛咳，不伴有金属音或鸡鸣音，咳黄脓痰，痰量增多，痰液黏稠，不易咳出，每天 100mL 左右，无臭味，走路需减慢步速，平地步行 300m 即感气促，无胸痛、咯血、盗汗等不适。本次发病后曾在家自行服用止咳、祛痰药物。入院后焦虑不安，表示对病情非常担忧。

否认冠心病、高血压及糖尿病等病史。否认药物食物过敏史。无职业粉尘、化学物质、生物燃料、厨房烟熏等接触史。吸烟 40 年，每日 20 支，已戒烟 5 年，否认饮酒史。

身体评估：T 37℃，P 75 次/分，R 30 次/分，BP 130/70mmHg。身高 175cm，体重 75kg。半卧位，神志清楚，神情焦虑。无眼睑水肿，口唇稍发绀，颈静脉无怒张。双侧胸廓对称，桶状胸。双侧呼吸运动对称，语音震颤减弱，未触及胸膜摩擦感。双肺叩诊呈过清音。两肺呼吸音低，双肺下野可闻及细湿啰音。心前区无隆起，心尖搏动位置正常，心率 75 次/分，心律齐，无杂音。骶尾部无压疮，双下肢无水肿。

相关检查：①血常规：血红蛋白 153g/L，红细胞 4.8×10^{12}/L，白细胞 11.8×10^9/L，中性粒细胞 81.7%，淋巴细胞 18.3%；肝肾功能正常；电解质正常。②血气分析：酸碱度（pH）7.396，动脉血氧分压（PaO_2）67mmHg，二氧化碳分压（$PaCO_2$）48mmHg，碳酸氢根 23mmol/L，动脉血氧饱和度（SaO_2）84%。③肺功能检查：吸入支气管舒张剂后第 1 秒用力呼气末容积占用力肺活量的百分比（FEV_1/FVC%）为 65%，第 1 秒用力呼气容积占预计值%（FEV_1%）为 52%。④胸部 X 线：两肺透亮度增加，肺纹理粗乱呈条索状。⑤心电图检查：无异常。

【相关知识】

表 2-1　动脉血气分析正常值

项目	参考值
血液酸碱度（pH）	7.35~7.45
动脉血氧分压（PaO_2）	95~100mmHg
动脉二氧化碳分压（$PaCO_2$）	35~45mmHg
碳酸氢盐（HCO_3^-）	22~27mmol/L（实际碳酸氢盐，AB）
	21~25mmol/L（标准碳酸氢盐，SB）
缓冲碱（BB）	45~54mmol/L
剩余碱（BE）	-3~+3mmol/L
动脉氧饱和度（SaO_2）	95%~98%

表 2 - 2　肺功能检查正常值

项目	参考值
肺活量（VC）	男：3500mL；女：2500mL
残气量（RC）	男：1500mL；女：1000mL
肺总容量（TLC）	男：5000mL；女：3500mL
第1秒用力呼气容积占用力肺活量或预计值的百分比（$FEV_1/FVC\%$ 或 $FEV_1\%$）	80% ~ 120%

考站2　病情诊断与护理问题

【考生指引】

▷ 考核情境

> 李先生，78岁，退休工人，汉族。患者因"反复咳嗽、咳痰10年，活动后气促3年，加重2周"收治入院。现咳嗽较频，咳黄脓痰，痰量较多，痰液黏稠不易咳出，活动后气促明显，焦虑不安，表示对病情非常担忧。测 T 37℃，P 75 次/分，R 30 次/分，BP 130/70mmHg。如果你是责任护士，请结合第1站评估结果，陈述病史，进行疾病诊断，提出护理诊断/问题。

▷ 考生任务

1. 请根据第1站评估结果，陈述该患者的现病史（包括目前主要症状）、日常生活状况、既往史、个人史、家族史、过敏史、心理社会状况、一般资料、身体评估结果。

2. 请说出疾病诊断以及诊断依据。

3. 请提出4个主要的护理诊断/问题，并说出判断依据。

▷ 考核时间

5分钟（读题1分钟，考核4分钟）。

【考官指引】

▷ 考核目的

1. 考查学生有条理地陈述病例的能力。

2. 考查学生正确进行疾病诊断的能力。

3. 考查学生正确概括护理诊断/问题的能力。

▷ 场景与用物设置

1. 场景　评分教师2位。

2. 用物　患者信息单（考生用）1份，患者信息单（考官用）2份，笔1支，白纸数张。

▷ 监考与评分注意事项

1. 请根据评分表中的评分标准进行评分。

2. 考核时间结束时，务必请考生停止本站考核，进入下一站考核，不可拖延时间。

【考核内容评分指引】

疾病诊断、护理诊断/问题评分指引			
评分项目	完全做到（2分）	部分做到（1分）	未做到（0分）
陈述病史			
1. 有条理地叙述现病史	做到	—	未做到
2. 正确叙述日常生活状况	做到	—	未做到
3. 正确叙述既往史	做到	—	未做到
4. 正确叙述个人生活史	做到	—	未做到
5. 正确叙述过敏史	做到	—	未做到
6. 正确叙述家族史	做到	—	未做到
7. 正确叙述心理社会状况	做到	—	未做到
8. 正确叙述一般资料	做到	—	未做到
9. 叙述正确的身体评估资料：生命体征、口唇颜色、胸部视、触、叩、听诊	4~6项正确	1~3项正确	6项均未做到或错误
疾病诊断			
10. 西医病名诊断［慢性阻塞性肺疾病（COPD）急性加重期］	完全正确	部分正确	完全错误
11. 诊断依据（临床表现、肺功能、胸部X线、动脉血气分析）	说明内容完整且正确	说明内容不全	说明内容不全且错误
护理诊断/问题			
12. 气体交换受损与肺部感染、分泌物过多、气道阻塞、通气不足、通气/血流失调有关［判断依据：患者大量黏稠脓痰不易咳出、桶状胸、语音震颤减弱、双肺叩诊过清音、双肺下野细湿啰音；动脉血氧分压67mmHg，动脉血二氧化碳分压48mmHg，血氧饱和度84%；肺功能检一秒量（FEV1/FVC%）65%，一秒量占预计值%（FEV1%）52%；胸片示两肺透亮度增加，肺纹理粗乱呈条索状］	完全正确	部分正确	未提出或完全错误
13. 清理呼吸道无效：与呼吸道分泌物增多、黏稠有关（判断依据：患者有大量黄色黏稠脓痰，不易咯出）	完全正确	部分正确	未提出或完全错误
14. 活动无耐力：与疲劳、呼吸困难、氧供与氧耗失衡有关（判断依据：患者走路需减慢步速，平地步行300m即感气促）	完全正确	部分正确	未提出或完全错误

续表

评分项目	完全做到（2 分）	部分做到（1 分）	未做到（0 分）
15. 焦虑与缺乏疾病相关知识有关（判断依据：患者焦虑不安，表示对病情非常担忧）			
16. 潜在并发症：酸碱失衡［判断依据：患者目前是 COPD 急性加重期，血气分析结果示酸碱度（PH）7.396，碳酸氢根 23mmol/L］	15、16、17 任 1 条完全正确	15、16、17 任 1 条部分正确	15、16、17 均未提出或完全错误
17. 知识缺乏：缺乏疾病相关知识（判断依据：患者希望详细了解病情）			
理论提问			
18. 正确回答考官提问	做到	—	未做到
临床辨证思维			
19. 疾病诊断思路清晰	做到	—	未做到
20. 护理诊断/问题正确排序	做到	—	未做到
百分比分数计算评分	得分÷36（本站总分）×100×20%（本站权重）＝本站得分		

【模拟患者指引】

▷ 病例资料

李先生，78 岁，退休工人，汉族，城镇居民医保。患者与妻子及子女同住。家庭住址：本市拉萨路 18 号。联系电话：139XXXXXXXX。儿子电话：138XXXXXXXX。

患者因"反复咳嗽、咳痰 10 年，活动后气促 3 年，加重 2 周"收治入院。患者 10 年前感冒后发热，咳嗽，咳少量白痰，进而咳脓痰，予抗生素治疗后好转。此后每年发作 1～2 次，多于感冒或冬春季节发作，症状逐渐加重，未规律诊治。3 年前再次发作时，出现快步行走及上缓坡时气促，休息后可缓解，日常生活不受影响，间断服用止咳平喘药。患者 2 周前受凉后再次发作，咳嗽、咳痰、气促加重。尤以晨间及改变体位时咳嗽明显，咳嗽声音重，无声音嘶哑，无呛咳，不伴有金属音或鸡鸣音。咳黄脓痰，痰量增多，痰液黏稠，不易咳出，每天约 100mL，无臭味。走路需减慢步速，平地步行 300m 即感气促。无胸痛、咯血、盗汗等不适。本次发病后曾在家自行服用止咳、祛痰药物。入院后焦虑不安，表示对病情非常担忧。

否认冠心病、高血压及糖尿病等病史。否认药物食物过敏史。无职业粉尘、化学物质、生物燃料、厨房烟熏等接触史。吸烟 40 年，每日 20 支，已戒烟 5 年，否认饮酒史。

身体评估：T 37℃，P 75 次/分，R 30 次/分，BP 130/70mmHg。身高 175cm，体重 75kg。半卧位，神志清楚，表情焦虑。无眼睑水肿，口唇稍发绀，颈静脉无怒张。双侧胸廓对称，桶状胸。双侧呼吸运动对称，语音震颤减弱，未触及胸膜摩擦感。双肺叩诊呈过清音。两肺呼吸音低，双肺下野可闻及细湿啰音。心前区无隆起，心尖搏动位置正常，心率：75 次/分，心律齐，无杂音。骶尾部无压疮，双下肢无水肿。

相关检查：①血常规：血红蛋白 153g/L，红细胞 4.8×10^{12}/L，白细胞 11.8×10^9/L，中性粒细胞 81.7%，淋巴细胞 18.3%；肝肾功能正常；电解质正常。②血气分析：酸碱度（pH）7.396，动脉血氧分压（PaO_2）67mmHg，二氧化碳分压（$PaCO_2$）48mmHg，碳酸氢根 23mmol/L，动脉血氧饱和度（SaO_2）84%。③肺功能检查：吸入支气管舒张剂后第 1 秒用力呼气末容积占用力肺活量的百分比（FEV_1/FVC%）为 65%，第 1 秒用力呼气容积占预计值%（FEV_1%）为 52%。④胸部 X 线：两肺透亮度增加，肺纹理粗乱呈条索状。⑤心电图检查：无异常。

【理论提问参考题目】

▷ 考官可选择 1 个题目提问

1. 请陈述 COPD 的诊断标准。

答：根据肺功能进行诊断：吸入支气管舒张剂后第 1 秒用力呼气末容积（FEV_1）/用力肺活量（FVC）固定比率 <0.7 即可确诊 COPD。

2. 根据慢性阻塞性肺疾病全球倡议（Global Initiative for Chronic Obstructive Lung Disease，GOLD）分级标准，该患者气流受限严重程度处于哪一级？

答：2 级，中度。

3. COPD 的病程是如何分期的？

答：根据患者症状和体征的变化分为：①急性加重期：患者呼吸道症状的急性加重并导致额外的治疗，特征为呼吸道症状加重，症状变化程度超过日常变异，且导致药物治疗方案的改变；②稳定期：患者咳嗽、咳痰、气短等症状稳定或较轻。

【相关知识】

1. COPD 气流受限严重程度（GOLD1～4 级）的确定

根据 GOLD 分级标准，可将 COPD 气流受限严重程度分为以下 4 级（表 2-3）。

表 2-3　COPD 气流受限严重程度的肺功能分级

肺功能 GOLD 分级	分级标准
1 级：轻度	FEV_1 ≥80% 预计值
2 级：中度	50% ≤FEV_1 <80% 预计值
3 级：重度	30% ≤FEV_1 <50% 预计值
4 级：极重度	FEV_1 <30% 预计值

注：基于支气管扩张剂后的 FEV_1，FEV_1/FVC <0.7。

（表 2-3 引自：尤黎明，吴瑛. 内科护理学.6 版. 北京：人民卫生出版社，2017.）

2. COPD 急性加重风险评估

临床上评估慢性阻塞性肺疾病急性加重风险常用以下两种方法：①应用气流受限分级的肺功能评估法进行评估，气流受限分级为3级或4级，表明具有高风险。当肺功能评估得出的风险分类与急性加重史获得的结果不一致时，应以评估到的风险最高结果为准，即就高不就低。②根据患者急性加重的病史进行判断，上1年发生急性加重不少于2次，或上1年因急性加重住院1次，预示以后频繁发生急性加重的风险大。

考站3　护理措施

【考生指引】

▷ 考核情境

> 李先生，78 岁，退休工人，汉族。患者因"反复咳嗽、咳痰10年，活动后气促3年，加重2周"收治入院。现在患者咳嗽、咳痰、气促较前稍有缓解，仍诉痰多黏稠，不易咳出，呼吸费力。测 T 37℃，P 76 次/分，R 26 次/分，BP 126/70mmHg。血气分析：酸碱度（pH）7.40，动脉血氧分压（PaO_2）82mmHg，二氧化碳分压（$PaCO_2$）42mmHg，碳酸氢根24mmol/L，动脉血氧饱和度（SaO_2）85%。如果你是责任护士，请指导患者有效咳嗽，并采取胸部叩击的措施协助患者排痰。

▷ 考生任务

1. 有效咳嗽指导

（1）请为患者讲解并正确示范有效咳嗽的方法。

（2）请指导患者练习有效咳嗽，观察患者有效咳嗽是否正确，指出错误之处，并予以指导纠正。

2. 胸部叩击协助患者排痰

（1）请为患者及其家属讲解胸部叩击协助排痰的正确方法及注意事项。

（2）请为患者进行胸部叩击协助排痰。

▷ 考核时间

15 分钟（读题2 分钟，考核13 分钟）。

【考官指引】

▷ 考核目的

1. 考查学生指导患者进行有效咳嗽的能力。

2. 考查学生为患者进行胸部叩击协助排痰的能力。

▷ 场景与用物设置

1. 场景　病床1 张，模拟患者1 位，评分教师2 位。

2. 用物　《COPD 患者有效咳嗽指导》（考官用）2 份，《COPD 患者胸部叩击协助排痰指导》（考官用）2 份，腕带1 个，患者信息单（考生用）1 份，患者信息单（模拟患者用）1 份，患者信息单（考官用）2 份，笔1 支，白纸数张。

COPD 患者有效咳嗽指导（考官用）

（1）指导患者采取合适的体位　①患者取坐位，头略前倾，双肩放松，屈膝，前臂垫枕，如有可能应使双足着地，有利于胸腔的扩展，增加咳痰的有效性。②经常变换体位有利于痰液咳出。

（2）指导患者进行有效咳嗽　①指导患者进行深而慢的腹式呼吸 5~6 次；②然后深吸气至膈肌完全下降，屏气 3~5 秒，继而缩唇，缓慢地经口将肺内气体呼出；③再深吸一口气屏气 3~5 秒，身体前倾，从胸腔进行 2~3 次短促有力的咳嗽；④咳嗽时同时收缩腹肌，或用手按压上腹部，帮助痰液咳出；⑤咳痰后恢复正常坐位，进行放松性深呼吸；⑥晨起时咳嗽，排出夜间聚积在肺内的痰液，就寝前咳嗽排痰，有利于患者的睡眠。

COPD 患者胸部叩击协助排痰指导（考官用）

（1）胸部叩击的正确方法　①患者取侧卧位或坐位；②叩击者两手手指弯曲并拢，使掌侧呈杯状，以手腕力量，从肺底自下而上、由外向内、迅速而有节律地叩击胸壁；③每一肺叶叩击 1~3 分钟；④叩击时发出一种空而深的拍击音，则表明叩击手法正确。

（2）胸部叩击的注意事项　①评估：叩击前听诊肺部有无呼吸音异常及干、湿啰音，明确痰液潴留部位；②叩击前准备：用单层薄布覆盖叩击部位，以防止直接叩击引起皮肤发红，覆盖物不宜过厚，以免降低叩击效果；③叩击要点：叩击时避开乳房、心脏、骨突部位（如脊椎、肩胛骨、胸骨）及衣服拉链、纽扣等；叩击力量应适中，以患者不感到痛为宜；每次叩击时间以 5~15 分钟为宜，应安排在餐后 2 小时至餐前 30 分钟完成，以避免治疗中引发呕吐；叩击时应密切注意患者的反应；④操作后：嘱患者休息并协助做好口腔护理，去除痰液气味；询问患者的感受，观察痰液情况，复查生命体征、肺部呼吸音及啰音变化。

▷ **监考与评分注意事项**

1. 请根据评分表中的评分标准进行评分。

2. 考核时间结束时，务必请考生停止本站考核，进入下一站考核，不可拖延时间。

【**考核内容评分指引**】

COPD 的护理措施评分指引			
评分项目	完全做到（2分）	部分做到（1分）	未做到（0分）
有效咳嗽			
1. 向患者示范采取合适的体位：取坐位，头略前倾，双肩放松，屈膝，前臂垫枕，尽可能双足着地	完全做到且正确	部分做到且正确	均未做到或完全错误
2. 示范深而慢的腹式呼吸 5~6 次	完全做到且正确	部分做到且正确	均未做到或完全错误
3. 示范深吸气至膈肌完全下降，屏气 3~5 秒	完全做到且正确	部分做到且正确	均未做到或完全错误
4. 示范缩唇，缓慢地经口将肺内气体呼出	完全做到且正确	部分做到且正确	均未做到或完全错误

评分项目	完全做到（2分）	部分做到（1分）	未做到（0分）
5. 示范深吸一口气，屏气3~5秒，身体前倾，从胸腔进行2~3次短促有力的咳嗽	完全做到且正确	部分做到且正确	均未做到或完全错误
6. 示范咳嗽时同时收缩腹肌，或用手按压上腹部，帮助痰液咳出	做到且正确	—	未做到或错误
7. 咳痰后恢复正常坐位，示范放松性深呼吸	完全做到且正确	部分做到且正确	均未做到或完全错误
8. 指导患者按上述步骤进行有效咳嗽锻炼	完全做到且正确	部分做到且正确	均未做到或完全错误
9. 观察患者有效咳嗽是否正确，指出错误之处，并予以指导纠正	完全做到且正确	部分做到且正确	均未做到或完全错误
胸部叩击			
10. 叩击前听诊患者肺部有无呼吸音异常及干、湿啰音，明确痰液潴留部位	完全做到且正确	部分做到且正确	均未做到或完全错误
11. 叩击前询问患者进餐时间（胸部叩击应安排在餐后2小时至餐前30分钟完成）	做到	—	未做到
12. 指导患者取侧卧位或坐位	做到	—	未做到
13. 患者穿单衣或叩击部位以单层薄布覆盖	做到		未做到
14. 两手手指弯曲并拢，使掌侧呈杯状，以手腕力量，从肺底自下而上、由外向内、迅速而有节律地叩击胸壁	完全做到且正确	部分做到且正确	均未做到或完全错误
15. 叩击时避开乳房、心脏、骨突部位（如脊椎、肩胛骨、胸骨）及衣服拉链、纽扣等	完全做到且正确	部分做到且正确	均未做到或完全错误
16. 叩击力量应适中，以患者不感到痛为宜	做到	—	未做到
17. 叩击应发出空而深的拍击音	做到	—	未做到
18. 叩击时应密切注意患者的反应	做到	—	未做到
19. 每一肺叶叩击1~3分钟	完全做到	部分做到	未做到
20. 每次叩击时间以5~15分钟为宜	做到	—	未做到
21. 叩击后询问患者感受，观察痰液情况，复查生命体征、肺部呼吸音及啰音变化	完全做到	部分做到	未做到

评分项目	完全做到（2分）	部分做到（1分）	未做到（0分）
22. 协助患者做好口腔护理（去除痰液气味），嘱患者休息	完全做到	部分做到	未做到
理论提问			
23. 正确回答考官提问	做到	—	未做到
百分比分数计算评分	得分÷46（本站总分）×100×20%（本站权重）＝本站得分		

【模拟患者指引】

▷ 病例资料

李先生，78岁，退休工人，汉族。患者因"反复咳嗽、咳痰10年，活动后气促3年，加重2周"收治入院。现在患者咳嗽、咳痰、气促较前稍有缓解，仍诉痰多黏稠，不易咳出，咳嗽费力。测 T 37℃，P 76次/分，R 26次/分，BP 126/70mmHg。血气分析：酸碱度（pH）7.40，动脉血氧分压（PaO_2）82mmHg。二氧化碳分压（$PaCO_2$）42mmHg，碳酸氢根24mmol/L，动脉血氧饱和度（SaO_2）85%。

【理论提问参考题目】

▷ 考官可选择1个题目提问

1. COPD 的危险素有哪些？

答：COPD 的危险因素包括吸烟、职业或环境粉尘、刺激性气体以及家族史中幼年因素，如幼年呼吸道感染、低体质量等宿主因素等。

2. COPD 急性加重最常见原因是什么？

答：急性加重的最常见原因是呼吸道感染。

3. COPD 急性加重期的治疗原则是什么？

答：通畅气道，控制性吸氧，使用支气管扩张药，选用敏感抗生素，使用糖皮质激素，防治并发症及合并症，加强营养，提高抵抗力。

4. COPD 急性加重的一般预防措施有哪些？

答：戒烟；接种流感和肺炎疫苗；恰当的药物治疗；合理的肺康复和增加体力活动。

【相关知识】

COPD 急性加重期治疗：明确导致急性加重的主要原因，评估病情严重程度，决定门诊或住院治疗。

1. 低流量吸氧

发生低氧血症者可用鼻导管吸氧或面罩吸氧。鼻导管给氧时吸入的氧浓度与给氧流量有关，估算公式为吸入氧浓度 FiO_2（%）＝21＋4×氧流量（L/分钟）。一般吸入氧浓度为28%~30%，避免吸入氧浓度过高而引起二氧化碳潴留。

2. 支气管舒张药的应用

速效 β_2 受体激动剂（SABA）加或不加速效抗胆碱能受体阻滞剂（SAMA）为其初始治疗，但患者在出院前尽快替换为长效支气管扩张剂治疗。2017 年，GOLD 明确了长效 β_2 受体激动剂或长效抗胆碱能受体阻断剂（LABA/LAMA）联合治疗在 COPD 的核心地位。与单独的 LABA 或 LAMA 治疗相比，LABA/LAMA 联合治疗在改善肺功能及患者自评结果方面明显优于单药治疗。

3. 选用敏感抗生素

根据常见或确定的病原菌种及药物敏感情况选用抗生素。病情较轻者可用青霉素、阿莫西林或克拉维酸、大环内酯类或喹诺酮类、第 1 或第 2 代头孢菌素，一般可口服给药。病情较重者可用 β - 内酰胺类/酶抑制剂、第 2 或第 3 代头孢菌素和喹诺酮类，一般多静脉给药。

4. 糖皮质激素的应用

对需住院治疗的急性加重期患者，可短疗程激素治疗，泼尼松每天 40mg，连续 5 天，口服和静脉给药等效。

考站 4 护理技术——吸氧

【考生指引】

▷ **考核情境**

> 李先生，78 岁，退休工人，汉族。慢性阻塞性肺疾病（急性加重期）。目前患者咳嗽、咳痰较前缓解，仍诉活动后气促。测 T 37℃，P 76 次/分，R 24 次/分，BP 124/70mmHg；血气分析：酸碱度（pH）7.40，动脉血氧分压（PaO_2）84mmHg，二氧化碳分压（$PaCO_2$）40mmHg，碳酸氢根 24mmol/L，动脉血氧饱和度（SaO_2）87%。请执行医嘱：持续鼻导管吸氧，氧流量 2L/分钟。

▷ **考生任务**

1. 进行鼻导管给氧。

2. 执行过程中所有核对须以叙述或行动展现。

3. 执行鼻导管给氧后给予患者相关护理指导。

▷ **考核时间**

7 分钟（读题 1 分钟，考核 6 分钟）。

【考官指引】

▷ **考核目的**

1. 考查学生按照正确的操作步骤对患者实施鼻导管给氧的能力。

2. 考查学生在氧疗过程中对患者给予关怀和尊重的能力。

▷ **场景与用物设置**

1. 场景 病床 1 张，戴腕带的模拟患者 1 位，评分教师 2 位。

2. 用物 治疗车、管道氧气装置或氧气筒、吸氧管、氧气压力表装置、湿化瓶

（内盛蒸馏水）、棉签、水杯（内盛蒸馏水或冷开水）、纱布、消毒洗手液、弯盘、记录单、笔。治疗单 1 份，患者信息单（学生用）1 份，患者信息单（考官用）2 份。

▷ 监考与评分注意事项

1. 请根据评分表中的评分标准进行评分。

2. 考生回答若是经由模拟患者提醒才答对，可酌情给分。

3. 考核时间结束时，务必请考生停止本站考核，进入下一站考核，不可拖延时间。

【考核内容评分指引】

鼻导管给氧操作步骤及评分指引			
评分项目	完全做到（2分）	部分做到（1分）	未做到（0分）
核对医嘱			
1. 核对医嘱：患者姓名、床号、氧疗方法、氧流量	4项均核对	—	任1项未核对
评估			
2. 自我介绍（姓名与职责），向患者解释目的、过程及配合方法	4项均做到	—	任1项未做到
3. 评估患者病情、呼吸状况、缺氧程度、鼻腔状况	4项均做到	—	任1项未做到
4. 评估病室环境	做到	—	未做到
准备			
5. 患者准备：交代患者做好个人准备（如排尿），使之了解吸氧过程及注意事项，其愿意配合操作	3项均做到	任1项未做到	3项均未做到
6. 护士准备：衣着整洁，修剪指甲，洗手，戴口罩	完全做到且洗手方法正确	部分做到	未做到或洗手方法错误
7. 物品准备：物品齐全（吸氧管、氧气压力表装置、湿化瓶、棉签、水杯、纱布、消毒洗手液、弯盘），摆放有序合理，并检查用物有效期及包装完整性	做到	用物缺少 3 项以内，且已检查	用物缺少 4 项及以上，或未检查
8. 环境准备：安静、整洁、无明火和热源	3项均做到	—	任1项未做到
实施（吸氧）			
9. 备齐用物携至患者床旁，核对患者床号、姓名，核对腕带与口述一致	3项均做到	—	任1项未做到
10. 协助患者取舒适体位	做到	—	未做到
11. 用棉签清洁双侧鼻腔	做到	—	未做到
12. 安装流量表、通气导管及湿化瓶	操作正确	—	操作错误

评分项目	完全做到（2分）	部分做到（1分）	未做到（0分）
13. 将鼻导管与氧气表连接，打开流量表开关，调节氧流量	操作正确	—	操作错误
14. 检查氧气装置是否漏气，氧气流出是否通畅，全程装置有无漏气	操作正确	—	操作错误
15. 将鼻导管蘸水湿化，再次检查氧气流出是否通畅，将鼻导管轻轻插入患者鼻腔内约1cm	操作正确	—	操作错误
16. 将鼻导管环绕患者耳部向下防止并调节松紧度，固定于适当位置	操作正确	—	操作错误
17. 记录给氧时间、流量及方式并签名	操作正确	—	操作错误
18. 健康教育：分别针对病情和操作正确而简要地给出指导（吸氧过程中注意用氧安全知识；勿自行摘除鼻导管或调节氧流量；如咽部不适或胸闷憋气时及时告知医护人员；饮食、饮水时应暂停吸氧，防止误吸或吸入过多气体引起腹胀）	3～4项做到	1～2项做到	4项均未做到
19. 整理床单位，询问患者需求	做到	—	未做到
20. 处理用物，洗手，取口罩	做到	—	未做到
21. 给氧巡视：观察病情、给氧效果、询问需求	做到	—	未做到
实施（停氧）			
22. 备齐用物（治疗盘、纱布、弯盘）携至患者床旁，核对床号、姓名，核对腕带与口述一致	3项均做到	—	任1项未做到
23. 评估患者缺氧改善情况，向患者解释	做到	—	未做到
24. 取下鼻导管，清洁患者面部	操作正确	—	操作错误
25. 关闭流量表开关，卸下湿化瓶、氧气表	操作正确	—	操作错误
26. 协助患者取安全舒适体位，整理床单位，询问患者需求	做到	—	未做到
27. 终末处理：一次性用物消毒后集中处理，治疗盘、治疗碗、治疗车含氯消毒液擦拭，氧气筒上悬挂空或满标志	3项均做到	—	任1项未做到
28. 洗手且正确	做到	—	未做到

续表

评分项目	完全做到（2分）	部分做到（1分）	未做到（0分）
29. 正确记录（停氧时间、用氧效果、签名）	做到	—	未做到
评价			
30. 评价操作过程规范、流畅，达到治疗目的	做到	—	未做到
31. 评价操作技术熟练，未给患者造成伤害	做到	—	未做到
沟通技巧			
32. 使用尊称称呼患者	做到	—	未做到
33. 面带微笑，与患者有眼神交流	做到	—	全程没有微笑
理论提问			
34. 正确回答考官提问	做到	—	未做到
百分比分数计算评分	得分÷68（本站总分）×100×25%（本站权重）=本站得分		

【模拟患者指引】

▷ 病例资料

李先生，78 岁，退休工人，汉族。慢性阻塞性肺疾病（急性加重期）。现在患者咳嗽、咳痰较前缓解，仍诉活动后气促。测 T 37℃，P 76 次/分，R 24 次/分，BP 124/70mmHg；血气分析：酸碱度（pH）7.40，动脉血氧分压（PaO_2）84mmHg，二氧化碳分压（$PaCO_2$）40mmHg，碳酸氢根 24mmol/L，动脉血氧饱和度（SaO_2）87%。

【理论提问参考题目】

▷ 考官可选择 1 个题目提问

1. 氧疗监护包括哪些？

答：①缺氧症状有无改善；②PaO_2、$PaCO_2$、SaO_2 等指标的改善程度；③氧气装置有无漏气、管道是否通畅；④观察有无氧疗的副作用出现。

2. COPD 患者氧疗有效的指标有哪些？

答：患者呼吸困难减轻、呼吸频率减慢、发绀减轻、心率减慢、活动耐力增加。

3. 常见的氧疗副作用有哪些？

答：氧中毒、肺不张、呼吸道分泌物干燥、呼吸抑制、晶状体后纤维组织增生（仅见于新生儿）。

【相关知识】

慢性阻塞性肺疾病（COPD）的氧疗规范如下。

我国慢性阻塞性肺疾病（COPD）的诊治规范中，对稳定期及急性加重期 COPD 患者的氧疗进行了详细规定。

1. 稳定期患者

（1）氧疗指征 ①静息时，$PaO_2 \leqslant 55mmHg$ 或 $SaO_2 < 88\%$，有或无高碳酸血症；②$56mmHg \leqslant PaO_2 < 60mmHg$，$SaO_2 < 89\%$ 伴下述之一：继发红细胞增多（血细胞比容 $>55\%$）；肺动脉高压（平均肺动脉压 $\geqslant 25mmHg$）；右心功能不全导致水肿。

（2）氧疗方法 一般采用鼻导管吸氧，氧流量为 $1.0 \sim 2.0L/$分钟，吸氧时间 >15 小时/天，使患者在静息状态下，达到 $PaO_2 \geqslant 60mmHg$ 和（或）使 SaO_2 升至 90% 以上。

2. 急性加重期患者

氧疗是 COPD 住院患者的基础治疗。无严重并发症的患者氧疗后易达到满意的氧合水平（$PaO_2 \geqslant 60mmHg$ 或脉搏血氧饱和度 $SpO_2 \geqslant 90\%$）。应予控制性低浓度氧疗，避免 PaO_2 骤然大幅升高引起呼吸抑制导致 CO_2 潴留及呼吸性酸中毒。施行氧疗 30 分钟后，须复查动脉血气以了解氧疗效果。

考站5 健康教育

【考生指引】

▷ **考核情境**

> 李先生，78 岁，退休工人，汉族。慢性阻塞性肺疾病（急性加重期）。住院 6 天，咳嗽、咳痰、气促明显缓解。测 T 36. 8℃，P 76 次/分，R 20 次/分，BP 120/70mmHg；血气分析：酸碱度（pH）7.42，动脉血氧分压（PaO_2）95mmHg，二氧化碳分压（$PaCO_2$）40mmHg，碳酸氢根 24mmol/L，动脉血氧饱和度（SaO_2）95%。医嘱明日出院，患者称不清楚回去后如何进行呼吸功能锻炼。如果你是呼吸科责任护士，请对患者进行呼吸功能锻炼指导。

▷ **考生任务**

请对患者进行呼吸功能锻炼指导。

▷ **考核时间**

10 分钟（读题 2 分钟，考核 8 分钟）。

【考官指引】

▷ **考核目的**

考查学生正确进行慢性阻塞性肺疾病健康教育的能力。

▷ **场景与用物设置**

1. 场景 病床 1 张，模拟患者 1 位，评分教师 2 位。

2. 用物 患者信息单（考生用）1 份，患者信息单（考官用）2 份，病历夹 1 个，笔 1 支，白纸 1 张。

▷ **监考与评分注意事项**

1. 请根据评分表中的评分标准进行评分。

2. 考生回答若是经由模拟患者提醒才答对，可酌情给分。

3. 考核时间结束时，务必请考生停止考核。

【考核内容评分指引】

COPD 的健康教育评分指引			
评分项目	完全做到（2 分）	部分做到（1 分）	未做到（0 分）
健康教育前评估			
1. 评估患者需求	做到	—	未做到
2. 评估患者对呼吸功能锻炼的了解情况	做到	—	未做到
缩唇呼吸指导			
3. 示范闭嘴经鼻吸气	做到且正确	—	未做到或错误
4. 示范缩唇（吹口哨样）缓慢呼气，同时收缩腹部	完全做到且正确	部分做到且正确	均未做到或错误
5. 示范控制吸气与呼气时间比为 1∶2 或 1∶3	做到且正确	—	未做到或错误
6. 示范合适的缩唇程度与呼气流量，以能使距口唇 15～20cm 处，与口唇等高水平的蜡烛火焰随气流倾斜又不至于熄灭为宜	完全做到且正确	部分做到且正确	均未做到或错误
7. 指导患者按上述步骤进行缩唇呼吸锻炼	完全做到且正确	部分做到且正确	均未做到或错误
膈式或腹式呼吸锻炼指导			
8. 取立位、平卧位或半卧位，示范将两手分别放于前胸部和上腹部	完全做到且正确	部分做到且正确	均未做到或错误
9. 示范用鼻缓慢吸气，使膈肌最大程度下降，松弛腹肌，凸出腹部，置于腹部的手能感到腹部向上抬起	完全做到且正确	部分做到且正确	均未做到或错误
10. 示范经口呼气时，收缩腹肌，松弛膈肌，膈肌随腹腔内压增加而上抬，推动肺部气体排出，手感到腹部下降	完全做到且正确	部分做到且正确	均未做到或错误
11. 示范在腹部放置小枕头、杂志或书本来帮助训练腹式呼吸。告诉患者，如果吸气时物体上升，证明是腹式呼吸	完全做到且正确	部分做到且正确	均未做到或错误
12. 向患者讲解缩唇呼吸和腹式呼吸每天可训练 3～4 次，每次重复 8～10 次	完全做到且正确	部分做到且正确	均未做到或错误
13. 指导患者呼吸节律应保持缓慢、深长，避免用力呼气或呼气过长	做到且正确	—	未做到或错误
14. 指导患者根据机体耐受情况选择合适的练习时长	做到且正确	—	未做到或错误
15. 告知患者如在练习过程中出现任何不适症状，应暂停练习	做到且正确	—	未做到或错误

续表

评分项目	完全做到（2分）	部分做到（1分）	未做到（0分）
16. 指导患者按上述步骤和要求进行膈式、腹式呼吸功能锻炼	完全做到且正确	部分做到且正确	均未做到或错误
评价健康教育的效果			
17. 观察患者缩唇呼吸锻炼是否正确，指出错误之处，并予以指导纠正	做到	—	未做到
18. 观察患者膈式、腹式呼吸功能锻炼是否正确，指出错误之处，并予以指导纠正	做到	—	未做到
沟通与关爱			
19. 使用尊称称呼患者	做到	—	未做到
20. 面带微笑，与患者有眼神交流	做到	—	全程没有微笑
21. 及时回答患者的疑问	做到	—	未做到
22. 给患者消化吸收健康教育内容的相关载体：宣传单、宣传册、视频或记录单等	做到	—	未做到
理论提问			
23. 正确回答考官提问	做到	—	未做到
百分比分数计算评分	得分 ÷46（本站总分）×100×10%（本站权重）= 本站得分		

【模拟患者指引】

▷ 病例资料

李先生，78 岁，退休工人，汉族。慢性阻塞性肺疾病（急性加重期）。住院 6 天，咳嗽、咳痰、气促明显缓解。测 T 36.8℃，P 76 次/分，R 20 次/分，BP 120/70mmHg；血气分析：酸碱度（pH）7.42，动脉血氧分压（PaO_2）95mmHg，二氧化碳分压（$PaCO_2$）40mmHg，HCO_3^- 24mmol/L，动脉血氧饱和度（SaO_2）95%。医嘱明日出院，称不清楚回去后如何进行呼吸功能锻炼。

【理论提问参考题目】

▷ 考官可选择 1 个题目提问

1. 哪些 COPD 患者需要进行长期家庭氧疗？

答：对于 COPD 伴慢性呼吸衰竭的患者，当呼吸衰竭稳定 3 ~ 4 周，$PaO_2 \leqslant$ 55mmHg，不论是否有高碳酸血症都可进行长期家庭氧疗，以提高患者的生存率和生存质量。

2. 对需要进行长期家庭氧疗的 COPD 患者和家属应进行哪些指导？

答：①向患者及其家属讲解家庭氧疗的目的和必要性，长期家庭氧疗可纠正患者缺氧、防止或纠正肺动脉高压的形成，减少心力衰竭的发生，减少发病次数，减轻病情，缩短住院天数，提高生存率和生存质量；②指导患者采用经鼻导管吸入氧气，氧流量 1.5～2.5L/分钟，吸氧持续时间不应少于 15 小时/日，包括睡眠时间；③注意安全，供氧装置周围严禁烟火，远离热源，防止氧气燃烧爆炸；④氧疗装置定期更换、清洁、消毒。

【相关知识】

稳定期慢阻肺患者的非药物治疗：在稳定期慢阻肺患者的管理中，非药物治疗具有非常重要的地位。非药物治疗包括患者教育、戒烟、体力活动康复、氧疗、通气支持、外科治疗、姑息治疗、终末期治疗和临终关怀、接种疫苗等内容。其中，患者教育包括指导患者进行疾病症状的观察、药物使用及危险因素方面的教育，积极协助患者学习和掌握疾病的自我监测和管理方法。

非药物治疗应遵循慢阻肺分组的结果，患者教育的内容因分组不同而存在差异。

1. 根据症状及急性加重史将患者分为 A、B、C、D 四组

（1）呼吸困难症状评估　可采用改良版英国医学研究委员会呼吸困难问卷（breathlessness measuremenTusing the modified British Medical Research Council，mMRC 问卷）评估，见表 2 - 4。

表 2 - 4　改良版英国医学研究委员会呼吸困难问卷

mMRC 分级	呼吸困难症状
0 级	剧烈运动时出现呼吸困难
1 级	平地快步行走或上缓坡时出现呼吸困难
2 级	由于呼吸困难，平地行走比同龄人步行慢或需要停下来休息
3 级	平地行走 100m 左右或数分钟后即需要停下来喘气
4 级	因严重呼吸困难而不能离开家或在者穿脱衣服即出现呼吸困难

（表 2 - 4 引自：诸葛毅，王小同，俎德玲，等. 慢性阻塞性肺疾病社区管理实务. 杭州：浙江大学出版社，2017. ）

（2）慢性阻塞性肺疾病患者自我评估测试（the chronic obstructive pulmonary disease assessmenTtest，CAT）　见表 2 - 5。

表 2 - 5　慢性阻塞性肺疾病患者自我评估测试

从不咳嗽	0	1	2	3	4	5	总是在咳嗽
一点痰液没有	0	1	2	3	4	5	有很多很多痰
没有任何胸闷的感觉	0	1	2	3	4	5	有很严重的胸闷感觉
爬坡或上 1 层楼梯时，没有气喘的感觉	0	1	2	3	4	5	爬坡或上 1 层楼梯时，感觉严重喘不过气来

从不咳嗽	0	1	2	3	4	5	总是在咳嗽
在家里能够做任何事情	0	1	2	3	4	5	在家里做任何事情都很受影响
尽管有肺部疾病，但对外出很有信心	0	1	2	3	4	5	由于有肺部疾病，对离开家一点信心都没有
睡眠非常好	0	1	2	3	4	5	由于有肺部疾病，睡眠相当差
精力旺盛	0	1	2	3	4	5	一点精力都没有

注：数字 0～5 表示严重程度，请标记最能反映你当前情况的选项，在数字上打√，每个问题只能标记 1 个选项。

（表 2－5 引自：诸葛毅，王小同，俎德玲，等. 慢性阻塞性肺疾病社区管理实务. 杭州：浙江大学出版社，2017.）

（3）急性加重风险评估　临床上评估慢性阻塞性肺疾病急性加重风险常用以下两种方法：①应用气流受限分级的肺功能评估法进行评估，气流受限分级 3 级或 4 级表明具有高风险。当肺功能评估得出的风险分类与急性加重史获得的结果不一致时，应以评估到的风险最高结果为准，即就高不就低。②根据患者急性加重的病史进行判断，上 1 年发生急性加重不少于 2 次，或上 1 年因急性加重住院 1 次，预示以后频繁发生急性加重的风险大。

（4）确定 A、B、C、D 四组　见表 2－6。

表 2－6　慢阻肺患者的综合评估

急性加重史

			急性加重史
C	D		≥2 或 >1 次导致住院
A	B		0 或 1 次未导致住院
mMRC 0～1	mMRC≥2		
CAT <10	CAT≥10		

症状

［表 2－6 引自：王蕾，杨汀，王辰. 2017 年版慢性阻塞性肺疾病诊断、处理和预防全球策略解读. 中国临床医生杂志，2017，45（1）：104－108.］

2. 慢阻肺患者的非药物治疗管理和教育

具体内容见表 2－7、表 2－8。

表 2－7　慢阻肺患者的非药物治疗管理

患者组	基本治疗	推荐	取决于当地指南
A	戒烟（可包括药物治疗）	体力活动	流感疫苗肺炎球菌疫苗
B、C、D	戒烟（可包括药物治疗）肺康复	体力活动	流感疫苗肺炎球菌疫苗

（表 2－7 引自：陈亚红，杨汀. 慢性阻塞性肺疾病. 北京：人民卫生出版社，2017.）

表 2-8　慢阻肺患者的教育内容

患者分组	基本治疗
A ~ D	终止不良生活习惯（如戒烟），保持或增加体育锻炼，并保持足够的睡眠和健康饮食习惯
B、D	掌握呼吸困难的自我解决方法、节约体能的技巧和压力应对策略
C、D	避免恶化因素的出现，监测和管控恶化症状，并设立书面行动计划，保持与医护人员的定期接触/沟通
D	与医护人员讨论姑息治疗策略和进一步的护理指示

（表 2-8 引自：陈亚红，杨汀. 慢性阻塞性肺疾病. 北京：人民卫生出版社，2017.）

第二节　心力衰竭

　　心力衰竭简称心衰，是由于心脏结构或功能异常导致心脏射血能力下降和（或）心室充盈受损而引起的一组临床综合征，主要表现为呼吸困难、乏力和液体潴留。心力衰竭多呈慢性病程，反复发作呈加重趋势，严重影响患者生活质量。本节主要考查病史采集、专科身体评估、疾病诊断与护理诊断，心力衰竭患者的饮食、活动、用药护理、液体管理、健康教育、自我管理、心电监护技术等内容。

考站1　护理评估

【考生指引】

▷ 考核情境

　　王女士，45 岁，农民，汉族。患者反复胸闷、气急 15 年，4 天前受凉后加重，伴咳嗽咳痰、双下肢水肿。测 T 37.2℃，P 90 次/分，R 26 次/分，BP 100/65mmHg。由其爱人陪同入院。如果你是责任护士，请接待新患者，进行护理评估。

▷ 考生任务

1. 请结合所学知识有条理地采集病史。

2. 请根据病情有选择地进行身体评估。

3. 请根据病情提出需进一步评估的检查项目。

▷ 考核时间

12 分钟（读题 2 分钟，考核 10 分钟）。

【考官指引】

▷ 考核目的

1. 考查学生正确采集病史的能力。

2. 考查学生进行针对性身体评估的能力。

3. 考查学生评判性思维能力。

▷ **场景与用物设置**

1. 场景　病床1张，模拟患者1位，评分教师2位。

2. 用物　治疗盘1个，听诊器及血压计1副，体温计1支，软尺1卷，身高体重秤1台，腕带1个，患者信息单（考生用）1份，患者信息单（模拟患者用）1份，患者信息单（考官用）2份，笔1支，白纸数张。

▷ **监考与评分注意事项**

1. 请根据评分指引中的标准进行评分。

2. 考生回答若是经由模拟患者提醒才答对，可酌情给分。

3. 考生提出需检查血常规、电解质、超声、心电图时，若没有模拟患者，请评分教师做出相应回答。

4. 考核时间结束时，务必请考生停止本站考核，进入下一站考核，不可拖延时间。

【**考核内容评分指引**】

护理评估评分指引			
评分项目	完全做到（2分）	部分做到（1分）	未做到（0分）
现病史			
1. 自我介绍（姓名与职责），向患者解释沟通目的	2项均做到	任1项未做到	2项均未做到
2. 询问患者姓名、年龄、床号，核对腕带与口述一致	2项均做到	任1项未做到	2项均未做到
3. 评估胸闷气急出现的时间及诱因	2项均做到	任1项未做到	2项均未做到
4. 评估水肿出现的时间、严重程度	2项均做到	任1项未做到	2项均未做到
5. 评估心衰病情发展趋势及既往诊治情况	2项均做到	任1项未做到	2项均未做到
6. 评估本次发病的诊治经过：有无采取缓解措施及其效果	做到	—	未做到
7. 评估有无咳嗽咳痰等伴随症状	做到	—	未做到
8. 评估有无食欲不振、恶心、呕吐等症状	做到	—	未做到
9. 评估饮食习惯，饮食是否偏咸	做到	—	未做到
10. 评估小便的色、质、量、味，有无尿量减少	3~5项做到	1~2项做到	5项均未做到
11. 评估大便的色、质、量、味	3~4项做到	1~2项做到	4项均未做到
12. 评估睡眠情况，有无夜间憋醒现象	做到	—	未做到
13. 评估对疾病的认识和遵医嘱服药情况	2项均做到	任1项未做到	2项均未做到
14. 评估心理状态	做到	—	未做到

评分项目	完全做到（2分）	部分做到（1分）	未做到（0分）
既往史、家族史、过敏史、个人生活史、一般资料			
15. 评估既往史	做到	—	未做到
16. 评估家族史	做到	—	未做到
17. 评估药物、食物过敏史，月经史	2项均做到	任1项未做到	2项均未做到
18. 评估生活史：居住环境、烟酒嗜好、日常活动	1～3项做到	—	3项均未做到
19. 评估一般资料：付费方式、联系地址与电话、社会支持等	2项及以上做到	—	2项以下做到
身体评估			
20. 评估生命体征并记录	检查全面且方法正确	检查不全面	未检查或检查方法错误
21. 测量身高、体重并记录	做到	—	未做到
22. 评估一般状态：精神状态、体位、面容与表情、发育与营养状况	3～4项做到	1～2项做到	4项均未做到
23. 评估有无颈静脉怒张、肝颈静脉反流征阳性	检查方法正确	—	未检查或检查方法错误
24. 听诊有无肺部湿啰音及其范围	做到	—	未做到
25. 听诊心脏（心率、心律、心音、杂音）	检查全面且方法正确	检查不全面	未检查或检查方法错误
26. 检查全身皮肤完整性，有无压疮	做到	—	未做到
27. 评估会阴部有无水肿	做到	—	未做到
28. 评估下肢水肿范围及其严重程度，末梢循环状况	检查全面且方法正确	检查不全面	未检查或检查方法错误
需进一步评估的检查项目			
29. 提出需测量血常规、电解质、肝肾功能、脑钠肽	3～4项做到	1～2项做到	4项均未做到
30. 提出需评估血氧饱和度、血气分析	2项均做到	任1项未做到	2项均未做到
31. 提出需评估胸片、心电图	2项均做到	任1项未做到	2项均未做到
32. 提出需评估超声心动图	做到	—	未做到
沟通技巧			
33. 使用尊称称呼患者	做到	—	未做到
34. 面带微笑，与患者有眼神交流	做到	—	全程没有微笑
35. 全神贯注，用心聆听患者的回答	做到	—	未做到

评分项目	完全做到（2分）	部分做到（1分）	未做到（0分）
36. 以开放式的问句进行沟通	全程使用开放性问句4次及以上	全程使用开放性问句4次以下	全程均未使用开放性问句
37. 资料采集过程流畅，具有逻辑性	做到	—	未做到
百分比分数计算评分	得分÷74（本站总分）×100×25%（本站权重）=本站得分		

【模拟患者指引】

▷ **病例资料**

王女士，45岁，农民，汉族。家庭经济一般。家庭地址：本市黑龙江路22号，电话：139XXXXXXXX。

患者反复胸闷、气急15年，加重伴双下肢水肿4天入院。测T 37.2℃，P 90次/分，R 26次/分，BP 100/65mmHg。由其爱人陪同入院。患者15年来反复出现胸闷、气喘，多于劳累或受凉后发作，在当地医院诊断为"风湿性心脏瓣膜病，二尖瓣狭窄伴关闭不全"，口服地高辛、卡托普利、双克、螺内酯等药物治疗，近3年来发作较以往频繁。患者自诉此次4天前受凉后"感冒"，胸闷气喘加重，不能平卧，伴咳嗽、咳白黏痰、双下肢水肿，入院进一步诊治。平时饮食偏咸，发病后食欲下降，夜间不能平卧，常憋醒，每晚睡4~5小时，大便性状正常，1次/天，小便量少，色黄。

患者5年前曾行"阑尾切除术"，否认既往重大疾病及传染病病史，无外伤、输血史。否认药物过敏史，对海鲜过敏。否认家族遗传病史。不发病时生活能自理，承担部分家务劳动，但不能干农活，未常规体检或随诊，不抽烟不喝酒。自诉怕增加家庭经济负担，未坚持长期服药。爱人体健，很关心患者，儿子在外地上学。

身体评估：T 37.2℃，P 90次/分，R 26次/分，BP 100/65mmHg。神志清，精神可，端坐位，二尖瓣面容，身高160cm，体重52kg。颈静脉怒张，两侧中下肺野可闻及散在湿啰音，心前区无隆起，心尖搏动点位于第五肋间左锁骨中线外侧2cm，心率110次/分，律不齐，心音强弱不等，心尖部可闻及收缩期隆隆样杂音及舒张期杂音。肝颈静脉反流征阳性，移动性浊音阴性。双下肢膝盖以下中度凹陷性水肿，骶尾部皮肤发红但未破损。

相关检查：①实验室检查：白细胞$7.8×10^9$/L，血红蛋白120g/L，血钾3.84mmol/L，血钠143.3mmol/L，脑钠肽3438ng/L，谷丙转氨酶62U/L，尿素7.8mmol/L，肌酐132.0mmol/L；血气分析：酸碱度（pH）7.4，动脉血氧分压65mmHg，动脉血二氧化碳分压46mmHg。②胸片：两肺纹理增多。③心电图：心房颤动。④超声心动图：全心增大，二尖瓣狭窄伴关闭不全，EF 38%。

【相关知识】

1. 颈静脉怒张与肝颈静脉反流征阳性的判断

①患者取平卧位时，检查其颈静脉，若其充盈度超过锁骨上缘至下颌角距离的下

2/3 处；或半卧位 45°时颈静脉充盈、胀大、饱满，称为颈静脉怒张。②患者取半卧位，观察平静呼吸时的颈静脉充盈度，然后手掌以固定的压力按压患者右上腹部肝区部位，如见颈静脉充盈度增加，称为肝颈静脉反流征阳性。

2. 常用血液检查的正常参考值

白细胞（4~10）×10^9/L，血红蛋白（男 120~160g/L，女 110~150g/L）；血钾 3.5~5.5mmol/L，血钠 135~155mmol/L；脑钠肽 0~450ng/L；谷丙转氨酶 10~50U/L；尿素 2.9~8.2mmol/L，肌酐 44.0~133.0mmol/L；血气分析：酸碱度（pH）7.35~7.45，动脉血氧分压 75~100mmHg；动脉血二氧化碳分压 35~45mmHg。

考站2 病情诊断与护理问题

【考生指引】

▷ **考核情境**

> 王女士，45 岁，农民，汉族。患者反复胸闷、气急 15 年，4 天前受凉后加重，伴咳嗽咳痰、双下肢水肿。测 T 37.2℃，P 90 次/分，R 26 次/分，BP 100/65mmHg。由其爱人陪同入院。如果你是责任护士，请结合第 1 站评估结果，概括主诉，陈述病史，进行疾病诊断，提出护理诊断/问题。

▷ **考生任务**

1. 请概括患者主诉。

2. 请根据第 1 站评估结果，陈述该患者的现病史（包括目前主要症状）、既往史、家族史、过敏史、个人生活史、一般资料、身体评估结果。

3. 请说出疾病诊断以及诊断依据。

4. 请提出 3 个主要的护理诊断/问题，并说出判断依据。

▷ **考核时间**

5 分钟（读题 1 分钟，考核 4 分钟）。

【考官指引】

▷ **考核目的**

1. 考查学生正确概括主诉的能力。

2. 考查学生有条理地陈述病例的能力。

3. 考查学生正确进行疾病诊断的能力。

4. 考查学生正确概括护理诊断/问题的能力。

▷ **场景与用物设置**

1. 场景　评分教师 2 位。

2. 用物　患者信息单（考生用）1 份，患者信息单（考官用）2 份，笔 1 支，白纸数张。

▷ **监考与评分注意事项**

1. 请根据评分表中的评分标准进行评分。

2. 考核时间结束时，务必请考生停止本站考核，进入下一站考核，不可拖延时间。

【考核内容评分指引】

疾病诊断、护理诊断/问题评分指引			
评分项目	完全做到（2分）	部分做到（1分）	未做到（0分）
概括主诉			
1. 正确概括患者主诉（反复胸闷、气急15年，加重伴双下肢水肿4天）	做到	—	未做到
陈述病史			
2. 有条理地叙述现病史	做到	—	未做到
3. 正确叙述既往史	做到	—	未做到
4. 正确叙述家族史	做到	—	未做到
5. 正确叙述过敏史	做到	—	未做到
6. 正确叙述个人生活史	做到	—	未做到
7. 正确叙述一般资料	做到	—	未做到
8. 正确叙述身体评估资料：生命体征、身高、体重、面容、体位、颈静脉、肺部湿啰音、心脏检查、皮肤、下肢水肿	8~10项正确	4~7项正确	仅叙述1~3项
疾病诊断			
9. 西医病名诊断（风湿性心脏瓣膜病，二尖瓣狭窄伴关闭不全，心房颤动，心功能Ⅳ级）	完全正确	部分正确	完全错误
10. 诊断依据（病史、临床表现、脑钠肽、超声心动图及心电图等检查结果）	说明内容完整且正确	说明内容不全	说明内容不全且错误
护理诊断/问题			
11. 气体交换受损：与肺循环淤血有关（判断依据：患者胸闷气喘、端坐位、不能平卧，肺底部有湿啰音等）	完全正确	部分正确	未提出或完全错误
12. 体液过多：与水钠潴留，尿量减少有关（判断依据：患者双下肢膝盖以下凹陷性水肿）	完全正确	部分正确	未提出或完全错误
13. 活动无耐力：与心排血量下降有关（判断依据：患者端坐位，气喘明显；平时只能做家务，不能干农活）	13、14任1条完全正确	13、14任1条部分正确	13、14均未提出或完全错误
14. 潜在并发症：皮肤完整性受损（判断依据：患者端坐位，骶尾部皮肤发红，双下肢水肿）			

评分项目	完全做到（2分）	部分做到（1分）	未做到（0分）
理论提问			
15. 正确回答考官提问	做到	—	未做到
临床辨证思维			
16. 疾病诊断思路清晰	做到	—	未做到
17. 护理诊断/问题正确排序	做到	—	未做到
百分比分数计算评分	得分÷32（本站总分）×100×20%（本站权重）＝本站得分		

【模拟患者指引】

▷ 病例资料

王女士，45岁，农民，汉族。家庭经济一般。家庭地址：本市黑龙江路22号，电话：139XXXXXXXX。

患者反复胸闷、气急15年，加重伴双下肢水肿4天入院。测T 37.2℃，P 90次/分，R 26次/分，BP 100/65mmHg。由其爱人陪同入院。患者15年来反复出现胸闷、气喘，多于劳累或受凉后发作，在当地医院诊断为"风湿性心脏瓣膜病，二尖瓣狭窄伴关闭不全"，口服地高辛、卡托普利、双克、螺内酯等药物治疗，近3年来发作较以往频繁。患者自诉此次4天前受凉后"感冒"，胸闷气喘加重，不能平卧，伴咳嗽、咳白黏痰、双下肢水肿，入院进一步诊治。平时饮食偏咸，发病后食欲下降，夜间不能平卧，常憋醒，每晚睡4~5小时，大便性状正常，1次/天，小便量少，色黄。

患者5年前曾行"阑尾切除术"，否认既往重大疾病及传染病病史，无外伤、输血史。否认药物过敏史，对海鲜过敏。否认家族遗传病史。不发病时生活能自理，承担部分家务劳动，但不能干农活，未常规体检或随诊，不抽烟不喝酒。自诉怕增加家庭经济负担，未坚持长期服药。爱人体健，很关心患者，儿子在外地上学。

身体评估：T 37.2℃，P 90次/分，R 26次/分，BP 100/65mmHg。神志清，精神可，端坐位，二尖瓣面容，身高160cm，体重52kg。颈静脉怒张，两侧中下肺野可闻及散在湿啰音，心前区无隆起，心尖搏动点位于第五肋间左锁骨中线外侧2cm，心率110次/分，律不齐，心音强弱不等，心尖部可闻及收缩期隆隆样杂音及舒张期杂音。肝颈静脉反流征阳性，移动性浊音阴性。双下肢膝盖以下中度凹陷性水肿，骶尾部皮肤发红但未破损。

相关检查：①实验室检查：白细胞$7.8×10^9$/L，血红蛋白120g/L，血钾3.84mmol/L，血钠143.3mmol/L，脑钠肽3438ng/L，谷丙转氨酶62U/L，尿素7.8mmol/L，肌酐132.0mmol/L；血气分析：酸碱度（pH）7.4，动脉血氧分压65mmHg，动脉血二氧化碳分压46mmHg。②胸片：两肺纹理增多。③心电图：心房颤动。④超声心动图：全心增大，二尖瓣狭窄伴关闭不全，EF 38%。

【理论提问参考题目】

▷ 考官可选择 1 个题目提问

1. 左心衰的临床表现有哪些?

答：由肺循环淤血和心排血量下降引起，临床表现包括呼吸困难、咳嗽咳痰甚至咯血，头晕、乏力、夜尿增多，血压下降、脉搏加快、半卧位、肺部湿啰音等。

2. 右心衰的临床表现有哪些?

答：由于体循环淤血引起，临床表现包括食欲下降、恶心、呕吐等消化道症状，呼吸困难，颈静脉怒张、肝颈静脉反流征阳性，肝大，双下肢水肿等。

3. NYHA 心功能分级的判断标准?

答：心功能 I 级：患者有心脏病，但日常活动量不受限制，一般活动不引起乏力、呼吸困难等症状；心功能 II 级：体力活动轻度受限，休息时无症状，但平时一般活动可出现上述症状，休息后很快缓解；心功能 III 级：体力活动明显受限，休息时无症状，低于平时一般活动量即可引起上述症状，休息较长时间方可缓解；心功能 IV 级：休息时亦有心衰症状，稍有体力活动后症状即加重。

【相关知识】

水肿严重程度的判断，如下。

1. 根据指压凹陷程度判断

用手指在局部按压 5 秒后离去。① I 度：按压深度指印可明视或用手抚摸有凹陷者。② II 度：按压后有较深的指印，10 秒后仍不能恢复，水肿可明视，皮肤紧张可不发亮（重 II 度可发亮）。③ III 度：短时间（3 秒内）轻压却能在长时间（10 秒以上）内不恢复，皮肤发亮，甚至裂口流水等。

2. 根据水肿发生的部位及范围，将水肿程度分为 3 级

①轻度水肿：脚踝以下部位的水肿。②中度水肿：膝关节以下部位的水肿。③重度水肿：膝关节以上部位或伴有全身的水肿。

考站 3　护理措施

【考生指引】

▷ 考核情境

> 王女士，45 岁，农民，汉族。患者因"反复胸闷、气急 15 年，加重伴咳嗽咳痰、双下肢水肿 4 天"收治入院。现测得 T 37.2℃，P 90 次/分，R 26 次/分，BP 100/65mmHg，SpO_2 90%。口唇发绀，骶尾部皮肤发红。心电图：心房颤动，心率 118 次/分。超声心动图：全心增大，二尖瓣狭窄伴关闭不全，EF 38%。医嘱：呋塞米 20mg，静脉推注；西地兰 0.2mg + 50% GS20mL 静脉推注。如果你是责任护士，请针对患者采取对症护理并做好用药护理。

▷ 考生任务

1. 请叙述该患者现阶段的对症护理。

2. 请叙述使用洋地黄和利尿剂的护理。

▷ **考核时间**

15 分钟（读题 2 分钟，考核 13 分钟）。

【考官指引】

▷ **考核目的**

1. 考查学生对心衰患者对症护理的能力。

2. 考查学生使用洋地黄和利尿剂的护理能力。

▷ **场景与用物设置**

1. 场景　评分教师 2 位。

2. 用物　患者信息单（考生用）1 份，患者信息单（考官用）2 份，笔 1 支，白纸数张。

▷ **监考与评分注意事项**

1. 请根据评分表中的评分标准进行评分。

2. 考核时间结束时，务必请考生停止本站考核，进入下一站考核，不可拖延时间。

【考核内容评分指引】

心力衰竭的护理措施评分指引			
评分项目	完全做到（2 分）	部分做到（1 分）	未做到（0 分）
对症护理措施			
1. 卧床休息，端坐卧位，保持体位舒适	正确叙述	—	未叙述或错误
2. 拉上护栏，注意安全	正确叙述	—	未叙述或错误
3. 汇报医生，抽血，查血气分析	正确叙述	—	未叙述或错误
4. 保持呼吸道通畅；给氧，调整氧流量，使氧饱和度≥95%	正确叙述		未叙述或错误
5. 协助生活护理，指导床上活动	正确叙述	—	未叙述或错误
6. 协助翻身，保护皮肤，预防压疮	正确叙述	—	未叙述或错误
7. 低盐饮食（<5g/天），限制液体摄入（保持出入量负平衡500mL）	正确叙述		未叙述或错误
8. 限制输液速度<2mL/分钟	正确叙述	—	未叙述或错误
使用利尿剂的护理			
9. 利尿剂一般早晨或上午使用，避免夜间排尿过频影响患者休息，增加跌倒风险	正确叙述		未叙述或错误
10. 观察疗效：尿量、体重、水肿是否减轻	正确叙述		未叙述或错误
11. 观察不良反应：如低钾血症、胃肠道反应等	正确叙述		未叙述或错误

续表

评分项目	完全做到（2分）	部分做到（1分）	未做到（0分）
12. 指导患者补充含钾丰富的食物如柑橘类、香蕉、深色蔬菜等	正确叙述	—	未叙述或错误
13. 定期抽血复查电解质	正确叙述		未叙述或错误
使用洋地黄类药物的护理			
14. 迅速建立静脉通路	正确叙述		未叙述或错误
15. 使用西地兰必须要稀释	正确叙述		未叙述或错误
16. 建立心电监护，设置报警参数	正确叙述		未叙述或错误
17. 西地兰需缓慢静脉推注（10~15分钟）	正确叙述		未叙述或错误
18. 静推过程中观察心率、心律、心电图变化	正确叙述		未叙述或错误
19. 长期使用洋地黄须警惕洋地黄中毒	正确叙述		未叙述或错误
理论提问			
20. 正确回答考官提问	做到	—	未做到
百分比分数计算评分	得分÷40（本站总分）×100×20%（本站权重）＝本站得分		

【模拟患者指引】

▷ **病例资料**

王女士，45岁，农民，汉族。患者因"反复胸闷、气急15年，加重伴咳嗽咳痰、双下肢水肿4天"收治入院。现测得 T 37.2℃，P 90 次/分，R 26 次/分，BP 100/65mmHg，SpO_2 90%。口唇发绀，骶尾部皮肤发红。心电图：心房颤动，心率118 次/分。超声心动图：全心增大，二尖瓣狭窄伴关闭不全，EF 38%。

【理论提问参考题目】

▷ **考官可选择1个题目提问**

1. 洋地黄中毒的表现有哪些?

答：各类心律失常如室性早搏、房室传导阻滞；胃肠道反应如恶心、呕吐；神经系统症状如头痛、倦怠、黄视、绿视等。

2. 洋地黄中毒如何处理?

答：立即停用洋地黄；低血钾者补钾，停用排钾利尿剂；纠正心律失常，快速性心律失常一般选用利多卡因或苯妥英钠，禁用电复律，缓慢性心律失常可安装临时起搏器或阿托品静推。

3. 哪些人群更容易发生洋地黄中毒?

答：老年人、心肌缺血缺氧、重度心力衰竭、低钾低镁血症、肾功能减退等。

【相关知识】

1. 西地兰

西地兰又称毛花苷丙，属速效洋地黄类强心剂，可增强心肌收缩力，抑制心脏传导系统。适用于慢性心衰加重或急性心衰，特别适用于心衰伴快速房颤者。10 分钟起效，1～2 小时达高峰，24 小时总用量 0.8～1.2mg。

2. 呋塞米

呋塞米为袢利尿剂，属于排钾利尿剂。可迅速利尿，通过排钠排水减轻心脏的容量负荷。有口服及静脉制剂，一般每次 20mg，每天 1～2 次。

3. 心衰氧疗相关知识

氧疗主要适用于呼吸困难伴低氧血症的患者，应尽早采用，使患者氧饱和度≥95%（伴 COPD 者氧饱和度＞90%）。给氧方式：①鼻导管给氧是常用的给氧方式，从低流量开始（1～2L/分钟），根据血氧饱和度和血气分析结果调整氧流量，可增加至 4～6L/分钟。②面罩给氧：适用于呼吸性碱中毒、未合并二氧化碳潴留、需要高流量给氧（4～10L/分钟）的患者。若给予以上给氧措施后呼吸频率仍＞25 次/分，SpO_2＜90% 的患者，应尽早采用无创正压通气（NIPPV），NIPPV 有两种方式，包括 CPAP 和 BIPAP（双水平气道正压），对于有二氧化碳潴留者，应首选 BIPAP 模式。经积极治疗后病情仍继续恶化（意识障碍、呼吸节律异常或呼吸频率＜8 次/分，自主呼吸微弱或消失，动脉血二氧化碳分压进行性升高者）、不能耐受 NIPPV 者，应气管插管行有创机械通气治疗（IPPV）。不推荐使用酒精湿化给氧，因可能导致支气管和肺泡壁损伤。氧疗期间应监测 SpO_2 和（或）血气分析，并评估患者的主观症状以评价氧疗效果。

考站4　护理技术——心电监护的使用

【考生指引】

▷ 考核情境

> 王女士，45 岁，农民，汉族。患者因"反复胸闷、气急 15 年，加重伴咳嗽咳痰、双下肢水肿 4 天"收治入院。现测得 T 37.2℃，P 90 次/分，R 26 次/分，BP 100/65mmHg，SpO_2 90%。口唇发绀，骶尾部皮肤发红。心电图：心房颤动，心率 118 次/分。超声心动图：全心增大，二尖瓣狭窄伴关闭不全，EF 38%。如果你是责任护士，请遵医嘱给予心电监护。

▷ 考生任务

1. 执行心电监护操作。

2. 根据患者情况设定各项报警参数。

▷ 考核时间

7 分钟（读题 1 分钟，考核 6 分钟）。

【考官指引】

▷ 考核目的

1. 考查学生正确使用心电监护操作的能力。

2. 考查学生根据患者情况个体化设置报警参数的能力。

▷ **场景与用物设置**

1. 场景 病床 1 张，戴腕带的模拟患者 1 位，评分教师 2 位。

2. 用物 心电监护仪 1 套（导联线、袖带、SpO_2 探头完好备用），电极片，弯盘 1 个，酒精棉球，监护记录单。患者信息单（学生用）1 份，患者信息单（考官用）2 份。

▷ **监考与评分注意事项**

1. 请根据评分表中的评分标准进行评分。

2. 考生回答若是经由模拟患者提醒才答对，可酌情给分。

3. 考核时间结束时，务必请考生停止本站考核，进入下一站考核，不可拖延时间。

【考核内容评分指引】

心电监护操作步骤及评分指引			
评分项目	完全做到（2分）	部分做到（1分）	未做到（0分）
操作前评估与准备			
1. 自我介绍（姓名与职责），核对患者，解释目的	3 项均做到	任 1 项未做到	3 项均未做到
2. 评估：患者病情，心理状态及合作程度；局部皮肤情况	完全评估	评估不全	未评估
3. 患者准备：交代患者做好个人准备（如排尿），使之了解心电监护作用，其愿意配合操作，取舒适体位	3~4 项做到	1~2 项做到	4 项均未做到
4. 护士准备：衣着整洁，修剪指甲，洗手，戴口罩	完全做到且洗手方法正确	部分做到	未做到或洗手方法错误
5. 物品准备：物品齐全（心电监护仪 1 套，电极片，弯盘 1 个，酒精棉球，监护记录单），检查性能完好	做到	用物缺少 2 项以内，且已检查	用物缺少 3 项及以上，或未检查性能
执行心电监护操作			
6. 再次核对，指导患者配合	2 项均做到	任 1 项未做到	2 项均未做到
7. 连接心电监护电源，打开主机开关	2 项均做到	—	任 1 项未做到
8. 暴露胸部，清洁皮肤，将电极片粘贴于胸部合适位置（避开伤口、疤痕、皱褶处）	2 项均做到	任 1 项未做到	2 项均未做到
9. 连接导联线，选择波形清晰的导联；调整振幅	2 项均做到	任 1 项未做到	2 项均未做到
10. 选择一侧肢体系血压计袖带；测即刻血压	2 项均做到	任 1 项未做到	2 项均未做到

评分项目	完全做到（2分）	部分做到（1分）	未做到（0分）
11. 将 SpO$_2$ 探头正确安放于患者手指处（与袖带不在同一侧）	操作正确	—	操作错误
12. 设定血压测量间隔时间，每小时测量1次或遵医嘱	操作正确	—	操作错误或未设定
13. 打开报警开关	操作正确	—	操作错误
14. 设定心率报警范围：低限不低于60次/分，高限120次/分	操作正确（范围不要求与答案完全一致，符合原则即可）	—	操作错误
15. 设定血压报警范围：收缩压 90 ~ 140mmHg，舒张压 60 ~ 90mmHg	操作正确（范围不要求与答案完全一致，符合原则即可）	—	操作错误
16. 设定呼吸报警范围：16 ~ 30 次/分	操作正确（范围不要求与答案完全一致，符合原则即可）	—	操作错误
17. 设定脉氧饱和度报警范围：90% ~ 100%	操作正确（范围不要求与答案完全一致，符合原则即可）	—	操作错误
18. 观察与记录心率、血压、呼吸、氧饱和度等数据	记录正确	—	未记录或错误
19. 发现监测数据与实际不符时，及时查明原因并予处理	叙述正确	—	叙述错误
20. 停止监护：核对患者，做好解释	操作正确	—	操作错误
21. 关闭电源，拆除导联线、电极片、袖带、脉氧探头	操作正确	—	操作错误
操作后处理			
22. 清洁皮肤，整理用物，垃圾分类处理	做到，废弃物处置正确	—	未做到或废弃物分类错误
23. 洗手、记录	做到	—	未做到
24. 清洁仪器，擦拭消毒	做到	—	未做到

续表

评分项目	完全做到（2分）	部分做到（1分）	未做到（0分）
沟通与同理心			
25. 使用尊称称呼患者	做到	—	未做到
26. 面带微笑，与患者有眼神交流	做到	—	全程没有微笑
27. 主动关心患者的感受，觉察、接纳并安抚患者情绪	做到		未做到
28. 沟通时使用对方了解的语言，避免使用专业术语；语速和音调适合患者年龄和了解程度	做到		未做到
29. 注意聆听，记住患者讲的话且有回应；不打断对方的话；使用开放式问题鼓励患者表达	做到		未做到
30. 保护患者隐私	做到	—	未做到
理论提问			
31. 正确回答考官提问	做到	—	未做到
百分比分数计算评分	得分÷62（本站总分）×100×25%（本站权重）=本站得分		

【模拟患者指引】

▷ 病例资料

王女士，45 岁，农民，汉族。患者因"反复胸闷、气急 15 年，加重伴咳嗽咳痰、双下肢水肿 4 天"收治入院。现测得 T 37.2℃，P 90 次/分，R 26 次/分，BP 100/65mmHg，SpO_2 90%。口唇发绀，骶尾部皮肤发红。心电图：心房颤动，心率 118 次/分。超声心动图：全心增大，二尖瓣狭窄伴关闭不全，EF 38%。

【理论提问参考题目】

▷ 考官可选择 1 个题目提问

1. 使用监护仪的注意事项有哪些?

答：定时观察电极片有无脱落，观察电极片粘贴部位皮肤情况；频繁测量血压者，定时松解袖带，必要时更换测量部位；测量血脉饱和度时，注意肢体保暖，定时检查探头贴附部位的皮肤，必要时更换部位。

2. 请描述规范的心电监护电极安放部位。

答：右上（RA）：胸骨右缘锁骨中线第一肋间；右下（RL）：右锁骨中线剑突水平处；中间（C）：胸骨左缘第四肋间；左上（LA）：胸骨左缘锁骨中线第一肋间；左下（LL）：左锁骨中线剑突水平处。

【相关知识】

1. 心房颤动的临床表现

房颤常发生于有器质性心脏病的患者，其症状轻重受心室率快慢的影响。常见症状有胸闷、心悸、心律绝对不规则、心音强弱不等、脉搏短绌，可诱发心衰、栓塞等并发症。

2. 心房颤动的典型心电图特征

p波消失，代之以大小不等、形态不一、间隔不匀的f波，频率350～600次/分；RR间隔极不规则；QRS波形态一般正常。

3. 心电监护报警参数的原则

应根据患者的病情及治疗需要设定报警。若患者的各项参数在正常范围内，则可按正常设定报警范围，如心率60～100次/分，血压90～140/60～90mmHg，呼吸16～20次/分，血氧饱和度95%～100%。若给予监护后发现患者的监测数据不在正常范围，应立即汇报医生，然后将报警范围设定在略高于或低于其本身数据。特殊情况需根据医嘱或治疗原则设定，如高血压急症应控制性降压，在前6小时内收缩压不低于160/100mmHg，所以设定报警低限是收缩压160mmHg，舒张压100mmHg，高限是略高于其当前血压。

考站5 健康教育

【考生指引】

▷ **考核情境**

> 王女士，45岁，农民，汉族。患者因"反复胸闷、气急15年，加重伴咳嗽咳痰、双下肢水肿4天"收治入院。经药物治疗1周后呼吸困难缓解，能平卧，双下肢水肿基本消失，医嘱明日出院，继续口服地高辛、卡托普利、双克、螺内酯、倍他乐克治疗，门诊随访。但患者既往未能完全做到遵医嘱服药，在低盐饮食、液体控制、体重管理、避免诱因、病情监测等方面都未能做好自我管理。如果你是责任护士，请针对该患者进行健康指导。

▷ **考生任务**

1. 请针对患者饮食指导、用药指导。

2. 教会患者及家属做好自我管理。

▷ **考核时间**

7分钟（读题2分钟，考核5分钟）。

【考官指引】

▷ **考核目的**

考查学生针对性健康教育的能力。

▷ **场景与用物设置**

1. 场景　病床1张，模拟患者1位，评分教师2位。

2. 用物　出院带药（地高辛、卡托普利、双克、螺内酯、倍他乐克等），控盐勺1个，量杯1个，出院小结1份，患者信息单（考生用）1份，患者信息单（考官用）2份，笔1支，白纸1张。

▷ **监考与评分注意事项**

1. 请根据评分表中的评分标准进行评分。

2. 考生回答若是经由模拟患者提醒才答对，可酌情给分。

3. 考核时间结束时，务必请考生停止考核。

【考核内容评分指引】

心力衰竭的健康教育评分指引			
评分项目	完全做到（2分）	部分做到（1分）	未做到（0分）
健康教育前评估			
1. 评估患者及家属需求	做到	—	未做到
2. 评估患者及家属对坚持用药重要性的认识（药物治疗能延缓病情进展，提高运动耐力和生活质量，改善远期预后）	做到	—	未做到
3. 评估患者对用药知识的掌握程度（药名、用法、作用与副作用、疗程等）	完全做到	部分做到	未做到
4. 评估患者及家属对饮食、自我管理等方面知识的了解程度	做到	—	未做到
用药指导			
5. 讲解长期药物治疗的目的和重要性	完全做到且正确	部分做到且正确	均未做到或错误
6. 告知药名、剂量、用法	完全做到且正确	部分做到且正确	均未做到或错误
7. 告知药物的作用和不良反应、注意事项	完全做到且正确	部分做到且正确	均未做到或错误
饮食指导			
8. 指导患者低盐饮食（<5g/天）	做到	—	未做到
9. 限制含钠量高的食物，如咸菜、罐头食品、海产品、苏打饼干等	完全做到且正确	部分做到且正确	均未做到或错误
10. 指导患者及家属使用控盐勺	做到	—	未做到
11. 限制液体入量，一般不超过1500～2000mL/天	做到	—	未做到
12. 指导患者给自己用的水杯、餐具做好刻度	做到	—	未做到
13. 用固定的水杯喝水，固定的餐具进餐、喝汤，便于统计入量	做到	—	未做到
自我管理与随访指导			
14. 每天称体重	做到	—	未做到
15. 若3天内体重增加2kg以上，应增加利尿剂用量或就诊	做到	—	未做到

评分项目	完全做到（2分）	部分做到（1分）	未做到（0分）
16. 学会自数脉搏，若 < 60 次/分或节律不规则，及时就诊	做到	—	未做到
17. 自我观察病情，关注食欲、尿量、下肢水肿、乏力等变化	做到	—	未做到
18. 指导患者避免诱因，如劳累、情绪激动、受凉、擅自停药等	做到	—	未做到
19. 定期门诊复查电解质等	做到	—	未做到
评价健康教育的效果			
20. 评估患者或家属对用药知识的掌握程度（如复述）	做到	—	未做到
21. 评估患者或家属对饮食知识的掌握程度（如复述）	做到	—	未做到
22. 评估患者或家属对自我管理知识的掌握程度（如复述）	做到	—	未做到
沟通与关爱			
23. 使用尊称称呼患者	做到	—	未做到
24. 面带微笑，与患者有眼神交流	做到	—	全程没有微笑
25. 及时回答患者的疑问	做到	—	未做到
26. 提供患者消化吸收健康教育内容的相关载体：宣传单、视频及记录单等	做到	—	未做到
理论提问			
27. 正确回答考官提问	做到	—	未做到
百分比分数计算评分	得分 ÷ 54（本站总分）× 100 × 10%（本站权重）= 本站得分		

【模拟患者指引】

▷ 病例资料

王女士，45 岁，农民，汉族。患者因"反复胸闷、气急 15 年，加重伴咳嗽咳痰、双下肢水肿 4 天"收治入院。经药物治疗 1 周后呼吸困难缓解，能平卧，双下肢水肿基本消失，医嘱明日出院，继续口服地高辛、卡托普利、双克、螺内酯、倍他乐克治疗，门诊随访。但患者既往未能完全做到遵医嘱服药，在低盐饮食、液体控制、体重管理、避免诱因、病情监测等方面都未能做好自我管理。

【理论提问参考题目】

▷ 考官可选择 1 个题目提问

1. 心衰患者称体重的注意事项有哪些？

答：每天在同一时间、着同类衣服、用同一体重计称体重，时间安排在晨起排尿后、早餐前最合适。

2. 双克属于哪一类药？不良反应有哪些？

答：双克属于噻嗪类利尿剂，其最主要的不良反应是低钾血症，其他还有胃部不适、恶心、呕吐、腹泻、高血糖、高尿酸血症等。

3. 螺内酯属于哪一类药？不良反应有哪些？

答：螺内酯属于醛固酮拮抗剂，其不良反应有嗜睡、运动失调、男性乳房发育、面部多毛等，肾功能不全及高钾血症禁用。

4. 倍他乐克属于哪一类药？不良反应有哪些？

答：倍他乐克为 β 受体阻滞剂，其主要不良反应是液体潴留（表现为体重增加）和心衰恶化、心动过缓和低血压等。

【相关知识】

1. 心衰的诱因

感染，尤其是呼吸道感染是心衰最常见的诱因；心律失常尤其是心房颤动亦是诱发心衰的重要因素；其他包括生理或心理压力过大、妊娠和分娩、钠盐摄入过多、输液过快过多、不恰当停药等。

2. 低钾血症的表现

乏力、腹胀、肠鸣音减弱，心电图示 U 波增高、心律失常如室性期前收缩等。

第三节　原发性高血压

原发性高血压是病因未明的以体循环动脉血压升高为特征的心血管综合征。高血压是心脑血管病的主要危险因素之一，可导致脑卒中、心力衰竭、冠心病、肾衰竭等并发症，严重威胁人类健康。本节主要考查病史采集、专科身体评估、疾病诊断与护理诊断、高血压患者用药护理、直立性低血压的预防及处理、高血压急症处理以及健康教育、输液泵的使用等内容。

考站1　护理评估

【考生指引】

▷ **考核情境**

> 施女士，78 岁，家庭主妇，汉族。患者反复头晕头痛 8 年，偶伴耳鸣、胸闷，近 3 天加重。门诊测 T 36.3℃，P 74 次/分，R 16 次/分，BP 170/102mmHg，由患者女儿陪同入院。如果你是责任护士，请接待新患者，进行护理评估。

▷ **考生任务**

1. 请结合所学知识有条理地采集病史。

2. 请根据病情有选择地进行身体评估。

3. 请根据病情提出需进一步评估的检查项目。

▷ **考核时间**

12 分钟（读题 2 分钟，考核 10 分钟）。

【考官指引】

▷ **考核目的**

1. 考查学生正确采集病史的能力。

2. 考查学生进行针对性身体评估的能力。

3. 考查学生评判性思维能力。

▷ **场景与用物设置**

1. 场景　病床 1 张，模拟患者 1 位，评分教师 2 位。

2. 用物　治疗盘 1 个，听诊器及血压计 1 副，体温计 1 支，身高体重秤 1 台，腕带 1 个，患者信息单（考生用）1 份，患者信息单（模拟患者用）1 份，患者信息单（考官用）2 份，笔 1 支，白纸数张。

▷ **监考与评分注意事项**

1. 请根据评分指引中的标准进行评分。

2. 考生回答若是经由模拟患者提醒才答对，可酌情给分。

3. 考生提出需检查生化、超声、心电图时，若没有模拟患者，请评分教师做出相应回答。

4. 考核时间结束时，务必请考生停止本站考核，进入下一站考核，不可拖延时间。

【考核内容评分指引】

护理评估评分指引			
评分项目	完全做到（2 分）	部分做到（1 分）	未做到（0 分）
现病史			
1. 自我介绍（姓名与职责），向患者解释沟通目的	2 项均做到	任 1 项未做到	2 项均未做到
2. 询问患者姓名、年龄、床号，核对腕带与口述一致	2 项均做到	任 1 项未做到	2 项均未做到
3. 评估头晕头痛出现的时间及诱因	2 项均做到	任 1 项未做到	2 项均未做到
4. 评估耳鸣、胸闷出现的时间及诱因	2 项均做到	任 1 项未做到	2 项均未做到
5. 评估既往最高血压、用药和自测血压情况	3 项均做到	任 1 项未做到	3 项均未做到
6. 评估本次发病的诊治经过：有无采取缓解措施及其效果	做到	—	未做到

评分项目	完全做到（2分）	部分做到（1分）	未做到（0分）
7. 评估身体其他不适症状	做到	—	未做到
8. 评估有无直立性低血压表现	做到	—	未做到
9. 评估饮食习惯	做到	—	未做到
10. 评估小便的色、质、量、味	3~4项做到	1~2项做到	4项均未做到
11. 评估大便的色、质、量、味	3~4项做到	1~2项做到	4项均未做到
12. 评估睡眠情况	做到	—	未做到
13. 评估对疾病的认识和遵医嘱服药情况	2项均做到	任1项未做到	2项均未做到
14. 评估心理状态	做到	—	未做到
既往史、家族史、过敏史、个人生活史、一般资料			
15. 评估既往史	做到	—	未做到
16. 评估家族史	做到	—	未做到
17. 评估药物、食物过敏史，月经史	2~3项做到	任1项未做到	3项均未做到
18. 评估生活史：烟酒嗜好、作息规律、活动	1~3项做到	—	3项均未做到
19. 评估一般资料：付费方式、联系地址与电话、社会支持等	2项及以上做到	—	2项以下做到
身体评估			
20. 评估生命体征并记录，尤其是血压	检查全面且方法正确	检查不全面	未检查或检查方法错误
21. 测量身高、体重并记录	正确做到	—	未做到或错误
22. 评估一般状态如体位、发育与营养状况等	做到	—	未做到
23. 评估站立位血压，与平卧位对比	检查全面且方法正确	检查不全面	未检查或检查方法错误
24. 询问视力情况	做到	—	未做到
25. 听诊心脏（心率、心律、心音、杂音）	检查全面且方法正确	检查不全面	未检查或检查方法错误
26. 听诊腹部有无血管杂音	正确做到	—	未做到或错误
27. 评估双下肢动脉搏动及末梢循环	检查全面且方法正确	检查不全面	未检查或检查方法错误
28. 评估有无并发症体征：下肢水肿、肢体麻木或感觉与运动功能障碍等	检查全面且方法正确	检查不全面	未检查或检查方法错误

评分项目	完全做到（2分）	部分做到（1分）	未做到（0分）
需进一步评估的检查项目			
29. 提出需测量血糖、血脂	2项均做到	任1项未做到	2项均未做到
30. 提出需测量尿蛋白、肾功能（肌酐、尿素氮、肾小球滤过率）	2项均做到	任1项未做到	2项均未做到
31. 提出需评估动态血压、心电图	2项均做到	任1项未做到	2项均未做到
32. 提出需评估心脏超声、颈动脉超声	2项均做到	任1项未做到	2项均未做到
沟通技巧			
33. 使用尊称称呼患者	做到	—	未做到
34. 面带微笑，与患者有眼神交流	做到	—	全程没有微笑
35. 全神贯注，用心聆听患者的回答	做到	—	未做到
36. 以开放式的问句进行沟通	全程使用开放性问句4次及以上	全程使用开放性问句4次以下	全程均未使用开放性问句
37. 资料采集过程流畅，具有逻辑性	做到	—	未做到
百分比分数计算评分	得分÷74（本站总分）×100×25%（本站权重）＝本站得分		

【模拟患者指引】

▷ 病例资料

施女士，78岁，家庭主妇，汉族。家庭地址：本市南京路5号，手机：138XXXXXXXX。

患者反复头晕头痛8年，偶伴耳鸣、胸闷，近3天加重。门诊测T 36.3℃，P 74次/分，R 16次/分，BP 170/102mmHg，由患者女儿陪同入院。患者8年前开始无明显诱因出现头晕头痛，到当地医院就诊，测血压180/95mmHg，诊断为"高血压"，予"卡托普利、络活喜"降压治疗。自诉有症状时服药，好转时停药，血压波动较大，但未常规测量血压。近1年来时有耳鸣、胸闷，近3天症状明显加重，且起床时头晕尤其明显，服药后未缓解。平素食欲佳，饮食偏咸，小便泡沫较多，颜色和量正常，大便每1~2天1次，性状正常。自诉高血压已多年，睡眠良好。

否认既往重大疾病及传染病病史。否认食物过敏史，有青霉素过敏史。父母已去世，死因不详。日常生活能自理，承担部分家务劳动，未规律锻炼。否认烟酒不良嗜好。

身体评估：神志清，精神可，发育正常，体型偏胖，身高160cm，体重60kg。T 36.3℃，P 74次/分，R 16次/分，BP 165/100mmHg，站立位血压145/85mmHg，老花眼但未佩戴眼镜。心率74次/分，律齐，心音正常，各瓣膜区未闻及杂音。脐周听诊未闻及血管杂音。双下肢无水肿，足背动脉搏动正常。

相关检查：①实验室检查：空腹血糖 5.86mmol/L，总胆固醇 6.86mmol/L，甘油三酯 2.47mmol/L，低密度脂蛋白胆固醇 4.55mmol/L，尿蛋白（1＋），尿素 8.81mmol/L，肌酐 138.0mmol/L。②心电图：部分导联 ST－T 改变。③超声心动图：EF 56%，左心室稍增厚。④颈动脉超声：双侧颈动脉内－中膜不均匀增厚斑块。

【相关知识】

1. 直立性低血压的诊断标准

多数人站立位测量时比坐位测量数值偏低，但收缩压降低幅度一般不会超过 10mmHg。站立位血压测量应在卧位改为站立 3 分钟后进行，若收缩压下降 ＞20mmHg 和（或）舒张压下降 10mmHg，或伴有头晕眼黑症状，则应考虑为直立性低血压。

2. 常用血液检查的正常参考值

空腹血糖 3.90 ～ 6.10mmol/L；总胆固醇 3.00 ～ 5.70mmol/L，甘油三酯 0 ～ 2.25mmol/L，低密度脂蛋白胆固醇 2.60 ～ 4.10mmol/L，高密度脂蛋白胆固醇 1.03 ～ 1.55mmol/L；尿素 2.9 ～ 8.2mmol/L，肌酐 44.0 ～ 133.0mmol/L。

考站 2 病情诊断与护理问题

【考生指引】

▷ **考核情境**

施女士，78 岁，家庭主妇，汉族。患者反复头晕头痛 8 年，偶伴耳鸣、胸闷，近 3 天加重。门诊测 T 36.3℃，P 74 次/分，R 16 次/分，BP 170/102mmHg，由患者女儿陪同入院。如果你是责任护士，请结合第 1 站评估结果，概括主诉，陈述病史，进行疾病诊断，提出护理诊断/问题。

▷ **考生任务**

1. 请概括患者主诉。

2. 请根据第 1 站评估结果，陈述该患者的现病史（包括目前主要症状）、既往史、家族史、过敏史、个人生活史、一般资料、身体评估结果。

3. 请说出疾病诊断以及诊断依据。

4. 请提出 3 个主要的护理诊断/问题，并说出判断依据。

▷ **考核时间**

5 分钟（读题 2 分钟，考核 3 分钟）。

【考官指引】

▷ **考核目的**

1. 考查学生正确概括主诉的能力。

2. 考查学生有条理地陈述病例的能力。

3. 考查学生正确进行疾病诊断的能力。

4. 考查学生正确概括护理诊断/问题的能力。

▷ **场景与用物设置**

1. 场景　评分教师 2 位。

2. 用物　患者信息单（考生用）1 份，患者信息单（考官用）2 份，笔 1 支，白纸数张。

▷ **监考与评分注意事项**

1. 请根据评分表中的评分标准进行评分。

2. 考核时间结束时，务必请考生停止本站考核，进入下一站考核，不可拖延时间。

【考核内容评分指引】

疾病诊断、护理诊断/问题评分指引			
评分项目	完全做到（2 分）	部分做到（1 分）	未做到（0 分）
概括主诉			
1. 正确概括患者主诉（反复头晕头痛 8 年，加重 3 天）	做到	—	未做到
陈述病史			
2. 有条理地叙述现病史	做到	—	未做到
3. 正确叙述既往史	做到	—	未做到
4. 正确叙述家族史	做到	—	未做到
5. 正确叙述过敏史	做到	—	未做到
6. 正确叙述个人生活史	做到	—	未做到
7. 正确叙述一般资料	做到	—	未做到
8. 正确叙述身体评估资料：生命体征、身高、体重、心脏听诊、血管检查、下肢水肿	4~6 项正确	1~3 项正确	6 项均未做到或错误
疾病诊断			
9. 西医病名诊断（原发性高血压）	完全正确	部分正确	完全错误
10. 诊断依据（临床表现、血压值、危险因素及靶器官受损情况）	说明内容完整且正确	说明内容不全	说明内容不全且错误
护理诊断/问题			
11. 头痛：与血压升高有关（判断依据：患者有头痛症状，测血压升高）	完全正确	部分正确	未提出或完全错误
12. 潜在并发症：受伤（判断依据：患者头晕头痛 8 年，加重 3 天，晨起明显，服药后未缓解，直立性低血压，老花眼）	完全正确	部分正确	未提出或完全错误
13. 潜在并发症：高血压急症（判断依据：该患者属高血压 2 级，高危）	13、14 任 1 条完全正确	13、14 任 1 条部分正确	13、14 均未提出或完全错误

续表

评分项目	完全做到（2分）	部分做到（1分）	未做到（0分）
14. 知识缺乏：缺乏疾病及治疗相关知识（判断依据：患者自诉有症状时服药，好转时停药，血压波动较大，但未常规测量血压，平时未规律锻炼）			
理论提问			
15. 正确回答考官提问	做到	—	未做到
临床辨证思维			
16. 疾病诊断思路清晰	做到	—	未做到
17. 护理诊断/问题正确排序	做到	—	未做到
百分比分数计算评分	得分÷32（本站总分）×100×20%（本站权重）=本站得分		

【模拟患者指引】

▷ 病例资料

施女士，78 岁，家庭主妇，汉族。家庭地址：本市南京路 5 号，手机：138XXXXXXXX。

患者反复头晕头痛 8 年，偶伴耳鸣、胸闷，近 3 天加重。门诊测 T 36.3℃，P 74 次/分，R 16 次/分，BP 170/102mmHg，由患者女儿陪同入院。患者 8 年前开始无明显诱因出现头晕头痛，到当地医院就诊，测血压 180/95mmHg，诊断为"高血压"，予"雅施达 1 片，每日 1 次；络活喜 1 片，每日 1 次"降压治疗。自诉有症状时服药，好转时停药，血压波动较大，但未常规测量血压。近 1 年来时有耳鸣、胸闷，近 3 天症状明显加重，且起床时头晕尤其明显，服药后未缓解。平素食欲佳，饮食偏咸，小便泡沫较多，颜色和量正常，大便每 1~2 天 1 次，性状正常。自诉高血压已多年，睡眠良好。

否认既往重大疾病及传染病病史。否认食物过敏史，有青霉素过敏史。父母已去世，死因不详。日常生活能自理，承担部分家务劳动，未规律锻炼。否认烟酒不良嗜好。

身体评估：神志清，精神可，发育正常，体型偏胖，身高 160cm，体重 60kg。T 36.3℃，P 74 次/分，R 16 次/分，BP 165/100mmHg，站立位血压 145/85mmHg，老花眼但未佩戴眼镜。心率 74 次/分，律齐，心音正常，各瓣膜区未闻及杂音。脐周听诊未闻及血管杂音。双下肢无水肿，足背动脉搏动正常。

相关检查：①实验室检查：空腹血糖 5.86mmol/L，总胆固醇 6.86mmol/L，甘油三酯 2.47mmol/L，低密度脂蛋白胆固醇 4.55mmol/L，尿蛋白（1+），尿素 8.81mmol/L，肌酐 138.0mmol/L。②心电图：部分导联 ST-T 改变。③超声心动图：EF 56%，左心室稍肥厚。④颈动脉超声：双侧颈动脉内-中膜不均匀增厚斑块。

【理论提问参考题目】

▷ 考官可选择 1 个题目提问

1. 该患者的高血压分级与危险分层是什么?

答:高血压 2 级,高危。

2. 高血压的并发症主要有哪些?

答:脑血管病包括短暂性脑缺血发作、脑血栓形成、脑出血;心力衰竭和冠心病;慢性肾衰竭;主动脉夹层;视网膜病变等。

3. 用于高血压危险分层的心血管危险因素有哪些?

答:高血压分级、男性 >55 岁或女性 >65 岁、吸烟、糖耐量受损、血脂异常、早发冠心病家族史、腹型肥胖等。

【相关知识】

1. 高血压分级标准

高血压 1 级:收缩压 140 ~ 159mmHg 和(或)舒张压 90 ~ 99mmHg;②高血压 2 级:收缩压 160 ~ 179mmHg 和(或)舒张压 100 ~ 109mmHg;③高血压 3 级:收缩压 ≥ 180mmHg 和(或)舒张压 ≥110mmHg。

2. 心血管风险分层标准

心血管风险分层标准见表 2 - 9。

表 2 - 9　心血管风险分层标准

项目	血压水平（mmHg）		
	1 级	2 级	3 级
无危险因素	低危	中危	高危
1 ~ 2 个危险因素	中危	中危	很高危
≥3 个危险因素 或靶器官损害	高危	高危	很高危
伴临床疾患	很高危	很高危	很高危

（表 2 - 9 引自:尤黎明,吴瑛. 内科护理学. 6 版. 北京:人民卫生出版社,2017.）

考站 3　护理措施

【考生指引】

▷ 考核情境

施女士,78 岁,家庭主妇,汉族。患者反复头晕头痛 8 年,偶伴耳鸣、胸闷,近 3 天加重。门诊测 T 36.3℃,P 74 次/分,R 16 次/分,BP 170/102mmHg,由患者女儿陪同入院。住院第 3 天早餐后,患者在护理员及其女儿陪同下外出检查,检查室排队等候的人较多、空间狭小,患者在等候过程中心情烦躁,做完检查站起来过程中诉头晕明显,呕吐 1 次,为胃内容物,立即躺下测血压 200/120mmHg,平车送回病房。如果你是责任护士,请针对患者采取相应的护理措施。

▷ **考生任务**

1. 请叙述高血压急症的预防及护理。

2. 请叙述直立性低血压的预防及护理。

▷ **考核时间**

15分钟（读题2分钟，考核13分钟）。

【考官指引】

▷ **考核目的**

1. 考查学生对高血压急症的判断与处理能力。

2. 考查学生对直立性低血压护理的能力。

▷ **场景与用物设置**

1. 场景 评分教师2位。

2. 用物 患者信息单（考生用）1份，患者信息单（考官用）2份，笔1支，白纸数张。

▷ **监考与评分注意事项**

1. 请根据评分表中的评分标准进行评分。

2. 考核时间结束时，务必请考生停止本站考核，进入下一站考核，不可拖延时间。

【考核内容评分指引】

原发性高血压的护理措施评分指引			
评分项目	完全做到（2分）	部分做到（1分）	未做到（0分）
高血压急症的预防及护理			
1. 立即通知医生	正确叙述	—	未叙述或错误
2. 安置患者绝对卧床休息，头偏向一侧	正确叙述	—	未叙述或错误
3. 保持呼吸道通畅，给氧	正确叙述	—	未叙述或错误
4. 迅速建立静脉通路	正确叙述	—	未叙述或错误
5. 拉上护栏，注意安全	正确叙述	—	未叙述或错误
6. 建立心电监护，设置报警参数，严密监测血压	正确叙述	—	未叙述或错误
7. 记录生命体征	正确叙述	—	未叙述或错误
8. 遵医嘱给予镇静、降压药物，首选硝普钠	正确叙述	—	未叙述或错误
9. 定期监测血压，观察降压效果再调整用药速度	正确叙述	—	未叙述或错误
10. 安抚患者情绪	正确叙述	—	未叙述或错误
11. 对症护理：如遵医嘱使用止吐、镇静药	正确叙述	—	未叙述或错误

评分项目	完全做到（2分）	部分做到（1分）	未做到（0分）
12. 指导患者避免诱因如情绪激动、用力排便等	正确叙述	—	未叙述或错误
13. 协助做好生活护理	正确叙述	—	未叙述或错误
直立性低血压的预防及护理			
14. 告诉患者体位改变时头晕、眼黑、恶心是直立性低血压的表现，需要防止跌倒	正确叙述	—	未叙述或错误
15. 指导患者避免长时间站立	正确叙述	—	未叙述或错误
16. 指导患者改变体位时动作要缓慢，特别是从卧位、坐位站起时	正确叙述	—	未叙述或错误
17. 指导患者不要用过热的水洗澡或桑拿浴	正确叙述	—	未叙述或错误
18. 不宜过多饮酒	正确叙述	—	未叙述或错误
19. 指导患者服药后需休息一段时间再活动，如厕或外出时需有人陪伴	正确叙述	—	未叙述或错误
20. 一旦发生直立性低血压，应立即平卧，下肢抬高	正确叙述	—	未叙述或错误
理论提问			
21. 正确回答考官提问	做到	—	未做到
百分比分数计算评分	得分÷42（本站总分）×100×20%（本站权重）＝本站得分		

【模拟患者指引】

▷ **病例资料**

施女士，78岁，家庭主妇，汉族。患者反复头晕头痛8年，偶伴耳鸣、胸闷，近3天加重。门诊测 T 36.3℃，P 74 次/分，R 16 次/分，BP 170/102mmHg，由患者女儿陪同入院。住院第3天早餐后，患者在护理员及其女儿陪同下外出检查，检查室排队等候的人较多、空间狭小，患者在等候过程中心情烦躁，做完检查站起来过程中诉头晕明显，呕吐1次，为胃内容物，立即躺下测血压200/120mmHg，平车送回病房。

【理论提问参考题目】

▷ **考官可选择1个题目提问**

1. 高血压的非药物治疗内容包括哪些？

答：高血压的非药物治疗：低盐饮食（每天<6g），减少饱和脂肪酸含量和脂肪摄入总量，适当运动，控制体重，适当增加含钾含钙丰富的食物，戒烟限酒，保持情绪

稳定。

2. 高血压急症患者的降压原则是什么？如何设置该患者血压报警范围？

答：原则：及时降压，选择有效的降压药，静脉给药，持续监测血压；控制性降压，一般数分钟至1 小时内，降压的幅度为不超过治疗前平均动脉压的25%，在其后的2 ~6 小时内将血压降至安全水平（160/100mmHg 左右），24 ~ 48 小时内逐步降至正常水平。根据高血压急症降压原则，该患者初始6 小时内的血压报警范围应设置在收缩压低限为160mmHg，舒张压低限为100mmHg，高限可略高于其自身血压。

【相关知识】

1. 高血压急症与高血压亚急症

高血压急症是指在某些诱因作用下，血压突然和显著升高（一般超过 180/120mmHg），同时伴有进行性心、脑、肾等重要靶器官功能不全的表现。如高血压脑病、颅内出血（脑出血和蛛网膜下腔出血）、脑梗死、急性左心衰、急性冠状动脉综合征、主动脉夹层动脉瘤、子痫等。高血压亚急症是指血压显著升高但不伴靶器官损害。其与高血压急症的唯一区别标准是有无新近发生的急性进行性的严重靶器官损害。

2. 高血压急症靶器官损害的临床表现

具体内容见表2 – 10。

表2 – 10　高血压急症靶器官损害的临床表现

靶器官损害	临床表现
急性脑卒中	脑梗死：失语，面舌瘫，偏身感觉障碍，肢体偏瘫，意识障碍，癫痫样发作 脑出血：头痛，喷射性呕吐，可伴有不同程度意识障碍、偏瘫、失语，动态起病，常进行性加重 蛛网膜下腔出血：剧烈头痛、恶心、呕吐，颈背部疼痛，意识障碍，抽搐，偏瘫，失语，脑膜刺激征（包括颈强直、Kernig 征和 Brudzinski 征阳性）
急性心力衰竭	呼吸困难、发绀、咳粉红色泡沫样痰等，查体可见肺部啰音、心脏扩大、心率增快、奔马律等
急性冠脉综合征	急性胸痛、胸闷；放射性肩背痛、咽部紧缩感、烦躁、出汗、心悸、心电图有缺血表现；心肌梗死患者可出现心肌损伤标记物阳性
急性主动脉夹层	撕裂样疼痛，波及血管范围不同可有相应的临床表现，如伴有周围动脉搏动的消失，可出现少尿、无尿
高血压脑病	急性发作剧烈头痛、恶心及呕吐，意识障碍（意识模糊、嗜睡、甚至昏迷），常见进展性视网膜病变
子痫前期和子痫	孕妇在妊娠20 周到分娩后第1 周之间血压升高、蛋白尿或水肿，可伴有头痛、视物模糊、上腹不适、恶心等症状，子痫患者发生抽搐甚至昏迷

［表2 – 10 引自：中国医师协会急诊医师分会，中国高血压联盟，北京高血压防治协会. 中国急诊高血压诊疗专家共识（2017 修订版）. 中国急救医学，2018，38（1）：1 – 13.］

考站4　护理技术——输液泵的使用

【考生指引】

▷ **考核情境**

> 施女士，78岁，家庭主妇，汉族。患者住院第3天外出检查过程中头晕明显，呕吐1次，为胃内容物，测血压200/120mmHg。身高160cm，体重60kg。请执行医嘱：5% GS500mL + 硝普钠50mg，以0.5ug/（kg·分钟）泵入。

▷ **考生任务**

1. 遵医嘱计算输液泵用药速度。

2. 执行操作过程中所有核对须以叙述或行动展现。

3. 正确使用输液泵，调整各项参数。

▷ **考核时间**

7分钟（读题1分钟，考核6分钟）。

【考官指引】

▷ **考核目的**

1. 考查学生正确进行药物速度换算的能力。

2. 考查学生执行三查七对并遵循无菌原则完成给药的能力。

3. 考查学生正确使用输液泵的能力。

▷ **场景与用物设置**

1. 场景　病床1张，戴腕带的模拟患者1位（已留置好静脉通道，输液中），评分教师2位。

2. 用物　输液泵1个，输液架1个，治疗盘1个，弯盘1个，刚配置好的硝普钠输液袋，避光输液袋1个，避光输液器1个，碘伏1瓶，无菌棉签1包，给药治疗单1份，患者信息单（学生用）1份，患者信息单（考官用）2份。

▷ **监考与评分注意事项**

1. 请根据评分表中的评分标准进行评分。

2. 操作过程中如三查七对错误，自违反三查七对以下步骤均为0分。

3. 操作过程中如违反无菌原则，自违反无菌原则以下步骤均为0分。

4. 考生回答若是经由模拟患者提醒才答对，可酌情给分。

5. 考核时间结束时，务必请考生停止本站考核，进入下一站考核，不可拖延时间。

【考核内容评分指引】

输液泵操作步骤及评分指引			
评分项目	完全做到（2分）	部分做到（1分）	未做到（0分）
操作前评估与准备			
1. 核对医嘱：患者姓名、床号、药物名称、剂量、给药途径、给药时间	6项均核对	—	任1项未核对

评分项目	完全做到（2分）	部分做到（1分）	未做到（0分）
2. 自我介绍（姓名与职责），向患者解释操作目的	2 项均做到	任 1 项未做到	2 项均未做到
3. 询问患者姓名、年龄，核对腕带与口述一致	2 项均做到	任 1 项未做到	2 项均未做到
4. 评估患者病情、心理	2 项均做到	任 1 项未做到	2 项均未做到
5. 患者准备：交代患者使之了解操作目的，其愿意配合	2 项均做到	任 1 项未做到	2 项均未做到
6. 护士准备：衣着整洁，修剪指甲，洗手，戴口罩	完全做到且洗手方法正确	部分做到	未做到或洗手方法错误
7. 检查硝普钠输液袋（已按医嘱配置好）如标签、性状、失效期等	检查正确		未检查或错误
8. 给硝普钠输液袋套上避光输液袋、插上避光输液器	操作正确	—	操作错误
9. 检查输液泵性能，将输液泵固定在输液架上	操作正确	—	操作错误
10. 正确换算输液泵用药速度［0.5ug/（kg·分钟），体重60kg］	换算正确（18mL/小时）	—	换算错误
11. 物品准备齐全（输液泵 1 个，输液架 1 个，治疗盘 1 个，弯盘 1 个，刚配置好的硝普钠输液袋，避光输液袋 1 个，避光输液器 1 个，碘伏 1 瓶，无菌棉签 1 包，给药治疗单 1 份），摆放有序合理，检查棉签、碘伏有效期及包装完整性	做到	用物缺少 3 项以内，且已检查	用物缺少 4 项及以上，或未检查
执行输液泵操作			
12. 携用物至床旁，再次询问患者姓名、年龄，核对腕带与口述一致	2 项均做到	任 1 项未做到	2 项均未做到
13. 核对：药物名称、剂量、给药途径、给药时间	4 项均核对	—	任 1 项未核对
14. 以无菌技术进行排气，检查无气泡	操作正确且输液器内无空气	—	输液器内有空气或违反无菌原则
15. 打开输液泵门栓，将输液器按要求卡入仓门内部卡槽内，关门	操作正确	—	操作错误
16. 按下开关键，启动仪器	操作正确	—	操作错误

评分项目	完全做到（2分）	部分做到（1分）	未做到（0分）
17. 长按"输液器选择键"，选择"避光输液器"	操作正确	—	操作错误
18. 按下"选择"键，选择设置输液总量，将输液泵下方旋钮调节至500mL	操作正确	—	操作错误
19. 选择设置"流速"（mL／小时），将输液泵下方旋钮调节至18mL	操作正确	—	操作错误
20. 必要时按下"清零"键，清除已输液量	操作正确	—	操作错误
21. 再次核对，连接患者静脉通路	2项均正确	1项正确	未核对或错误
22. 打开输液器上的调节器，按下"启动"键	操作正确	—	操作错误
23. 开始输液，观察通畅情况，交代注意事项	操作正确	—	操作错误
24. 严密监测血压，观察效果，记录（口述）	操作正确	—	操作错误
25. 及时观察与处理报警（处理报警时先按下"消警"键，针对原因处理后再按"启动"键，继续输液）	操作正确	—	操作错误
26. 输液结束后停用输液泵：按下"暂停"键，关调节器，打开仓门，取出输液皮条，按下"开关"键关机	操作正确	—	操作错误
27. 留置针封管（口述）	叙述正确		未叙述
操作后处理			
28. 整理床单元及用物，并将废物分类处理	做到，并将废弃物分类处置	—	未做到或废弃物分类错误
29. 洗手、记录	做到	—	未做到
30. 输液泵终末处理：酒精擦拭清洁后充电备用	做到	—	未做到
31. 操作过程流畅，技术熟练	做到	—	未做到
沟通与同理心			
32. 使用尊称称呼患者	做到	—	未做到
33. 面带微笑，与患者有眼神交流	做到	—	全程没有微笑
34. 主动关心患者的感受，觉察、接纳并安抚患者情绪	做到	—	未做到

评分项目	完全做到（2分）	部分做到（1分）	未做到（0分）
35. 沟通时使用对方了解的语言，避免使用专业术语；语速和音调适合患者年龄和了解程度	做到	—	未做到
36. 注意聆听，记住患者讲的话且有回应；不打断对方的话；使用开放式问题鼓励患者表达	做到	—	未做到
37. 保护患者隐私	做到	—	未做到
理论提问			
38. 正确回答考官提问	做到	—	未做到
百分比分数计算评分	得分÷76（本站总分）×100×25%（本站权重）= 本站得分		

【模拟患者指引】

▷ **病例资料**

施女士，78岁，家庭主妇，汉族。住院第3天外出检查过程中头晕明显，呕吐1次，为胃内容物，测血压 200/120mmHg。身高 160cm，体重 60kg。医嘱：5% GS500mL + 硝普钠 50mg，以 0.5ug/（kg·分钟）泵入。

【理论提问参考题目】

▷ **考官可选择1个题目提问**

1. 输液泵的常见报警有哪些？

答：气泡报警；压力报警；阻塞报警；泵门报警；输液完成报警；滴速报警。

2. 输液泵压力报警和阻塞报警有何不同？分别应如何处理？

答：①压力报警原因：调节器未松开、输液管打折或受压；处理：松开调节器、解除输液管打折或受压。②阻塞报警原因：血块阻塞静脉通道，近心端血管压力过大；处理：清除血块，解除近端压迫如解除止血带、避免输液侧肢体测血压等。

【相关知识】

1. 高血压急症患者常用降压药

首选硝普钠，此外还有硝酸甘油、乌拉地尔、尼卡地平、佩尔地平等。

2. 高血压急症的降压目标

见表2-11。

表2-11 高血压急症的降压目标

类型	目标
主动脉夹层	迅速将 SBP 降至 100～120mmHg，心率≤60 次/分
高血压脑病	160～180/100～110mmHg，给药开始1小时内将 SBP 降低 20%～25%，不能大于 50%

类型	目标
脑卒中	
缺血性脑卒中	准备溶栓的患者，血压应控制 SBP < 180mmHg，DBP < 110mmHg。不溶栓患者24 小时内降压需谨慎
自发性脑出血	收缩压在 150~220mmHg 的自发性脑出血患者且没有急性降压治疗的禁忌证，急性期降低收缩压到 140mmHg 是安全的
蛛网膜下腔出血	高于基础血压的20% 左右，避免低血压。动脉瘤处理前可将收缩压控制在 140~160mmHg；处理动脉瘤后，应参考患者的基础血压，合理调整目标值，避免低血压造成的脑缺血
急性心力衰竭	早期数小时应迅速降压，降压幅度在25% 以内，没有明确的降压目标，以减轻心脏负荷，缓解心力衰竭症状为主要目的，SBP < 90mmHg 禁用扩管药
急性冠脉综合征	降压目标为 < 130/80mmHg，但治疗需个体化，尤其是针对老年人群的降压需综合评估
子痫前期和子痫	< 160/110mmHg，孕妇并发器官功能损伤者血压应 < 140/90mmHg，且不低于130/80mmHg

[表2-11 引自：中国医师协会急诊医师分会，中国高血压联盟，北京高血压防治协会. 中国急诊高血压诊疗专家共识（2017 修订版）. 中国急救医学，2018，38（1）：1-13.]

考站5 健康教育

【考生指引】

▷ 考核情境

施女士，78 岁，家庭主妇，汉族。患者反复头晕头痛 8 年，偶伴耳鸣、胸闷，近 3 天加重。门诊拟原发性高血压入院。住院8 天，经降压药物治疗后近 2 日血压维持在 140/80mmHg 左右，医嘱明日出院，继续口服雅施达和络活喜治疗。患者和家属诉不知道回去后服药需注意哪些问题，住院期间已购买电子血压计，但还没学会使用。如果你是责任护士，请针对该患者进行健康指导。

▷ 考生任务

1. 请针对患者进行用药指导。

2. 教会患者及家属使用电子血压计。

▷ 考核时间

7 分钟（读题2 分钟，考核5 分钟）。

【考官指引】

▷ 考核目的

考查学生针对性健康教育的能力。

▷ **场景与用物设置**

1. 场景　病床 1 张，模拟患者 1 位，评分教师 2 位。

2. 用物　两盒药物（1 盒雅施达、1 盒络活喜），电子血压计 1 台，电子血压计说明书，病历夹 1 个，患者信息单（考生用）1 份，患者信息单（考官用）2 份，笔 1 支，白纸 1 张。

▷ **监考与评分注意事项**

1. 请根据评分表中的评分标准进行评分。

2. 考生回答若是经由模拟患者提醒才答对，可酌情给分。

3. 考核时间结束时，务必请考生停止考核。

【考核内容评分指引】

高血压的健康教育评分指引			
评分项目	完全做到（2 分）	部分做到（1 分）	未做到（0 分）
健康教育前评估			
1. 评估患者及家属需求	做到	—	未做到
2. 评估患者及家属对坚持用药重要性的认识（维持降压效果，减少血压波动，防止并发症）	做到	—	未做到
3. 评估患者及家属对用药知识的掌握情况（药名、剂量、用法、注意事项等）	完全做到	部分做到	未做到
4. 评估患者及家属对电子血压计测量方法的了解程度	做到	—	未做到
用药指导			
5. 讲解长期药物治疗的目的和重要性	完全做到且正确	部分做到且正确	均未做到或错误
6. 告知药名、剂量、用法	完全做到且正确	部分做到且正确	均未做到或错误
7. 告知药物的作用和不良反应、注意事项	完全做到且正确	部分做到且正确	均未做到或错误
电子血压计的使用指导			
8. 患者测量之前休息 15 分钟，不宜憋尿	完全做到且正确	部分做到且正确	均未做到或错误
9. 患者首选取坐位，椅子高度适宜，双腿自然分开	完全做到且正确	部分做到且正确	均未做到或错误
10. 袖带正确缚于上臂	完全做到且正确	部分做到且正确	均未做到或错误
11. 打开电子血压计的"开始"按钮进行测量，指导读数	完全做到且正确	部分做到且正确	均未做到或错误
12. 指导做好记录	正确	—	未提到或错误

评分项目	完全做到（2分）	部分做到（1分）	未做到（0分）
13. 边讲解边示范	做到	—	未做到
14. 指导血压测量的注意事项：做到"四定"：定时间、定部位、定体位、定血压计；测血压时不要讲话；连续测2次取平均值	说出3条以上	正确说出1~2条	未提到或错误
15. 指导看说明书	做到	—	未做到
评价健康教育的效果			
16. 评估患者或家属对用药知识的掌握程度（如复述）	做到	—	未做到
17. 让患者或家属回示血压计的正确测量方法	做到	—	未做到
沟通与关爱			
18. 使用尊称称呼患者	做到	—	未做到
19. 面带微笑，与患者有眼神交流	做到	—	全程没有微笑
20. 及时回答患者的疑问	做到	—	未做到
21. 提供患者消化吸收健康教育内容的相关载体：书面宣教单、血压计说明书等	做到	—	未做到
理论提问			
22. 正确回答考官提问	做到	—	未做到
百分比分数计算评分	得分÷44（本站总分）×100×10%（本站权重）= 本站得分		

【模拟患者指引】

▷ **病例资料**

施女士，78岁，家庭主妇，汉族。患者反复头晕头痛8年，偶伴耳鸣、胸闷，近3天加重。门诊拟原发性高血压入院。住院8天，经降压药物治疗后近2日血压维持在140/80mmHg左右，医嘱明日出院，继续口服雅施达和络活喜治疗。

【理论提问参考题目】

▷ **考官可选择1个题目提问**

1. 缠绕袖带的注意事项有哪些？

答：脱去一侧衣袖，注意不要将衣袖卷上去，可留一层薄衬衣，袖带缚于上臂，其△标记应对准肱动脉处，下缘距肘窝2~3cm，袖带位置应该与右心房水平同高，松紧以能插入两指为宜。

2. 降压药的应用原则是什么？

答：小剂量开始；优选长效制剂；联合用药；个体化用药。

3. 雅施达和络活喜分别属于哪种降压药？

答：雅施达即培哚普利，是一种长效的血管紧张素转换酶抑制剂；络活喜即氨氯地平，为钙通道阻滞剂。

【相关知识】

常用降压药的种类：利尿剂、血管紧张素转换酶抑制剂、血管紧张素Ⅱ受体拮抗剂、钙通道阻滞剂、β受体阻滞剂。①利尿剂：主要通过排钠、降低细胞外容量而发挥降压作用，适用于轻、中度高血压患者。其主要不良反应是电解质紊乱，影响血脂、血糖和尿酸代谢。②血管紧张素转换酶抑制剂：通过阻断肾素血管紧张素系统发挥降压作用，适用于心力衰竭、心肌梗死、房颤、糖耐量减退或糖尿病肾病的高血压患者，其主要不良反应是干咳、高钾血症、肾损害和血管性水肿等。③血管紧张素Ⅱ受体拮抗剂：通过阻断血管紧张素Ⅱ受体发挥降压作用，常用于使用血管紧张素转换酶抑制剂出现副作用的患者。④钙通道阻滞剂：主要通过阻断血管平滑肌上的钙离子通道，发挥扩血管、降血压的作用，对老年高血压患者有较好的疗效，常用于合并冠心病、糖尿病或外周血管病的患者，其主要不良反应是头痛、下肢水肿等。⑤β受体阻滞剂：主要通过抑制过度激活的交感神经活性、抑制心肌收缩力、减慢心率发挥降压作用，适用于各种不同程度的高血压，尤其是心率较快的中青年或合并心衰、心绞痛的患者，其主要不良反应是心动过缓、乏力等。

第四节 肝硬化

肝硬化是由不同病因引起的慢性进行性弥漫性肝病。临床早期症状不明显，后期主要表现为肝功能损害和门静脉高压，可有多系统受累，晚期常出现消化道出血、感染、肝性脑病等严重并发症，出现并发症时死亡率高。本节主要考查病史采集、肝硬化专科身体评估、疾病诊断与护理诊断、腹腔穿刺放腹水的护理要点、上消化道大出血抢救配合及护理要点、肝性脑病的灌肠要点，以及肝硬化患者出院健康教育等内容。

考站1 护理评估

【考生指引】

▷ 考核情境

王先生，48岁，汉族。患者入院前5小时患者出现呕血、黑便各1次，伴心慌、头晕、黑矇、出冷汗，前来我院急诊。患者神情焦虑，诉担心自己状况。现 T 36.8℃，P 108 次/分，R 20 次/分，BP 80/50mmHg。如果你是责任护士，请接待新患者，进行护理评估。

▷ **考生任务**

1. 请结合所学知识有条理地采集病史。

2. 请根据病情有选择地进行身体评估。

3. 请根据病情提出需进一步评估的检查项目。

▷ **考核时间**

12 分钟（读题 2 分钟，考核 10 分钟）。

【考官指引】

▷ **考核目的**

1. 考查学生正确采集病史的能力。

2. 考查学生进行针对性身体评估的能力。

3. 考查学生评判性思维能力。

▷ **场景与用物设置**

1. 场景　病床 1 张，模拟患者 1 位，评分教师 2 位。

2. 用物　治疗盘 1 个，软尺 1 卷，身高体重秤 1 台，挂号单 1 张，患者信息单（考生用）1 份，患者信息单（模拟患者用）1 份，患者信息单（考官用）2 份，笔 1 支，白纸数张。

▷ **监考与评分注意事项**

1. 请根据评分指引中的标准进行评分。

2. 考生回答若是经由模拟患者提醒才答对，可酌情给分。

3. 考生提出需检查意识状态、皮肤和黏膜情况、营养状况、腹部体征等项目时，若没有模拟患者，请评分教师做出相应回答。

4. 考核时间结束时，务必请考生停止本站考核，进入下一站考核，不可拖延时间。

【考核内容评分指引】

护理评估评分指引			
评分项目	完全做到（2分）	部分做到（1分）	未做到（0分）
现病史			
1. 自我介绍（姓名与职责），向患者解释沟通目的	2 项均做到	任 1 项未做到	2 项均未做到
2. 询问患者姓名、性别、年龄，核对挂号单与口述一致	2 项均做到	任 1 项未做到	2 项均未做到
3. 评估呕血的量与颜色、黑便的量与颜色、呕血黑便的诱因	3～5 项做到	1～2 项做到	5 项均未做到
4. 评估食欲、进食量、食物种类、饮食习惯及爱好	4 项均做到	1～2 项未做到	3～4 项未做到
5. 评估有无恶心、呕吐、腹胀、腹痛的症状	3～4 项做到	1～2 项做到	4 项均未做到

评分项目	完全做到（2 分）	部分做到（1 分）	未做到（0 分）
6. 评估有无水肿	做到	—	未做到
7. 评估近期体重变化	做到	—	未做到
8. 评估身体其他不适症状	做到	—	未做到
9. 评估本次发病的诊治经过：有无采取缓解措施及其效果	做到	—	未做到
10. 评估日常休息及活动量、活动耐力	做到	—	未做到
11. 评估睡眠情况	做到	—	未做到
12. 评估对疾病的认识及心理状态，有无性格、精神、情绪等异常	2 项均做到	任 1 项未做到	2 项均未做到
既往史、家族史、过敏史、个人生活史、一般资料			
13. 评估既往史：肝炎、输血史、胆道疾病、寄生虫感染，长期接触化学毒物等	3 ~ 5 项做到	1 ~ 2 项做到	5 项均未做到
14. 评估家族史	做到	—	未做到
15. 评估药物（肝损害药）服用史	做到	—	未做到
16. 评估药物、食物过敏史	2 项均做到	任 1 项未做到	2 项均未做到
17. 评估个人生活史：烟酒嗜好、吸烟和（或）饮酒的量、烟酒摄入持续时间、作息规律	2 ~ 4 项做到	1 项做到	4 项均未做到
18. 评估一般资料：付费方式、联系地址与电话、社会支持等	2 项及以上做到	—	2 项以下做到
身体评估			
19. 判断意识状态：精神状态和定向力（人物、时间、地点）	检查全面且方法正确	检查不全面	未检查或检查方法错误
20. 评估有无肝病面容、皮肤黄染、毛发干枯、脱发	3 ~ 4 项做到	1 ~ 2 项做到	4 项均未做到
21. 评估有无蜘蛛痣、肝掌、出血点	3 项均做到	任 1 项未做到	3 项均未做到
22. 评估营养状况：皮肤、毛发、肌肉、皮褶厚度	检查全面且方法正确	检查不全面	未检查或检查方法错误
23. 评估水肿程度、性质	检查全面且方法正确	检查不全面	未检查或检查方法错误
24. 评估腹壁静脉是否显露及血流方向	检查全面且方法正确	检查不全面	未检查或检查方法错误

评分项目	完全做到（2分）	部分做到（1分）	未做到（0分）
25. 评估腹水征：是否膨隆、腹部紧张度、移动性浊音	检查全面且方法正确	检查不全面	未检查或检查方法错误
26. 评估腹膜刺激征	检查全面且方法正确	—	未检查或检查方法错误
27. 检查肝脾大小、质地、表面情况及压痛	检查全面且方法正确	检查不全面	未检查或检查方法错误
28. 检查肝颈静脉回流征阳性	做到	—	未做到
29. 询问或测量身高、体重	2项均做到	任1项未做到	2项均未做到
需进一步评估的检查项目			
30. 提出需做血生化检查：肝功能检查、血氨	做到	—	未做到
31. 提出查乙肝五项	做到	—	未做到
32. 提出查大便隐血试验	做到	—	未做到
33. 提出做内镜或钡餐造影检查食管胃底静脉曲张	做到	—	未做到
34. 提出做B超或CT等影像学检查：查门静脉高压征象、腹水	做到	—	未做到
沟通技巧			
35. 使用尊称称呼患者	做到	—	未做到
36. 面带微笑，与患者有眼神交流	做到	—	全程没有微笑
37. 全神贯注，用心聆听患者的回答	做到	—	未做到
38. 以开放式的问句进行沟通	全程使用开放性问句4次及以上	全程使用开放性问句4次以下	全程均未使用开放性问句
39. 资料采集过程流畅，具有逻辑性	做到	—	未做到
百分比分数计算评分	得分÷78（本站总分）×100×25%（本站权重）＝本站得分		

【模拟患者指引】

▷ 病例资料

王先生，48岁，汉族，公司职员，城镇居民医保，与妻子、儿子同住。家庭地址：本市幸福大街135号。联系电话：158XXXXXXXX。妻子电话：138XXXXXXXX。

患者1天前进食硬质食物后感上腹部不适，入院前5小时患者出现呕血、黑便各1次，伴心慌、头晕、出冷汗，前来我院急诊。10年前开始出现上腹部不适，右上腹为主，伴食欲不振，乏力，症状时轻时重，伴双下肢水肿、腹胀，口服利尿剂后好转，后间断服用安体舒通，20mg，每日 2 次；呋塞米 20mg，每日 2 次。1 个月来上述症状进行性加重，尿量较以往明显减少。1 天前进食硬质食物后感上腹不适，入院前 5 小时患者呕血约 500mL，排柏油样便 1 次，量约 200mL，伴心慌、头晕、出冷汗，前来我院急诊，自诉担心自己状况。查大便隐血试验（＋），自发病来无发热、盗汗等，食欲不振、睡眠及精神欠佳，尿量每日约 500mL，体重近 1 个月增加 2.5kg。

既往否认明确肝炎、结核等传染病史，否认长期慢性节律性腹痛病史，否认高血压、糖尿病、心脏病病史，否认手术及输血史，无长期服药史，否认血吸虫疫区久居史。偶饮少量啤酒，不吸烟。喜食辛辣食物。父亲因肝硬化去世，一妹患慢性乙型肝炎。

身体评估：T 36.8℃，P 108 次/分，R 20 次/分，BP 80/50mmHg。发育正常，消瘦，身高 175cm，体重 55kg，腹围 110cm。神志清楚，查体合作，神情焦虑，面色晦暗，皮肤黏膜及巩膜无黄染，胸前可见 3 枚蜘蛛痣，有肝掌。双肺呼吸音清，心律齐，心脏各瓣膜区未闻及异常杂音。腹部膨隆，腹壁静脉无明显曲张，肠鸣音活跃，8 次/分，肝肋下未及，脾肋下 4cm，边缘钝，质中，肝脾区无叩击痛，腹部移动性浊音（＋），液波震颤（＋）。脊柱四肢活动正常，双下肢 II 度可凹性浮肿。

相关检查：①实验室检查：血常规示红细胞 3.51×10^{12}/L，血红蛋白 80g/L，白细胞 2.1×10^{9}/L，血小板 71×10^{9}/L，谷丙转氨酶 90U/L，谷草转氨酶 102U/L，白蛋白/球蛋白＝25/35；乙肝表面抗原（＋），乙型肝炎 e 抗原（＋），乙肝核心抗体（＋）；凝血酶原时间 18 秒，活化部分凝血活酶时间 44 秒，甲胎蛋白（－）。②胃镜：食管中下段可见 3 条迂曲粗大的静脉，呈串珠状，红色征（＋）。③腹部 B 超：肝脏轮廓不规整，表面呈锯齿状，密度减低，左肝叶增大，脾厚 6.5cm，肋下可探及 5cm，门静脉内径 1.5cm，腹腔可探及无回声液性暗区 8cm。④CT：显示肝脏密度高低不均，门脉主干扩张，脾门附近、食管下端和胃的贲门区域侧支血管建立、扩张和扭曲，平扫图表现为团状、结节状软组织影。

【相关知识】

1. 肝硬化临床表现

根据是否出现腹水、上消化道出血或肝性脑病等并发症，临床上将肝硬化分为代偿期和失代偿期。

（1）代偿期早期无症状或症状较轻，以乏力、食欲不振、低热为主要表现，可伴有腹胀、恶心、厌油腻、上腹隐痛及腹泻等，症状多呈间歇性，常因劳累或伴发病而出现，休息或治疗后可缓解。患者营养状况一般或消瘦，肝轻度大，质地偏硬，可有轻度压痛、脾轻至中度大。肝功能多在正常范围或轻度异常。

（2）失代偿期的临床表现主要为肝功能减退和门静脉高压所致的全身多系统症状和体征。

肝功能减退的临床表现包括：①全身症状和体征：一般状况较差，疲倦、乏力、精神不振；营养状况较差，消瘦、面色灰暗黧黑（肝病面容）、皮肤巩膜黄染、皮肤干枯粗糙、水肿、舌炎、口角炎等；部分患者有不规则发热。②消化系统症状：食欲减退为最常见症状，进食后上腹饱胀，有时伴恶心、呕吐，稍进油腻肉食易引起腹泻；可有腹痛，肝区隐痛；肝细胞有进行性或广泛性坏死时可出现黄疸。③出血和贫血。④内分泌失调：男性患者常有性功能减退、不育、乳房发育、毛发脱落等，女性患者可有月经失调、闭经、不孕症等；部分患者出现蜘蛛痣，主要分布在面颈部、上胸、肩背和上肢等上腔静脉引流区域；手掌大小鱼际和指端腹侧部位皮肤发红称为肝掌；糖尿病患病率增加，肝功能严重减退时易发生低血糖。

门静脉高压的三大临床表现是脾大、侧支循环的建立和开放、腹水。其中重要的侧支循环有食管下段和胃底静脉曲张、腹壁静脉曲张、痔静脉曲张。

2. 肝功能检查常用指标参考值范围

①谷丙转氨酶 < 40U/L（37℃）；②谷草转氨酶 < 40U/L（37℃）；③白蛋白/球蛋白：1.5 ~ 2.5 : 1。

3. 出血性及血栓性疾病常用筛查试验

①凝血酶原时间（PT）：11 ~ 14 秒；②活化部分凝血活酶时间测定（APTT）：30 ~ 45 秒；③出血时间测定（BT）：2.5 ~ 9.5 分钟。

考站2 病情诊断与护理问题

【考生指引】

▷ **考核情境**

> 王先生，48 岁，汉族。患者入院前 5 小时患者出现呕血、黑便各 1 次，伴心慌、头晕、黑矇、出冷汗，前来我院急诊。患者神情焦虑，诉担心自己状况。现 T 36.8℃，P 108 次/分，R 20 次/分，BP 80/50mmHg。如果你是责任护士，请结合第 1 站评估结果，概括主诉，陈述病史，进行疾病诊断，提出护理诊断/问题。

▷ **考生任务**

1. 请概括患者主诉。

2. 请根据第 1 站评估结果，陈述该患者的现病史（包括目前主要症状）、既往史、家族史、过敏史、个人生活史、一般资料、身体评估结果。

3. 请说出疾病诊断以及诊断依据。

4. 请提出 4 个主要的护理诊断/问题，并说出判断依据。

▷ **考核时间**

5 分钟（读题1分钟，考核4分钟）。

【考官指引】

▷ **考核目的**

1. 考查学生正确概括主诉的能力。

2. 考查学生有条理地陈述病例的能力。

3. 考查学生正确进行疾病诊断的能力。

4. 考查学生正确概括护理诊断/问题的能力。

▷ **场景与用物设置**

1. 场景 评分教师 2 位。

2. 用物 患者信息单（考生用）1 份，患者信息单（考官用）2 份，笔 1 支，白纸数张。

▷ **监考与评分注意事项**

1. 请根据评分表中的评分标准进行评分。

2. 考核时间结束时，务必请考生停止本站考核，进入下一站考核，不可拖延时间。

【考核内容评分指引】

疾病诊断、护理诊断/问题评分指引		
评分项目	完全做到（2 分）	部分做到（1 分）	未做到（0 分）
概括主诉			
1. 正确概括患者主诉（呕血、黑便，伴心慌、头晕、黑矇、冷汗 5 小时）	做到	—	未做到
陈述病史			
2. 有条理地叙述现病史	做到	—	未做到
3. 正确叙述既往史	做到	—	未做到
4. 正确叙述家族史	做到	—	未做到
5. 正确叙述过敏史	做到	—	未做到
6. 正确叙述个人生活史	做到	—	未做到
7. 正确叙述一般资料	做到	—	未做到
8. 正确叙述身体评估资料：黄疸、腹水、腹壁静脉曲张、肝掌、蜘蛛痣等	5 项及以上正确	3~4 项正确	2 项及以下做到或错误
9. 正确叙述辅助检查结果（血常规、肝功能、凝血、胃镜等）	4 项及以上正确	2~3 项正确	1 项及以下做到或错误
疾病诊断			
10. 西医病名诊断（肝硬化失代偿期、食管静脉曲张破裂出血）	完全正确	部分正确	完全错误
11. 诊断依据（临床表现、血生化肝功能检查、胃镜检查结果）	说明内容完整且正确	说明内容不全	说明内容不全且错误
护理诊断/问题			
12. 营养失调：低于机体需要量，与肝功能减退、门静脉高压引起的食欲减退、消化和吸收障碍有关（判断依据：患者 BMI 为 17.96，消瘦）	完全正确	部分正确	未提出或完全错误

评分项目	完全做到（2分）	部分做到（1分）	未做到（0分）
13. 体液过多：与肝功能减退、门静脉高压引起的水钠潴留有关（判断依据：患者水肿、有腹水）	完全正确	部分正确	未提出或完全错误
14. 潜在并发症：血容量不足（判断依据：患者入院前5小时呕血约500mL，排柏油样便约200mL，伴心慌、头晕、黑矇、出冷汗，入院后胃镜检查示食管中下段可见3条迂曲粗大的静脉，呈串珠状，红色征阳性）	完全正确	部分正确	未提出或完全错误
15. 焦虑：与缺乏疾病相关知识有关（判断依据：患者症状加重，神情焦虑，诉担心自己状况）	15、16任1条完全正确	15、16任1条部分正确	15、16均未提出或完全错误
16. 知识缺乏：缺乏疾病相关知识（判断依据：病程长，但未进一步诊治）			
理论提问			
17. 正确回答考官提问	做到	—	未做到
临床辨证思维			
18. 疾病诊断思路清晰	做到	—	未做到
19. 护理诊断/问题正确排序	做到	—	未做到
百分比分数计算评分	得分÷36（本站总分）×100×20%（本站权重）＝本站得分		

【模拟患者指引】

▷ **病例资料**

王先生，48岁，汉族，公司职员，城镇居民医保，与妻子、儿子同住。家庭地址：本市幸福大街135号。联系电话：158XXXXXXXX。妻子电话：138XXXXXXXX。

患者1天前进食硬质食物后感上腹部不适，入院前5小时患者出现呕血、黑便各1次，伴心慌、头晕、黑矇、出冷汗，前来我院急诊。10年前开始出现上腹部不适，右上腹为主，伴食欲不振、乏力，症状时轻时重，伴双下肢水肿、腹胀，口服利尿剂后好转，后间断服用安体舒通，20mg，每日2次；呋塞米20mg，每日2次。1个月来上述症状进行性加重，尿量较以往明显减少。1天前进食硬质食物后感上腹不适，入院前5小时患者呕血约500mL，排柏油样便1次，量约200mL，伴心慌、头晕、黑矇、出冷汗，前来我院急诊，自诉担心自己状况。查大便隐血试验（＋），自发病来无发热、盗汗等，食欲不振、睡眠及精神欠佳，尿量每日约500mL，体重近1个月增加2.5kg。

既往否认明确肝炎、结核等传染病史，否认长期慢性节律性腹痛病史，否认高血压、糖尿病、心脏病病史，否认手术及输血史，无长期服药史，否认血吸虫疫区久居史。

偶饮少量啤酒，不吸烟。喜食辛辣食物。父亲因肝硬化去世，一妹患慢性乙型肝炎。

身体评估：T 36.8℃，P 108 次/分，R 20 次/分，BP 80/50mmHg。发育正常，消瘦，身高175cm，体重55kg，腹围110cm。神志清楚，查体合作，神情焦虑，面色晦暗，皮肤黏膜及巩膜无黄染，胸前可见3枚蜘蛛痣，有肝掌。双肺呼吸音清，心律齐，心脏各瓣膜区未闻及异常杂音。腹部膨隆，腹壁静脉无明显曲张，肠鸣音活跃，8次/分，肝肋下未及，脾肋下4cm，边缘钝，质中，肝脾区无叩击痛，腹部移动性浊音（＋），液波震颤（＋）。脊柱四肢活动正常，双下肢Ⅱ度可凹性浮肿。

相关检查：①实验室检查：血常规示红细胞 $3.51 \times 10^{12}/L$，血红蛋白80g/L，白细胞 $2.1 \times 10^{9}/L$，血小板 $71 \times 10^{9}/L$，谷丙转氨酶90U/L，谷草转氨酶102U/L，白蛋白/球蛋白＝25/35；乙肝表面抗原（＋），乙型肝炎e抗原（＋），乙肝核心抗体（＋）；凝血酶原时间18秒，活化部分凝血活酶时间44秒，甲胎蛋白（－）。②胃镜：食管中下段可见3条迂曲粗大的静脉，呈串珠状，红色征（＋）。③腹部B超：肝脏轮廓不规整，表面呈锯齿状，密度减低，左肝叶增大，脾厚6.5cm，肋下可探及5cm，门静脉内径1.5cm，腹腔可探及无回声性液性暗区8cm。④CT：显示肝脏密度高低不均，门脉主干扩张，脾门附近、食管下端和胃的贲门区域侧支血管建立、扩张和扭曲，平扫图表现为团状、结节状软组织影。

【理论提问参考题目】

▷ 考官可选择1个题目提问

1. 该患者出现黑便，可能的原因是什么？

答：肝硬化食管胃底静脉曲张破裂导致上消化道出血。

2. 该患者出现腹水的原因有哪些？

答：门静脉压力增高、血浆胶体渗透压降低、肝淋巴液生成增多、有效循环血容量不足。

3. 导致肝硬化的病因有哪些？在我国最常见的病因是什么？

答：病毒性肝炎、酒精、营养障碍、药物或化学毒物、胆汁淤积、遗传和代谢性疾病、循环障碍、免疫疾病、寄生虫感染等。我国最常见的病因是病毒性肝炎。

【相关知识】

上消化道出血的临床表现：临床表现取决于出血病变的性质、部位、失血量与速度，并与患者的年龄、出血前的全身状况，如有无贫血及与心、肾、肝功能有密切关系。

呕血与黑便是上消化道出血的特征性表现。上消化道大出血时，由于循环血容量急剧减少，静脉回心血量相应不足，导致心排血量降低，常发生急性周围循环衰竭，其程度因出血量大小和失血速度快慢而异。患者可出现头昏、心悸、乏力、出汗、口渴、晕厥等一系列组织缺血的表现。呈现休克状态时，患者表现为面色苍白、口唇发绀、呼吸急促，皮肤湿冷，呈灰白色或紫灰花斑，施压后褪色，经久不能恢复，体表静脉塌陷；精神萎靡、烦躁不安，重者反应迟钝、意识模糊；收缩压降至80mmHg以下，脉压小于25～30mmHg，心率加快至120次/分以上。休克时尿量减少，若补足血容量后仍少尿或无尿，应考虑并发急性肾损伤。上消化道大出血后还可出现失血性贫血、氮质血症、发热等症状。

考站3 护理措施

【考生指引】

▷ **考核情境**

王先生，48岁，汉族。患者入院前5小时患者出现呕血、黑便各1次，伴心慌、头晕、黑矇、出冷汗前来我院急诊。经初步诊断患者为肝硬化失代偿期、食管静脉曲张破裂出血，需立即实施抢救。请做好抢救配合及护理。患者止血后状态平稳，医嘱行腹腔穿刺放腹水，请做好相应配合及护理。

▷ **考生任务**

1. 请叙述食管静脉曲张破裂出血的抢救配合及护理要点。

2. 请叙述腹腔穿刺放腹水的配合及护理要点。

▷ **考核时间**

15分钟（读题2分钟，考核13分钟）。

【考官指引】

▷ **考核目的**

1. 考查学生对上消化道出血抢救要点的掌握情况和配合的意识。

2. 考查学生对三腔二囊管应用及护理要点的掌握情况。

3. 考查学生对腹腔穿刺放腹水的护理要点掌握情况。

▷ **场景与用物设置**

1. 场景　评分教师2位。

2. 用物　患者信息单（考生用）1份，患者信息单（考官用）2份，笔1支，白纸数张。

▷ **监考与评分注意事项**

1. 请根据评分表中的评分标准进行评分。

2. 考核时间结束时，务必请考生停止本站考核，进入下一站考核，不可拖延时间。

【考核内容评分指引】

肝硬化的护理措施评分指引			
评分项目	完全做到（2分）	部分做到（1分）	未做到（0分）
食管静脉曲张破裂出血的基本护理			
1. 准备抢救用品，查血型配血	2项均正确叙述	任1项未叙述或错误	2项均未叙述或均错误
2. 协助患者平卧位、头偏向一侧，防止窒息或误吸	正确叙述	—	未叙述或错误
3. 嘱患者禁食，给予氧气吸入	2项均正确叙述	任1项未叙述或错误	2项均未叙述或均错误

评分项目	完全做到（2 分）	部分做到（1 分）	未做到（0 分）
4. 立即建立静脉通道	正确叙述	—	未叙述或错误
5. 配合医生迅速准确地输液、输血、使用止血药	正确叙述	—	未叙述或错误
6. 监测生命体征	正确叙述	—	未叙述或错误
7. 观察意识和精神状态	正确叙述	—	未叙述或错误
8. 观察皮肤和甲床色泽、皮肤温度、颈静脉充盈情况	3 项均正确叙述	任 1 项未叙述或错误	3 项均未叙述或均错误
9. 准确记录出入量，呕吐物的颜色、性质、量、味	3～5 项正确叙述	1～2 项正确叙述	5 项均未叙述或均错误
10. 定期复查血常规、大便隐血、血尿素氮	3 项均正确叙述	1～2 项正确叙述	3 项均未叙述或均错误
11. 监测血清电解质和血气分析	2 项均正确叙述	任 1 项未叙述或错误	2 项均未叙述或均错误
12. 评估出血量、判断是否继续出血或再出血	2 项均正确叙述	任 1 项未叙述或错误	2 项均未叙述或均错误
三腔二囊管的护理			
13. 插管前仔细检查各管是否通畅、两囊无漏气，标记各管腔	3 项均正确叙述	1～2 项正确叙述	3 项均未叙述或均错误
14. 协助医生为患者麻醉后插管，插管至 65cm 时抽取胃液；检查管端确定在胃内；抽出胃内积血	3 项均正确叙述	1～2 项正确叙述	3 项均未叙述或均错误
15. 先向胃囊注气 150～200mL，测囊内压约 50mmHg，封闭管口，缓慢外拉，使胃囊压迫胃底部曲张静脉；如未止血，继续向食管囊注气约 100mL，测囊内压约 40mmHg，压迫食管下段曲张静脉	2 项均正确叙述	任 1 项未叙述或错误	2 项均未叙述或均错误
16. 管外端以绷带链接 0.5kg 沙袋，经牵引架持续牵引	正确叙述	—	未叙述或错误
17. 将引流管连接负压吸引器或定时抽吸；观察出血是否停止，记录引流液性状、颜色、量；经胃管冲洗胃腔，清除积血	3 项均正确叙述	1～2 项正确叙述	3 项均未叙述或均错误
18. 置管期间定时测气囊内压力；定时充放气，气囊充气 12～24 小时应放松牵引，放气 12～30 分钟	2 项均正确叙述	任 1 项未叙述或错误	2 项均未叙述或均错误

评分项目	完全做到（2分）	部分做到（1分）	未做到（0分）
19. 置管期间定时做好鼻腔、口腔清洁；向患者解释治疗的目的和过程，多巡视、减轻焦虑	2项均正确叙述	任1项未叙述或错误	2项均未叙述或均错误
20. 出血停止后，放松牵引，放出囊内气体，保留管道继续观察24小时，未再出血时考虑拔管	正确叙述	—	未叙述或错误
腹腔穿刺放腹水的护理			
21. 术前说明操作目的及注意事项（嘱患者排空膀胱以免误伤）	正确叙述	—	未叙述或错误
22. 测量体重、腹围、生命体征	3项均正确叙述	1~2项正确叙述	3项均未叙述或均错误
23. 术中及术后监测生命体征、观察有无不适反应	2项均正确叙述	任1项未叙述或错误	2项均未叙述或均错误
24. 术毕用无菌敷料覆盖穿刺部位，如有溢液可用明胶海绵处置	正确叙述	—	未叙述或错误
25. 术毕缚紧腹带，避免腹内压骤然下降	正确叙述	—	未叙述或错误
26. 记录抽出腹水的量、性质和颜色	正确叙述	—	未叙述或错误
27. 如需做腹水培养，将至少10mL腹水接种在培养瓶中，及时送检	正确叙述	—	未叙述或错误
理论提问			
28. 正确回答考官提问	做到	—	未做到
百分比分数计算评分	得分÷56（本站总分）×100×20%（本站权重）＝本站得分		

【模拟患者指引】

▷ 病例资料

王先生，48岁，汉族。入院前5小时患者出现呕血、黑便各1次，伴心慌、头晕、黑矇、出冷汗前来我院急诊。经初步诊断患者为肝硬化失代偿期、食管静脉曲张破裂出血，立即实施抢救。患者止血后状态平稳，医嘱行腹腔穿刺放腹水。

【理论提问参考题目】

▷ 考官可选择1个题目提问

1. 三腔二囊管使用过程中，患者可能出现哪些危险？

答：长期压迫导致食管胃底黏膜糜烂坏死；胃囊充气不足或破裂时囊体移动导致窒息；血块、分泌物未及时排出导致误吸。

2. 肝硬化患者出现上消化道出血时的有效止血药是什么?

答:血管加压素、生长抑素。

3. 放腹水后患者可能出现的不良反应有哪些?

答:水电解质、酸碱平衡紊乱,肝性脑病,肝肾综合征等。

【相关知识】

出血量的估计方法:详细询问呕血与黑便的发生时间、次数、量及性状,以便估计出血量和速度。①大便隐血试验阳性提示每天出血量 >5mL;②出现黑便表明每天出血量在 50 ~ 100mL 以上;③胃内积血量达 250 ~ 300mL 时可引起呕血;④一次出血量在 400mL 以下时,可因组织液与脾贮血补充血容量而不出现全身症状;⑤出血量超过 400 ~ 500mL,可出现头晕、心悸、乏力等症状;⑥出血量超过 1000mL,临床即出现急性周围循环衰竭的表现,严重者引起失血性休克。呕血与黑便的频度与数量虽有助于估计出血量,但因呕血与黑便分别混有胃内容物及粪便,且出血停止后仍有部分血液贮留在胃肠道内,故不能据此准确判断出入量。

考站4 护理技术——灌肠

【考生指引】

▷ 考核情境

王先生,48 岁,汉族。患者被诊断为肝硬化失代偿期。今晨查房时发现患者神情淡漠,出现扑翼样震颤,查血生化:血氨100μmol/L,谷丙转氨酶80U/L,谷草转氨酶92U/L,白蛋白/球蛋白 =25/35。患者 3 天来大便干结,不易排出。遵医嘱给予大量不保留灌肠。

▷ 考生任务

1. 为患者进行大量不保留灌肠操作。

2. 执行过程中所有核对须以叙述或行动展现。

3. 执行过程及结束后给予患者相关说明与指导。

▷ 考核时间

9 分钟(读题 1 分钟,考核 8 分钟)。

【考官指引】

▷ 考核目的

1. 考查学生正确判断病情的能力。

2. 考查学生选择恰当的灌肠液并正确灌肠的能力。

3. 考查学生在执行过程中对患者给予关怀和尊重的能力。

▷ 场景与用物设置

1. 场景 病床 1 张,戴腕带的模拟患者 1 位。评分教师 2 位。

2. 用物 治疗车 1 个,一次性灌肠器包(包内有灌肠筒、引流管、肛管 1 套、孔巾、垫巾、纸巾数张、手套),医嘱执行单,弯盘,水温计,手消毒液,灌肠液(生理盐水，另备肥皂水，供学生判断选择），输液架。患者信息单（学生用）1 份，患者信息单（考官用）2 份。

▷ **监考与评分注意事项**

1. 请根据评分表中的评分标准进行评分。

2. 考生回答若是经由模拟患者提醒才答对，可酌情给分。

3. 考核时间结束时，务必请考生停止本站考核，进入下一站考核，不可拖延时间。

【考核内容评分指引】

灌肠操作步骤及评分指引			
评分项目	完全做到（2 分）	部分做到（1 分）	未做到（0 分）
核对医嘱			
1. 核对医嘱：患者姓名、床号、操作项目	核对完整且正确	—	未核对或错误
评估			
2. 自我介绍（姓名与职责），向患者解释操作目的	2 项均做到	任 1 项未做到	2 项均未做到
3. 询问患者姓名、床号、年龄，核对腕带与口述一致	2 项均做到	—	任 1 项未做到
4. 评估患者有无灌肠禁忌证	完全做到	部分做到	未做到
5. 评估病室环境，保护患者隐私	做到	—	未做到
准备			
6. 患者准备：交代患者做好个人准备（如排尿），使之了解灌肠作用，其愿意配合	1~3 项做到	—	3 项均未做到
7. 护士准备：衣着整洁，修剪指甲，洗手，戴口罩	完全做到且洗手方法正确	部分做到	未做到或洗手方法错误
8. 物品准备：物品准备齐全（一次性灌肠器包，医嘱执行单，弯盘，水温计，手消毒液），摆放有序合理，检查用物有效期及包装完整性	做到	用物缺少 3 项以内，且有检查	用物缺少 4 项及以上，或未检查
9. 物品准备：选择生理盐水作为灌肠液，用量筒量取适量灌肠液，调水温至39~41℃	完全正确	部分正确	未做到或错误
实施			
10. 携用物至患者床旁，再次核对患者姓名、床号、年龄，核对腕带与叙述一致	2 项均做到	—	任 1 项未做到

续表

评分项目	完全做到（2 分）	部分做到（1 分）	未做到（0 分）
11. 关闭门窗、屏风遮挡	2 项均做到	—	任 1 项未做到
12. 协助患者取左侧卧位，双膝屈曲，将裤脱至膝部，臀部移至床沿	完全正确	部分正确	未做到或错误
13. 垫橡胶单及治疗巾，置弯盘于臀部旁，盖好被子，只暴露臀部	完全正确	部分正确	未做到或错误
14. 止血钳夹住灌肠管，将灌肠溶液倒入灌肠筒，将灌肠筒挂于输液架上，桶内液面距肛门高度 40～60cm	完全正确	部分正确	未做到或错误
15. 戴手套，润滑肛管前端	做到	—	未做到
16. 排尽肛门管内气体，夹紧橡胶管	做到	—	未做到
17. 左手垫卫生纸分开臀部，暴露肛门，嘱患者深呼吸，右手将肛管轻轻插入直肠 7～10cm	完全正确	部分正确	未做到或错误
18. 固定肛管，松开血管钳，使溶液缓缓流入；观察灌肠袋内液面下降情况及患者反应	完全正确	部分正确	未做到或错误
19. 待溶液即将灌完时，夹管	做到	—	未做到
20. 用卫生纸包裹肛管轻轻拔出，用手套包裹肛管前端放入医疗垃圾袋内，擦净肛门	做到	—	未做到
21. 协助患者取舒适卧位，嘱其尽量保留 5～10 分钟后再排便，将便盆、卫生纸备于床旁椅上	完全正确	部分正确	未做到或错误
22. 记录时间；开窗通风	完全做到	部分做到	未做到
23. 呼叫器置于床头，嘱患者如有不适感可按铃	做到	—	未做到
24. 按消毒隔离规范进行终末处置	完全正确	部分正确	未做到或错误
25. 洗手，摘口罩	做到且洗手方法正确	—	未做到或洗手方法错误
评价			
26. 操作熟练、方法正确、床铺无污染	做到	—	未做到
沟通与同理心			
27. 自我介绍，使用尊称称呼患者	做到	—	未做到
28. 面带微笑，与患者有眼神交流	做到	—	全程没有微笑

续表

评分项目	完全做到（2分）	部分做到（1分）	未做到（0分）
29. 主动关心患者的感受，询问体位是否舒适，觉察、接纳并安抚患者情绪	做到	—	未做到
30. 沟通时使用对方了解的语言，避免使用专业术语；语速和音调适合患者年龄和了解程度	做到	—	未做到
31. 注意聆听，记住患者讲的话且有回应；不打断对方；使用开放式问题鼓励患者表达	做到	—	未做到
理论提问			
32. 正确回答考官提问	做到	—	未做到
百分比分数计算评分	得分÷64（本站总分）×100×25%（本站权重）=本站得分		

【模拟患者指引】

▷ 病例资料

王先生，48岁，汉族。患者被诊断为肝硬化失代偿期。今晨查房时发现患者神情淡漠，出现扑翼样震颤，查血生化：血氨100μmol/L，谷丙转氨酶80U/L，谷草转氨酶92U/L，白蛋白/球蛋白=25/35。患者3天来大便干结，不易排出。遵医嘱给予灌肠处理。

【理论提问参考题目】

▷ 考官可选择1个题目提问

1. 灌肠有哪些注意事项？

答：肝性脑病患者禁用肥皂液灌肠；水钠潴留的患者禁用0.9%氯化钠溶液灌肠；急腹症、消化道出血、严重心血管疾病等患者及妊娠妇女禁忌灌肠。

2. 肝性脑病患者可选择的灌肠液有哪些？

答：生理盐水或弱酸性溶液（如稀醋酸液）。

3. 大量不保留灌肠的灌肠液容量一般为多少？

答：500~1000mL。

【相关知识】

肝性脑病的表现：肝性脑病因原有肝病的性质、肝细胞损害严重程度及诱因不同，故临床表现也不一致。一般根据意识障碍程度、神经系统体征和脑电图改变，将肝性脑病的临床过程分为5期。

0期（潜伏期）：患者仅在心理或智力考核时表现出轻微异常，无性格、行为异常，无神经系统病理征，脑电图正常。

1 期（前驱期）：焦虑、欣快激动、淡漠、睡眠倒错、健忘等精神异常，可有扑翼样震颤。此期临床表现不明显，脑电图多数正常，易被忽视。

2 期（昏迷前期）：嗜睡、行为异常、言语不清、书写障碍及定向障碍。有腱反射亢进、肌张力增高、踝阵挛及 Babinski 征阳性等神经体征。此期扑翼样震颤存在，脑电图有特异性异常。

3 期（昏睡期）：昏睡，但可唤醒，醒时尚可应答，但常有神志不清和幻觉。各种神经体征持续存在或加重，肌张力增高，四肢被动运动常有抵抗，锥体束征阳性。扑翼样震颤仍可引出，脑电图明显异常。

4 期（昏迷期）：昏迷，不能唤醒。浅昏迷时，对疼痛等强刺激尚有反应，腱反射和肌张力亢进；深昏迷时，各种腱反射消失，肌张力降低。由于患者不能合作，扑翼样震颤无法引出，脑电图明显异常。

考站5 健康教育

【考生指引】

▷ **考核情境**

> 王先生，48 岁，汉族。患者因进食硬质食物后出现呕血、黑便各 1 次，伴心慌、头晕、黑矇、出冷汗前来就诊。诊断为肝硬化失代偿期、食管静脉曲张破裂出血。经抢救患者出血停止，住院期间未再出血。住院期间因饮食不当出现肝性脑病前驱期的表现，后经治疗患者意识清楚，血氨值恢复正常，但对本次出血及肝性脑病发病的主要诱因并不了解。医嘱明日出院。作为责任护士，请为患者及家属进行健康教育。

▷ **考生任务**

请对患者进行饮食方面的健康指导。

▷ **考核时间**

7 分钟（读题 2 分钟，考核 5 分钟）。

【考官指引】

▷ **考核目的**

1. 考查学生根据病情指导患者正确饮食的能力。

▷ **场景与用物设置**

1. 场景 病床 1 张，模拟患者 1 位，患者家属 1 位，评分教师 2 位。

2. 用物 病历夹 1 个，患者信息单（考生用）1 份，患者信息单（考官用）2 份，笔 1 支，白纸 1 张。

▷ **监考与评分注意事项**

1. 请根据评分表中的评分标准进行评分。

2. 考生回答若是经由模拟患者提醒才答对，可酌情给分。

3. 考核时间结束时，务必请考生停止考核。

【考核内容评分指引】

肝硬化的健康教育评分指引			
评分项目	完全做到（2 分）	部分做到（1 分）	未做到（0 分）
健康教育前评估			
1. 评估患者健康需求	做到	—	未做到
2. 评估患者对可诱发肝性脑病和上消化道出血的饮食因素的了解情况（分别为高蛋白饮食、坚硬粗糙的食物）	全部评估	部分评估	未评估
3. 评估患者对肝性脑病和上消化道出血可能出现的症状及严重性的了解情况	全部评估	部分评估	未评估
4. 评估患者对肝性脑病和上消化道出血饮食相关的诱发因素预防措施的掌握情况	全部评估	部分评估	未评估
病情监测			
5. 记录出入量，测量体重、腹围	完全正确	部分正确	未提到或错误
6. 定期随访，监测肝功能及血氨情况等	完全正确	部分正确	未提到或错误
7. 指导患者家属观察患者的思维、性格、行为及睡眠等方面的改变，以便及时发现病情，及时治疗	完全正确	部分正确	未提到或错误
饮食指导			
8. 低盐饮食（钠盐 500~800mg/天）	正确	—	未提到或错误
9. 进水量 1000mL/天以内	正确	—	未提到或错误
10. 优选植物蛋白，如豆制品	正确	—	未提到或错误
11. 蛋白质摄入量为：每天 1~1.5g/kg	正确	—	未提到或错误
12. 血氨升高时减少蛋白质的摄入量	正确	—	未提到或错误
13. 急性发病首日禁食蛋白	正确	—	未提到或错误
14. 高热量饮食：每天 1200~1600kcal	正确	—	未提到或错误
15. 限制脂肪摄入量	正确	—	未提到或错误
16. 进食软食、菜泥、肉末等，避免摄入坚硬粗糙的食物	完全正确	部分正确	未提到或错误
17. 进餐时细嚼慢咽	正确	—	未提到或错误
18. 禁酒	正确	—	未提到或错误
19. 进食新鲜水果、菜心等，预防便秘	正确	—	未提到或错误

续表

评分项目	完全做到（2 分）	部分做到（1 分）	未做到（0 分）
评价健康教育的效果			
20. 评估患者及家属对肝性脑病和上消化道出血诱因中饮食相关因素的掌握情况（如复述）	做到	—	未做到
沟通与关爱			
21. 使用尊称称呼患者及家属	做到	—	未做到
22. 面带微笑，与患者及家属有眼神交流	做到	—	全程没有微笑
23. 及时回答患者及家属的疑问	做到	—	未做到
24. 给患者及家属消化吸收健康教育内容的相关载体：宣传单、宣传册、视频或记录单等	做到	—	未做到
理论提问			
25. 正确回答考官提问	做到	—	未做到
百分比分数计算评分	得分 ÷50（本站总分）×100×10%（本站权重）＝ 本站得分		

【模拟患者指引】

▷ 病例资料

王先生，48 岁，汉族。患者因进食硬质食物后出现呕血、黑便各 1 次，伴心慌、头晕、黑矇、出冷汗前来就诊。诊断为肝硬化失代偿期、食管静脉曲张破裂出血。经抢救患者出血停止，住院期间未再出血。住院期间因饮食不当出现肝性脑病前驱期的表现，后经治疗患者意识清楚，血氨值恢复正常，但对本次出血及肝性脑病的发病诱因并不了解。

【理论提问参考题目】

▷ 考官可选择 1 个题目提问

1. 含钠盐较高和较低的食物分别有哪些？

答：高钠食物有咸肉、酱菜、酱油、罐头、含钠味精等。低钠食物有粮谷类、瓜茄类、水果等。

2. 食管胃底静脉曲张的患者不能进食的食物有哪些？为什么？

答：避免进食糠皮、硬屑、鱼刺、甲壳、油炸、饼干等坚硬、粗糙的食物。因为食管胃底静脉曲张静脉管壁薄弱、缺乏弹性收缩，一旦损伤难以止血，死亡率高。

3. 肝硬化患者为什么要高热量饮食？

答：因为当热量不足时，机体出现负氮平衡，蛋白分解代谢增强，氨基酸生成及产氨过多，从而增加肝性脑病发生的危险性。

【相关知识】

诱发肝性脑病的常见因素：上消化道大出血、高蛋白饮食、大量排钾利尿和放腹水、催眠镇静药和麻醉药、低血糖、便秘、尿毒症、感染、外科手术等。

第五节　糖尿病

糖尿病是由遗传与环境因素共同作用而导致的一组以慢性高血糖为特征的代谢性疾病。随着病情发展，可出现眼、肾、心脏、血管、神经等多系统损害，病情严重或应激时可发生急性代谢紊乱，严重威胁人类健康。本节主要考查病史采集、糖尿病专科身体评估、疾病判断与护理诊断、糖尿病饮食指导与配餐、运动指导、皮下注射胰岛素，以及足部护理的健康教育等内容。

考站1　护理评估

【考生指引】

▷ 考核情境

> 李女士，21岁，大学生，穆斯林。患者因多食易饥、双脚麻木、头晕持续3月余，体重两个月骤减12斤，由家属陪同来院就诊。门诊医生建议住院治疗，患者办完住院手续来到科室，神情焦虑，诉担心自身状况，希望详细了解病情。现 T 36.5℃，P 70 次/分，R 18 次/分，BP 128/72mmHg。如果你是责任护士，请接待新患者，进行护理评估。

▷ 考生任务

1. 请结合所学知识有条理地采集病史。
2. 请根据病情有选择地进行身体评估。
3. 请根据病情提出需进一步评估的检查项目。

▷ 考核时间

12 分钟（读题2 分钟，考核10 分钟）。

【考官指引】

▷ 考核目的

1. 考查学生正确采集病史的能力。
2. 考查学生进行针对性身体评估的能力。
3. 考查学生评判性思维能力。

▷ 场景与用物设置

1. 场景　病床1 张，模拟患者1 位，评分教师2 位。

2. 用物　治疗盘1 个，5.07cm 的尼龙单丝1 根，叩诊锤1 个，棉签1 袋，身高体重秤1 台，腕带1 个，患者信息单（考生用）1 份，患者信息单（模拟患者用）1 份，患者信息单（考官用）2 份，笔1 支，白纸数张。

▷ **监考与评分注意事项**

1. 请根据评分指引中的标准进行评分。

2. 考生回答若是经由模拟患者提醒才答对，可酌情给分。

3. 考生提出需测量血糖、尿糖、葡萄糖耐量试验、糖化血红蛋白 A_1 时，若没有模拟患者，请评分教师做出相应回答。

4. 考核时间结束时，务必请考生停止本站考核，进入下一站考核，不可拖延时间。

【考核内容评分指引】

护理评估评分指引			
评分项目	完全做到（2分）	部分做到（1分）	未做到（0分）
现病史			
1. 自我介绍（姓名与职责），向患者解释沟通目的	2项均做到	任1项未做到	2项均未做到
2. 询问患者姓名、年龄、床号，核对腕带与口述一致	2项均做到	任1项未做到	2项均未做到
3. 评估多食易饥出现的时间及诱因	2项均做到	任1项未做到	2项均未做到
4. 评估饮食习惯与食量	2项均做到	任1项未做到	2项均未做到
5. 评估双脚麻木出现的时间及诱因	2项均做到	任1项未做到	2项均未做到
6. 评估头晕出现的时间及诱因	2项均做到	任1项未做到	2项均未做到
7. 评估本次发病的诊治经过：有无采取缓解措施及其效果	做到	部分做到	未做到
8. 评估有无其他身体不适症状	做到	—	未做到
9. 评估饮水情况	做到	—	未做到
10. 评估小便的色、质、量、味	1~4项做到	—	4项均未做到
11. 评估大便的色、质、量、味	1~4项做到	—	4项均未做到
12. 评估睡眠情况	做到	—	未做到
13. 评估对疾病的认识、心理状态	2项均做到	任1项未做到	2项均未做到
既往史、家族史、过敏史、个人生活史、一般资料			
14. 评估既往史	做到	—	未做到
15. 评估病毒感染史？	做到	—	未做到
16. 评估家族史	做到	—	未做到
17. 评估药物、食物过敏史	2项均做到	任1项未做到	2项均未做到
18. 评估个人生活史：烟酒嗜好、作息规律、活动	1~3项做到	—	3项均未做到
19. 评估月经的色、质、量、味，月经周期	3~5项做到	1~2做到	5项均未做到

评分项目	完全做到（2分）	部分做到（1分）	未做到（0分）
20. 评估一般资料：付费方式、联系地址与电话、社会支持等	2 项及以上做到	—	2 项以下做到
身体评估			
21. 观察足部结构有无变形、硬节	检查全面	检查不全面	未检查
22. 观察足部皮肤颜色，有无干燥、伤口，询问有无足部出汗量减少	检查全面	检查不全面	未检查
23. 观察趾甲、趾间、足底部皮肤有无胼胝、甲沟炎、甲癣，是否发生红肿、青紫、水疱、溃疡、坏死等	检查全面	检查不全面	未检查
24. 触摸足部，感受足部皮肤温度、足背动脉搏动	检查全面且方法正确	检查不全面	未检查或检查方法错误
25. 用尼龙单丝测试足部感觉功能：麻木情况，是否有灼热感、刺痛感	检查全面且方法正确	检查不全面	未检查或检查方法错误
26. 评估足部运动功能：①肌力与肌张力，是否有肌无力、垂足；②腱反射	检查全面且方法正确	检查不全面	未检查或检查方法错误
27. 观察嘴唇、指甲、面部、舌、眼睑等色泽	检查全面	检查不全面	未检查
28. 询问视力情况	做到	—	未做到
29. 询问或测量体重并记录	做到	—	未做到
30. 询问或测量身高并记录	做到	—	未做到
需进一步评估的检查项目			
31. 提出需测定空腹血糖、餐后 2 小时血糖、尿糖	3 项均做到	1~2 项做到	3 项均未做到
32. 提出需测定 OGTT	做到	—	未做到
33. 提出需测定 $GHbA_1$	做到	—	未做到
34. 提出需测定血清抗体：胰岛细胞抗体（ICA）、胰岛素抗体（IAA）、谷氨酸脱羧酶抗体（GADA）	任 1 项做到	—	3 项均未做到
沟通技巧			
35. 使用尊称称呼患者	做到	—	未做到
36. 面带微笑，与患者有眼神交流	做到	—	全程没有微笑
37. 全神贯注，用心聆听患者的回答	做到	—	未做到
38. 以开放式的问句进行沟通	全程使用开放性问句 4 次及以上	全程使用开放性问句 4 次以下	全程均未使用开放性问句

评分项目	完全做到（2分）	部分做到（1分）	未做到（0分）
39. 资料采集过程流畅，具有逻辑性	做到	—	未做到
百分比分数计算评分	得分÷78（本站总分）×100×25%（本站权重）＝本站得分		

【模拟患者指引】

▷ 病例资料

李女士，21岁，大学生，穆斯林。联系地址：本市栖霞大道1号，联系方式：138XXXXXXXX。

患者因多食易饥、双脚麻木、头晕持续3月余，体重两个月骤减12斤就诊，由门诊收治入院。现疲乏无力，头晕，多食易饥，双下肢酸痛、麻木，口渴多饮，每日饮水量约3000mL，小便量多清稀，大便干硬，3～5日1次，失眠（入睡困难，易醒），月经经期不定，量少，色淡，无血块，外阴瘙痒。自诉担心自身状况，希望详细了解病情。

否认既往重大疾病史，否认传染病史。有风疹病毒感染史。母亲有糖尿病病史20年。否认药物、食物过敏史。生活作息不规律，经常熬夜，否认不良烟酒嗜好。社会支持良好。

身体评估：神情焦虑，身高165cm，体重45kg。T 36.5℃，P 70次/分，R 18次/分，BP 128/72mmHg。左眼裸眼视力4.4，屈光度 -4.00D，右眼裸眼视力4.6，屈光度 -2.50D。双侧足背动脉搏动减弱，下肢触觉稍减弱，无皮肤发绀，无肌张力及肌力减弱，腱反射无异常。

实验室检查：空腹血糖9.7mmol/L，餐后2小时血糖19.6mmol/L，OGTT试验后2小时血糖14.3mmol/L，糖化血红蛋白7.4%，血清ICA（+）、IAA（+）、GADA（+），尿糖（+++）。

【相关知识】

1. 葡萄糖耐量试验

当血糖值高于正常范围而又未达到糖尿病诊断标准或疑有糖尿病倾向者，需进行口服葡萄糖耐量试验（oral glucose tolerance test，OGTT）。具体方法为：试验当日，空腹将75g无水葡萄糖（儿童为1.75g/kg，总量不超过75g）溶于300mL水中，协助患者于5分钟内服下，从服糖第1口开始计时，于服糖前和服糖后2小时分别在前臂采血测血糖。注意事项包括：嘱患者试验前禁食8～10小时，试验过程中禁烟、酒、咖啡和茶，避免剧烈运动；试验前3～7天停服利尿药、避孕药等药物，且前3天每天饮食需含碳水化合物至少150g。

2. 糖化血红蛋白A$_1$（glycosylated hemoglobin A$_1$，GHbA$_1$或HbA$_1$）测定

HbA$_1$是葡萄糖与血红蛋白的氨基发生非酶催化反应的产物，是不可逆反应，其浓度与平均血糖呈正相关。HbA$_1$有a、b、c三种，其中糖化血红蛋白（HbA1c）最重要，可反映取血前8～12周血糖的平均水平，以补充一般血糖测定只反映即时血糖值的不足，成为糖尿病病情控制的监测指标之一，但其不能确定是否发生过低血糖，也不能反映血糖波动情况。由于糖化血红蛋白（HbA1c）较 OGTT 试验简便，结果稳定，且不受进食时间及短期生活方式改变的影响，2010 年，美国糖尿病学会指南将糖化血红蛋白（HbA1c）≥6.5% 作为糖尿病诊断标准之一。但鉴于我国缺乏糖化血红蛋白（HbA1c）检测质量控制标准，故我国目前尚不推荐使用糖化血红蛋白（HbA1c）诊断糖尿病。

3. 血糖测定

血糖测定的方法包括静脉血浆葡萄糖测定、毛细血管血葡萄糖测定和 24 小时动态血糖测定。前者用于糖尿病诊断，后两者用于糖尿病病情监测。血糖分类，见表2-12。

表 2-12 血糖分类及意义

血糖分类	健康成人	糖尿病患者治疗目标	血糖控制不良者
全血血糖值（血糖仪）			
空腹血糖（mmol/L）	<5.6	4.4~6.7	<4.4 或 >7.8
睡前血糖（mmol/L）	<6.1	5.6~7.8	<5.6 或 >8.9
血浆血糖值（抽血）			
空腹血糖（mmol/L）	<6.1	5.0~7.2	<5.0 或 >8.3
睡前血糖（mmol/L）	<6.7	6.1~8.3	<6.1 或 >10.0
糖化血红蛋白（%）	<6	<7	>8

（表 2-12 引自：李国箴. 临床护理技术能力：OSCE 之应用. 台湾：华杏出版股份有限公司，2014.）

4. 尼龙单丝（Semmes-Weinstein Monofilament，SWM）测试

尼龙单丝测试是最常用的压力觉测试方法，是评价神经病变最简单的方法，发现率达 40% 以上，且能发现早期病变。在糖尿病护理评估中，常用于足部保护性感觉测试。将 5.07cm 的单丝垂直于受试点皮肤，用力压 1~2 秒，力量刚好使尼龙单丝弯曲，可产生 10g 的力量。具体测试方法是：尼龙单丝一头接触患者的大足趾、足跟和前足底内外侧，用手在尼龙单丝另一头轻轻施压，力量刚好使尼龙丝弯曲，患者能感到足底尼龙丝，则为正常。

考站 2 病情诊断与护理问题

【考生指引】

▷ 考核情境

李女士，21 岁，大学生，穆斯林。患者因多食易饥、双脚麻木、头晕持续 3 月余，体重两个月骤减 12 斤就诊，由门诊收治入院。现疲乏无力，头晕，多食易饥，双下肢酸痛、麻木，神情焦虑，诉担心自身状况，希望详细了解病情。测 T 36.5℃，P 70 次/分，R 18 次/分，BP 128/72mmHg。如果你是责任护士，请结合第 1 站评估结果，陈述病史，进行疾病诊断，提出护理诊断/问题。

▷ **考生任务**

1. 请根据第 1 站评估结果，陈述该患者的现病史（包括目前主要症状）、既往史、家族史、过敏史、个人生活史、一般资料、身体评估结果。

2. 请说出疾病诊断以及诊断依据。

3. 请提出 3 个主要的护理诊断/问题，并说出判断依据。

▷ **考核时间**

5 分钟（读题 1 分钟，考核 4 分钟）。

【考官指引】

▷ **考核目的**

1. 考查学生有条理地陈述病例的能力。

2. 考查学生正确进行疾病诊断的能力。

3. 考查学生正确概括护理诊断/问题的能力。

▷ **场景与用物设置**

1. 场景　评分教师 2 位。

2. 用物　患者信息单（考生用）1 份，患者信息单（考官用）2 份，笔 1 支，白纸数张。

▷ **监考与评分注意事项**

1. 请根据评分表中的评分标准进行评分。

2. 考核时间结束时，务必请考生停止本站考核，进入下一站考核，不可拖延时间。

【考核内容评分指引】

疾病诊断、护理诊断/问题评分指引			
评分项目	完全做到（2 分）	部分做到（1 分）	未做到（0 分）
陈述病史			
1. 有条理地叙述现病史	做到	—	未做到
2. 正确叙述既往史	做到	—	未做到
3. 正确叙述家族史	做到	—	未做到
4. 正确叙述过敏史	做到	—	未做到
5. 正确叙述个人生活史	做到	—	未做到
6. 正确叙述一般资料	做到	—	未做到
7. 正确叙述身体评估资料：生命体征、身高、体重、足部外观、足部感觉功能、足部运动功能、足背动脉搏动、视力	5~8 项正确	1~4 项正确	8 项均未做到或错误
疾病诊断			
8. 西医病名诊断（1 型糖尿病）	完全正确	部分正确	完全错误

续表

评分项目	完全做到（2分）	部分做到（1分）	未做到（0分）
9. 诊断依据（临床表现、病毒感染史、家族史、血糖、尿糖、血清抗体、年龄、体型）	说明内容完整且正确	说明内容不全或错误	说明内容不全且错误
护理诊断/问题			
10. 营养失调：低于机体需要量（判断依据：患者 BMI 为 16.53，体重过低；月经量少、色淡；头晕）	完全正确	部分正确	未提出或完全错误
11. 潜在并发症：糖尿病足（判断依据：患者为 1 型糖尿病，双脚麻木 3 月余，双侧足背动脉搏动减弱，下肢触觉稍减弱）	完全正确	部分正确	未提出或完全错误
12. 焦虑：与缺乏疾病相关知识有关（判断依据：患者为初次发病，神情焦虑，诉担心自身状况）	12、13 任 1 条完全正确	12、13 任 1 条部分正确	12、13 均未提出或完全错误
13. 知识缺乏：缺乏疾病相关知识（判断依据：患者希望详细了解病情）			
理论提问			
14. 正确回答考官提问	做到	—	未做到
临床辨证思维			
15. 疾病诊断思路清晰	做到	—	未做到
16. 护理诊断/问题正确排序	做到	—	未做到
百分比分数计算评分	得分÷30（本站总分）×100×20%（本站权重）＝本站得分		

【模拟患者指引】

▷ **病例资料**

李女士，21 岁，大学生，穆斯林。联系地址：本市栖霞大道 1 号，联系方式：138XXXXXXXX。

患者因多食易饥、双脚麻木、头晕持续 3 月余，体重两个月骤减 12 斤就诊，由门诊收治入院。现疲乏无力，头晕，多食易饥，双下肢酸痛、麻木，口渴多饮，每日饮水量约 3000mL，小便量多清稀，大便干硬，3～5 日 1 次，失眠（入睡困难，易醒），月经经期不定，量少，色淡，无血块，外阴瘙痒。诉担心自身状况，希望详细了解病情。

否认既往重大疾病史，否认传染病史。有风疹病毒感染史。母亲有糖尿病病史 20 年。否认药物食物过敏史。生活作息不规律，经常熬夜，否认不良烟酒嗜好。社会支持良好。

身体评估：神情焦虑，身高 165cm，体重 45kg。T 36.5℃，P 70 次/分，R 18 次/

分，BP 128/72mmHg。左眼裸眼视力4.4，屈光度 -4.00D，右眼裸眼视力4.6，屈光度 -2.50D。双侧足背动脉搏动减弱，下肢触觉稍减弱，无皮肤发绀，无肌张力及肌力减弱，腱反射无异常。

实验室检查：空腹血糖9.7mmol/L，餐后2小时血糖19.6mmol/L，OGTT 试验后2 小时血糖14.3mmol/L，糖化血红蛋白7.4%，血清 ICA（+）、IAA（+）、GADA（+），尿糖（+++）。

【理论提问参考题目】

▷ 考官可选择1 个题目提问

1. 糖尿病的并发症主要有哪些？

答：包括糖尿病急性并发症、感染和慢性并发症。急性并发症包括糖尿病酮症酸中毒、高渗高血糖综合征、糖尿病乳酸酸中毒；慢性并发症包括糖尿病大血管病变，糖尿病肾病、糖尿病视网膜病变等糖尿病微血管病变，糖尿病神经病变，糖尿病足等。

2. 1 型糖尿病的发生发展一般经历哪些阶段？

答：一般经历遗传易感期、启动自身免疫反应、出现免疫异常、进行性 B 细胞功能丧失、临床糖尿病等5 个阶段。

【相关知识】

1. 糖尿病分型

我国目前采用 WHO 糖尿病专家委员会提出的病因学分型标准（1999）。

（1）1 型糖尿病（T1DM）　胰岛 B 细胞破坏，导致胰岛素绝对缺乏。发病年龄一般小于30 岁，起病迅速，体重明显减轻或体型消瘦，常有自发酮症。空腹或餐后血清 C 肽浓度显著降低或缺失，自身免疫抗体一般呈阳性，多数患者起病初期需要胰岛素治疗。

（2）2 型糖尿病（T2DM）　以胰岛素抵抗为主伴胰岛素进行性分泌不足和以胰岛素进行性分泌不足为主，伴胰岛素抵抗。任何年龄均可发，多见于40 岁以上成人，多数起病隐匿，症状相对较轻，常在体检时发现高血糖，随着病情进展，出现各种并发症，一般伴有肥胖、血脂异常、高血压等代谢综合征表现及家族史。

（3）其他特殊类型糖尿病　病因相对明确，如库欣综合征、胰腺炎、巨细胞病毒感染、糖皮质激素等引起的高血糖状态。

（4）妊娠期糖尿病（gestational diabetes mellitus，GDM）　妊娠期间首次发生或发现的糖尿病或糖耐量降低。

2. 糖尿病诊断标准

见表2 - 13。

表2 - 13　糖尿病诊断标准

诊断标准	静脉血浆葡萄糖水平（mmol/L）
（1）典型糖尿病症状（多饮、多尿、多食、体重下降）＋随机血糖检测	≥11.1

续表

诊断标准	静脉血浆葡萄糖水平（mmol/L）
或加上	
（2）空腹血糖检测	≥7.0
或加上	
（3）葡萄糖负荷后两小时血糖检测	≥11.1
无糖尿病症状者，需改日重复检查	

注："空腹"的定义是至少8小时未摄入热量；"随机血糖"是指一天中任意时间的血糖而不考虑上次进餐时间，不能用于诊断空腹血糖受损或糖耐量减低。

（表2-13引自：尤黎明，吴瑛.内科护理学.6版.北京：人民卫生出版社，2017.）

考站3 护理措施

【考生指引】

▷ 考核情境

> 李女士，21岁，大学生，穆斯林，身高165cm，体重45kg。1型糖尿病，患者因多食易饥、双脚麻木、头晕持续3月余，体重两个月骤减12斤，由门诊收治入院。住院第7天，查空腹血糖8.6mmol/L，餐后两小时血糖13.2mmol/L，尿糖（++）。时值盛夏，患者提出能否在其今日食谱中加两三片西瓜，并提出想详细了解合理运动的方法。请对患者并进行饮食指导、运动指导。

▷ 考生任务

1. 请叙述该患者的饮食护理

（1）请计算一日所需总热能。

（2）请按比例分别计算蛋白质（15%）、脂肪、碳水化合物（60%）的需要量。

（3）请填写完成《一日食谱安排交换份表》。

（4）请评价食谱，找出不合适的菜谱，并提出修改意见。

（5）请从主食、肉蛋类、水果、蔬菜、烹调方式、油盐用量等方面叙述饮食指导要点。

2. 请叙述该患者的运动指导要点。

▷ 考核时间

15分钟（读题2分钟，考核13分钟）。

【考官指引】

▷ 考核目的

1. 考查学生为糖尿病患者配餐及进行饮食指导的能力。

2. 考查学生指导糖尿病患者合理运动的能力。

▷ 场景与用物设置

1. 场景　评分教师2位。

2. 用物 《食谱》（考生用）1份，《食谱》（考官用）2份，《不同体力劳动强度的能量需要量》（考生用）1份，《一日食谱安排交换份表》（考生用）1份，《一日食谱安排交换份表1、表2》（考官用）各2份，患者信息单（考生用）1份，患者信息单（考官用）2份，笔1支，白纸数张。

一日食谱安排交换份表（考生用）

食物类别	交换份数	早餐交换份数	中餐交换份数	晚餐交换份数
谷薯类				
蔬果类				
肉蛋类				
豆乳类				
油脂类				
三餐分配原则				

一日食谱安排交换份表1（考官用）

食物类别	交换份数	早餐交换份数	中餐交换份数	晚餐交换份数
谷薯类	14	2.8	5.6	5.6
蔬果类	1	0.2	0.4	0.4
肉蛋类	3	0.6	1.2	1.2
豆乳类	2	0.4	0.8	0.8
油脂类	2	0.4	0.8	0.8
三餐分配原则	1/5、2/5、2/5			

一日食谱安排交换份表2（考官用）

食物类别	交换份数	早餐交换份数	中餐交换份数	晚餐交换份数
谷薯类	14	4.6	4.7	4.7
蔬果类	1	0.3	0.4	0.3
肉蛋类	3	0.9	1.2	0.9
豆乳类	2	0.6	0.7	0.7
油脂类	2	0.6	0.7	0.7
三餐分配原则	1/3、1/3、1/3			

不同体力劳动强度的能量需要量（考生用）

劳动强度	举例	所需能量〔kcal/（kg·d）〕		
		消瘦	正常	超重/肥胖
卧床	—	20～25	15～20	15

续表

劳动强度	举例	所需能量〔 kcal/ （kg·d） 〕		
		消瘦	正常	超重/肥胖
轻	办公室职员、教师、售货员、钟表修理工、大学生	35	30	20～25
中	中小学生、司机、电工、外科医生	40	35	30
重	农民、建筑工、搬运工、伐木工、舞蹈演员	45～50	40	35

（引自：王陇德，马冠生．营养与疾病预防——医护人员读本．北京：人民卫生出版社，2015.）

食谱

早餐：牛奶（奶粉 8g），白米粥（白米 70g），黄瓜火腿（黄瓜 100g，熟火腿 12g，花生油 4g）

中餐：薏仁白米饭（薏苡仁 40g，白米 100g），油炸鸭肉（带皮鸭肉 60g），青菜豆腐汤（青菜 200g，老豆腐 80g），红烧鳝鱼（黄鳝 32g），花生油 8g

下午加餐：西瓜 500g

晚餐：芹菜肉丝面条（芹菜 50g，瘦猪肉 60g，苦荞面 140g）、山药炒辣椒（山药 30g，辣椒 40g），烹调油 8g

玉贞降糖茶（玉米须、女贞子各 30g，干桑叶 3g，菊花 6g），代茶饮，1500～2000mL

▷ **监考与评分注意事项**

1. 请根据评分表中的评分标准进行评分。

2. 考核时间结束时，务必请考生停止本站考核，进入下一站考核，不可拖延时间。

【**考核内容评分指引**】

糖尿病的饮食与运动护理措施评分指引			
评分项目	完全做到（2 分）	部分做到（1 分）	未做到（0 分）
计算总热能与三大产能营养素，完成三餐分配			
1. 计算标准体重（60kg）	正确叙述	—	未叙述或错误
2. 判断体型（肥胖度为 - 25%，消瘦；或计算 BMI 为 16.53，体重过低）	正确叙述	—	未叙述或错误
3. 判断劳动强度（轻体力劳动）	正确叙述	—	未叙述或错误
4. 查表获得每日每千克标准体重所需热量（35kcal）	正确叙述	—	未叙述或错误
5. 计算总热能（$60 \times 35 = 2100$kcal）	正确叙述	—	未叙述或错误
6. 计算一日蛋白质需要量（$2100 \times 15\% \div 4 = 78.75$g）	正确叙述	—	未叙述或错误
7. 计算一日碳水化合物需要量（$2100 \times 60\% \div 4 = 315$g）	正确叙述	—	未叙述或错误

评分项目	完全做到（2分）	部分做到（1分）	未做到（0分）
8. 计算一日脂类需要量（$2100 \times 25\% \div 9 = 58.33g$）	正确叙述	—	未叙述或错误
9. 确定三餐分配原则，完成《一日食谱安排交换份表》（见考官用表1、表2，均正确）	正确叙述	—	未叙述或错误
食谱评价			
10. 评价早餐：指出白米粥不合适，并修改（宜修改为饼、馒头、饼干、包子之类的干粮）	2项均正确叙述	任1项未叙述或错误	2项均未叙述或均错误
11. 评价中餐：指出油炸鸭肉烹调方式不合适，选择带皮鸭腿肉不合适，均修改（宜修改清蒸或炖煮去皮鸭肉）	3~4项正确叙述	1~2项正确叙述	4项均未叙述或均错误
12. 评价中餐：指出红烧鳝鱼烹调方式不合适，并修改（宜修改为清蒸鳝鱼）	2项均正确叙述	任1项未叙述或错误	2项均未叙述或均错误
13. 评价下午加餐：西瓜品种和量均不合适，并修改（宜修改为1份柚子、杨桃等低GI值的水果，且需扣除主食1份）	3~4项正确叙述	1~2项正确叙述	4项均未叙述或均错误
14. 评价下午加餐：加餐时间不合适，并修改（宜修改为睡前1小时加餐）	2项均正确叙述	任1项未叙述或错误	2项均未叙述或均错误
15. 评价晚餐：瘦猪肉不合适，并修改（应考虑穆斯林的饮食习惯，禁食猪肉、非反刍畜、猛禽猛兽肉，可改为海鱼、兔肉等）	2项均正确叙述	任1项未叙述或错误	2项均未叙述或均错误
16. 评价晚餐：辣椒不合适，并修改（宜修改为苦瓜、甜椒、木耳等非辛辣刺激的蔬菜）	2项均正确叙述	任1项未叙述或错误	2项均未叙述或均错误
饮食指导			
17. 主食选用原则：粗细搭配、优选干粮、宜选低GI值的食物	3项均正确叙述	任1项未叙述或错误	3项均未叙述或均错误
18. 肉蛋类食用原则：减少脂肪的摄入、选择优质蛋白、尊重患者的民族风俗习惯	3项均正确叙述	任1项未叙述或错误	3项均未叙述或均错误
19. 水果食用原则与方法：时机、时间、数量、种类、代1份主食	3~5项正确叙述	1~2项正确叙述	5项均未叙述或均错误
20. 蔬菜食用原则与方法：新鲜、种类多、宜凉拌或素炒	3项均正确叙述	任1项未叙述或错误	3项均未叙述或均错误

续表

评分项目	完全做到（2分）	部分做到（1分）	未做到（0分）
21. 烹调方式：适宜蒸、煮、烧、凉拌等，避免高温油炸	正确叙述	—	未叙述或错误
22. 油与盐的使用：盐一日不超过6g，油一日不超过30g	2项均正确叙述	任1项未叙述或错误	2项均未叙述或均错误
运动指导			
23. 运动方式：①有氧运动为主（如快走、骑自行车、做广播操、太极拳、打乒乓球等）；②每周2次抗阻运动	2项均正确叙述	任1项未叙述或错误	2项均未叙述或均错误
24. 运动时机：最佳时机宜在餐后1小时（以进食开始计时），宜每天定时进行	2项均正确叙述	任1项未叙述或错误	2项均未叙述或均错误
25. 运动量选择：①坚持合适的运动强度原则（心率 = 170 - 年龄 = 170 - 21 = 149，合适的运动强度为活动时患者的心率达到个体60%的最大耗氧量，即 149 × 60% = 89）；②每周至少150分钟，每次30～40分钟，包括运动前准备和运动结束整理时间	2项均正确叙述	任1项未叙述或错误	2项均未叙述或均错误
26. 运动前注意事项：①评估糖尿病控制情况；②不宜空腹运动；③血糖 > 16.7mmol/L，应减少运动，增加休息	3项均正确叙述	任1项未叙述或错误	3项均未叙述或均错误
27. 运动中注意事项：①注意补充水分；②若出现不适，应立即停止运动，并处理	2项均正确叙述	任1项未叙述或错误	2项均未叙述或均错误
28. 运动后注意事项：①写运动日记；②加强血糖监测；③运动结束后2小时内增加进食量，原则是消耗多少补充多少	3项均正确叙述	任1项未叙述或错误	3项均未叙述或均错误
理论提问			
29. 正确回答考官提问	做到	—	未做到
百分比分数计算评分	得分 ÷ 58（本站总分）× 100 × 20%（本站权重）= 本站得分		

【模拟患者指引】

▷ 病例资料

李女士，21岁，大学生，穆斯林。身高165cm，体重45kg。1型糖尿病，患者因多食易饥、双脚麻木、头晕持续 3 月余，体重两个月骤减 12 斤，由门诊收治入院。住院第 7 天，查空腹血糖 8.6mmol/L，餐后两小时血糖 13.2mmol/L，尿糖（＋＋）。

【理论提问参考题目】

▷ 考官可选择 1 个题目提问

1. 糖尿病的综合治疗包括哪些方面？

答：糖尿病教育、饮食治疗、运动锻炼、药物治疗、自我监测和心理疏导 6 个方面，以及降糖、降压、调脂和改变不良生活习惯 4 项措施。

2. 糖尿病患者如何减少脂肪摄入？

答：①禁食动物油，烹调时少用植物油；②选择低脂肪肉类（瘦肉），食用禽类时去外皮和脂肪层；③宜选择煮、炖、蒸、拌等烹饪方法，禁忌油炸、油煎；④制作汤羹类时避免食物过油；⑤尽量选择低脂、脱脂奶；⑥少摄入坚果类、奶油类食品。

3. 糖尿病患者如何选择优质蛋白？

答：①每周食用 2～3 次鱼；②每日进食低脂肪肉类 100～150g，去皮鸡肉是优质蛋白的良好来源；③每日食用 1 个鸡蛋；④每日摄入适量豆制品；⑤每日饮鲜牛奶或酸牛奶 200～300mL。

4. 糖尿病患者如何食用水果？

答：①时机：血糖稳定时可适当增加水果种类，血糖控制不稳定时则仅适宜摄入低热量水果；②时间：一般在两次正餐之间或睡前 1 小时食用；③数量：不超过200g，同时减少 1 份主食；④种类：宜选择含糖量低于 12% 的水果，一般为绿色水果，禁食香蕉、龙眼肉、荔枝、葡萄干等含糖量高的水果。

【相关知识】

1. 糖尿病饮食治疗目的

①纠正代谢紊乱；②减轻胰岛素 B 细胞负荷；③防止并发症；④提高生活质量，改善整体健康水平；⑤对于儿童少年患者、妊娠期或哺乳期女性及成年、老年糖尿病患者，应满足其在特定时期的营养需要；⑥对于无法经口进食或进食不足超过 7 天的高血糖患者（包含应激性高血糖），为满足疾病代谢需要，必要时通过合理的肠外营养或肠内营养治疗，改善临床结局。

2. 糖尿病饮食治疗原则

①合理控制总热能；②合理摄入碳水化合物；③控制脂肪和胆固醇摄入；④选用优质蛋白质；⑤提供丰富的维生素和无机盐；⑥限酒、限钠；⑦定时、定量、规律合理进餐，防止低血糖休克。

3. 食物交换份法

食品交换份是将食物按照来源、性质分成几类，同类食物在一定重量内所含的蛋白质、脂肪、碳水化合物和能量相近，不同类食物间所提供的能量也相同。凡能产生 90千卡热量的食物即为一个食品交换份。

考站4 护理技术——皮下注射

【考生指引】

▷ 考核情境

> 李女士，21岁，大学生，穆斯林，1型糖尿病。身高165cm，体重45kg。患者住院第11天，查空腹血糖12.1mmol/L。如果你是内分泌科护士，请执行医嘱：胰岛素8单位三餐前15分钟皮下注射。

▷ 考生任务

1. 进行皮下注射。

2. 执行过程中所有核对须以叙述或行动展现。

3. 执行注射后给予患者相关护理指导。

▷ 考核时间

13分钟（读题1分钟，考核12分钟）。

【考官指引】

▷ 考核目的

1. 考查学生正确执行三查七对并遵循无菌原则完成给药的能力。

2. 考查学生将正确的药物、剂量按照正确的途径给药的能力。

3. 考查学生在注射过程中对患者给予关怀和尊重的能力。

▷ 场景与用物设置

1. 场景　病床1张，皮下注射模型1个，戴腕带的模拟患者1位。评分教师2位。

2. 用物　治疗盘1个，1mL无菌注射器，无菌75%酒精棉球数个，75%酒精溶液及无菌棉签，治疗巾（已消毒），给药治疗单1份，弯盘1个，正确药物（遵医嘱准备），患者信息单（学生用）1份，患者信息单（考官用）2份。

▷ 监考与评分注意事项

1. 请根据评分表中的评分标准进行评分。

2. 操作过程中如三查七对错误，自违反三查七对以下步骤均为0分。

3. 操作过程中如违反无菌原则，自违反无菌原则以下步骤均为0分。

4. 考生核对医嘱时，如提出需双人核对，请评分教师配合。

5. 考生回答若是经由模拟患者提醒才答对，可酌情给分。

6. 考核时间结束时，务必请考生停止本站考核，进入下一站考核，不可拖延时间。

【考核内容评分指引】

皮下注射操作步骤及评分指引			
评分项目	完全做到（2分）	部分做到（1分）	未做到（0分）
核对医嘱			
1. 双人核对患者姓名、床号、药物名称、剂量、给药途径、给药时间	6项均做到	—	任1项未做到

评分项目	完全做到（2 分）	部分做到（1 分）	未做到（0 分）
评估			
2. 自我介绍（姓名与职责），向患者解释操作目的	2 项均做到	任 1 项未做到	2 项均未做到
3. 询问患者姓名、床号、年龄，核对腕带与口述一致	2 项均做到	—	任 1 项未做到
4. 评估患者：病情、治疗情况、用药史、心理、注射部位皮肤及皮下组织情况	5 项均做到	—	任 1 项未做到
5. 评估病室环境	做到	—	未做到
准备			
6. 患者准备：交代患者做好个人准备（如排尿），使之了解皮下注射目的、过程及注意事项，其愿意配合	3 项均做到	任 1 项未做到	3 项均未做到
7. 护士准备：衣帽整洁，修剪指甲，戴口罩，洗手	完全做到且洗手方法正确	部分做到	未做到或洗手方法错误
8. 物品准备：物品齐全（治疗盘 1 个，治疗巾 1 块，1mL 无菌注射器，无菌 75% 酒精棉球数个，75% 酒精溶液及无菌棉签，弯盘 1 个，给药治疗单 1 份），摆放有序合理，并检查用物有效期及包装完整性	做到	用物缺少 3 项以内，且已检查	用物缺少 4 项及以上，或未检查
9. 铺无菌盘	做到且遵守无菌原则	—	未做到或违反无菌原则
10. 药物准备：抽吸药液前再次核对姓名、床号、药物名称、剂量、给药途径、给药时间	6 项均做到	—	任 1 项未做到
11. 药物准备：手指轻弹安瓿上段，使药液留至下端，消毒瓶颈，锯痕，消毒，折断安瓿备用	操作正确	—	操作错误
12. 药物准备：取出并检查注射器，取出先固定针头，使针尖斜面与刻度相反方向	操作正确	—	操作错误

评分项目	完全做到（2分）	部分做到（1分）	未做到（0分）
13. 药物准备：以无菌技术抽吸药液0.2mL	剂量正确	—	剂量错误或违反无菌原则
14. 药物准备：以无菌技术进行排气至乳头根部	操作正确且注射器内无空气	—	注射器内有空气或违反无菌原则或药液漏出
15. 药物准备：再次核对患者姓名、床号、药物名称、剂量、给药途径、给药时间	6项均核对	—	任1项未核对
16. 药物准备：将抽好药液的注射器放于无菌盘备用	做到	—	未做到
实施			
17. 携用物至患者床边，再次核对患者姓名、床号、药物名称、剂量、给药途径、给药时间，解释	完全做到	—	任1项未做到
18. 拉上床帘，保护患者隐私	做到	—	未做到
19. 协助患者取合适体位	做到	—	未做到
20. 选择正确注射部位（上臂三角肌下缘），并评估该部位是否有硬块、疤痕等	2项均做到	注射部位错误或未评估注射部位	注射部位错误且未评估注射部位
21. 消毒注射部位的皮肤，直径大于5cm，等待约30秒以上	消毒范围及时间均正确	未正确执行消毒范围及时间（如未实心消毒或用手扇风助其干燥）	消毒范围及时间任1项错误
22. 取无菌棉签，再次核对	2项均正确做到	—	未取棉签或未核对
23. 取出抽好药液的注射器，再次排尽空气	操作正确		操作错误
24. 穿刺：左手绷紧注射部位皮肤，右手持注射器，食指固定针栓，针头斜面向上，与皮肤呈30°~40°角刺入皮下达针梗1/2~2/3	操作正确		操作错误
25. 注射药物：固定针栓，松开左手，抽动活塞，检查无回血，缓慢注入药物，并注意患者反应	操作正确	—	操作错误

续表

评分项目	完全做到（2分）	部分做到（1分）	未做到（0分）
26. 拔针、按压：用干棉签轻按针眼，固定针栓快速拔针，按压30~60秒	操作正确	—	操作错误
27. 操作后核对：再次核对患者姓名、床号、药物名称、剂量、给药途径、给药时间	6项均核对	—	任1项未核对
28. 整理床单元，协助患者取舒适体位，交代注意事项（注射部位不要揉、注射后应进食）	3项均做到	—	任1项未做到
29. 整理用物，并将废物分类处理	做到	—	未做到或废弃物分类错误
30. 洗手	做到	—	未做到
31. 记录（时间、患者反应、签名）	做到	—	未做到
评价			
32. 操作过程严格遵守无菌原则和查对制度	做到	—	未做到
33. 操作技术熟练，操作流畅，未给患者造成伤害	做到	—	未做到
沟通与同理心			
34. 使用尊称称呼患者	做到	—	未做到
35. 面带微笑，与患者有眼神交流	做到	—	全程没有微笑
36. 操作中主动关心患者的感受，觉察、接纳并安抚患者情绪	做到	—	未做到
理论提问			
37. 正确回答考官提问	做到	—	未做到
百分比分数计算评分	得分÷74（本站总分）×100×25%（本站权重）=本站得分		

【模拟患者指引】

▷ **病例资料**

李女士，21岁，大学生，穆斯林，1型糖尿病。身高165cm，体重45kg。患者住院第11天，查空腹血糖12.1mmol/L。现半坐卧位于病床。

【理论提问参考题目】

▷ **考官可选择1个题目提问**

1. 皮下注射常见部位有哪些？

答：宜选择血管少、神经少、皮肤完整和无骨突部位注射，如上臂中段外侧、大腿前侧及外侧、下腹部、腹臀肌、股外侧肌等，胰岛素注射多采用下腹部和大腿前侧及外侧。

2. 胰岛素治疗的适应证有哪些？

答：①1 型糖尿病；②各种严重的糖尿病伴急、慢性并发症或处于应激状态，如急性感染、创伤、手术前后、妊娠和分娩等；③2 型糖尿病经饮食、运动、口服降糖药物治疗后血糖控制不满意者，B 细胞功能明显减退者，新诊断并伴有明显高血糖者，无明显诱因出现体重显著下降者；④新发病且与 1 型糖尿病鉴别困难的消瘦糖尿病患者。

3. 低血糖症状有哪些？

答：虚弱、嗜睡、发抖、饥饿、头晕，皮肤苍白、头痛、激动、流汗、心跳加速、发冷、抽筋感、突然情绪及行为改变（如无事哭泣、笨拙或痉挛性的活动、注意力无法集中、嘴部周围麻刺感）等，严重者可丧失意识，甚至昏迷。

【相关知识】

1. 胰岛素空针的进针角度、深度

针头为 1/2 寸时，采用 90°角进针，针头完全进入皮肤。针头为 5/8 寸时，采用 40°～60°角进针，针头 1/2～2/3 进入皮肤。

2. 胰岛素制剂分类

根据来源不同可分为动物胰岛素（猪、牛）、人胰岛素和胰岛素类似物 3 种。人胰岛素（如低精蛋白锌胰岛素）比动物来源的胰岛素（如普通猪胰岛素）能更少地引起免疫反应。胰岛素类似物（如门冬胰岛素、赖脯胰岛素、甘精胰岛素）比人胰岛素更符合生理胰岛素分泌及作用模式。根据作用快慢和维持时间长短，可分为超短效（速效）胰岛素类似物、常规（短效）胰岛素、中效胰岛素、长效胰岛素和预混胰岛素 5 类。速效和短效胰岛素主要控制餐后高血糖；中效胰岛素主要控制两餐后高血糖，以第二餐为主；长效胰岛素主要提供基础水平胰岛素；预混胰岛素为速效或短效与中效胰岛素的混合制剂。

3. 胰岛素使用原则

在综合治疗基础上进行胰岛素治疗。使用剂量取决于血糖水平、胰岛素抵抗程度、B 细胞功能缺陷程度、饮食和运动状况等。一般从小剂量开始，根据血糖水平逐渐调整，力求模拟生理性胰岛素分泌模式。

4. 胰岛素使用方法

（1）基础胰岛素治疗 继续原有口服降糖药治疗，不必停用胰岛素促泌剂，联合中效或长效胰岛素睡前注射。

（2）强化治疗 新诊断 2 型糖尿病患者（糖化血红蛋白 >9.0% 或空腹血糖 >11.1mmol/L）提倡早期使用强化治疗，短时间内将血糖控制在正常范围，以保护胰岛 B 细胞功能，需注意低血糖反应。2 岁以下患儿、老年患者、已有晚期严重并发症者不宜使用。常用方案包括 3 种：①预混胰岛素：停用胰岛素促泌剂。预混胰岛素类似物 2～3 次/天；预混人胰岛素 2 次/天，一般是早、晚餐前各注射 1 次。②每天多次注射胰岛素：基础＋餐时胰岛素 1～3 次/天注射。③持续皮下胰岛素输注：又称胰岛素泵，主要适用于 1 型糖尿病、计划受孕和糖尿病孕妇或需要胰岛素治疗的妊娠糖尿病患者、需要胰岛素强化治疗的 2 型糖尿病患者等，是一种更为完善的强化胰岛素治疗方式。泵中只能使用短效胰岛素或速效胰岛素类似物，以基础量和餐前追加量的形式，模拟生理胰岛素分泌，保持体内胰岛素维持在一个基本水平，保证患者正常生理需要。相对于其他强化治疗方案，此方法发生低血糖风险减少。

5. 胰岛素使用注意事项

①胰岛素制剂类型、种类，注射技术和部位、患者反应差异性、胰岛素抗体形成等均可影响胰岛素起效时间、作用强度和维持时间。②从动物胰岛素改为人胰岛素或胰岛素类似物时，发生低血糖风险增加，应加强观察。③部分 1 型糖尿病患者在治疗后一段时间内病情部分或完全缓解，胰岛素剂量可减少或完全停用，称为"糖尿病蜜月期"，一般持续数周或数月，此期应密切关注血糖。④采用强化治疗方案者，可能出现早晨空腹血糖高。其原因之一是"黎明现象"，即夜间血糖控制良好，仅黎明短时间内出现高血糖，可能由清晨皮质醇、生长激素等胰岛素拮抗激素增多所致，出现黎明现象者应该增加睡前胰岛素用量；另一个原因是"Somogyi 反应"，即夜间低血糖未被发现，体内胰岛素拮抗激素分泌增加，进而出现反跳性高血糖，出现 Somogyi 反应者应减少睡前胰岛素用量或改变剂型，并在睡前适量加餐。综上，夜间多次（0、3、6 时）血糖测定有助于鉴别晨起高血糖的原因。⑤采用强化治疗时，低血糖发生率增加，应注意避免诱因，及早识别和处理。

6. 低血糖的预防措施

①告知患者和家属不可随意更换和增加降糖药及剂量；活动量增加时，减少胰岛素用量并及时加餐；容易在夜间发生低血糖者，晚餐适当增加主食或富含蛋白质的食物。②老年糖尿病患者血糖不宜控制过严，一般空腹血糖不超过 7.8mmol/L，餐后 2 小时血糖不超过 11.1mmol/L 即可。③普通胰岛素注射后应在 30 分钟内进餐；病情较重，无法预料患者餐前胰岛素用量时，可先进餐再注射胰岛素。④降糖药从小剂量开始，根据血糖水平逐步调整药物剂量。⑤1 型糖尿病患者进餐前后监测血糖，并做好记录，以便及时调整药物剂量。⑥强化治疗时，空腹血糖控制在 4.4~6.7mmol/L，餐后血糖小于 10mmol/L（晚餐后血糖 5.6~7.8mmol/L），凌晨 3 点血糖不低于 4mmol/L 为宜。⑦指导患者及家属了解低血糖反应的诱因、临床表现及应急处理措施。⑧患者随身携带糖果、饼干等食品，以便应急食用。

考站 5 健康教育

【考生指引】
▷ 考核情境

> 李女士，21 岁，大学生，穆斯林，身高 165cm，体重 45kg。1 型糖尿病，患者住院第 14 天，血糖控制平稳，今日查餐后 2 小时血糖 8.4mmol/L，尿糖（＋），医嘱明日出院。患者对出院后的足部护理尚不熟悉，要求详细指导。如果你是内分泌科护士，请对患者进行健康指导。

▷ **考生任务**

请对患者进行足部护理指导。

▷ **考核时间**

5 分钟（读题 1 分钟，考核 4 分钟）。

【考官指引】

▷ **考核目的**

考查学生正确进行糖尿病患者足部护理指导的能力。

▷ **场景与用物设置**

1. 场景　病床 1 张，模拟患者 1 位，评分教师 2 位。

2. 用物　病历夹 1 个，患者信息单（考生用）1 份，患者信息单（考官用）2 份，笔 1 支，白纸 1 张。

▷ **监考与评分注意事项**

1. 请根据评分表中的评分标准进行评分。

2. 考生回答若是经由模拟患者提醒才答对，可酌情给分。

3. 考核时间结束时，务必请考生停止考试。

【考核内容评分指引】

糖尿病的健康教育评分指引			
评分项目	完全做到（2 分）	部分做到（1 分）	未做到（0 分）
健康教育前评估			
1. 评估患者需求	做到	—	未做到
2. 评估患者对糖尿病足病因的了解情况（*血糖控制与血液循环*）	做到	—	未做到
3. 评估患者对糖尿病足可能出现的症状及严重性的了解情况	做到	—	未做到
4. 评估患者对糖尿病足日常护理及预防措施的掌握情况	做到	—	未做到
指导足部观察与检查			
5. 每天检查 1 次	正确	—	未提到或错误
6. 观察足部颜色、温度、触觉、痛觉，注意有无红肿、青紫、水疱、溃疡、坏死等	完全做到且正确	部分做到且正确	均未做到或错误
7. 定期用尼龙单丝做足部保护性感觉测试	正确	—	未提到或错误
指导足部清洗事项			
8. 水温 37～40℃，用前以手腕内侧试水温	正确	—	未提到或错误

评分项目	完全做到（2分）	部分做到（1分）	未做到（0分）
9. 柔软浅色毛巾擦干	正确	—	未提到或错误
10. 清洁剂的选择及使用原则	正确	—	未提到或错误
11. 护肤品的选择及使用原则	正确	—	未提到或错误
12. 每天清洗足部1次	正确	—	未提到或错误
13. 清洗时间不超过10分钟	正确	—	未提到或错误
指导足部自我护理事项			
14. 修剪趾甲应直线修剪	正确	—	未提到或错误
15. 促进足部循环运动	正确	—	未提到或错误
16. 用热原则	正确	—	未提到或错误
17. 避免吸二手烟	正确	—	未提到或错误
18. 勤换鞋袜	正确	—	未提到或错误
19. 鞋子轻巧柔软、前头宽、透气、鞋底平，忌赤脚走路，忌穿拖鞋	正确	—	未提到或错误
20. 多种方法促进血液循环，避免盘腿坐或跷二郎腿	正确	—	未提到或错误
21. 说明定期医院复诊追踪检查的重要性	正确	—	未提到或错误
评价健康教育的效果			
22. 评估患者对足部护理内容与方法的掌握情况（如复述）	做到	—	未做到
沟通与关爱			
23. 使用尊称称呼患者	做到	—	未做到
24. 面带微笑，与患者有眼神交流	做到	—	全程没有微笑
25. 及时回答患者的疑问	做到	—	未做到
26. 给患者消化吸收健康教育内容的相关载体：宣传单、宣传册、视频或记录单等	做到	—	未做到
理论提问			
27. 正确回答考官提问	做到	—	未做到
百分比分数计算评分	得分÷54（本站总分）×100×10%（本站权重）＝本站得分		

【模拟患者指引】

▷ 病例资料

李女士，21 岁，大学生，穆斯林，身高 165cm，体重 45kg。1 型糖尿病，患者住院第14 天，血糖控制平稳，今日查餐后 2 小时血糖 8.4mmol/L，尿糖（＋），医嘱明日出院。

【理论提问参考题目】

▷ 考官可选择 1 个题目提问

1. 糖尿病足的基本病因是什么？

答：神经病变、血管病变和感染。

2. 糖尿病足的常见诱因有哪些？

答：搔抓趾间或足部皮肤而导致皮肤溃破、水疱破裂、烫伤、碰撞伤、新鞋磨破伤及修脚损伤等。

3. 糖尿病足严重程度的 Wagner 分级标准是什么？

答：0 级为有发生足溃疡的危险因素，目前无溃疡；1 级为表面溃疡，临床上无感染；2 级为较深的溃疡，常有组织炎，无脓肿或骨的感染；3 级为深度感染，伴有骨组织病变或脓肿；4 级为局限性坏疽；5 级为全足坏疽。

【相关知识】

足部评估内容如下。

1. 足部外观

①是否有足趾内翻、垂足；②皮肤是否异常干燥、有伤口、感染、溃疡；③毛发是否脱落；④趾甲是否内生。

2. 血管征象

皮肤颜色、脉搏强度、血管杂音、四肢冰冷、下肢疼痛。

3. 神经征象

①感觉功能缺损：震动觉、痛觉、温觉；②运动功能缺损：深部肌腱反射减弱、肌无力。

护理人员需提醒患者定时规律地进行足部评估，建立良好习惯，保持足部皮肤完整和健康，见表 2 - 14。

表 2 - 14　给患者的足部评估与护理指引

项目	护理注意事项
足部检查	1. 每日在良好照明下至少检查足部 1 次 2. 检查足部皮肤有无干燥、皲裂（或伤口），尤其是足趾间与足跟周围 3. 检查有无嵌甲、鸡眼、肿胀
足部清洗	1. 以温水清洗足部，先加冷水再加热水，清洗前先以手背测试水温，切勿超过41℃，避免使用热水袋、电热毯等，以防止烫伤 2. 禁止泡脚，否则易导致皮肤干燥 3. 清洗剂的选择：以中性肥皂为主，特别注意趾间清洁，清洗后彻底擦干，包括趾间 4. 为避免毛孔阻塞，趾间禁忌涂抹护肤品，其他部位可擦拭中性乳液 5. 穿棉袜以保护足部

续表

项目	护理注意事项
趾甲修剪	1. 定期修剪趾甲（浴后容易修剪） 2. 趾甲边缘应直线修剪，建议趾甲面与趾甲床呈平行，禁止剔除或挖除动作，如有需要应当就医 3. 针对鸡眼和老茧，禁忌擅自撕除剥落的皮肤，禁忌用剪刀剥除
鞋袜选择	1. 宜选择圆、宽，且有足够深度的鞋子，以免脚趾受挤压形成水疱、厚茧或者鸡眼 2. 禁止穿凉鞋、拖鞋或夹脚拖外出 3. 长时间活动后，双脚会略微肿胀，故购买鞋子的时间建议为下午或者黄昏 4. 初次穿新鞋时间不宜过久，渐进式适应新鞋，确认双脚无红肿、水疱或皮肤破损后，再增加穿着时间 5. 每次穿鞋前，需检查鞋内有无异物 6. 禁止赤脚行走，在室内宜穿柔软吸汗的棉质鞋，以免因足部感觉异常受伤而不自知 7. 避免穿过紧的袜子而影响血液循环

（表2-14引自：李选，胡月娟. 护理专业能力鉴定指引. 台湾：华杏出版股份有限公司，2015.）

第六节 脑梗死

脑梗死又称缺血性脑卒中，是由各种原因引起的脑部血液供应障碍，使局部脑组织发生不可逆性损害，导致脑组织缺血、缺氧性坏死。本病发病率高、病死率高、致残率高，对人们的健康和生命造成严重威胁，给社会和家庭带来沉重负担。本节主要考查病史采集、脑梗死专科身体评估、疾病诊断与护理诊断、突发脑梗死的治疗配合及护理要点、良肢位摆放，以及出院健康教育等内容。

考站1 护理评估

【考生指引】

▷ **考核情境**

张先生，教师，53岁。患者因突发言语不能伴右侧肢体瘫痪由120急诊送入院。家属陪同入院，神情焦虑，担心患者状况。现T 36.5℃，P 60次/分，R 20次/分，BP 128/82mmHg。如果你是责任护士，请接待新患者，进行护理评估。

▷ **考生任务**

1. 请结合所学知识有条理地采集病史。
2. 请根据病情有选择地进行身体评估。
3. 请根据病情提出需进一步评估的检查项目。

▷ **考核时间**

15 分钟（读题 2 分钟，考核 13 分钟）。

【考官指引】

▷ **考核目的**

1. 考查学生正确采集病史的能力。

2. 考查学生进行针对性身体评估的能力。

3. 考查学生评判性思维能力。

▷ **场景与用物设置**

1. 场景　病床 1 张，模拟患者 1 位，患者家属 1 位，评分教师 2 位。

2. 用物　治疗盘 1 个，神经系统检查用物 1 套（包含 Glasgow 昏迷评定量表 1 份、手电筒 1 个、叩诊锤 1 个、棉签 1 袋），听诊器 1 个，挂号单 1 张，患者信息单（考生用）1 份，患者信息单（模拟患者用）1 份，患者信息单（考官用）2 份，笔 1 支，白纸数张。

▷ **监考与评分注意事项**

1. 请根据评分指引中的标准进行评分。

2. 考生回答若是经由模拟患者或患者家属提醒才答对，可酌情给分。

3. 考生提出需检查意识、瞳孔反射、眼球运动、视力障碍、面部表情、肢体运动和感觉障碍、浅反射、深反射、病理反射、脑膜刺激征、失语类型等项目时，若没有模拟患者，请评分教师做出相应回答。

4. 考核时间结束时，务必请考生停止本站考核，进入下一站考核，不可拖延时间。

【考核内容评分指引】

护理评估评分指引			
评分项目	完全做到（2 分）	部分做到（1 分）	未做到（0 分）
现病史			
1. 自我介绍（姓名与职责），向家属解释沟通目的，请家属配合提供患者情况	2 项均做到	任 1 项未做到	2 项均未做到
2. 向家属询问患者姓名、年龄、床号，核对挂号单与口述一致	2 项均做到	任 1 项未做到	2 项均未做到
3. 评估失语出现的时间、诱因	2 项均做到	任 1 项未做到	2 项均未做到
4. 评估失语类型	做到	—	未做到
5. 评估肢体瘫痪的时间和诱因	2 项均做到	任 1 项未做到	2 项均未做到
6. 评估失语和肢体瘫痪症状是否加重	2 项均做到	任 1 项未做到	2 项均未做到
7. 评估有无先兆发作，若有，评估发作次数、表现	做到	—	未做到
8. 评估是否出现肢体抽搐	做到	—	未做到

评分项目	完全做到（2 分）	部分做到（1 分）	未做到（0 分）
9. 评估是否出现恶心、呕吐	做到	—	未做到
10. 评估是否有大小便失禁的情况	做到	—	未做到
11. 评估是否有过头晕、肢体麻木等前驱症状	做到	—	未做到
12. 评估是否有剧烈头痛	做到	—	未做到
13. 评估身体其他不适症状	做到	—	未做到
14. 评估本次发病的诊治经过：有无采取缓解措施及其效果	做到	—	未做到
15. 评估睡眠情况	做到	—	未做到
既往史、家族史、过敏史、个人生活史、一般资料			
16. 评估既往史（短暂性脑缺血发作病史、高血压、糖尿病、冠心病）	3～4 项做到	1～2 项做到	4 项均未做到
17. 评估家族史（脑血管疾病）	做到	—	未做到
18. 评估药物、食物过敏史	2 项均做到	任 1 项未做到	2 项均未做到
19. 评估个人生活史：烟酒嗜好、饮食习惯、作息规律、体育锻炼、性格等	5 项做到	任 1 项未做到	2 项及以上均未做到
20. 评估一般资料：付费方式、联系地址与电话、社会支持等	2 项及以上做到	—	2 项以下做到
身体评估			
21. 判断意识状态（使用量表评估）	正确检查	—	未检查或检查方法错误
22. 检查双侧瞳孔大小、是否等大、对光反射是否正常	检查全面且方法正确	检查不全面	未检查或检查方法错误
23. 检查有无面部异常、口角歪斜、鼻唇沟变浅	检查全面且方法正确	检查不全面	未检查或检查方法错误
24. 检查有无听力下降	做到	—	未做到
25. 检查肢体有无感觉障碍（痛觉）	做到	—	未做到
26. 检查四肢肌张力	检查全面且方法正确	检查不全面	未检查或检查方法错误
27. 检查患者有无肌萎缩和关节活动受限	检查全面且方法正确	检查不全面	未检查或检查方法错误

评分项目	完全做到（2分）	部分做到（1分）	未做到（0分）
28. 检查肢体有无不自主运动	做到	—	未做到
29. 检查有无浅反射异常（角膜反射、腹壁反射、提睾九反射）	检查全面且方法正确	检查不全面	未检查或检查方法错误
30. 检查有无深反射异常（肱二头肌反射、肱三头肌反射、膝腱反射、跟腱反射）	检查全面且方法正确	检查不全面	未检查或检查方法错误
31. 检查有无病理反射（巴宾斯基征）	检查全面且方法正确	—	未检查或检查方法错误
32. 检查脑膜刺激征（颈强直、克尼格氏征、布鲁津斯基征）	检查全面且方法正确	检查不全面	未检查或检查方法错误
33. 心脏听诊（心率、心律、心音）	做到	—	未做到
需进一步评估的检查项目			
34. 提出做头颅 CT 检查	做到		未做到
35. 提出做心电图检查	做到		未做到
沟通技巧			
36. 使用尊称称呼患者家属	做到	—	未做到
37. 面带微笑，与家属有眼神交流	做到	—	全程没有微笑
38. 全神贯注，用心聆听家属的回答	做到	—	未做到
39. 以开放式的问句进行沟通	全程使用开放性问句 4 次及以上	全程使用开放性问句 4 次以下	全程均未使用开放性问句
40. 资料采集过程流畅，具有逻辑性	做到	—	未做到
百分比分数计算评分	得分÷80（本站总分）×100×25%（本站权重）＝本站得分		

【模拟患者指引】

▷ 病例资料

张先生，教师，53 岁，城镇居民医保。家庭地址：本市南京路 15 号。联系电话：158XXXXXXXX。妻子电话：138XXXXXXXX。

患者因突发言语不能伴右侧肢体瘫痪 2 小时，由 120 急诊送入院。家属早上外出前患者一切正常，正在打扫房间。1 小时后回家发现患者倒在家中客厅，双眼微睁，呼之睁眼，无应答，口角左偏，右侧肢体无活动，左侧肢体可见举起、握抓等动作，无肢体抽搐、恶心呕吐，无二便失禁，家属给患者喂服糖水数口，观察半小时症状未见改善，半小时后患者被 120 送至急诊就诊。

既往高血压病史 8 年，口服药物治疗，未定期监测血压。糖尿病病史 6 年，胰岛素控制血糖。诉平时有胸闷，未明确诊断。父母已过世，生前身体健康。否认药物食物过敏史。生活作息规律，少运动，喜食高盐食物，吸烟，5～8 支/天。患者与妻子同住。

身体评估：T 36.5℃，P 60 次/分，R 18 次/分，BP 128/72mmHg，双肺呼吸音清，听诊心率 86 次/分，心律绝对不齐，心音强弱不等。腹软，肠鸣音不活跃，肝脾无肿大。四肢无水肿或皮肤干燥。神经系统检查：嗜睡，有自主睁眼，呼之可睁眼，患者不能说话，能够理解别人的话，对书写的文字可以理解。查体不配合。双瞳等大等圆，直径 3mm，对光反射存在。双侧面部针刺觉检查不配合。双侧额纹对称，右侧鼻唇沟浅，示齿、鼓腮、伸舌不配合。颈软，脑膜刺激征（－）。浅反射正常。右上肢未见主动活动。右下肢疼痛刺激未见肌肉收缩，左侧肢体可见自主活动。四肢肌张力正常，右侧肢体腱反射（＋＋＋），左侧肢体腱反射（＋/－）。右侧 Babinski 征（＋），左侧 Babinski 征（－）。步态、深感觉、共济试验不能完成。

相关检查：①实验室检查：血常规示红细胞 3.95×10^{12}/L，白细胞 8.75×10^{9}/L，血小板 177×10^{9}/L；凝血功能正常；血糖 6.1mmol/L；肾功能、肝功能、电解质均正常。②头颅 CT：脑内少许腔隙性梗死灶；左侧大脑中动脉高密度影像。③心电图检查：心房颤动。

【相关知识】

脑卒中的类型与鉴别要点：脑卒中常分为缺血性脑卒中和出血性脑卒中，缺血性脑卒中又称脑梗死，临床常见类型有脑血栓形成、脑栓塞。出血性脑卒中又分为脑出血和蛛网膜下腔出血。脑梗死急性期有时与脑出血的临床表现相似，均有偏瘫、失语等症状，需进行鉴别诊断，见表 2 - 15。

表 2 - 15 脑卒中的类型与鉴别要点

项目	脑血栓形成	脑栓塞	脑出血
患病人群	50 岁以上	任何年龄	50 岁以上
既往病史	动脉粥样硬化、高血压、高血脂、糖尿病	风湿性心脏病、冠心病、心律失常、肺栓塞、肾栓塞等栓塞性疾病	高血压
起病状态	安静或休息状态	安静与活动均可发病，活动中突发常见	活动中或情绪激动
起病速度	缓慢、症状多在发病后 10 小时或 1～2 天达高峰	急，数秒至数分钟内症状达高峰	10 分钟至数小时症状达高峰
全脑症状	轻或无	并发脑出血时有相应症状	头痛、呕吐、嗜睡、打哈欠等高颅压症状
意识障碍	无或较轻	与栓塞血管大小、梗死部位与面积有关	多见且较重
CT 检查	脑实质内低密度病灶	一般 24～48 小时内呈低密度影像；发生脑出血时高密度影像病灶	脑实质内高密度影像病灶
脑脊液	无色透明	与栓子性质有关	可有血性

考站2 病情诊断与护理问题

【考生指引】

▷ **考核情境**

> 张先生，教师，53 岁。患者因突发言语不能伴右侧肢体瘫痪，由 120 急诊送入院。家属陪同入院，神情焦虑，担心患者状况。现 T 36.5℃，P 60 次/分，R 20 次/分，BP 128/82mmHg。如果你是责任护士，请结合第 1 站评估结果，概括主诉，陈述病史，进行疾病诊断，提出护理诊断/问题。

▷ **考生任务**

1. 请概括患者主诉。

2. 请根据第 1 站评估结果，陈述该患者的现病史（包括目前主要症状）、既往史、家族史、过敏史、个人生活史、一般资料、身体评估结果。

3. 请说出疾病诊断以及诊断依据。

4. 请提出 3 个主要的护理诊断/问题，并说出判断依据。

▷ **考核时间**

6 分钟（读题 1 分钟，考核 5 分钟）。

【考官指引】

▷ **考核目的**

1. 考查学生正确概括主诉的能力。

2. 考查学生有条理地陈述病例的能力。

3. 考查学生正确进行疾病诊断的能力。

4. 考查学生正确概括护理诊断/问题的能力。

▷ **场景与用物设置**

1. 场景 评分教师 2 位。

2. 用物 患者信息单（考生用）1 份，患者信息单（考官用）2 份，笔 1 支，白纸数张。

▷ **监考与评分注意事项**

1. 请根据评分表中的评分标准进行评分。

2. 考核时间结束时，务必请考生停止本站考核，进入下一站考核，不可拖延时间。

【考核内容评分指引】

疾病诊断、护理诊断/问题评分指引			
评分项目	完全做到（2 分）	部分做到（1 分）	未做到（0 分）
概括主诉			
1. 正确概括患者主诉（突发言语不能、伴右侧肢体瘫痪 2 小时）	做到	—	未做到

评分项目	完全做到（2 分）	部分做到（1 分）	未做到（0 分）
陈述病史			
2. 有条理地叙述现病史	做到	—	未做到
3. 正确叙述既往史	做到	—	未做到
4. 正确叙述家族史	做到	—	未做到
5. 正确叙述过敏史	做到	—	未做到
6. 正确叙述个人生活史	做到	—	未做到
7. 正确叙述一般资料	做到	—	未做到
8. 叙述正确的身体评估资料：生命体征、意识状态、瞳孔、失语类型、活动受限情况、病理反射、心脏听诊等	5 项及以上正确	3~4 项正确	仅做到1~2 项或错误
9. 叙述正确的辅助检查结果及临床意义（CT、心电图）	2 项均正确	1 项正确	未做到或错误
疾病诊断			
10. 西医病名诊断：脑梗死（心源性脑栓塞）	完全正确	部分正确	完全错误
11. 诊断依据（临床表现、头颅 CT 检查结果、心电图结果）	说明内容完整且正确	说明内容不全	说明内容不全且错误
护理诊断/问题			
12. 躯体活动障碍：与运动中枢受损致肢体瘫痪有关（判断依据：患者右上肢无主动活动）	完全正确	部分正确	未提出或完全错误
13. 语言沟通障碍 与语言中枢损害有关（判断依据：患者不能说话，能理解别人的语言，对书写的文字可以理解）	完全正确	部分正确	未提出或完全错误
14. 意识障碍 与脑组织受损、功能障碍有关（判断依据：患者嗜睡，呼之可睁眼）	完全正确	部分正确	未提出或完全错误
理论提问			
15. 正确回答考官提问	做到	—	未做到
临床辨证思维			
16. 疾病诊断思路清晰	做到	—	未做到
17. 护理诊断/问题正确排序	做到	—	未做到
百分比分数计算评分	得分÷34（本站总分）×100×20%（本站权重）= 本站得分		

【模拟患者指引】

▷ **病例资料**

张先生，教师，53 岁，城镇居民医保。家庭地址：本市南京路 15 号。联系电话：158XXXXXXXX。妻子电话：138XXXXXXXX。

患者因突发言语不能伴右侧肢体瘫痪 2 小时，由 120 急诊送入院。家属早上外出前患者一切正常，正在打扫房间。1 小时后回家发现患者倒在家中客厅，双眼微睁，呼之睁眼，无应答，口角左偏，右侧肢体无活动，左侧肢体可见举起、握抓等动作，无肢体抽搐、恶心呕吐，无二便失禁，家属给患者喂服糖水数口，观察半小时症状未见改善，半小时后患者被 120 送至急诊就诊。

既往高血压病史 8 年，口服药物治疗，未定期监测血压。糖尿病病史 6 年，胰岛素控制血糖。诉平时有胸闷，未明确诊断。父母已过世，生前身体健康。否认药物食物过敏史。生活作息规律，少运动，喜食高盐食物，吸烟，5 ~ 8 支/天。患者与妻子同住。

身体评估：T 36.5℃，P 60 次/分，R 18 次/分，BP 128/72mmHg，双肺呼吸音清，听诊心率 86 次/分，心律绝对不齐，心音强弱不等。腹软，肠鸣音不活跃，肝脾无肿大。四肢无水肿或皮肤干燥。神经系统检查：嗜睡，有自主睁眼，呼之可睁眼，患者不能说话，能够理解别人的话，对书写的文字可以理解。查体不配合。双瞳等大等圆，直径 3mm，对光反射存在。双侧面部针刺觉检查不配合。双侧额纹对称，右侧鼻唇沟浅，示齿、鼓腮、伸舌不配合。颈软，脑膜刺激征（-）。浅反射正常。右上肢未见主动活动。右下肢疼痛刺激未见肌肉收缩，左侧肢体可见自主活动。四肢肌张力正常，右侧肢体腱反射（＋＋＋），左侧肢体腱反射（＋／－）。右侧 Babinski 征（＋），左侧 Babinski 征（－）。步态、深感觉、共济试验不能完成。

相关检查：①实验室检查：血常规示红细胞 3.95×10^{12}/L，白细胞 8.75×10^9/L，血小板 177×10^9/L；凝血功能正常；血糖 6.1mmol/L；肾功能、肝功能、电解质均正常。②头颅 CT：脑内少许腔隙性梗死灶；左侧大脑中动脉高密度影像。③心电图检查：心房颤动。

【理论提问参考题目】

▷ **考官可选择 1 个题目提问**

1. 该患者的失语属于哪种类型？依据是什么？

答：运动性失语。因为患者不能说话，能够理解别人的话，对书写的文字可以理解，其失语突出特点为口语表达障碍，因此判断患者为运动性失语。

2. 导致此患者出现心源性脑栓塞最可能的原因是什么？

答：患者有短绌脉，心电图示心房颤动。心房颤动是心源性脑栓塞最常见的病因。因此，考虑此患者发病的最可能原因是心房颤动。

3. 此时患者急需接受什么治疗？

答：超早期溶栓治疗。

【相关知识】

1. 心源性脑栓塞

心源性脑栓塞又称为心源性脑卒中，是由心脏栓子引起的脑栓塞，占脑梗死的15%～30%。随着诊疗技术水平的提高，越来越多的证据表明心源性栓子是脑梗死的重要病因。心源性脑栓塞常见的病因，即栓子的来源有：心房颤动、二尖瓣狭窄、人工心脏瓣膜、感染性心内膜炎、非感染性心内膜炎、急性心肌梗死、心房黏液瘤、左室壁动脉瘤、左室血栓形成、左心室衰竭。

2. 心源性脑栓塞的特点

①临床表现及影像学表现与大动脉粥样硬化型相似。②既往有多次及多个脑血管供应区的短暂性脑缺血发作或卒中病史，或全身性栓塞证据。③辅助检查要求心电图、心脏超声或冠脉造影等证实至少有一种心源性栓子，或至少存在一种心源性疾病。④心源性脑栓塞是发病最急的脑血管病，骤然发生的局灶性神经功能缺损症状和体征，常常在数秒或数分钟内达到高峰，常无征兆，症状较重。如栓子来源未消除，脑栓塞可反复发作。

考站3 护理措施

【考生指引】

▷ **考核情境**

> 张先生，教师，53岁。患者因突发言语不能伴右侧肢体瘫痪，由120急诊送入院。家属陪同入院，神情焦虑，担心患者状况。经初步诊断患者为心源性脑栓塞，考虑为患者安排超早期溶栓治疗，溶栓药物为尿激酶150万IU。请在此情境下进行溶栓的配合护理。

▷ **考生任务**

1. 请叙述早期溶栓前的准备要点。

2. 请叙述早期溶栓过程中配合的要点。

3. 请叙述早期溶栓后护理的要点。

▷ **考核时间**

10分钟（读题2分钟，考核8分钟）。

【考官指引】

▷ **考核目的**

考查学生对急性脑梗死溶栓治疗要点掌握情况及护理配合的意识。

▷ **场景与用物设置**

1. 场景 评分教师2位。

2. 用物 患者信息单（考生用）1份，患者信息单（考官用）2份，笔1支，白纸数张。

▷ **监考与评分注意事项**

1. 请根据评分表中的评分标准进行评分。

2. 考核时间结束时，务必请考生停止本站考核，进入下一站考核，不可拖延时间。

【考核内容评分指引】

脑梗死的护理措施评分指引			
评分项目	完全做到（2分）	部分做到（1分）	未做到（0分）
溶栓前护理			
1. 评估溶栓的指征和禁忌证	2项均正确叙述	任1项未叙述或错误	2项均未叙述或均错误
2. 向家属做好说明，介绍目前治疗目的和效果，以及可能出现的不良反应	正确叙述	—	未叙述或错误
3. 遵医嘱完成抽血（检查出凝血时间和血型）	正确叙述	—	未叙述或错误
4. 准备抢救用品	正确叙述	—	未叙述或错误
5. 连接心电监护	正确叙述	—	未叙述或错误
6. 立即建立静脉通路	正确叙述	—	未叙述或错误
溶栓中护理			
7. 记录患者神志、血压、体温、开始滴注时间	3~4项正确叙述	1~2项正确叙述	4项均未叙述或均错误
8. 监测生命体征（尤其是血压）：防止血压过高诱发出血，过低增加梗死面积	正确叙述	—	未叙述或错误
9. 观察不良反应：恶心、呕吐、胸闷	1~3项正确叙述	—	3项均未叙述或均错误
10. 观察瞳孔、意识等，及时发现出血征象（牙龈、内脏、颅内出血）	1~2项正确叙述	—	2项均未叙述或均错误
11. 控制输液速度（30分钟内滴完）	正确叙述	—	未叙述或错误
12. 评估神经系统变化：意识水平、瘫痪肢体肌力、感觉的变化（每15分钟评估1次）	1~3项正确叙述	—	3项均未叙述或均错误
13. 及时将好转信息反馈给患者及家属，增强其信心	正确叙述	—	未叙述或错误
溶栓后护理			
14. 观察患者意识、言语、肌力等情况，并及时记录	正确叙述	—	未叙述或错误

续表

评分项目	完全做到（2分）	部分做到（1分）	未做到（0分）
15. 嘱患者在溶栓后 2 小时内应绝对卧床休息；24 小时内在医护人员指导下以床上活动为主，不宜过早离床	2 项均正确叙述	任 1 项未叙述或错误	2 项均未叙述或均错误
16. 加强基础护理，注意保持瘫痪肢体功能位并做肌肉按摩，防止肌肉萎缩及关节变形	正确叙述	—	未叙述或错误
17. 心理护理：安慰疏导患者家属，安抚其焦虑情绪	正确叙述	—	未叙述或错误
理论提问			
18. 正确回答考官提问	做到	—	未做到
百分比分数计算评分	得分 ÷36（本站总分）×100×20%（本站权重）= 本站得分		

【模拟患者指引】

▷ 病例资料

张先生，教师，53 岁，城镇居民医保。家庭地址：本市南京路 15 号。联系电话：158XXXXXXXX。妻子电话：138XXXXXXXX。

患者因突发言语不能伴右侧肢体瘫痪 2 小时，由 120 急诊送入院。家属早上外出前患者一切正常，正在打扫房间。1 小时后回家发现患者倒在家中客厅，双眼微睁，呼之睁眼，无应答，口角左偏，右侧肢体无活动，左侧肢体可见举起、握抓等动作，无肢体抽搐、恶心呕吐，无二便失禁，家属给患者喂服糖水数口，观察半小时症状未见改善，半小时后患者被 120 送至急诊就诊。经初步诊断患者为心源性脑栓塞，考虑为患者安排超早期溶栓治疗。

既往高血压病史 8 年，口服药物治疗，未定期监测血压。糖尿病病史 6 年，胰岛素控制血糖。诉平时有胸闷，未明确诊断。父母已过世，生前身体健康。否认药物食物过敏史。生活作息规律，少运动，喜食高盐食物，吸烟，5~8 支/天。患者与妻子同住。

身体评估：T 36.5℃，P 60 次/分，R 18 次/分，BP 128/72mmHg，双肺呼吸音清，听诊心率 86 次/分，心律绝对不齐，心音强弱不等。腹软，肠鸣音不活跃，肝脾无肿大。四肢无水肿或皮肤干燥。神经系统检查：嗜睡，有自主睁眼，呼之可睁眼，患者不能说话，能够理解别人的话，对书写的文字可以理解。查体不配合。双瞳等大等圆，直径 3mm，对光反射存在。双侧面部针刺觉检查不配合。双侧额纹对称，右侧鼻唇沟浅，示齿、鼓腮、伸舌不配合。颈软，脑膜刺激征（-）。浅反射正常。右上肢未见主动活动。右下肢疼痛刺激未见肌肉收缩，左侧肢体可见自主活动。四肢肌张力正常，右侧肢体腱反射（+++），左侧肢体腱反射（+/-）。右侧 Babinski 征（+），左侧 Babinski 征（-）。步态、深感觉、共济试验不能完成。

相关检查：①实验室检查：血常规示红细胞 3.95×10^{12}/L，白细胞 8.75×10^9/L，

血小板 $177 \times 10^9/L$。凝血功能正常。血糖 6.1mmol/L。肾功能、肝功能、电解质均正常。②头颅 CT：脑内少许腔隙性梗死灶；左侧大脑中动脉高密度影像。③心电图检查：心房颤动。

【理论提问参考题目】

▷ 考官可选择 1 个题目提问

1. 溶栓指征包括哪些？

答：包括发病时间、年龄、肌力。①发病时间最好在 3 小时之内，6 小时之内亦可，发病时间不明确者，以最近的证据证实肌力正常的时刻为发病时间；②年龄 70 岁以下，70~80 岁亦可考虑；③最小肌力Ⅲ级以下，包括Ⅲ级。

2. 最常用溶栓药物有哪些？不良反应有哪些？

答：最常用溶栓药有尿激酶、重组组织型纤溶酶原激活物（rt - PA）。两者主要的不良反应是出血（出血倾向）。尿激酶还可有消化道反应、转氨酶升高等不良反应。

3. 溶栓禁忌证有哪些？

答：溶栓禁忌证包括：①近 6 个月发生过脑血管事件，既往有脑出血或可疑脑出血；②正在使用抗凝剂；③2~4 周有活动性内脏出血、外科大手术、创伤史；④有出血倾向或者出血性疾病史；⑤颅内肿瘤或畸形；⑥重度高血压（>180/110mmHg）；⑦血糖 <2.7mmol/L。

4. 溶栓过程中需要观察哪些内容？

答：溶栓后 24 小时内，若患者再出现头痛、呕吐或进行性意识障碍，双侧瞳孔不等大，对光反应迟钝或消失，原有症状加重或出现新的肢体瘫痪，则提示有脑出血或再梗死的可能，应立即报告医生，并及时采取相应的救治措施。

【相关知识】

早期溶栓治疗法：在发病后 3~4 小时以内进行溶栓，使血管再通，及时恢复血流和改善组织代谢，可以挽救梗死周围仅功能改变的缺血半暗带组织。尿激酶渗入血栓内，同时激活血栓内和循环中的纤溶酶原，起到局部溶栓作用，并使全身处于溶栓状态。剂量为 100~150 万 IU，溶于生理盐水 100~200mL 中，持续静滴 30 分钟。应用溶栓药物期间应严密监护患者。

考站 4　护理技术——良肢位摆放

【考生指引】

▷ 考核情境

> 张先生，男，53 岁。患者因突发言语不能伴右侧肢体瘫痪，由 120 急诊送入院。经诊断为心源性脑栓塞，超早期溶栓治疗后患者送入普通病房。今天为溶栓治疗后第 4 天，患者状况平稳，意识清楚，只能说出几个简单的字，能理解别人的语言及书写的文字。请执行医嘱，为患者摆放良肢位。

▷ **考生任务**

1. 为患者摆放良肢位（仰卧位、患侧卧位、健侧卧位）。

2. 执行过程中所有核对须以叙述或行动展现。

3. 执行过程及结束后给予患者及家属相关说明与指导。

▷ **考核时间**

7 分钟（读题 1 分钟，考核 6 分钟）。

【考官指引】

▷ **考核目的**

1. 考查学生正确摆放良肢位的能力。

2. 考查学生向患者解释说明良肢位摆放重要性的能力。

3. 考查学生在执行过程中对患者给予关怀和尊重的能力。

▷ **场景与用物设置**

1. 场景　病床 1 张，戴腕带的模拟患者 1 位，患者家属 1 位，评分教师 2 位。

2. 用物　治疗车（带手消毒液）1 个，长枕 3 个，足部矫形器，患者信息单（学生用）1 份，患者信息单（考官用）2 份。

▷ **监考与评分注意事项**

1. 请根据评分表中的评分标准进行评分。

2. 考生回答若是经由模拟患者提醒才答对，可酌情给分。

3. 考核时间结束时，务必请考生停止本站考核，进入下一站考核，不可拖延时间。

【考核内容评分指引】

良肢位摆放操作步骤及评分指引			
评分项目	完全做到（2 分）	部分做到（1 分）	未做到（0 分）
操作前评估与准备			
1. 核对医嘱：患者姓名、床号、操作项目	核对完整且正确	—	未核对或错误
2. 自我介绍（姓名与职责），向患者及家属解释操作目的	2 项均做到	任 1 项未做到	2 项均未做到
3. 向家属询问患者姓名、床号、年龄，核对腕带与口述一致	2 项均做到	任 1 项未做到	2 项均未做到
4. 评估患者病情、意识状态、心理状态、患者对良肢位摆放的认知以及配合程度	完全做到	部分做到	未做到
5. 评估患者的皮肤、肢体的肌力、肌张力情况	完全做到	部分做到	未做到
6. 向患者说明良肢位摆放的方法、注意事项及配合要点，取得合作	3 项均说明	仅说明 1~2 项	未说明或说明有误

续表

评分项目	完全做到（2分）	部分做到（1分）	未做到（0分）
7. 护士准备：衣着整洁，修剪指甲，洗手，戴口罩	完全做到且洗手方法正确	部分做到	未做到或洗手方法错误
8. 物品准备：用物齐全（3个长枕，一个足部矫形器）	做到	—	未做到
仰卧位良肢位摆放			
9. 再次核对患者姓名、床号及年龄，核对腕带与口述一致	2项均做到	—	任1项未做到
10. 仰卧位：头部垫枕头，面部朝向患侧，枕头高度要适当，胸椎不得出现屈曲	完全正确	部分正确	未做到或错误
11. 患侧肩关节下方垫一枕头，使肩胛骨向前突	做到	—	未做到
12. 上肢肘关节伸展，置于枕头上，腕关节背伸，手指伸展	完全正确	部分正确	未做到或错误
13. 患侧臀部下方垫一软枕，使患侧骨盆向前突，防止髋关节屈曲、外旋	做到	—	未做到
14. 在腘窝部外侧放置一小软枕，防止髋关节外展、外旋	做到	—	未做到
15. 足保持中立位（在床尾放一支被架，把被子支撑起来，避免被子压在足上，或者床上矫形器预防足下垂）	做到	—	未做到
患侧卧位良肢位摆放			
16. 患侧在下，健侧在上，头下垫枕头	做到	—	未做到
17. 健侧手臂放于躯干上，患肩向前轻轻拉出，患侧上肢外展前伸，前臂旋后	完全正确	部分正确	未做到或错误
18. 患侧肘及腕关节伸直，掌心向上，五指伸展	完全正确	部分正确	未做到或错误
19. 患侧下肢伸展，膝关节轻度屈曲	做到	—	未做到
20. 健侧下肢髋关节、膝关节轻度屈曲，下面垫枕头	做到	—	未做到
21. 头稍前屈，躯干后倾，后背用枕头支撑，躯干放松	做到	—	未做到
22. 足保持中立位（在床尾放一支被架，把被子支撑起来，避免被子压在足上，或者床上矫形器预防足下垂）	做到	—	未做到

评分项目	完全做到（2 分）	部分做到（1 分）	未做到（0 分）
健侧卧位良肢位摆放			
23. 健侧在下，患侧在上，头下垫枕头，躯干正面与床面保持直角	做到	—	未做到
24. 患侧上肢伸展，置于两个长枕上，使患侧肩胛骨向前向外伸，肩关节屈曲约90°	做到且正确	—	未做到或错误
25. 患侧前臂旋前，上肢尽可能伸直，手指伸展，掌心向下	完全正确	部分正确	未做到或错误
26. 患侧下肢髋、膝关节轻度屈曲，置于长枕上	做到	—	未做到
27. 健侧下肢髋关节伸展，膝关节轻度屈曲	做到	—	未做到
28. 背后放一枕头，健侧上肢可自由摆放，使躯干呈放松状态	做到	—	未做到
29. 患侧足部垫于枕头上，保持踝关节不能内翻悬在枕头边缘，防止足内翻、下垂	做到	—	未做到
操作后处理			
30. 立起床档，记录时间；速消手，摘口罩	全部做到	部分做到	未做到
31. 呼叫器置于床头，向患者及家属交代注意事项：2 小时后护士会来协助改变体位，以促进舒适，如有不适感可按铃	做到		未做到
沟通与同理心			
32. 自我介绍，使用尊称称呼患者及家属	做到	—	未做到
33. 面带微笑，与患者及家属有眼神交流	做到	—	全程没有微笑
34. 主动关心患者的感受，询问体位是否舒适，觉察、接纳并安抚患者情绪	做到	—	未做到
35. 沟通时使用对方了解的语言，避免使用专业术语；语速和音调适合患者及家属的年龄和了解程度	做到	—	未做到
36. 保护患者隐私	做到	—	未做到

评分项目	完全做到（2分）	部分做到（1分）	未做到（0分）
37. 操作过程中向患者及家属解释每个体位摆放的目的	完全做到	部分做到	未做到
理论提问			
38. 正确回答考官提问	做到	—	未做到
百分比分数计算评分	得分÷76（本站总分）×100×25%（本站权重）＝本站得分		

【模拟患者指引】

▷ 病例资料

张先生，男，53岁。患者因突发言语不能伴右侧肢体瘫痪，由120急诊送入院。经诊断为心源性脑栓塞，超早期溶栓治疗后送入普通病房。今天为溶栓治疗后第4天，患者状况平稳，只能说出几个简单的字，能理解别人的语言及书写的文字。现卧于病床休息。

【理论提问参考题目】

▷ 考官可选择1个题目提问

1. 良肢位摆放的目的有哪些？

答：预防或减轻痉挛或畸形的出现；保持躯干和肢体功能状态；预防并发症及继发性损害的发生。

2. 良肢位摆放的开始时间是何时？

答：在生命体征稳定，神经学症状不再发展后48小时，越早越好。

3. 健侧卧位的目的是什么？

答：有利于患侧的血液循环，可减轻患侧肢体的痉挛，预防患肢水肿。

4. 脑梗死常见后遗症有哪些？

答：上肢运动控制能力差和手功能障碍、失语、面瘫、吞咽障碍、偏瘫步态、足下垂、行走困难等。

【相关知识】

脑梗死的早期康复干预：只要不妨碍治疗，康复训练开展得越早，功能康复的可能性就越大，预后也就越好。早期康复护理的内容包括：重视患侧刺激、保持良好的肢体位置、正确的体位变换（翻身）、床上运动训练。

1. 重视患侧刺激

通常患侧的体表感觉、视觉和听觉减少，加强患侧刺激可以对抗其感觉丧失，避免忽略患侧身体和患侧空间。避免手的损伤，尽量不在患肢静脉输液；慎用热水袋热敷等。

2. 保持良好的肢体位置

正确的卧位姿势可以减轻患肢的痉挛、水肿，增加舒适感。①患者卧床时床应放平，床头不宜过高，尽量避免半卧位和不舒适的体位，如患手应张开，手中不应放任何东西，以避免让手处于抗重力的姿势；不在足部放置坚硬的物体以避免足跖屈畸形，因为硬物压在足底部可增加不必要的伸肌模式的反射活动；②不同的体位均应备数个不同大小和形状的软枕以支持；③避免被褥过重或太紧等。

3. 正确的体位变换（翻身）

翻身主要是躯干的旋转，它能刺激全身的反应与活动，是抑制周围神经痉挛和减少患侧受压最具治疗意义的活动。①患侧卧位：是所有体位中最重要的体位。肩关节向前伸展并外旋，肘关节伸展，前臂旋前，手掌向上放在最高处，患腿伸展、膝关节轻度屈曲。②仰卧位：为过渡性体位，因为受颈牵张性反射和迷路反射的影响，异常反射活动增强，应尽可能少用。③健侧卧位：患肩前屈，手平放于枕头上，伸肘，下肢患侧膝、髋屈曲，髋稍内旋，偏瘫、截瘫患者每2~3小时翻身1次。

4. 床上运动训练

正确的运动训练有助于缓解痉挛和改善已形成的异常运动模式。包括 Bobath 握手、桥式运动（选择性伸髋）、关节被动运动、起坐训练。

考站5　健康教育

【考生指引】

▷ 考核情境

> 张先生，教师，53岁。患者因突发言语不能伴右侧肢体瘫痪，由120急诊送入院。经诊断为心源性脑栓塞，立即超早期溶栓治疗后送入普通病房。治疗2周后，患者状况平稳，意识清楚，言语障碍有好转，能说出简短的话语，能理解别人的语言和书写的文字。医嘱明日出院。患者及家属对本次发病的诱因及自身健康状况与脑梗死间的关系并不了解。作为责任护士，请为患者及家属进行健康教育。

▷ 考生任务

请对患者及家属进行疾病高危因素控制的健康指导。

▷ 考核时间

8分钟（读题2分钟，考核6分钟）。

【考官指引】

▷ 考核目的

考查学生正确指导患者及家属控制疾病高危因素的能力。

▷ 场景与用物设置

1. 场景　病床1张，模拟患者1位，患者家属1位，评分教师2位。

2. 用物　病历夹1个，患者信息单（考生用）1份，患者信息单（考官用）2份，笔1支，白纸1张。

▷ 监考与评分注意事项

1. 请根据评分表中的评分标准进行评分。

2. 考生回答若是经由模拟患者提醒才答对，可酌情给分。

3. 考核时间结束时，务必请考生停止考核。

【考核内容评分指引】

脑梗死的健康教育评分指引			
评分项目	完全做到（2 分）	部分做到（1 分）	未做到（0 分）
健康教育前评估			
1. 评估患者健康需求	做到	—	未做到
2. 评估患者及家属对可诱发脑梗死的疾病了解情况（高血压、糖尿病、高脂血症与房颤）	全部评估	部分评估	未评估
3. 评估患者及家属对脑梗死可能出现的症状及严重性的了解情况	做到	—	未做到
4. 评估患者及家属对脑梗死高危因素日常护理及预防措施的掌握情况	做到	—	未做到
病情监测			
5. 每天固定时间监测血压 1 次	正确	—	未提到或错误
6. 按时测量血糖	正确	—	未提到或错误
7. 定期监测血浆国际标准化比率 INR	正确	—	未提到或错误
8. 定期到医院做检查	正确	—	未提到或错误
饮食指导			
9. 低盐饮食（盐每天限制＜6g，不吃腌制食物）	正确	—	未提到或错误
10. 限制脂肪摄入量，尤其减少动物脂肪（肉、内脏）	正确	—	未提到或错误
11. 减少饱和脂肪酸的摄入	正确	—	未提到或错误
12. 选择不饱和酸含量高的油烹饪	正确	—	未提到或错误
13. 限制胆固醇摄入量	正确	—	未提到或错误
14. 糖尿病饮食	正确	—	未提到或错误
15. 适量补充蛋白	正确	—	未提到或错误
16. 多食蔬菜水果及富含纤维素的食物，预防便秘	正确	—	未提到或错误
17. 饮水量充足	正确	—	未提到或错误
其他指导			
18. 遵医嘱规律服降压、降糖、抗凝、抗心律失常药	药物种类全面	药物种类不全	未提到

续表

评分项目	完全做到（2分）	部分做到（1分）	未做到（0分）
19. 注意保暖，切勿着凉	提到	—	未提到
20. 保持心情舒畅	提到	—	未提到
21. 规律作息	提到	—	未提到
22. 增加室内外活动，适当运动	提到	—	未提到
评价健康教育的效果			
23. 评估患者及家属对诱发脑梗死发病高危因素的掌握情况（如家属复述）	做到	—	未做到
沟通与关爱			
24. 使用尊称称呼患者及家属	做到	—	未做到
25. 面带微笑，与患者及家属有眼神交流	做到	—	全程没有微笑
26. 及时回答患者及家属的疑问	做到	—	未做到
27. 给患者及家属消化吸收健康教育内容的相关载体：宣传单、宣传册、视频，或记录单等	做到	—	未做到
理论提问			
28. 正确回答考官提问	做到	—	未做到
百分比分数计算评分	得分 ÷56（本站总分）×100×10%（本站权重）＝本站得分		

【模拟患者指引】

▷ 病例资料

张先生，教师，53岁。患者因突发言语不能伴右侧肢体瘫痪，由120急诊送入院。经诊断为心源性脑栓塞，超早期溶栓治疗后送入普通病房常规治疗2周后，状况平稳，意识清楚，言语障碍有好转，能说出简短的话语，能理解别人的语言和书写的文字。医嘱明日出院，患者及家属对本次发病的诱因及自身健康状况与脑梗死间的关系并不了解。

【理论提问参考题目】

▷ 考官可选择1个题目提问

1. 与脑梗死发病的疾病因素有哪些？

答：高血压、心脏病（心房颤动、心脏瓣膜病、充血性心力衰竭）、糖尿病、高脂血症、高同型半胱氨酸血症、糖尿病。

2. 脑梗死二级预防的内容有哪些？

答：病因预防、抗血小板聚集、治疗短暂性脑缺血发作、防止卒中后认知障碍。

【相关知识】

脑梗死的危险因素：脑梗死的危险因素与脑梗死的发生和发展有直接关联。危险因素的存在，将增加脑血管病发病概率。脑梗死的危险因素分为可干预和不可干预两类，针对可干预因素采取措施，可减少脑梗死的发生。

1. 不可干预因素

不可干预因素包括年龄、性别、性格、种族、遗传等。55 岁以后发病率明显增加，年龄每增加 10 岁，发生率约增加 1 倍；男性卒中发病率高于女性；父母双方有卒中史的子女卒中风险增加。

2. 可干预因素

可干预因素包括高血压、高血脂、心脏病、糖尿病、高同型半胱氨酸血症、吸烟、酗酒、体力活动少、高盐饮食、超重、感染等。在可干预的危险因素中，高血压是最重要的独立危险因素。糖尿病、吸烟、酗酒均为重要的危险因素。糖尿病与微血管病变、大血管病变、高脂血症及缺血性脑卒中的发生有关；吸烟可加速血管硬化，促使血小板聚集，降低高密度脂蛋白水平，烟草中的尼古丁还可刺激交感神经使血管收缩，血压升高。

第三章 外科护理 OSCE 考核 ▷▷▷▷

本章以胃十二指肠溃疡、直肠癌、胸部损伤、急性胆囊炎、乳腺癌等常见疾病为例，主要考查护理评估、疾病诊断与护理诊断、外科疾病的护理措施、外科护理技术以及健康教育。每一疾病均设5站，通过考核设计，旨在训练评判性思维，提高学生的外科应急能力、围手术期护理能力。

第一节 胃十二指肠溃疡

胃十二指肠溃疡是指发生于胃十二指肠的局限性圆形或椭圆形的全层黏膜缺损。随着病情发展，可出现胃十二指肠溃疡穿孔、出血、瘢痕性幽门梗阻等并发症，病情严重时可发生休克，严重威胁患者身体健康。新型制酸剂和抗幽门螺旋杆菌药物的应用使得大部分溃疡病患者经内科治疗可以痊愈，外科治疗主要适用于急性穿孔、出血、幽门梗阻、药物治疗无效的溃疡患者以及恶变等情况。本节主要考查病史采集、胃肠外科专科身体评估、疾病诊断与护理诊断、术前准备、术后引流管的护理、并发症的观察与护理以及健康教育等内容。

考站1 护理评估

【考生指引】

▷ 考核情境

> 李先生，28 岁，报社编辑。患者因突发上腹部刀割样剧痛伴恶心、呕吐，由同事陪同来院就诊。门诊医生建议住院治疗，患者办完住院手续来到科室，因腹部疼痛而烦躁不安，诉十分担心身体状况，希望尽快了解病情。现 T 37.6℃，P 105 次/分，R 22 次/分，BP 109/72mmHg。如果你是责任护士，请接待新患者，进行护理评估。

▷ 考生任务

1. 请结合所学知识有条理地采集病史。
2. 请根据病情有选择地进行身体评估。
3. 请根据病情提出需进一步评估的检查项目。

▷ 考核时间

15 分钟（读题 2 分钟，考核 13 分钟）。

【考官指引】

▷ **考核目的**

1. 考查学生正确采集病史的能力。

2. 考查学生进行针对性身体评估的能力。

3. 考查学生评判性思维能力。

▷ **场景与用物设置**

1. 场景　病床 1 张，模拟患者 1 位，评分教师 2 位。

2. 用物　治疗盘 1 个，听诊器 1 个，叩诊锤 1 个，身高体重秤 1 台，腕带 1 个，患者信息单（考生用）1 份，患者信息单（模拟患者用）1 份，患者信息单（考官用）2 份，笔 1 支，白纸数张。

▷ **监考与评分注意事项**

1. 请根据评分指引中的标准进行评分。

2. 考生回答若是经由模拟患者提醒才答对，可酌情给分。

3. 考生提出需测量血常规、血尿淀粉酶时，若没有模拟患者，请评分教师做出相应回答。

4. 考核时间结束时，务必请考生停止本站考核，进入下一站考核，不可拖延时间。

【考核内容评分指引】

护理评估评分指引			
评分项目	完全做到（2分）	部分做到（1分）	未做到（0分）
现病史			
1. 自我介绍（姓名与职责），向患者解释沟通目的	2 项均做到	任 1 项未做到	2 项均未做到
2. 询问患者姓名、年龄、床号，核对腕带与口述一致	2 项均做到	任 1 项未做到	2 项均未做到
3. 评估腹痛出现的时间及诱因	2 项均做到	任 1 项未做到	2 项均未做到
4. 评估腹痛的部位及范围	2 项均做到	任 1 项未做到	2 项均未做到
5. 评估腹痛的性质及程度	2 项均做到	任 1 项未做到	2 项均未做到
6. 评估腹痛发生时的伴随症状	做到	—	未做到
7. 评估疼痛的缓解措施及效果	做到	—	未做到
8. 评估有无腹胀和呕吐，若有呕吐，评估呕吐物的性质和量	2 项均做到	任 1 项未做到	2 项均未做到
9. 评估患者的饮食情况	做到	—	未做到
10. 评估诊断及治疗经过	做到	—	未做到
11. 评估精神状态	做到	—	未做到
12. 评估小便情况	做到	—	未做到

评分项目	完全做到（2分）	部分做到（1分）	未做到（0分）
13. 评估大便情况	做到	—	未做到
14. 评估睡眠情况	做到	—	未做到
15. 评估有无消瘦、贫血等全身表现	做到	—	未做到
既往史、家族史、用药史、过敏史、个人生活史、诊治经过、一般资料			
16. 评估既往史（手术史、腹部外伤史、胃十二指肠溃疡病史、传染病史，高血压、糖尿病、冠心病等慢性病史）	做到	—	未做到
17. 评估家族史（胃十二指肠疾病史、高血压、糖尿病、冠心病等慢性病史）	做到	—	未做到
18. 评估药物（非甾体类抗炎药、皮质类固醇等）使用情况	做到	—	未做到
19. 评估药物、食物过敏史	2项均做到	任1项未做到	2项均未做到
20. 评估个人生活史：烟酒嗜好、饮食习惯、作息规律	1~3项做到	—	3项均未做到
21. 评估性格特征及心理状态	2项均做到	任1项未做到	2项均未做到
22. 评估一般资料：付费方式、联系地址与电话、社会支持等	2项及以上做到	—	2项以下做到
身体评估			
23. 视诊腹部外形、呼吸运动、有无腹壁静脉曲张、胃肠型及蠕动波、有无皮疹、色素和腹纹	检查全面且方法正确	检查不全面	未检查或检查方法错误
24. 听诊肠鸣音、振水音及血管杂音	检查全面且方法正确	检查不全面	未检查或检查方法错误
25. 叩诊腹部、检查有无移动性浊音	检查全面且方法正确	检查不全面	未检查或检查方法错误
26. 叩诊肝脏、胆囊	检查全面且方法正确	检查不全面	未检查或检查方法错误
27. 触诊腹壁紧张度、压痛与反跳痛	检查全面且方法正确	检查不全面	未检查或检查方法错误
28. 触诊肝脏、脾脏、胆囊及膀胱	检查全面且方法正确	检查不全面	未检查或检查方法错误
29. 评估神经肌肉：①肌力与肌张力；②腱反射	检查全面且方法正确	检查不全面	未检查或检查方法错误
30. 询问或测量体重并记录	做到	—	未做到

续表

评分项目	完全做到（2分）	部分做到（1分）	未做到（0分）
31. 询问或测量身高并记录	做到	—	未做到
需进一步评估的检查项目			
32. 提出需测量血常规、血尿淀粉酶	2 项均做到	任 1 项未做到	2 项均未做到
33. 提出需行腹部 X 线检查、内镜检查、诊断性腹腔穿刺	1 ~ 3 项做到	—	3 项均未做到
沟通技巧			
34. 使用尊称称呼患者	做到	—	未做到
35. 面带微笑，与患者有眼神交流	做到	—	全程没有微笑
36. 全神贯注，用心聆听患者的回答	做到	—	未做到
37. 以开放式的问句进行沟通	全程使用开放性问句 4 次及以上	全程使用开放性问句 4 次以下	全程均未使用开放性问句
38. 资料采集过程流畅，具有逻辑性	做到	—	未做到
百分比分数计算评分	得分 ÷76（本站总分） ×100×25%（本站权重）= 本站得分		

【模拟患者指引】

▷ 病例资料

李先生，28 岁，本科学历，报社编辑，已婚。市医保。家庭地址：本市岭南路 5 号。联系方式：139XXXXXXXX。

患者因突发上腹部刀割样剧痛伴恶心、呕吐，由门诊收治入院。患者 4 小时前突发上腹部"刀割样"剧痛，呈持续性，伴恶心，呕吐（少量胃内容物，无特殊气味及色泽，呕吐后腹痛未缓解）。腹痛很快波及全腹。自行用热水袋放于腹部热敷，腹痛未见减轻。现患者因疼痛腹部拒按，烦躁不安，出冷汗。诉十分担心身体状况，希望尽快了解病情。患病以来睡眠较差，未进饮食，小便正常，大便未解。

否认传染病病史，否认重大疾病史及外伤史。否认药物食物过敏史。否认服用阿司匹林等非甾体类消炎药或皮质激素病史。平素饮食不规律，喜辛辣饮食，近 1 年有空腹胃痛病史，进餐后可缓解。自行服用多潘立酮片、三九胃泰等药物，未经医院诊断及治疗。最近因工作繁忙，经常加班，自觉疲劳、精神高度紧张。否认不良烟酒嗜好。家庭关系和睦。

身体评估：身高 170cm，体重 60kg。T 37.6℃，P 105 次/分，R 22 次/分，BP 109/72mmHg。营养良好，急性痛苦病容，腹平坦，腹式呼吸减弱，未见胃肠型及蠕动波，肠鸣音减弱，无振水音及血管杂音，肝浊音界正常，移动性浊音（－），腹肌广泛紧张，剑突下及右上腹压痛、反跳痛，剑突下最著。腹腔脏器触诊未见异常。无皮肤发绀，无四肢肌张力及肌力减弱，腱反射无异常。

相关检查：①实验室检查：白细胞 $11.8 \times 10^9/L$，中性粒细胞比值85%，血红蛋白140g/L，血清淀粉酶96U/dL，尿淀粉酶60U/dL。②腹部 X 线：膈下可见新月状游离气体影。③胃镜检查：可见十二指肠球部溃疡穿孔。④诊断性腹腔穿刺：抽出液可见食物残渣。

【相关知识】

胃十二指肠溃疡辅助检查如下。

1. 实验室检查

胃十二指肠溃疡急性穿孔患者可出现白细胞计数及中性粒细胞比值升高。胃十二指肠溃疡大出血患者早期由于血液浓缩，血常规结果可无明显变化，以后红细胞计数、血红蛋白值、血细胞比容均呈进行性下降。

2. 影像学检查

①X 线检查：约80% 胃十二指肠溃疡急性穿孔的患者立位腹部 X 线可见膈下新月状游离气体影。X 线钡餐检查可见胃十二指肠溃疡部位有一光滑、整齐的龛影或十二指肠球部变形；幽门梗阻者可见胃扩大，24 小时后仍有钡剂存留。已明确为幽门梗阻者应避免做此检查。②血管造影：对胃十二指肠溃疡大出血患者行选择性腹腔动脉或肠系膜上动脉造影可明确病因及出血部位，并可采取栓塞治疗或动脉注射垂体加压素等介入性止血措施。

3. 内镜检查

胃镜检查是确诊胃十二指肠溃疡的首选检查方法，可明确溃疡部位，并可在直视下取活组织做幽门螺旋杆菌检测及病理学检查。对胃十二指肠溃疡大出血患者可明确出血的原因和部位，出血 24 小时内其阳性率可达 70% ~ 80%，超过 48 小时则阳性率下降。幽门梗阻者可见胃内大量潴留的胃液和食物残渣。

4. 诊断性腹腔穿刺

胃十二指肠急性穿孔临床表现不典型的病例，必要时可行腹腔诊断性穿刺以帮助诊断，穿刺抽出液可含胆汁或食物残渣。

考站2 病情诊断与护理问题

【考生指引】

▷ **考核情境**

李先生，28 岁，报社编辑。患者因突发上腹部刀割样剧痛伴恶心、呕吐，由门诊收治入院。现患者因疼痛腹部拒按，烦躁不安，出冷汗，诉十分担心身体状况，希望尽快了解病情。测 T 37.6℃，P 105 次/分，R 22 次/分，BP 109/72mmHg。如果你是责任护士，请结合第 1 站评估结果，陈述病史，进行疾病诊断，提出护理诊断/问题。

▷ **考生任务**

1. 请根据第 1 站评估结果，陈述该患者的现病史（包括目前主要症状）、既往史、家族史、过敏史、个人生活史、一般资料、身体评估结果。

2. 请说出疾病诊断以及诊断依据。

3. 请提出至少 3 个主要的护理诊断/问题，并说出判断依据。

▷ **考核时间**

5 分钟（读题 2 分钟，考核 3 分钟）。

【考官指引】

▷ **考核目的**

1. 考查学生有条理地陈述病例的能力。

2. 考查学生正确进行疾病诊断的能力。

3. 考查学生正确概括护理诊断/问题的能力。

▷ **场景与用物设置**

1. 场景　评分教师 2 位。

2. 用物　患者信息单（考生用）1 份，患者信息单（考官用）2 份，笔 1 支，白纸数张。

▷ **监考与评分注意事项**

1. 请根据评分表中的评分标准进行评分。

2. 考核时间结束时，务必请考生停止本站考核，进入下一站考核，不可拖延时间。

【考核内容评分指引】

疾病诊断、护理诊断/问题评分指引			
评分项目	完全做到（2分）	部分做到（1分）	未做到（0分）
陈述病史			
1. 有条理地叙述现病史	做到	—	未做到
2. 正确叙述既往史	做到	—	未做到
3. 正确叙述家族史	做到	—	未做到
4. 正确叙述过敏史	做到	—	未做到
5. 正确叙述个人生活史	做到	—	未做到
6. 正确叙述一般资料	做到	—	未做到
7. 叙述正确的身体评估资料：生命体征、身高、体重、腹部视诊、听诊、叩诊、触诊情况	4~7 项正确	1~3 项正确	7 项均未做到或错误
疾病诊断			
8. 西医病名诊断（胃十二指肠溃疡穿孔）	完全正确	部分正确	完全错误
9. 诊断依据（临床表现、体格检查结果、辅助检查结果）	说明内容完整且正确	说明内容不全	说明内容不全且错误
护理诊断/问题			

续表

评分项目	完全做到（2分）	部分做到（1分）	未做到（0分）
10. 急性疼痛：与胃十二指肠溃疡穿孔后消化液对腹膜的强烈刺激有关（判断依据：患者上腹部"刀割样"剧痛，呈持续性，腹痛很快波及全腹；腹部拒按，烦躁不安，出冷汗）	完全正确	部分正确	未提出或完全错误
11. 体液不足：与溃疡穿孔后腹腔内大量渗出及呕吐致体液大量丢失有关（判断依据：患者呕吐出少量胃内容物；胃镜检查示十二指肠球部溃疡穿孔；诊断性腹腔穿刺示抽出液可见食物残渣）	完全正确	部分正确	未提出或完全错误
12. 焦虑：与缺乏疾病相关知识有关（判断依据：初次发病，患者诉十分担心身体状况，希望尽快了解病情）	完全正确	部分正确	未提出或完全错误
理论提问			
13. 正确回答考官提问	做到	—	未做到
临床辨证思维			
14. 疾病诊断思路清晰	做到	—	未做到
15. 护理诊断/问题正确排序	做到	—	未做到
百分比分数计算评分	得分÷30（本站总分）×100×20%（本站权重）=本站得分		

【模拟患者指引】

▷ 病例资料

李先生，28岁，本科学历，报社编辑，已婚。市医保。家庭地址：本市岭南路5号。联系方式：139XXXXXXXX。

患者因突发上腹部刀割样剧痛伴恶心、呕吐，由门诊收治入院。患者4小时前突发上腹部"刀割样"剧痛，呈持续性，伴恶心，呕吐（少量胃内容物，无特殊气味及色泽，呕吐后腹痛未缓解）。腹痛很快波及全腹。自行用热水袋放于腹部热敷，腹痛未见减轻。现患者因疼痛腹部拒按，烦躁不安，出冷汗，诉十分担心身体状况，希望尽快了解病情。患病以来睡眠较差，未进饮食，小便正常，大便未解。

否认传染病病史，否认重大疾病史及外伤史。否认药物食物过敏史。否认服用阿司匹林等非甾体类消炎药或皮质激素病史。平素饮食不规律，喜辛辣饮食，近1年有空腹胃痛病史，进餐后可缓解。自行服用多潘立酮片、三九胃泰等药物，未经医院诊断及治疗。最近因工作繁忙，经常加班，自觉疲劳、精神高度紧张。否认不良烟酒嗜好。家庭关系和睦。

身体评估：身高170cm，体重60kg。T 37.6℃，P 105次/分，R 22次/分，BP 109/

72mmHg。营养良好，急性痛苦病容，腹平坦，腹式呼吸减弱，未见胃肠型及蠕动波，肠鸣音减弱，无振水音及血管杂音，肝浊音界正常，移动性浊音（－），腹肌广泛紧张，剑突下及右上腹压痛、反跳痛，剑突下最著。腹腔脏器触诊未见异常。无皮肤发绀，无四肢肌张力及肌力减弱，腱反射无异常。

相关检查：①实验室检查：白细胞 11.8×10^9/L，中性粒细胞比值85%，血红蛋白140g/L，血清淀粉酶96U/dL，尿淀粉酶60U/dL。②腹部 X 线：膈下可见新月状游离气体影。③胃镜检查：可见十二指肠球部溃疡穿孔。④诊断性腹腔穿刺：抽出液可见食物残渣。

【理论提问参考题目】

▷ 考官可选择 1 个题目提问

1. 血清淀粉酶的正常范围是多少？

答：40 ~ 180U/dL。

2. 胃十二指肠溃疡的病因主要有哪些？

答：幽门螺杆菌感染、胃酸分泌异常、胃黏膜屏障破坏、遗传、吸烟、心理压力等。

3. 胃十二指肠溃疡手术治疗的主要方式包括哪些？

答：胃大部切除术是治疗胃十二指肠溃疡及其并发症的首选术式，其类型主要包括毕 I 式胃大部切除术、毕 II 式胃大部切除术及胃大部切除后胃空肠 Roux – en – Y 式吻合术。此外，胃十二指肠急性穿孔者可行穿孔修补术；胃十二指肠大出血者可行溃疡底部贯穿缝扎术。

4. 胃十二指肠溃疡术后主要并发症包括哪些？

答：主要并发症包括出血、十二指肠残端破裂、吻合口瘘、胃排空障碍、术后梗阻、倾倒综合征等。

【相关知识】

胃十二指肠溃疡的临床表现如下。

1. 胃溃疡

胃溃疡腹痛多于进餐后 0.5 ~ 1 小时开始，持续 1 ~ 2 小时后消失。进食后疼痛不能缓解，有时反而加重，服用抗酸药物疗效不明显。腹痛的节律性不如十二指肠溃疡明显。压痛点位于剑突与脐间的正中线或略偏左。胃溃疡经抗酸治疗后常容易复发，除易发生大出血、急性穿孔等严重并发症外，约有 5% 胃溃疡可发生恶变。

2. 十二指肠溃疡

十二指肠溃疡临床常表现为上腹部或剑突下烧灼痛或钝痛，主要为餐后延迟痛（餐后 3 ~ 4 小时）、饥饿痛或夜间痛，服用抗酸药或进食能使疼痛缓解或停止。脐部偏右上方可有压痛。腹痛具有周期性发作的特点，秋冬季或冬春季好发。十二指肠溃疡发作时，症状可持续数周才逐渐缓解，间歇 1 ~ 2 个月再发。若间歇期缩短，发作期延长，腹痛程度加重，则提示溃疡病变加重。

考站3　护理措施

【考生指引】

▷ 考核情境

李先生，28岁，报社编辑，身高170cm，体重60kg。胃十二指肠溃疡，患者因突发上腹部刀割样剧痛伴恶心、呕吐，由门诊收治入院。入院当天经禁食、胃肠减压、抗感染、加强营养支持等治疗后，患者腹痛仍未见缓解，予全麻下行毕Ⅱ式胃大部切除术，术后患者安返病房。今为术后第2天，肛门尚未排气，继续予禁食、持续胃肠减压治疗，胃肠减压24小时引流出咖啡色液体180mL，患者欲了解术后饮食、活动等方面的注意事项。请叙述此时的病情观察要点，并对患者进行饮食、运动指导。

▷ 考生任务

1. 请叙述此时的病情观察要点。

2. 请叙述饮食及营养指导要点。

3. 请叙述运动指导要点。

▷ 考核时间

10分钟（读题2分钟，考核8分钟）。

【考官指引】

▷ 考核目的

1. 考查学生对胃大部切除术后病情观察要点的掌握。

2. 考查学生为胃大部切除术后患者进行饮食指导的能力。

3. 考查学生指导胃大部切除术后患者合理运动的能力。

▷ 场景与用物设置

1. 场景　评分教师2位。

2. 用物　患者信息单（考生用）1份，患者信息单（考官用）2份，笔1支，白纸数张。

▷ 监考与评分注意事项

1. 请根据评分表中的评分标准进行评分。

2. 考核时间结束时，务必请考生停止本站考核，进入下一站考核，不可拖延时间。

【考核内容评分指引】

胃大部切除术后的护理措施评分指引			
评分项目	完全做到（2分）	部分做到（1分）	未做到（0分）
病情观察			
1. 测量体温、脉搏、呼吸、血压，并做好记录	正确叙述	—	未叙述或错误
2. 记录引流液的量、颜色、性状	正确叙述	—	未叙述或错误

评分项目	完全做到（2分）	部分做到（1分）	未做到（0分）
3. 遵医嘱静脉补液，必要时输注血浆、浓缩红细胞等以维持有效循环血量	正确叙述	—	未叙述或错误
4. 观察术后伤口包扎情况；伤口有无渗血、渗液；保持敷料清洁干燥，若敷料渗湿应及时更换	3项均正确叙述	任1项未叙述或错误	3项均未叙述或均错误
5. 观察伤口周围皮肤有无发红及伤口愈合情况	正确叙述	—	未叙述或错误
6. 观察腹部体征，有无腹痛、腹胀等	正确叙述	—	未叙述或错误
7. 评估患者的疼痛情况，指导患者使用自动镇痛泵或遵医嘱予药物止痛	2项均正确叙述	任1项未叙述或错误	2项均未叙述或均错误
8. 妥善固定并准确标记各引流管，避免脱出，一旦脱出后不可自行插回	正确叙述	—	未叙述或错误
9. 保持引流通畅，防止受压、扭曲、折叠等	正确叙述	—	未叙述或错误
10. 经常挤捏各引流管以防阻塞；一旦阻塞，可在医师指导下用注射器抽取生理盐水试冲洗引流管	2项均正确叙述	任1项未叙述或错误	2项均未叙述或均错误
11. 观察并记录引流液的颜色、性状和量	正确叙述	—	未叙述或错误
12. 胃肠减压期间应维持适当的负压，避免压力过大损伤胃黏膜	正确叙述	—	未叙述或错误
13. 术后胃肠减压量减少，肠蠕动恢复，肛门排气后可拔除胃管	正确叙述	—	未叙述或错误
饮食护理与营养支持			
14. 术后禁食；胃肠减压期间予肠外营养支持，补充水、电解质及营养素，必要时输人血白蛋白或全血	正确叙述	—	未叙述或错误
15. 拔除胃管后当日可饮少量水，每次20～30mL	正确叙述	—	未叙述或错误
16. 如无腹胀、腹痛，拔除胃管第2日可进半量流质饮食，每次50～80mL，每日5～6次	正确叙述	—	未叙述或错误
17. 拔除胃管第3日可进全量流质，每次100～150mL，每日4～5次	正确叙述	—	未叙述或错误
18. 如无腹胀、腹痛，拔除胃管第4日可进半流质饮食，每次100～200g，每日4～5次	正确叙述	—	未叙述或错误

续表

评分项目	完全做到（2分）	部分做到（1分）	未做到（0分）
19. 拔除胃管第 10 日可进软食，每日 5~6餐	正确叙述	—	未叙述或错误
20. 术后 1 个月内以软食为主；少量多餐；开始时每日进食 5~6 次，逐渐减少进食次数并增加每次进食量	3 项均正确叙述	任 1 项未叙述或错误	3 项均未叙述或均错误
21. 1 个月后逐步恢复正常饮食，注意营养丰富，忌生、冷、硬和刺激性食物	正确叙述	—	未叙述或错误
体位与活动指导			
22. 患者血压平稳后予低半卧位	正确叙述	—	未叙述或错误
23. 术后第 1 日以半卧位为主；鼓励患者自行床上翻身、增加床上运动；根据患者活动耐受情况可适当在搀扶下下床并沿床沿活动	3 项均正确叙述	任 1 项未叙述或错误	3 项均未叙述或均错误
24. 术后第 2 日以半卧位为主，可在搀扶下适当进行室内活动	正确叙述	—	未叙述或错误
25. 术后第 3 日起适当增加活动量	正确叙述	—	未叙述或错误
26. 活动量选择：可在病区走廊内适当活动，以不引起疲乏为宜	正确叙述	—	未叙述或错误
27. 注意事项：①活动前确保导管妥善固定；②活动时注意保持引流管开口低于腹壁切口以防引流液逆流	2 项均正确叙述	任 1 项未叙述或错误	2 项均未叙述或均错误
理论提问			
28. 正确回答考官提问	做到	—	未做到
百分比分数计算评分	得分÷56（本站总分）×100×20%（本站权重）=本站得分		

【模拟患者指引】

▷ 病例资料

李先生，28 岁，报社编辑，身高 170cm，体重 60kg。胃十二指肠溃疡，患者因突发上腹部刀割样剧痛伴恶心、呕吐，由门诊收治入院。入院当天经禁食、胃肠减压、抗感染，加强营养支持等治疗后，患者腹痛仍未见缓解，予全麻下行毕Ⅱ式胃大部切除术，术后患者安返病房。今为术后第 2 天，肛门尚未排气，继续予禁食、持续胃肠减压治疗，胃肠减压 24 小时引流出咖啡色液体 180mL。

【理论提问参考题目】

▷ **考官可选择1 个题目提问**

1. 该患者血压平稳后为何采取低半卧位?

答：以保持腹肌松弛，减轻腹部切口张力，减轻疼痛，有利于呼吸及引流。

2. 胃大部切除术后早期最严重的并发症是什么? 患者可出现哪些临床表现?

答：十二指肠残端破裂是胃大部切除术后早期最严重的并发症，主要是由于术中十二指肠残端处理不当或因空肠输入袢梗阻致十二指肠内张力过高所致。临床表现：①多发生在术后 24~48 小时，患者突发上腹剧痛、发热及腹膜刺激征；②白细胞计数增加；③腹腔穿刺常可抽得胆汁样液体。

【相关知识】

1. 胃大部切除手术后发生胃出血的原因与护理

（1）原因　发生在术后 24 小时之内的出血，多因术中止血不彻底；术后 4~6 日发生的出血，常为肠胃吻合口黏膜坏死脱落所致；术后 10~20 日发生的出血，多因吻合口缝线处感染或黏膜下脓肿腐蚀血管所致。

（2）护理措施　①术后严密观察患者生命体征及神志变化；②加强对胃肠减压引流液的颜色、性状和量的观察，若术后短期内从胃管引流出大量鲜红色血性液体，持续不止，须及时报告医师处理；③遵医嘱使用止血药物、给予冰盐水洗胃或输新鲜血等；④经非手术治疗不能有效止血或出血量超过每小时 500mL 时，积极完善术前准备。

2. 胃大部切除术后饮食与营养

（1）原则与宜忌　胃大部切除术后患者在饮食方面应选择胃排空较慢，高蛋白、高热量、低脂、低碳水化合物的流食或软食。烹调时一般采用蒸、烩、煮、炖等方式以利于食物的消化吸收，尽量避免采用油炸、生煎等方法。忌食生冷、酸辣等刺激性食物。

（2）分期饮食　应根据患者术后恢复情况从流质饮食逐渐过渡到半流质饮食，最后过渡到软食和普食。①流质饮食期：患者术后胃肠功能恢复，胃管拔除当日，可予少量温开水试饮，每次 20~30mL，间隔 1~2 小时；注意观察有无腹痛、腹胀等不适；经过第 1 日的试饮水后，如无不适，第 2 日可进少量全流质饮食，每次 50~80mL，5~6 次/日，以患者自我感觉舒适为主；流质饮食可选择稀饭、米汤、蛋汤、菜汤、藕粉等，避免食用豆浆和牛奶等易产气食物；第 3 日可适当增加食量，由稀到稠，同时延长间隔时间。由于流质饮食的量和营养成分有限，因此该阶段仍需经由静脉行肠外营养补充；②半流质饮食期：患者进流质饮食后第 2 日，如无恶心、呕吐、腹胀等情况，可给予蛋羹、烂面条、肉末等半流质饮食并可停止肠外营养补充；进食应以高营养、易消化、无刺激性的食物为主，少量多餐，每日以 4~5 餐为宜，逐渐增加饮食量，但饮食不宜过饱；③软食和普食期：经过 2~4 日的半流质饮食，如患者已经适应半流质饮食，可考虑开始进软食；不宜食用含粗纤维多的食物，如韭菜、芹菜等；进软食两周后如无腹胀、呕吐等不适即可改普食；术后 1 个月内应以柔软、无刺激、易消化的食物为宜，一般需 6 个月至 1 年才能恢复到正常饮食。

考站4 护理技术——胃肠减压

【考生指引】

▷ **考核情境**

> 李先生，28岁，报社编辑，胃十二指肠溃疡穿孔。患者入院后予禁食、胃肠减压、抗感染，加强营养支持等治疗。如果你是普外科护士，请执行医嘱：插胃管行胃肠减压。

▷ **考生任务**

1. 进行插胃管及胃肠减压。

2. 执行过程中所有核对须以叙述或行动展现。

3. 执行插胃管及胃肠减压后给予患者相关护理指导。

▷ **考核时间**

10分钟（读题1分钟，考核9分钟）。

【考官指引】

▷ **考核目的**

1. 考查学生对胃肠减压的患者进行健康教育的能力。

2. 考查学生按照正确的方法完成胃肠减压操作的能力。

3. 考查学生在胃肠减压操作中对患者给予关怀和尊重的能力。

▷ **场景与用物设置**

1. 场景 病床1张，戴腕带的模拟患者1位，评分教师2位。

2. 用物 治疗盘1个，治疗碗1个，治疗巾，纱布，镊子，一次性胃管1~2根，石蜡油，棉签，胶布，压舌板，弯盘，别针，手电筒，听诊器，一次性50mL注射器1个，一次性手套，温水杯，一次胃肠减压器1个，患者信息单（学生用）1份，患者信息单（考官用）2份。

▷ **监考与评分注意事项**

1. 请根据评分表中的评分标准进行评分。

2. 操作过程中如查对错误，自违反查对制度以下步骤均为0分。

3. 考生回答若是经由模拟患者提醒才答对，可酌情给分。

4. 考核时间结束时，务必请考生停止本站考核，进入下一站考核，不可拖延时间。

【考核内容评分指引】

胃肠减压操作步骤及评分指引			
评分项目	完全做到（2分）	部分做到（1分）	未做到（0分）
操作前评估与准备			
1. 核对医嘱，了解病情	2项均做到	任1项未做到	2项均未做到

评分项目	完全做到（2分）	部分做到（1分）	未做到（0分）
2. 到床边，核对患者，自我介绍（姓名与职责），向患者解释操作目的及方法	3 项均做到	1~2 项未做到	3 项均未做到
3. 评估患者病情、神志、营养状况、治疗及心理反应合作程度	5 项均做到	1~3 项未做到	4 项及以上未做到
4. 评估患者的鼻腔情况：①鼻黏膜有无肿胀、炎症；②有无鼻息肉及鼻中隔偏曲等	2 项均做到	任 1 项未做到	2 项均未做到
5. 患者准备：交代患者做好个人准备（如排尿），使之了解胃肠减压作用，其愿意配合操作	3 项均做到	任 1 项未做到	3 项均未做到
6. 护士准备：衣着整洁，修剪指甲，洗手，戴口罩	完全做到且洗手方法正确	部分做到	未做到或洗手方法错误
7. 物品准备：用物齐全（治疗盘 1 个，治疗碗 1 个，治疗巾，纱布，镊子，一次性胃管 1~2 根，石蜡油，棉签，胶布，压舌板，弯盘，别针，手电筒，听诊器，一次性 50mL 注射器 1 个，一次性手套，温水杯，一次胃肠减压器 1 个），摆放有序合理，并检查用物有效期及包装完整性	做到	用物缺少 3 项以内，且有检查	用物缺少 4 项及以上，或未检查
8. 推治疗车至床旁，再次核对患者	做到	—	未做到
插胃管			
9. 协助患者取合适体位	做到	—	未做到
10. 将治疗盘置于床头柜上，准备胶布备用	做到	—	未做到
11. 取棉签蘸温水为患者清洁鼻腔	做到	—	未做到
12. 将治疗巾铺于患者颌下	做到	—	未做到
13. 戴手套，检查胃管有效期、是否通畅，用石蜡油润滑胃管前端	2 项均做到	—	任 1 项未做到
14. 测量胃管长度（发际至剑突）并做好标记	做到	—	未做到
15. 用镊子夹取胃管，经鼻孔轻轻插入，插至咽喉部 10~15cm 时，请患者做吞咽动作，同时快速插入至所需刻度	做到且正确	—	未做到或错误

评分项目	完全做到（2分）	部分做到（1分）	未做到（0分）
16. 检查口腔内有无胃管弯曲	做到	—	未做到
17. 检查胃管是否在胃内，方法正确（①用注射器抽吸，抽出胃液并测定 pH 为酸性；②用注射器向胃管注入 10mL 空气，用听诊器在胃部能听到气过水声；③将胃管末端放入温水杯中，未见气体逸出）	3 项均做到且正确	—	任 1 项未做到或错误
接胃肠减压器			
18. 检查胃肠减压器有效期、包装是否完整	2 项均做到	—	任 1 项未做到
19. 无菌原则撕开胃肠减压器包装，排出胃肠减压器内气体，将其与胃管末端连接	3 项均做到	—	任 1 项未做到
20. 正确固定胃管（采用宽 4cm，长 9cm 的胶布一块，将宽剪成 3 条，剪 2/3 长。使用时，1/3 完整胶布贴于鼻背及双侧鼻翼，中间条纵行贴于胃管上，两边条分别交叉胃管后贴于同侧鼻翼上），贴管道标识，注明置管时间、长度并签名	5 项均做到	1～3 项未做到	4 项及以上未做到
21. 将胃肠减压器固定在床旁（用线绳从吊耳空洞中穿过并打结，患者卧床休息时用别针将其别在床旁，下床活动时别于衣服上）	做到	—	未做到
22. 观察引流管是否通畅及引流液的颜色、性状、量	2 项均做到	—	任 1 项未做到
操作后处理			
23. 操作后核对	做到	—	未做到
24. 交代注意事项：翻身坐起时勿牵扯胃管	做到	—	未做到
25. 协助患者取舒适卧位	做到	—	未做到
26. 整理床单元及用物，并将废物分类处理	做到	—	未做到或废弃物分类错误
27. 洗手	做到且正确	—	未做到或洗手方法错误
28. 记录：置管时间、置入长度、签名	3 项均做到	1～2 项未做到	3 项均未做到

评分项目	完全做到（2分）	部分做到（1分）	未做到（0分）
29. 操作过程流畅，技术熟练	做到	—	未做到
沟通与同理心			
30. 使用尊称称呼患者	做到	—	未做到
31. 面带微笑，与患者有眼神交流	做到	—	全程没有微笑
32. 主动关心患者的感受，觉察、接纳并安抚患者情绪	做到	—	未做到
33. 沟通时使用对方了解的语言，避免使用专业术语；语速和音调适合患者年龄和了解程度	做到	—	未做到
34. 注意聆听，记住患者讲的话且有回应；不打断对方的话；使用开放式问题鼓励患者表达	做到	—	未做到
35. 保护患者隐私	做到	—	未做到
理论提问			
36. 正确回答考官提问	做到	—	未做到
百分比分数计算评分	得分÷72（本站总分）×100×25%（本站权重）=本站得分		

【模拟患者指引】

▷ 病例资料

李先生，28 岁，报社编辑，患者被诊断为胃十二指肠溃疡，予禁食、胃肠减压、抗感染，加强营养支持等治疗。

【理论提问参考题目】

▷ 考官可选择1个题目提问

1. 胃肠减压的目的有哪些？

答：其目的包括：①术前准备：术前及术中胃肠减压可防止胃肠膨胀，有利于视野显露和手术操作，预防麻醉后引发吸入性肺炎。②减轻胃肠道张力：术后应用胃肠减压可减轻胃肠道张力，防止胃肠道膨胀，减轻吻合口张力，有利于手术切口及胃肠吻合口的愈合。③治疗作用：通过胃肠减压吸出胃肠道内的气体和液体，减轻腹胀，降低肠腔压力，减少肠腔内细菌和毒素，改善肠壁血运。④给药：胃十二指肠溃疡大出血时经胃肠减压管灌注去甲肾上腺素冰生理盐水，可通过收缩血管达到止血目的。⑤病情观察：通过对胃肠减压吸出物的判断，可观察病情变化及协助诊断。

2. 插管过程中若患者出现恶心、呕吐或呼吸困难、发绀时，该如何处理？

答：插管过程中需观察患者病情变化，若患者出现恶心、呕吐，应暂停插入，嘱其深呼吸；插入不畅时应检查胃管是否盘曲在口中；若患者出现呛咳、呼吸困难及发绀，可能是误入气管，应立即拔管。

【相关知识】

1. 胃肠减压与腹腔引流

胃或十二指肠溃疡患者术后，常放置胃肠减压管和腹腔引流管。

（1）胃肠减压　胃肠减压是利用负压吸引和虹吸的原理，将胃管自口腔或鼻腔插入，通过胃管将积聚在胃内的气体及液体吸出，以降低胃肠道内的压力及张力，改善胃肠壁血液循环，以利于炎症的局限以及胃肠功能的恢复。

（2）腹腔引流　腹腔引流管放置的目的是术后引流腹腔内的渗血、渗液，以免其积聚在腹腔内继发腹腔内感染和脓肿。患者宜取半卧位休息，从而使积聚在腹腔内的渗液易于引流。引流管需妥善固定并做好标记、引流袋应固定挂在床旁并且低于腹部引流口，以免引流液反流引起腹腔内感染。同时还应注意保持引流管通畅并每日更换引流袋。注意观察和记录引流液的颜色、量和性状。一般在术后最初几日，会有少量血性液体从切口流出，后引流液颜色逐渐变淡，引流液的量逐渐减少。若术后短时间内引流出大量血性液体应考虑活动性出血，须立即通知医生进行处理。患者术后应尽早下床活动以促进肠蠕动的恢复，减少肠粘连的发生，以利于术后的康复。

2. 胃大部切除术后行胃肠减压管的护理要点

①保持管道通畅：定期挤捏管道；勿折叠、扭曲、压迫管道；及时倾倒胃液，保持有效负压。②妥善固定管道：每班检查胃管安置的长度；每日更换固定胃管的胶布；胶布粘贴正确，确保牢固；告知患者留置胃管的重要性，切勿自行拔出；若胃管不慎脱出，切勿自行安置胃管，应立即通知主管医生进行重置。③观察并记录：观察胃液性状、颜色、量，正常情况下术后当日引流液为暗红色，一般24小时不超过300mL，且逐渐减少、变淡直至停止。若术后胃管不断引流出鲜红色血性液体，24小时后仍未停止，应通知医生予止血处理，必要时再次手术止血；观察安置胃管处鼻黏膜情况，调整胃管角度，避免鼻黏膜持续受压；观察患者腹部体征，有无腹痛、腹胀等；观察患者有无电解质紊乱及酸碱平衡失调。④胃肠减压期间应禁食禁饮，如必须经口服药者，应在服药后停止减压1小时。为保持减压管的通畅，经常给予离心方向挤捏，必要时用温开水20mL冲洗胃管，以避免管道阻塞。⑤拔管：胃肠道功能恢复，肛门排气后即可拔除胃管。

考站5　健康教育

【考生指引】

▷ **考核情境**

李先生，28岁，报社编辑，身高170cm，体重60kg。患者胃大部切除术后恢复良好，术后第3天排气，拔除胃管并嘱饮水，术后第4天起予流质饮食，逐渐过渡到半流质，今日为住院第10天，予拆除缝线，医嘱明日出院，出院后继续予保护胃黏膜、抑酸等药物治疗。患者对出院后的注意事项尚不熟悉，要求详细指导。如果你是责任护士，请对患者进行健康指导。

▷ **考生任务**

请对患者进行出院健康教育。

▷ **考核时间**

7 分钟（读题 2 分钟，考核 5 分钟）。

【考官指引】

▷ **考核目的**

考查学生正确进行胃十二指肠溃疡术后患者健康教育的能力。

▷ **场景与用物设置**

1. 场景　病床 1 张，模拟患者 1 位，评分教师 2 位。

2. 用物　病历夹 1 个，患者信息单（考生用）1 份，患者信息单（考官用）2 份，笔 1 支，白纸 1 张。

▷ **监考与评分注意事项**

1. 请根据评分表中的评分标准进行评分。

2. 考生回答若是经由模拟患者提醒才答对，可酌情给分。

3. 考核时间结束时，务必请考生停止考核。

【考核内容评分指引】

胃十二指肠溃疡术后的健康教育评分指引			
评分项目	完全做到（2 分）	部分做到（1 分）	未做到（0 分）
健康教育前评估			
1. 评估患者需求	做到	—	未做到
2. 评估患者对胃十二指肠溃疡病因的了解情况（幽门螺旋杆菌感染、胃酸分泌异常、胃黏膜屏障破坏、遗传、吸烟、心理压力等）	做到	—	未做到
3. 评估患者对术后生活方式的了解情况	做到	—	未做到
4. 评估患者对术后用药及心理调节措施的掌握情况	做到	—	未做到
5. 评估患者对复诊知识的掌握情况	做到	—	未做到
指导生活方式			
6. 戒烟、戒酒	正确	—	未提到或错误
7. 饮食宜少量多餐，以高蛋白、低脂饮食为主，补充铁剂与足量维生素，少食盐腌和烟熏的食品，避免过冷、过烫、过辣及煎炸食物	完全做到且正确	部分做到且正确	均未做到或错误
8. 根据体力，适当活动，劳逸结合，避免过度劳累	正确	—	未提到或错误

评分项目	完全做到（2 分）	部分做到（1 分）	未做到（0 分）
指导用药			
9. 指导服药的时间、方式、剂量，说明药物副作用	正确	—	未提到或错误
10. 避免服用对胃黏膜有损害性的药物，如阿司匹林、吲哚美辛、皮质类固醇等	正确	—	未提到或错误
指导心理调节及复诊			
11. 保持心情愉悦，避免情绪过度紧张，调节压力	正确	—	未提到或错误
12. 说明定期医院复诊的重要性，如有不适及时就诊	正确	—	未提到或错误
评价健康教育的效果			
13. 评估患者对术后健康教育内容的掌握情况（如复述）	做到	—	未做到
沟通与关爱			
14. 使用尊称称呼患者	做到	—	未做到
15. 面带微笑，与患者有眼神交流	做到	—	全程没有微笑
16. 及时回答患者的疑问	做到	—	未做到
17. 为患者提供胃十二指肠溃疡术后健康教育内容的相关载体：宣传单、宣传册、视频或记录单等	做到	—	未做到
理论提问			
18. 正确回答考官提问	做到	—	未做到
百分比分数计算评分	得分 ÷36（本站总分）×100×10%（本站权重）＝本站得分		

【模拟患者指引】

▷ **病例资料**

李先生，28 岁，报社编辑，身高 170cm，体重 60kg。患者胃大部切除术后恢复良好，术后第 3 天排气，拔除胃管并嘱饮水，术后第 4 天起予流质饮食，逐渐过渡到半流质，今日为住院第 10 天，予拆除缝线，医嘱明日出院。

【理论提问参考题目】

▷ **考官可选择 1 个题目提问**

1. 毕Ⅱ式胃大部切除术后患者发生倾倒综合征时该如何护理？

答：早期倾倒综合征护理措施：①指导患者调整饮食，即少量多餐，避免过甜、过咸、过浓的流质饮食；③宜选择低碳水化合物、高蛋白饮食；④用餐时限制饮水喝汤；

⑤进餐后平卧 20 分钟；⑥若症状严重而持久应再次手术治疗。

晚期倾倒综合征护理措施：①减少饮食中碳水化合物含量，增加蛋白质比例，少量多餐，避免一次性进食过多；②出现症状时稍进饮食，尤其是糖类，即可缓解。

2. 胃十二指肠溃疡术后健康教育的主要内容有哪些？

答：①生活方式：告知患者戒烟、戒酒，饮食宜少量多餐，以高蛋白、低脂饮食为主，补充铁剂与足量维生素，少食盐腌和烟熏食品，避免过冷、过烫及辛辣刺激食物。注意劳逸结合，避免过劳。②心理调节：强调保持乐观的重要性，指导患者自我调节情绪，避免精神过度紧张。③用药指导：指导患者正确的药物服用方法，学会观察药物疗效及不良反应。避免服用对胃黏膜有损害的药物，如阿司匹林、吲哚美辛、皮质类固醇等。④复诊指导：定期门诊复查，若出现上腹疼痛、疼痛节律发生改变或程度加重，或出现呕血、黑便时，应立即就诊。

【相关知识】

1. 消化性溃疡患者用药指导

（1）制酸剂 常用的制酸剂为氢氧化铝凝胶，应指导患者在餐后 1～2 小时服药，部分患者可在睡前加服一次，也可与抗胆碱类药物同服。因制酸剂与乳制品相互作用可形成络合物，应避免同服。酸性食物及饮料不宜与抗酸药同服。如患者需同时服用西咪替丁等 H_2 受体拮抗剂，因制酸剂能使西咪替丁等吸收减少，因此两药应间隔 1 小时以上服用。此外，因该药能阻碍磷的吸收，老年人长期服用应警惕骨质疏松。

（2）抗胆碱能药 常用药物有颠茄合剂、溴丙胺太林、阿托品等，主要用于十二指肠球部溃疡，宜在饭前半小时或睡前服用。该药物的不良反应包括口干、视物模糊、心动过速、汗闭、尿潴留等，青光眼、幽门梗阻、前列腺肥大者禁用。

（3）H_2 受体拮抗剂 常用药物有西咪替丁、雷尼替丁、法莫替丁等。该类药物空腹吸收快，宜在进餐时与食物同服或睡前服用。长期使用可出现乏力、腹泻、粒细胞减少、皮疹、男性患者轻度乳房发育等不良反应，应注意观察药效及不良反应并予以解释。长期且大量服用者不可突然停药，以防反跳作用使胃酸分泌突然增加。

（4）胶体铋 常用制剂为枸橼酸铋钾，于餐前 0.5 小时口服，睡前加服一次；向患者说明在服药前 1 小时至服药后 0.5 小时内不宜进食，尤其是牛奶。此外，还应解释本药可致粪便呈黑色及可能引起便秘；因胶体铋在酸性介质中方起作用，因此不宜与制酸剂同服，胶体铋服用周期不宜超过 8 周。

（5）其他抗溃疡药物 有胃泌素受体拮抗剂丙谷胺、胃黏膜保护剂硫糖铝、抗胆汁反流药物多潘立酮、质子泵抑制剂奥美拉唑等。其中奥美拉唑抑酸作用强烈，维持时间长，主要用于对 H_2 受体拮抗剂无效的患者。该药可引起头晕，用药初期应嘱患者避免开车或做注意力必须高度集中的事。

（6）抗菌药物 阿莫西林使用前需做皮肤过敏试验，并观察有无迟发性过敏反应的出现，如皮疹等。服用甲硝唑后出现恶心、呕吐等胃肠道反应，可遵医嘱用甲氧氯普胺、维生素 B_6 等进行拮抗。

2. 毕Ⅱ式胃大部切除术后患者发生倾倒综合征的原因及其临床表现

倾倒综合征是由于胃大部切除术后，失去幽门对胃排空的控制，导致胃排空过快所产生的一系列综合征。根据进食后症状出现的时间可分为早期与晚期2种类型。

（1）早期倾倒综合征　是由于餐后大量高渗性食物快速进入十二指肠或空肠，致肠道内分泌细胞大量分泌肠源性血管活性物质，加上渗透压作用使细胞外液大量移入肠腔，从而引起一系列血管舒缩功能紊乱和胃肠道症状。临床表现：以循环系统症状和胃肠道症状为主，多发生在进食后半小时内。循环系统症状包括心悸、心动过速、出汗、全身无力、面色苍白和头晕等；胃肠道症状有腹部饱胀不适或绞痛、恶心呕吐和腹泻等。

（2）晚期倾倒综合征　主要因为进食后，胃排空过快，含糖食物迅速进入空肠后被过快吸收使血糖迅速升高，刺激胰岛素大量释放所致，而当血糖下降后，胰岛素并未相应减少，继而引起反应性低血糖，故晚期倾倒综合征又被称为低血糖综合征。临床表现：餐后2~4小时患者出现心慌、出冷汗、面色苍白、手颤、无力甚至虚弱等。

第二节　直肠癌

直肠癌是常见的消化道恶性肿瘤之一，其病因尚未明确，可能与饮食习惯、遗传因素及癌前病变有关。直肠癌有多种临床表现，常见有直肠刺激症状、黏液血便、大便变细，随着病情发展，可出现出血、穿孔、梗阻等并发症。直肠癌的早期诊断是提高治愈率的关键。本节主要考查病史采集、胃肠外科专科身体评估、疾病诊断与护理诊断、术前准备、术后造口的护理、并发症的观察与护理以及健康教育等内容。

考站1　护理评估

【考生指引】

▷ **考核情境**

> 周先生，54 岁，房地产公司经理。患者因"排便习惯改变4月余，便中带血2个月"就诊。门诊医生建议住院治疗，患者办完住院手续来到科室，神情焦虑，十分着急，希望尽快了解病情。现 T 36.6℃，P 85 次/分，R 16 次/分，BP 150/92mmHg。如果你是责任护士，请接待新患者，进行护理评估。

▷ **考生任务**

1. 请结合所学知识有条理地采集病史。

2. 请根据病情有选择地进行身体评估。

3. 请根据病情提出需进一步评估的检查项目。

▷ **考核时间**

15 分钟（读题2 分钟，考核 13 分钟）。

【考官指引】

▷ **考核目的**

1. 考查学生正确采集病史的能力。

2. 考查学生进行针对性身体评估的能力。

3. 考查学生评判性思维能力。

▷ **场景与用物设置**

1. 场景　病床 1 张，模拟患者 1 位，评分教师 2 位。

2. 用物　治疗盘 1 个，听诊器 1 个，叩诊锤 1 个，身高体重秤 1 台，腕带 1 个，患者信息单（考生用）1 份，患者信息单（模拟患者用）1 份，患者信息单（考官用）2 份，笔 1 支，白纸数张。

▷ **监考与评分注意事项**

1. 请根据评分指引中的标准进行评分。

2. 考生回答若是经由模拟患者提醒才答对，可酌情给分。

3. 考生提出需行直肠指诊或内镜检查时，若没有模拟患者，请评分教师做出相应回答。

4. 考核时间结束时，务必请考生停止本站考核，进入下一站考核，不可拖延时间。

【考核内容评分指引】

护理评估评分指引			
评分项目	完全做到（2 分）	部分做到（1 分）	未做到（0 分）
现病史			
1. 自我介绍（姓名与职责），向患者解释沟通目的	2 项均做到	任 1 项未做到	2 项均未做到
2. 询问患者姓名、年龄、床号，核对腕带与口述一致	2 项均做到	任 1 项未做到	2 项均未做到
3. 评估排便习惯的改变方式（排便次数、大便性状等）	做到	—	未做到
4. 评估排便习惯改变出现的时间及诱因	2 项均做到	任 1 项未做到	2 项均未做到
5. 评估便血发生的时间及诱因	2 项均做到	任 1 项未做到	2 项均未做到
6. 评估便中带血发生时的伴随症状	做到	—	未做到
7. 评估有无腹胀和腹痛	2 项均做到	任 1 项未做到	2 项均未做到
8. 评估有无呕吐	做到	—	未做到
9. 评估有无腹泻和便秘	2 项均做到	任 1 项未做到	2 项均未做到
10. 评估有无心慌和乏力	2 项均做到	任 1 项未做到	2 项均未做到
11. 评估精神状态	做到	—	未做到
12. 评估小便情况	做到	—	未做到

续表

评分项目	完全做到（2分）	部分做到（1分）	未做到（0分）
13. 评估诊断及治疗经过	做到	—	未做到
14. 评估饮食情况	做到	—	未做到
15. 评估睡眠情况	做到	—	未做到
16. 评估有无消瘦、贫血等全身表现	2项均做到	任1项未做到	2项均未做到
17. 评估有无乏力、低热、黄疸等全身表现	3项均做到	任2项做到	3项均未做到
既往史、家族史、用药史、过敏史、个人生活史、诊治经过、一般资料			
18. 评估既往史	做到	—	未做到
19. 评估家族史	做到	—	未做到
20. 评估药物使用情况	做到	—	未做到
21. 评估药物、食物过敏史	2项均做到	任1项未做到	2项均未做到
22. 评估皮肤过敏史	做到	—	未做到
23. 评估手术史及外伤史	2项均做到	任1项未做到	2项均未做到
24. 评估个人生活史：烟酒嗜好及作息规律	2项均做到	任1项未做到	2项均未做到
25. 评估患者的职业特点	做到	—	未做到
26. 评估性格特征及心理状态	2项均做到	任1项未做到	2项均未做到
27. 评估一般资料：受教育程度、付费方式、联系地址与电话、社会支持等	2项及以上做到	—	2项以下做到
身体评估			
28. 视诊腹部外形、呼吸运动、有无腹壁静脉曲张、胃肠型及蠕动波、有无皮疹、色素和腹纹	检查全面且方法正确	检查不全面	未检查或检查方法错误
29. 听诊肠鸣音、振水音及血管杂音	检查全面且方法正确	检查不全面	未检查或检查方法错误
30. 叩诊腹部、检查有无移动性浊音	检查全面且方法正确	检查不全面	未检查或检查方法错误
31. 叩诊肝脏、胆囊	检查全面且方法正确	检查不全面	未检查或检查方法错误
32. 触诊腹壁紧张度、有无包块、有无压痛与反跳痛，若触及包块应进一步检查包块大小，活动度等	检查全面且方法正确	检查不全面	未检查或检查方法错误
33. 触诊肝脏、脾脏、胆囊及膀胱	检查全面且方法正确	检查不全面	未检查或检查方法错误

评分项目	完全做到（2分）	部分做到（1分）	未做到（0分）
34. 评估神经肌肉及肢体活动情况：①肌力与肌张力；②腱反射；③四肢活动情况	检查全面且方法正确	检查不全面	未检查或检查方法错误
35. 询问或测量体重并记录	做到	—	未做到
36. 询问或测量身高并记录	做到	—	未做到
37. 询问视力情况	做到	—	未做到
需进一步评估的检查项目			
38. 提出需测量肿瘤标志物、直肠指诊	2 项均做到	任 1 项未做到	2 项均未做到
39. 提出需行内镜检查或病理检查	2 项均做到	任 1 项未做到	2 项均未做到
沟通技巧			
40. 使用尊称称呼患者	做到	—	未做到
41. 面带微笑，与患者有眼神交流	做到	—	全程没有微笑
42. 全神贯注，用心聆听患者的回答	做到	—	未做到
43. 以开放式的问句进行沟通	全程使用开放性问句 4 次及以上	全程使用开放性问句 4 次以下	全程均未使用开放性问句
44. 资料采集过程流畅，具有逻辑性	做到	—	未做到
百分比分数计算评分	得分÷88（本站总分）×100×25%（本站权重）＝本站得分		

【模拟患者指引】

▷ 病例资料

周先生，54 岁，本科学历，房地产公司经理，已婚。市医保。家庭地址：本市云台花园 123 号。联系方式：135XXXXXXXX。

患者因"排便习惯改变 4 月余，便中带血 2 个月"就诊，患者于 4 个月前无明显诱因出现排便次数增多，为黄色不成形便，无便后坠胀感。2 个月前出现间歇性便中带血，血与粪便混合，颜色暗红伴少量黏液，并伴有轻度里急后重及肛门坠胀感，无腹胀、腹痛，无腹泻、便秘，无心慌、乏力。患者自认为是痔疮，未给予重视。1 个月前患者便血量增加，里急后重及肛门坠胀感加重，遂入院就诊，现十分着急，希望尽快了解病情。患病以来饮食正常、睡眠一般，体重下降约 3kg，小便正常。

既往身体健康，否认传染病病史，否认重大疾病史、手术史及外伤史。否认溃疡性结肠炎、家族性肠息肉病等疾病史。否认用药史。否认药物、食物过敏史及皮肤过敏史。经常外出应酬，熬夜加班，吸烟 30 余年，20 支/日，饮酒 30 余年，4 两/日。家庭关系和睦。

身体评估：身高175cm，体重90kg。T 36.6℃，P 85 次/分，R 16 次/分，BP 150/92mmHg。神情焦虑，体型肥胖，营养良好。皮肤黏膜正常。腹部隆起，皮肤颜色正常，腹式呼吸正常，未见胃肠型及蠕动波，肠鸣音正常，无振水音及血管杂音，肝浊音界正常，移动性浊音（−），腹软，全腹无压痛、反跳痛，腹部脏器触诊未见异常。肛门外形无明显异常，直肠指诊进指4cm，截石位7～10点方向可触及一菜花样肿块，直径约2cm，表面凹凸不平，质硬，活动度可，退指见指套染血。无四肢肌张力及肌力减弱，腱反射无异常，四肢活动正常。

相关检查：①实验室检查：血红蛋白109g/L，红细胞4.09×10⁹/L；大便常规：潜血（＋＋）；癌胚抗原：21.65ng/mL，糖类抗原CA199：61.2U/mL。②内镜检查：直肠距肛缘4cm处占位性隆起，表面充血，结节不平，接触出血明显。③病理检查：高分化腺癌。

【相关知识】

直肠癌相关检查如下。

1. 直肠指诊

直肠指诊是诊断直肠癌最直接和最重要的方法，可查出癌肿的部位、大小、范围、固定程度、与肛缘的距离及其与周围组织的关系。我国的直肠癌患者约有70%为低位直肠癌，可通过直肠指诊触及。操作时患者可采取肘膝位、左侧卧位或仰卧位等。触诊时医师右手食指戴指套或手套，并涂以润滑剂，如肥皂液、凡士林、液体石蜡后，将食指置于肛门外口轻轻按摩，待患者肛门括约肌放松后再徐徐插入肛门、直肠内。检查时若触及直肠表面存在坚硬且凹凸不平的包块，应考虑直肠癌可能。

2. 实验室检查

①大便隐血试验：可作为高危人群的普查及初筛方法。阳性者应行进一步检查。②肿瘤标志物测定：癌胚抗原（CEA）和CA199是目前公认对大肠癌诊断和术后监测有意义的肿瘤标志物，但缺乏对早期大肠癌的诊断价值，主要用于预测大肠癌的预后和监测复发。

3. 内镜检查

可通过直肠镜、乙状结肠镜或纤维结肠镜检查，观察病灶的部位、大小、形态、局部浸润的范围等，并在直视下获取活组织行病理学检查，是诊断大肠癌最有效、可靠的方法。

4. 影像学检查

①超声和CT检查：有助了解大肠癌的浸润深度及淋巴转移情况，还可提示有无腹腔种植转移、是否侵犯临近组织器官或有无肝、肺转移灶等。②磁共振检查：可评估肿瘤在肠壁内的浸润深度，对中低位直肠癌的诊断和分期有重要价值。③经直肠腔内超声检查：用以检测癌肿浸润肠壁的深度及有无侵犯邻近脏器，可在术前对直肠癌的浸润程度进行评估。④PET−CT：对于病程较长、肿瘤固定的患者，可排除远处转移及评价手术价值。

考站2 病情诊断与护理问题

【考生指引】

▷ 考核情境

> 周先生，54 岁，房地产公司经理。患者因"排便习惯改变 4 月余，便中带血 2 个月"就诊。门诊医生建议住院治疗，现患者神情焦虑，十分着急，希望尽快了解病情。现测得 T 36.6℃，P 85 次/分，R 16 次/分，BP 150/92mmHg。如果你是责任护士，请结合第 1 站评估结果，陈述病史，进行疾病诊断，提出护理诊断/问题。

▷ 考生任务

1. 请根据第 1 站评估结果，陈述该患者的现病史（包括目前主要症状）、既往史、家族史、过敏史、个人生活史、一般资料、身体评估结果。

2. 请说出疾病诊断以及诊断依据。

3. 请提出 3 个主要的护理诊断/问题，并说出判断依据。

▷ 考核时间

5 分钟（读题 2 分钟，考核 3 分钟）。

【考官指引】

▷ 考核目的

1. 考查学生有条理地陈述病例的能力。

2. 考查学生正确进行疾病诊断的能力。

3. 考查学生正确概括护理诊断/问题的能力。

▷ 场景与用物设置

1. 场景 评分教师 2 位。

2. 用物 患者信息单（考生用）1 份，患者信息单（考官用）2 份，笔 1 支，白纸数张。

▷ 监考与评分注意事项

1. 请根据评分表中的评分标准进行评分。

2. 考核时间结束时，务必请考生停止本站考核，进入下一站考核，不可拖延时间。

【考核内容评分指引】

疾病诊断、护理诊断/问题评分指引			
评分项目	完全做到（2 分）	部分做到（1 分）	未做到（0 分）
陈述病史			
1. 有条理地叙述现病史	做到	—	未做到
2. 正确叙述既往史	做到	—	未做到
3. 正确叙述家族史	做到	—	未做到
4. 正确叙述过敏史	做到	—	未做到

评分项目	完全做到（2分）	部分做到（1分）	未做到（0分）
5. 正确叙述个人生活史	做到	—	未做到
6. 正确叙述一般资料	做到	—	未做到
7. 叙述正确的身体评估资料：生命体征、身高、体重、腹部视诊、听诊、叩诊、触诊情况、直肠指诊及内镜检查情况	5~9项正确	1~4项正确	9项均未做到或错误
疾病诊断			
8. 西医病名诊断（直肠癌、高血压）	完全正确	部分正确	完全错误
9. 诊断依据（临床表现、体格检查结果、辅助检查结果）	说明内容完整且正确	说明内容不全	说明内容不全且错误
护理诊断/问题			
10. 焦虑：与对疾病治疗缺乏信心有关（判断依据：初次发病，患者神情焦虑，十分着急，希望尽快了解病情）	完全正确	部分正确	未提出或完全错误
11. 知识缺乏：缺乏有关疾病预防及相关知识（判断依据：患者此前未重视疾病，目前希望尽快了解病情）	完全正确	部分正确	未提出或完全错误
12. 潜在并发症：感染（判断依据：癌肿破溃出血，见间歇性便中带血，直肠指诊退指见指套染血）	完全正确	部分正确	未提出或完全错误
理论提问			
13. 正确回答考官提问	做到	—	未做到
临床辨证思维			
14. 疾病诊断思路清晰	做到	—	未做到
15. 护理诊断/问题正确排序	做到	—	未做到
百分比分数计算评分	得分÷30（本站总分）×100×20%（本站权重）＝本站得分		

【模拟患者指引】

▷ 病例资料

周先生，54岁，本科学历，房地产公司经理，已婚。市医保。家庭地址：本市云台花园123号。联系方式：135XXXXXXXX。

患者因"排便习惯改变4月余，便中带血2个月"就诊，患者于4个月前无明显诱因出现排便次数增多，为黄色不成形便，无便后坠胀感。2个月前出现间歇性便中带血，血与粪便混合，颜色暗红伴少量黏液，并伴有轻度里急后重及肛门坠胀感，无腹胀、腹痛，无腹泻、便秘，无心慌、乏力。患者自认为是痔疮，未给予重视。1个月前患者便血量增加，里急后重及肛门坠胀感加重，遂入院就诊。现十分着急，希望尽快了解病情。患病以来饮食正常、睡眠一般，体重下降约3kg，小便正常。

既往身体健康，否认传染病病史，否认重大疾病史、手术史及外伤史。否认溃疡性结肠炎、家族性肠息肉病等疾病史。否认用药史。否认药物、食物过敏史及皮肤过敏史。经常外出应酬，熬夜加班，吸烟30余年，20支/日，饮酒30余年，4两/日。家庭关系和睦。

身体评估：身高175cm，体重90kg。T 36.6℃，P 85次/分，R 16次/分，BP 150/92mmHg。神情焦虑，体型肥胖，营养良好。皮肤黏膜正常。腹部隆起，皮肤颜色正常，腹式呼吸正常，未见胃肠型及蠕动波，肠鸣音正常，无振水音及血管杂音，肝浊音界正常，移动性浊音（-），腹软，全腹无压痛、反跳痛，腹部脏器触诊未见异常。肛门外形无明显异常，直肠指诊进指4cm，截石位7~10点方向可触及一菜花样肿块，直径约2cm，表面凹凸不平，质硬，活动度可，退指见指套染血。无四肢肌张力及肌力减弱，腱反射无异常，四肢活动正常。

相关检查：①实验室检查：血红蛋白109g/L，红细胞4.09×10^9/L；大便常规：潜血（＋＋）；癌胚抗原：21.65ng/mL，糖类抗原CA199：61.2U/mL。②内镜检查：直肠距肛缘4cm处占位性隆起，表面充血，结节不平，接触出血明显。③病理检查：高分化腺癌。

【理论提问参考题目】

▷ 考官可选择1个题目提问

1. 直肠癌的病因可能包括哪些？

答：饮食习惯（高脂肪、高蛋白、低纤维饮食）、遗传因素、癌前病变、其他（直肠慢性炎症、既往患直肠癌等）。

2. 直肠癌的临床表现主要有哪些？

答：早期可无明显症状，癌肿破溃形成溃疡或感染时才出现显著症状。

（1）直肠刺激症状 即排便前肛门下坠、里急后重和排便不尽感），晚期可出现下腹痛。

（2）黏液血便 为直肠癌最常见的临床表现，80%~90%患者可出现便血。癌肿破溃后，可出现粪便表面带血和（或）黏液，严重感染时可出现脓血便。

（3）肠腔狭窄症状 癌肿增大和（或）累及肠管可引起肠腔变窄，初始粪便变形、变细，之后可有腹痛、腹胀、排便困难、肠鸣音亢进等不完全性肠梗阻症状。

（4）转移症状 当癌肿穿透肠壁、侵及前列腺、膀胱时可出现尿道刺激征、血尿、排尿困难等；癌肿侵及骶前神经则出现骶尾部、会阴部持续性剧痛、坠胀感。女性直肠癌可侵及阴道后壁，引起白带增多；若穿透阴道后壁，则可导致直肠阴道瘘，可见粪质及血性分泌物从阴道排出。发生远处脏器转移时，可出现相应脏器的病理生理改变及临床症状，如晚期肝转移时可有腹水、肝大、黄疸、贫血、消瘦、水肿等恶病质表现。

【相关知识】

直肠癌的影像学检查方法：①结肠钡剂灌肠检查：特别是气钡双重造影检查是诊断结直肠癌的重要手段，但疑有肠梗阻的患者应谨慎选择。②B 超：腹部超声检查可了解患者有无复发转移，具有方便快捷的特点。③CT 检查：可明确病变侵犯肠壁的深度，向肠壁外蔓延的范围和远处转移的部位。④MRI 检查：可作为直肠癌的常规检查项目用于直肠癌的术前分期、评价肝转移病灶及可疑的腹膜及肝被膜下病灶。⑤经直肠腔内超声检查或内镜超声检查可作为中低位直肠癌诊断及分期的常规检查。⑥对于病情复杂、常规检查方法无法明确诊断的患者可使用 PET - CT 作为辅助检查方法。⑦对于肿瘤较大可能侵及尿路的患者可进行排泄性尿路造影检查。

考站3　护理措施

【考生指引】

▷ **考核情境**

> 周先生，54 岁，房地产公司经理，身高 175cm，体重 90kg。患者因"排便习惯改变 4 月余，便中带血 2 个月"就诊。诊断为直肠癌。定于入院第 2 日在全麻下行直肠癌根治性手术，现患者十分焦虑，欲了解手术相关知识及术前准备。请叙述术前的护理要点并对患者进行相关指导。

▷ **考生任务**

1. 请叙述该患者的心理护理要点。

2. 请叙述术前肠道准备要点。

3. 请叙述肠造口定位及术前一般准备。

▷ **考核时间**

10 分钟（读题 2 分钟，考核 8 分钟）。

【考官指引】

▷ **考核目的**

1. 考查学生对直肠癌根治术术前护理要点的掌握。

2. 考查学生对直肠癌根治手术患者进行术前肠道准备的能力。

3. 考查学生对患者进行心理护理的能力。

▷ **场景与用物设置**

1. 场景　评分教师 2 位。

2. 用物　患者信息单（考生用）1 份，患者信息单（考官用）2 份，笔 1 支，白纸数张。

▷ **监考与评分注意事项**

1. 请根据评分表中的评分标准进行评分。

2. 考核时间结束时，务必请考生停止本站考核，进入下一站考核，不可拖延时间。

【考核内容评分指引】

直肠癌根治术术前的护理措施评分指引			
评分项目	完全做到（2 分）	部分做到（1 分）	未做到（0 分）
心理护理			
1. 评估患者的心理状况，向患者及其家属介绍疾病诊治相关进展，树立与疾病进行斗争的勇气及信心	正确叙述	—	未叙述或错误
2. 争取家人与亲友的配合，从多方面给患者以关怀	正确叙述	—	未叙述或错误
3. 通过图片、模型及电视录像等向患者解释造口的相关知识和术后可能出现的情况及处理方法	正确叙述	—	未叙述或错误
4. 介绍术后恢复较好的患者与其交流，以增强其治疗疾病的信心	正确叙述	—	未叙述或错误
肠道准备			
5. 术前 3 日起进少渣半流质饮食	正确叙述	—	未叙述或错误
6. 术前 1~2 日起进无渣流质饮食	正确叙述	—	未叙述或错误
7. 术前 3 日起口服全营养制剂，每日 4~6 次，至术前 12 小时	正确叙述	—	未叙述或错误
8. 术前晚口服复方聚乙二醇（恒康正清）或磷酸钠盐口服溶液行肠道清洁	正确叙述	—	未叙述或错误
9. 术前 6 小时开始禁食，术前 2 小时开始禁水	正确叙述	—	未叙述或错误
10. 口服肠道不吸收抗生素及补充维生素 K	正确叙述	—	未叙述或错误
肠造口定位			
11. 向患者解释造口定位的目的及重要性，征求其配合	正确叙述	—	未叙述或错误
12. 根据手术方式、术后造口的类型及患者生活习惯选择造口位置（乙状结肠造口位于患者左下腹部脐与髂前上棘连线的内 1/3 区域内）	正确叙述	—	未叙述或错误
13. 保持室内光线充足，温湿度适宜	正确叙述	—	未叙述或错误
14. 拉床帘，保护患者隐私	正确叙述	—	未叙述或错误
15. 嘱患者平卧、松解腰带，身体放松，于患者左侧观察胸腹部轮廓及皮肤状况	正确叙述	—	未叙述或错误

评分项目	完全做到（2分）	部分做到（1分）	未做到（0分）
16. 寻找腹直肌边缘并用油性笔做虚线标记（造口所在位置应避开瘢痕、皮肤凹陷、褶皱、皮肤慢性病变、系腰带及骨隆突处等影响造口袋粘贴的部位）	正确叙述	—	未叙述或错误
17. 协助患者站立，观察是否可以看清标记，直到调整到最佳位置	正确叙述	—	未叙述或错误
一般准备			
18. 遵医嘱做好血型鉴定及交叉配血试验	正确叙述	—	未叙述或错误
19. 戒烟、戒酒，指导患者进行有效咳嗽及胸式呼吸运动锻炼	正确叙述	—	未叙述或错误
20. 术前1日晚沐浴，清洁皮肤	正确叙述	—	未叙述或错误
21. 术前1日晚行手术区域皮肤准备（上至剑突，下至大腿上1/3前内侧及会阴部，两侧至腋后线，剃除阴毛）	正确叙述	—	未叙述或错误
22. 术日晨测量体温、备好手术资料并于手术时做好交接	正确叙述	—	未叙述或错误
23. 术日晨留置尿管，排空膀胱，以防术中损伤输尿管或膀胱和因直肠切除后膀胱后倾或骶神经损伤所致的尿潴留	正确叙述	—	未叙述或错误
理论提问			
24. 正确回答考官提问	做到	—	未做到
百分比分数计算评分	得分÷48（本站总分）×100×20%（本站权重）＝本站得分		

【模拟患者指引】

▷ 病例资料

周先生，54岁，房地产公司经理，身高175cm，体重90kg。患者因"排便习惯改变4月余，便中带血2个月"就诊，诊断为直肠癌。定于入院第2日在全麻下行直肠癌根治性手术。

【理论提问参考题目】

▷ 考官可选择1个题目提问

1. 造口术前肠道准备的目的是什么？

答：术前肠道准备可以去除肠腔的粪便及尽可能减少肠腔内细菌，防止术后腹胀和切口感染。

2. 影响患者自我护理造口能力的生理状况有哪些?

答：①视力：患者的视力状况直接影响造口护理、造口产品的选择及造口护理计划的实施；对于视力差的患者，术后可使用已裁剪好的合适大小的造口袋，通过触觉的方法来掌握造口袋的粘贴技巧；对于视力极差或盲人等无法进行造口自我护理的患者，术后护士应做好患者家属的指导工作，使其掌握正确的造口护理方法，帮助患者进行造口护理。②手的灵活性：术前应评估患者手指是否健全及灵活性，是否可以进行一些协调性操作，以指导患者选择合适的造口器材。③听力：对于听力障碍的患者，造口护理健康教育可选择文字或图片等形式进行信息交流。③皮肤状况：术前应检查腹部造口处周围皮肤是否完整，是否有局部或全身皮肤疾病等，以确保术后造口袋粘贴的稳固性。

【相关知识】

术前肠道准备的方法如下。

（1）传统肠道准备法　①术前3日进少渣半流质饮食，术前2日起进流质饮食。②术前3日，番泻叶6g泡茶饮用，术前上午一次。手术前2日晚用1%~2%肥皂水灌肠1次，手术前1日晚行清洁灌肠。高位直肠癌禁用高压灌肠，以防癌细胞扩散。③口服肠道不吸收的抗生素，抑制肠道细菌，可于术前3日口服新霉素1g，每日4次，或甲硝唑0.4g，每日4次。④因控制饮食及服用抗生素会造成维生素K的合成及吸收减少，因此术前应适当补充维生素K。

（2）全肠道灌洗法　将适量氯化钠、碳酸氢钠、氯化钾溶解于37℃温开水中，配成等渗平衡电解质溶液，总量达6000mL以上，于术前12~14小时开始饮用，以造成容量性腹泻而达到彻底清洗肠道的目的。全过程持续时间为3~4小时，可加入适量抗生素，开始饮用速度可较快，达2000~3000mL/小时，排便后速度逐渐减慢至1000~1500mL/小时，直至排出的粪便呈无渣、清水样为止。在此过程中应注意监测患者心肺功能，对于年老体弱、心肾功能不全者禁用。

（3）口服甘露醇法　术前1日午餐后0.5~2小时内，口服5%~10%的甘露醇1500mL左右，以吸收肠壁水分、促进肠蠕动，从而起到有效清洁肠道的效果。该方法不改变术前患者饮食和口肠道抗生素的准备，但因甘露醇被肠道细菌分解产生的气体遇到电刀会发生爆炸，应予注意。肠梗阻、年老体弱、心肾功能不全者禁用。

考站4　护理技术——肠造口护理

【考生指引】

▷ 考核情境

> 周先生，54岁，房地产公司经理。患者因"排便习惯改变4月余，便中带血2个月"就诊，诊断为直肠癌。入院第2日于全麻下行腹会阴联合直肠癌根治术，现为术后第5天，患者恢复良好，乙状结肠造口已开放，造口袋内有少量柔软成形粪便排出。如果你是普外科护士，请指导患者进行造口袋的佩戴与更换。

▷ **考生任务**

1. 进行造口袋的佩戴与更换。

2. 执行肠造口护理后给予患者相关护理指导。

▷ **考核时间**

15 分钟（读题 1 分钟，考核 14 分钟）。

【考官指引】

▷ **考核目的**

1. 考查学生对肠造口的患者进行健康教育的能力。

2. 考查学生按照正确的方法完成造口袋的佩戴与更换的能力。

3. 考查学生在肠造口护理操作中对患者给予关怀和尊重的能力。

▷ **场景与用物设置**

1. 场景 病床 1 张，戴腕带的模拟患者 1 位，评分教师 2 位。

2. 用物 治疗盘 1 个，一件式造口袋，剪刀，造口度量尺，纱布或软毛巾，纸巾，治疗碗，弯盘，盆，生理盐水或温水，一次性手套，患者信息单（学生用）1 份，患者信息单（考官用）2 份。

▷ **监考与评分注意事项**

1. 请根据评分表中的评分标准进行评分。

2. 考生回答若是经由模拟患者提醒才答对，可酌情给分。

3. 考核时间结束时，务必请考生停止本站考核，进入下一站考核，不可拖延时间。

【考核内容评分指引】

肠造口护理操作步骤及评分指引			
评分项目	完全做到（2 分）	部分做到（1 分）	未做到（0 分）
操作前评估与准备			
1. 衣着整洁，修剪指甲，洗手，戴口罩	做到且洗手方法正确	部分做到	未做到或洗手方法错误
2. 核对医嘱，了解病情	2 项均做到	任 1 项未做到	2 项均未做到
3. 到床边，核对患者，自我介绍（姓名与职责），向患者解释操作目的及方法	3 项均做到	1~2 项做到	3 项均未做到
4. 评估环境是否宽敞明亮，调节室温，避免患者着凉	2 项均做到	—	任 1 项未做到
5. 拉床帘，保护患者隐私	做到	—	未做到
6. 协助患者取卧位或半坐卧位	做到	—	未做到
7. 解开患者腹部衣服，露出造口，注意保暖	2 项均做到	—	任 1 项未做到
8. 评估患者病情、造口情况（活力、高度、形状与大小）	5 项均评估	1~3 项未评估	4 项以上未评估

评分项目	完全做到（2分）	部分做到（1分）	未做到（0分）
9. 评估皮肤黏膜缝线情况（是否存在皮肤黏膜分离、感染或缝线反应）	3 项均评估	1~2 项未评估	3 项均未评估
10. 评估患者造口底盘、造口黏膜及造口周围皮肤情况	评估正确	—	未评估或评估错误
11. 评估患者造口袋内排泄物的量及性质	评估正确	—	未评估或评估错误
12. 评估患者的心理状况以及对造口的接受情况	评估正确	—	未评估或评估错误
13. 评估患者对造口护理知识和技能的掌握情况	评估正确	—	未评估或评估错误
14. 评估患者的自理能力	评估正确	—	未评估或评估错误
15. 患者准备：交代患者做好个人准备（如排尿），了解操作过程，其愿意配合操作，协助患者整理好衣物	3~4 项做到	1~2 项做到	4 项均未做到
16. 护士准备：衣着整洁，洗手，戴口罩	完全做到且洗手方法正确	部分做到	未做到或洗手方法错误
17. 物品准备：用物齐全（治疗盘 1 个，一件式造口袋，剪刀，造口度量尺，纱布或软毛巾，纸巾，治疗碗，弯盘，盆，生理盐水或温水，一次性手套），摆放有序合理，并检查造口袋有效期及包装完整性	做到	用物缺少 3 项以内，且有检查	用物缺少 4 项及以上，或未检查
18. 推治疗车至床旁，再次核对患者	核对	—	未核对
更换及佩戴造口袋			
19. 将治疗盘至于床头柜上，戴手套	做到	—	未做到
20. 根据造口部位协助患者取合适体位，充分暴露造口	体位正确	—	未做到
21. 铺治疗巾于造口侧下方，将纸巾放于一旁备用	做到	—	未做到
22. 一手按住底盘周围皮肤，另一手轻揭口底盘，由上向下慢慢去除造口袋	做到	—	未做到
23. 将旧的造口袋丢于黄色垃圾袋中	做到	—	未做到
24. 用纸巾清洁造口中溢出的粪便	做到	—	未做到

续表

评分项目	完全做到（2分）	部分做到（1分）	未做到（0分）
25. 用纱布或软毛巾在温水中浸湿后由外向内清洁造口及周围皮肤	做到	—	未做到
26. 用纱布由外向内将造口周围皮肤擦干，如有需要可涂造口防漏膏或护理粉	2 项均做到	—	任 1 项未做到
27. 用造口度量尺测量造口的大小及形状	做到	—	未做到
28. 根据测量的结果，将底盘开口裁剪至合适大小（开口直径应大于造口直径 1~2mm，剪裁合适后可用手指将底板的造口圈磨光，以免剪裁不齐的边缘损伤造口黏膜）	做到	—	未做到
29. 揭除底盘的粘贴保护纸，底盘开口正对造口将底盘由下而上平整粘贴在造口周围皮肤上	做到	—	未做到
30. 用手均匀按压底盘及周边，使底盘与皮肤粘贴紧密	做到	—	未做到
31. 扣好造口袋尾部袋夹	做到	—	未做到
操作后处理			
32. 协助患者穿衣并取舒适体位	做到	—	未做到
33. 整理床单元及用物，并将废物分类处理	做到，并将废弃物分类处置	—	未做到或废弃物分类错误
34. 向患者交代注意事项	做到	—	未做到
35. 洗手	正确做到	—	未做到或方法错误
36. 记录：①排泄物性质、颜色、量、气味；②造口周围皮肤情况；③患者的反应及接受能力	3 项均做到	1~2 项未做到	3 项均未做到
37. 操作过程流畅，技术熟练	做到	—	未做到
沟通与同理心			
38. 使用尊称称呼患者	做到	—	未做到
39. 面带微笑，与患者有眼神交流	做到	—	全程没有微笑
40. 主动关心患者的感受，觉察、接纳并安抚患者情绪	做到	—	未做到
41. 沟通时使用对方了解的语言，避免使用专业术语；语速和音调适合患者年龄和了解程度	做到	—	未做到

评分项目	完全做到（2分）	部分做到（1分）	未做到（0分）
42. 注意聆听，记住患者讲的话且有回应；不打断对方的话；使用开放式问题鼓励患者表达	做到	—	未做到
43. 保护患者隐私	做到	—	未做到
理论提问			
44. 正确回答考官提问	做到	—	未做到
百分比分数计算评分	得分÷88（本站总分）×100×25%（本站权重）= 本站得分		

【模拟患者指引】

▷ 病例资料

周先生，54岁，房地产公司经理，患者腹会阴联合直肠癌根治术术后第5天，患者恢复良好，乙状结肠造口已开放，造口袋内有少量柔软成形粪便排出。造口周围皮肤完整无损，颜色正常。患者情绪稳定，能接纳造口并主动配合治疗及护理。

【理论提问参考题目】

▷ 考官可选择1个题目提问

1. 肠造口的评估内容主要包括哪些?

答：评估的主要内容包括：①造口的活力：正常肠造口颜色呈红色，表面光滑湿润；术后早期肠黏膜可有轻度水肿，1周左右水肿逐渐消退；②造口的高度：肠造口一般高出皮肤表面1~2cm，有利于排泄物进入造口袋内；③造口的形状和大小：肠造口一般呈圆形或椭圆形，结肠造口直径大于回肠造口。

2. 一件式造口袋与两件式造口袋在使用上有何区别?

答：一件式造口袋：底盘与便袋合一，使用时只需将底盘直接粘贴于造口周围皮肤上即可，用法简单，但清洁不方便。两件式造口袋：底盘与便袋分离，使用时先将底盘粘贴于造口周围皮肤上，再将便袋安装于底盘上，便袋可随时取下进行清洗。当造口袋内充满1/3的排泄物时，应及时倾倒，以防因重力的牵拉而影响造口底盘的粘贴。

3. 术后造口及周围皮肤常见的并发症包括哪些?

答：造口出血、造口缺血坏死、造口狭窄、造口回缩、造口脱垂、皮肤黏膜分离、粪水性皮炎、造口旁疝等。

【相关知识】

造口及周围皮肤常见并发症及处理原则如下。

1. 造口出血

造口出血多由于造口黏膜与皮肤连接处的毛细血管及小静脉出血，或肠系膜小动脉未结扎或结扎线脱落所致。出血量少时，可用棉球和纱布稍加压迫；出血较多时，可用1%肾上腺素溶液浸湿的纱布压迫，或用云南白药粉外敷；大量出血时，需缝扎止血。

2. 造口缺血坏死

造口缺血坏死多由于造口血运不良、张力过大引起。术后应密切观察肠造口的颜色，并解除一切可能对造口产生压迫的因素。若肠造口出现暗红色或紫色，提示肠黏膜缺血；若局部或全部肠管变黑，提示肠管缺血坏死，均应及时通知医师予以处理。

3. 造口狭窄

造口周围瘢痕挛缩可引起造口狭窄。应观察患者是否出现腹痛、腹胀、恶心、呕吐、停止排气、排便等肠梗阻症状，也可将食指缓缓插入造口进行探查。若出现造口狭窄，应在造口外拆线，愈合后定期进行扩肛。

4. 造口回缩

造口回缩可能由造口肠段系膜牵拉、造口感染等因素所致。轻度回缩时，可选用凸面底盘的造口袋；严重者需手术重建造口。

5. 造口脱垂

造口脱垂大多由于肠段保留过长或固定欠牢固、腹壁肌层开口过大、术后腹内压增高等因素引起。轻度脱垂时，不用特殊处理；中度可手法复位并用腹带稍加压包扎；重度脱垂者需手术处理。

6. 皮肤黏膜分离

皮肤黏膜分离常因造口局部坏死、缝线脱落或缝合处感染等原因所致。分离较浅者，可先用水胶体敷料保护，再用防漏膏阻隔后粘贴造口袋；分离较深者，多用藻酸盐类敷料填塞，再用防漏膏阻隔后粘贴造口袋。

7. 粪水性皮炎

粪水性皮炎多由于造口位置差、造口袋贴合不牢，底盘开口裁剪过大等导致粪便长时间刺激皮肤所致。针对患者的情况，应指导患者使用合适的造口护理用品并正确护理造口。

8. 造口旁疝

造口旁疝主要因造口位于腹直肌外、腹部肌肉力量薄弱或腹内压持续增高所致。应指导患者预防腹内压增加，如避免提举重物、治疗慢性咳嗽和排尿困难、预防便秘等，患者可选择佩戴特制的疝气带；严重者需行手术修补。

考站5 健康教育

【考生指引】

▷ 考核情境

> 周先生，54岁，房地产公司经理，身高175cm，体重90kg。患者腹会阴联合直肠癌根治术术后恢复良好，术后第5天肠造口开放后拔除胃管并嘱饮水，术后第6天起予流质饮食，逐渐过渡到半流质，今日为住院第10天，予拆除缝线，医嘱明日出院并定于术后第4周开始进行化疗。患者对出院后的的注意事项尚不熟悉，要求详细指导。如果你是责任护士，请对患者进行健康指导。

▷ **考生任务**

请对患者进行出院健康教育。

▷ **考核时间**

7 分钟（读题 2 分钟，考核 5 分钟）。

【考官指引】

▷ **考核目的**

考查学生正确地对直肠癌根治术术后患者进行健康教育的能力。

▷ **场景与用物设置**

1. 场景　病床 1 张，模拟患者 1 位，评分教师 2 位。

2. 用物　病历夹 1 个，患者信息单（考生用）1 份，患者信息单（考官用）2 份，笔 1 支，白纸 1 张。

▷ **监考与评分注意事项**

1. 请根据评分表中的评分标准进行评分。

2. 考生回答若是经由模拟患者提醒才答对，可酌情给分。

3. 考核时间结束时，务必请考生停止考核。

【考核内容评分指引】

直肠癌根治术术后的健康教育评分指引			
评分项目	完全做到（2分）	部分做到（1分）	未做到（0分）
健康教育前评估			
1. 评估患者需求	做到	—	未做到
2. 评估患者对造口护理知识的了解情况	做到	—	未做到
3. 评估患者对术后饮食与运动注意事项的了解情况	2 项均做到	—	任 1 项未做到
4. 评估患者对术后工作与社交中注意事项的了解情况	2 项均做到	—	任 1 项未做到
5. 评估患者对术后用药及心理调节措施的掌握情况	2 项均做到	—	任 1 项未做到
6. 评估患者对复诊知识的掌握情况	做到	—	未做到
指导造口护理			
7. 指导更换造口袋的时机及频率	正确	—	未提到或错误
8. 指导拆除造口底盘、裁剪和粘贴造口袋的技巧	正确	—	未提到或错误
9. 指导选择造口袋及其他造口产品的方法及注意事项	正确	—	未提到或错误
10. 指导肠造口及周围皮肤的观察要点及方法	正确	—	未提到或错误

评分项目	完全做到（2 分）	部分做到（1 分）	未做到（0 分）
11. 指导可能出现的排泄问题及应对方法	正确	—	未提到或错误
12. 指导预防肠造口受伤的方法	正确	—	未提到或错误
指导生活方式			
13. 做好个人清洁卫生	正确	—	未提到或错误
14. 穿衣以柔软、舒适、宽松为原则，避免用皮带，可选用弹性较好的腰带	正确	—	未提到或错误
15. 戒烟、戒酒	正确	—	未提到或错误
16. 术后宜进食新鲜蔬菜、水果，多饮水	完全做到且正确	部分做到且正确	均未做到或错误
17. 避免进食高脂肪及辛辣刺激食物	正确	—	未提到或错误
18. 适当控制粗纤维食物及易胀气食物的摄入	2 项均做到	—	任 1 项未做到
19. 规律生活，适当参加体育锻炼	2 项均做到	—	任 1 项未做到
指导用药			
20. 遵医嘱定期口服化疗药	正确	—	未提到或错误
21. 注意观察药物不良反应，如有不适及时就诊	正确	—	未提到或错误
指导心理调节及复诊			
22. 保持心情愉悦，避免自我封闭，应尽可能地融入正常生活、工作和社交活动中	正确	—	未提到或错误
23. 参加造口联谊会，通过学习和经验交流重拾信心	正确	—	未提到或错误
24. 说明定期医院复诊的重要性，出院后 1 个月造口门诊复诊，以后每 3 ~ 6 个月定期门诊复查	正确	—	未提到或错误
评价健康教育的效果			
25. 评估患者对术后健康教育内容的掌握情况（如复述）	做到	—	未做到
沟通与关爱			
26. 使用尊称称呼患者	做到	—	未做到
27. 面带微笑，与患者有眼神交流	做到	—	全程没有微笑
28. 及时回答患者的疑问	做到	—	未做到

评分项目	完全做到（2分）	部分做到（1分）	未做到（0分）
29. 给患者直肠癌根治术后健康教育内容的相关载体：宣传单、宣传册、视频或记录单等	做到	—	未做到
理论提问			
30. 正确回答考官提问	做到	—	未做到
百分比分数计算评分	得分÷60（本站总分）×100×10%（本站权重）=本站得分		

【模拟患者指引】

▷ 病例资料

周先生，54岁，房地产公司经理，身高175cm，体重90kg。患者腹会阴联合直肠癌根治术后恢复良好，术后第3天肠造口开放后拔除胃管并嘱饮水，术后第4天起予流质饮食，逐渐过渡到半流质，今日为住院第10天，予拆除缝线，医嘱明日出院。

【理论提问参考题目】

▷ 考官可选择1个题目提问

1. 患者术后如何对造口袋进行清洁？

答：若开口式造口袋没有破损，则可以反复使用，使用周期一般为5~7天。造口底盘一旦发生渗漏宜立即更换。①一件式造口袋的清洁：打开造口袋的夹子，将粪便排放后用冲洗器装温水从开口处伸入冲洗造口袋，避开底盘处。②两件式造口袋的清洁：先将造口袋与造口底盘分离，打开造口袋的夹子排放粪便，然后用清水清洗。③造口袋清洗后可重复使用，清洗时可使用造口清香剂，避免用刺激性大的清洗液清洗。造口袋清洗干净后应放在阴凉处晾干，避免放在太阳下晒干或用电吹风吹干，以免造口袋脱胶引起渗漏。

2. 造口周围皮肤护理的一般原则包括哪些？

答：避免使用需频繁更换的造口用品；避免使用致敏性或刺激性的溶剂；更换底盘时轻柔剥离造口袋的底盘粘胶；用温水和质地柔软的棉布清洁造口周围皮肤；在粘贴造口袋时应确保皮肤清洁干燥；合理裁剪造口底盘的剪孔；若造口周围皮肤不平整，需要额外密封或加固，可选用防漏膏、防漏条、凸面底盘等；必要时可使用造口护肤粉、皮肤保护膜等造口用品对皮肤进行保护。

【相关知识】

结肠造口常见护理问题与措施如下。

1. 气体

造口有气体排出时，造口袋会胀起。气体排出量因患者进食的食物和个体差异而不同。术后及出院患者、肠道功能恢复良好的患者可以使用有碳片的造口袋解决此问题带来的影响。但横结肠造口患者因排泄物为稀便，碳片受潮后容易失去功效，因此不推荐使用。

2. 气味

结肠造口患者排出的粪便因最接近生理结构，臭味较重。但一般只有在更换造口袋或者造口袋渗漏时才会出现臭味。如果持续出现臭味，要注意检查造口底盘是否出现渗漏。造口袋内的粪便要及时排出，避免造口底盘的渗漏；同时患者应该避免或减少食用容易产气的食物。

3. 腹泻

造成患者腹泻的原因很多，如进食刺激性的食物、过于油腻的食物或食物被污染等。应嘱患者多进食香蕉、奶油、花生酱、燕麦卷等可溶性纤维食物，使粪便成形。当患者腹泻较为严重，排泄物呈水样时应及时就医。

4. 便秘

降结肠造口、乙状结肠造口患者会有便秘的情况发生。应指导患者进食高纤维食物、绿色蔬菜、水果及粗纤维食物，嘱患者多饮水，有糖尿病的患者可进食蜂蜜水并配合适当运动，有便意感即刻如厕，也可用手部按摩的方法刺激肠蠕动，严重便秘的患者应在医师的指导下服用轻泻药。

5. 膳食指导

①少进食容易产气的食物：造口袋内积聚过多的气体会使造口袋膨胀，影响患者自我形象。同时腹部胀气也会引发患者身体不适。因此应避免进食易产气的食物，如豆类、洋葱、萝卜、碳酸饮料、啤酒、芹菜、黄瓜、青椒、韭菜、豌豆、巧克力、口香糖等；同时进食时应减少交谈，以免增加消化道积气。②适当进食粗纤维食物：对于便秘的造口患者应多进食含粗纤维的食物如玉米、红薯、卷心菜、南瓜、莴笋、绿豆芽、叶类蔬菜等以促进排便。在外出或者旅行时应该适当减少粗纤维摄入，以避免排泄物产生过多造成不便。造口狭窄的患者由于出口狭小，也应适当减少粗纤维饮食的摄入，以免排泄物增多引起出口梗阻等不适症状。此外，应指导患者增加水分摄入，以促进排泄物的排出。

6. 出院后延续护理

肠造口患者由于排便方式发生改变，多存在较大心理障碍，造口患者自我管理能力普遍较低，因此院外延续护理尤为重要。应开展多种形式的院外护理，满足肠造口患者的需求。可通过发放阅读图书和手册、集体授课以及一对一专人指导等形式对患者进行健康教育。也可通过出院回访，提高结肠造口患者的自护能力和遵医行为，促进其心理康复和社会适应。此外，造口访问、参加造口联谊会也是一种树立患者生活信心、提高患者生活质量的有效方法。开设造口门诊，定期开展造口联谊会、电话随访、造口人士阳光课堂等延伸护理，可以有效地解决患者在造口护理中的困惑或难点，及时帮助患者渡过难关，并能有效预防、处理造口并发症。

第三节　胸部损伤

胸部损伤是由车祸、挤压伤、摔伤和锐器伤等所致的损伤。根据损伤暴力性质不同，可分为钝性伤和穿透伤；根据损伤是否造成胸膜腔与外界相通，可分为开放伤和闭合伤。胸部损伤包括胸壁挫伤、裂伤、肋骨及胸骨骨折、气胸、血胸、肺挫伤、气管及主支气管损伤、心脏损伤、膈肌损伤、创伤性窒息等，有时可合并腹部损伤。本节主要考查病史采集、胸外科专科身体评估、疾病诊断与护理诊断、病情观察、胸腔闭式引流的护理、胸腔闭式引流瓶更换、胸部损伤患者出院前健康教育等内容。

考站1　护理评估

【考生指引】

▷ 考核情境

> 王先生，38 岁，患者因"30 分钟前高处坠落"来医院急诊。患者感胸闷、胸痛、呼吸困难，神志尚清。现 T 36.3℃，P 110 次/分，R 21 次/分，BP 100/65mmHg。入院后给予患者吸氧、半坐卧位处置。如果你是急诊护士，请对患者进行护理评估。

▷ 考生任务

1. 请结合所学知识有条理地采集病史。

2. 请根据病情有选择地进行身体评估。

3. 请根据病情提出需进一步评估的检查项目。

▷ 考核时间

15 分钟（读题 2 分钟，考核 13 分钟）。

【考官指引】

▷ 考核目的

1. 考查学生正确采集病史的能力。

2. 考查学生进行针对性身体评估的能力。

3. 考查学生评判性思维能力及应急处置能力。

▷ 场景与用物设置

1. 场景　病床 1 张，模拟患者 1 位，评分教师 2 位。

2. 用物　治疗盘 1 个，听诊器 1 个，挂号单 1 张，患者信息单（考生用）1 份，患者信息单（模拟患者用）1 份，患者信息单（考官用）2 份，笔 1 支，白纸数张。

▷ 监考与评分注意事项

1. 请根据评分指引中的标准进行评分。

2. 考生回答若是经由模拟患者提醒才答对，可酌情给分。

3. 考生进行身体评估或提出胸部 X 线检查时，若没有模拟患者，请评分教师做出相应回答。

4. 考核时间结束时，务必请考生停止本站考核，进入下一站考核，不可拖延时间。

【考核内容评分指引】

护理评估评分指引			
评分项目	完全做到（2分）	部分做到（1分）	未做到（0分）
现病史			
1. 自我介绍（姓名与职责），向患者解释沟通目的	2 项均做到	任 1 项未做到	2 项均未做到
2. 询问患者姓名、年龄、性别，核对挂号单与口述一致	2 项均做到	任 1 项未做到	2 项均未做到
3. 询问患者受伤时间与经过	2 项均做到	任 1 项未做到	2 项均未做到
4. 评估暴力大小（询问患者坠落高度、着地部位）	2 项均做到	任 1 项未做到	2 项均未做到
5. 评估受伤部位及性质	2 项均做到	任 1 项未做到	2 项均未做到
6. 评估患者胸痛的具体部位、疼痛性质、程度、持续时间、诱因（如呼吸、挤压加剧）	3~5 项均做到	1~2 项做到	5 项均未做到
7. 评估患者胸闷、呼吸困难的临床特点（起病缓急与持续时间，是吸气困难、呼气困难还是吸气、呼气均困难，与活动和体位的关系）	3 项均做到	任 1 项未做到	3 项均未做到
8. 评估患者是否有咯血	做到	—	未做到
9. 评估患者是否有咳嗽、咳痰	2 项均做到	任 1 项未做到	2 项均未做到
10. 评估患者是否有恶心、呕吐	2 项均做到	任 1 项未做到	2 项均未做到
11. 评估有无开放性伤口	做到	—	未做到
12. 评估初步的处理情况	做到	—	未做到
13. 评估心理状态：有无恐惧或焦虑	做到	—	未做到
既往史、家族史、过敏史、个人生活史、一般资料			
14. 评估有无胸部手术史	做到	—	未做到
15. 评估家族史	做到	—	未做到
16. 评估服药史	做到	—	未做到
17. 评估药物、食物过敏史	2 项均做到	任 1 项未做到	2 项均未做到
18. 评估个人生活史：烟酒嗜好、饮食习惯及作息规律、活动	3 项均做到	任 1 项未做到	3 项均未做到
19. 评估一般资料：付费方式、社会支持	2 项均做到	—	2 项均未做到

评分项目	完全做到（2分）	部分做到（1分）	未做到（0分）
身体评估			
20. 检查患者精神和意识状态，评估有无意识障碍	检查方法正确	—	未检查或检查方法错误
21. 检查患者皮肤是否有发绀，冷汗（手脚皮肤发凉、大汗淋漓）等休克症状	检查全面且方法正确	检查不全面	未检查或检查方法错误
22. 视诊胸廓外形、肋间隙、呼吸运动、颈静脉充盈情况	检查全面且方法正确	检查不全面	未检查或检查方法错误
23. 触诊气管位置	检查方法正确	—	未检查或检查方法错误
24. 触诊胸廓扩张度、胸廓挤压痛和骨擦音	检查全面且方法正确	检查不全面	未检查或检查方法错误
25. 检查双侧触觉语颤、呼吸动度、有无"捻发音"（颈部、胸部、上腹）	检查全面且方法正确	检查不全面	未检查或检查方法错误
26. 浅触诊全腹、肝脾，检查四肢活动度	检查全面且方法正确	检查不全面	未检查或检查方法错误
27. 叩诊双侧肺尖、双侧前胸和侧胸	检查全面且方法正确	检查不全面	未检查或检查方法错误
28. 叩诊心脏相对浊音界	检查方法正确	检查不全面	未检查或检查方法错误
29. 听诊双侧肺尖、双侧前胸和侧胸	检查全面且方法正确	检查不全面	未检查或检查方法错误
30. 听诊二尖瓣区、肺动脉瓣区、主动脉瓣区、主动脉瓣第二听诊区、三尖瓣区	检查全面且方法正确	检查不全面	未检查或检查方法错误
需进一步评估的检查项目			
31. 提出需进行胸部X线检查	做到	—	未做到
沟通技巧			
32. 使用尊称称呼患者	做到	—	未做到
33. 镇定而自信，沟通简要到位	做到	—	未做到
34. 以开放式的问句进行沟通	全程使用开放性问句4次及以上	全程使用开放性问句4次以下	全程均未使用开放性问句
35. 资料采集过程流畅，具有逻辑性	做到	—	未做到
百分比分数计算评分	得分÷70（本站总分）×100×25%（本站权重）= 本站得分		

【模拟患者指引】

▷ **病例资料**

王先生，38 岁，已婚。市医保。家庭地址：本市东来路 5 号。联系方式：136XXXXXXXX。

患者因高处坠落，胸闷、胸痛、呼吸困难 30 分钟入院。患者 30 分钟前工作时失足从 3m 高处坠落，左侧胸部着地，感胸痛、胸闷、不敢深呼吸及咳嗽，吸气与呼气均感呼吸困难，无咯血，无恶心、呕吐，无其他开放性伤口，无昏迷史。伤后被 120 急送医院。入院后给予患者吸氧、半坐卧位处置。

既往体健，否认传染病及遗传性疾病病史，否认既往胸部手术史，否认药物食物过敏史，否认烟酒嗜好。家庭和睦，妻子对其关心。

身体评估：T 36.3℃，P 110 次/分，R 21 次/分，BP 100/65mmHg。神志清醒，对答切题。无发绀，双侧瞳孔等大等圆。光反射灵敏。颈软，颈静脉无怒张。气管移向右侧。胸廓挤压征阳性。左侧胸部饱胀，肋间隙增宽，呼吸幅度减低，可触及捻发音，触觉语颤减弱，叩诊呈上鼓音下浊音，呼吸音减弱，未闻及啰音。心律 110 次/分，律齐，各瓣膜听诊区未闻及病理性杂音。腹部平软，无压痛及反跳痛，肝脾肋下未触及，移动性浊音阴性，肠鸣音正常，脊柱四肢无畸形及活动障碍。

胸部 X 线检查：左侧胸廓饱满，纵隔右移，双肺纹理正常，肺组织内未见明显病变，左侧胸膜腔积气，肺压缩 60%，左肋膈角变钝，左侧第 3、4 肋骨折断，骨折外侧段移位不明显。

【相关知识】

1. 气胸的概念

胸膜腔内积气称为气胸。在胸部损伤中，气胸的发生率仅次于肋骨骨折。气胸多由于胸部损伤造成肺组织、气管、支气管、食管破裂，空气进入胸膜腔，或因胸壁伤口穿破胸膜，外界空气进入胸膜腔所致。

2. 气胸的分类

根据胸膜腔的压力情况，气胸分为 3 类。①闭合性气胸：多并发于肋骨骨折，由于肋骨断端刺破肺，空气进入胸膜腔所致；②开放性气胸：多并发于刀刃、锐器或弹片火器等导致的胸部穿透伤；③张力性气胸：主要是由较大的肺泡破裂、较深较大的肺裂伤或支气管破裂所致。

考站 2 病情诊断与护理问题

【考生指引】

▷ **考核情境**

王先生，38 岁，患者因"30 分钟前高处坠落"来医院急诊。患者感胸闷、胸痛，呼吸困难，神志尚清。现 T 36.3℃，P 110 次/分，R 21 次/分，BP 100/65mmHg。入院后给予患者吸氧、半坐卧位处置。如果你是急诊护士，请结合第 1 站评估结果，概括主诉，陈述病史，进行疾病诊断，提出护理诊断/问题。

▷ **考生任务**

1. 请概括患者主诉。

2. 请根据第1站评估结果，陈述该患者的现病史（包括目前主要症状）、既往史、家族史、过敏史、个人生活史、一般资料、身体评估结果。

3. 请说出疾病诊断以及诊断依据。

4. 请提出3个主要的护理诊断/问题，并说出判断依据。

▷ **考核时间**

7分钟（读题2分钟，考核5分钟）。

【考官指引】

▷ **考核目的**

1. 考查学生正确概括主诉的能力。

2. 考查学生有条理地陈述病例的能力。

3. 考查学生正确进行疾病诊断的能力。

4. 考查学生正确概括护理诊断/问题的能力。

▷ **场景与用物设置**

1. 场景　评分教师2位。

2. 用物　患者信息单（考生用）1份，患者信息单（考官用）2份，笔1支，白纸数张。

▷ **监考与评分注意事项**

1. 请根据评分表中的评分标准进行评分。

2. 考核时间结束时，务必请考生停止本站考核，进入下一站考核，不可拖延时间。

【考核内容评分指引】

疾病诊断、护理诊断/问题评分指引			
评分项目	完全做到（2分）	部分做到（1分）	未做到（0分）
概括主诉			
1. 正确概括患者主诉（高处坠落，胸闷，胸痛，呼吸困难30分钟）	做到	—	未做到
陈述病史			
2. 有条理地叙述现病史	做到	—	未做到
3. 正确叙述既往史（否认胸部手术史）	做到	—	未做到
4. 正确叙述过敏史	做到	—	未做到
5. 正确叙述个人生活史	做到	—	未做到
6. 正确叙述一般资料	做到	—	未做到
7. 叙述正确的身体评估资料：气管位置、胸部视诊、触诊、叩诊、听诊情况	4~5项正确	1~3项正确	5项均未做到或错误

评分项目	完全做到（2 分）	部分做到（1 分）	未做到（0 分）
疾病诊断			
8. 西医病名诊断（血气胸，左侧第 3、4 肋骨骨折）	完全正确	部分正确	完全错误
9. 诊断依据（发病原因、临床表现、体格检查结果、胸部 X 线检查结果）	说明内容完整且正确	说明内容不全	说明内容不全且错误
10. 如学生答出血气胸，请进一步提问气胸的类型（闭合性气胸）	正确	—	错误
11. 诊断依据（临床表现、体格检查结果、胸部 X 线检查结果）	说明内容完整且正确	说明内容不全	说明内容不全且错误
护理诊断/问题			
12. 气体交换障碍：与胸部损伤、疼痛、胸廓活动受限或肺萎陷有关（判断依据：患者吸气与呼气均感呼吸困难）	完全正确	部分正确	未提出或完全错误
13. 急性疼痛：与组织损伤、肋骨骨折有关（判断依据：患者左侧胸痛）	完全正确	部分正确	未提出或完全错误
14. 潜在并发症：胸腔或肺部感染（判断依据：患者气胸）	14、15 任 1 条完全正确	14、15 任 1 条部分正确	14、15 均未提出或完全错误
15. 潜在并发症：低血容量性休克（判断依据：患者血胸）			
理论提问			
16. 正确回答考官提问	做到	—	未做到
临床辨证思维			
17. 疾病诊断思路清晰	做到	—	未做到
18. 护理诊断/问题正确排序	做到	—	未做到
百分比分数计算评分	得分÷34（本站总分）×100×20%（本站权重）＝本站得分		

【模拟患者指引】

▷ 病例资料

王先生，38 岁，已婚，市医保。家庭地址：本市东来路 5 号。联系方式：136XXXXXXXX。

患者因高处坠落，胸闷、胸痛、呼吸困难 30 分钟入院。患者 30 分钟前工作时失足从 3m 高处坠落，左侧胸部着地，感胸痛、胸闷、不敢深呼吸及咳嗽，吸气与呼气均感呼吸困难，无咯血，无恶心、呕吐，无其他开放性伤口，无昏迷史。伤后被 120 急送医院。入院后给予患者吸氧、半坐卧位处置。

既往体健，否认传染病及遗传性疾病病史，否认既往胸部手术史，否认药物食物过敏史，否认烟酒嗜好。家庭和睦，妻子对其关心。

身体评估：T 36.3℃，P 110 次/分，R 21 次/分，BP 100/65mmHg。神志清醒，对答切题。无发绀，双侧瞳孔等大等圆。光反射灵敏。颈软，颈静脉无怒张。气管移向右侧。胸廓挤压征阳性。左侧胸部饱胀，肋间隙增宽，呼吸幅度减低，可触及捻发音，触觉语颤减弱，叩诊呈上鼓音下浊音，呼吸音减弱，未闻及啰音。心律 110 次/分，律齐，各瓣膜听诊区未闻及病理性杂音。腹部平软，无压痛及反跳痛，肝脾肋下未触及，移动性浊音阴性，肠鸣音正常，脊柱四肢无畸形及活动障碍。

胸部 X 线检查：左侧胸廓饱满，纵隔右移，双肺纹理正常，肺组织内未见明显病变，左侧胸膜腔积气，肺压缩60%，左肋膈角变钝，左侧第 3、4 肋骨折断，骨折外侧段移位不明显。

【理论提问参考题目】

▷ 考官可选择 1 个题目提问

1. 闭合性气胸的病理生理是什么?

答：空气从胸壁或肺的伤道进入胸膜腔后，伤道很快闭合，气体不再继续进入胸膜腔，胸膜腔内负压被部分抵消，但胸膜腔内压仍低于大气压，使患侧肺部分萎陷、有效气体交换面积减少，肺的通气和换气功能受损。

2. 闭合性气胸的临床表现有哪些?

答：①症状：主要与胸膜腔积气量和肺萎陷程度有关，轻者可无症状，或出现胸闷、胸痛、气促，重者可出现明显呼吸困难。肺萎陷在 30% 以下者为小量气胸，患者无明显呼吸和循环功能紊乱的症状；肺萎陷在 30% ～50% 者为中量气胸；肺萎陷在 50% 以上者为大量气胸。后两者均可表现为明显的低氧血症。②体征：患侧胸廓饱满，叩诊呈鼓音，呼吸活动度降低，气管向健侧移位，听诊患侧呼吸音减弱甚至消失。

3. 血胸的概念是什么? 病因有哪些?

答：血胸是指胸膜腔积血。血胸与气胸可同时存在，称为血气胸。胸腔积血主要来源于心脏、胸内大血管及其分支、胸壁、肺组织、膈肌和心包血管出血。多由胸部损伤，如肋骨骨折断端或利器损伤胸部引起。

4. 血胸的临床表现有哪些?

答：①症状：少量血胸（成人出血量 <500mL）者多数临床上无明显症状；中量血胸（成人出血量 500～1000mL）和大量血胸（成人出血量 >1000mL）患者可出现低血容量性休克，表现为面色苍白、脉搏细速、血压下降、四肢湿冷、末梢血管充盈不良等低血容量休克症状，同时伴有呼吸急促等胸腔积液的表现；血胸患者多并发感染，表现为高热、寒战、出汗和疲乏等全身表现；②体征：患侧胸部叩诊呈浊音、肋间隙饱满、气管向健侧移位、呼吸音减弱或消失等。

5. 如何进行胸廓挤压试验?

答：首先一手扶住患者背部，另一手从前方挤压胸骨，然后双手从两侧向中心挤压患者胸廓两侧，若患者出现疼痛加剧甚至骨擦音，则为胸廓挤压试验阳性。

【相关知识】

闭合性气胸、开放性气胸和张力性气胸的处理如下。

1. 闭合性气胸的处理

小量气胸，肺萎陷小于30%，影响呼吸循环功能较小，多无明显症状可不予处理，1~2周内自行吸收；大量气胸，患者出现胸闷、胸痛、气促症状，气管向健侧移位，应进行胸膜腔穿刺或胸腔闭式引流术，促使肺及早膨胀。

2. 开放性气胸的处理

紧急封闭伤口是首要的急救措施，用无菌辅料如凡士林纱布加棉垫封堵伤口，再用胶布或绷带加压固定，使开放性气胸变为闭合性气胸，然后穿刺胸膜腔，抽气减压，暂时缓解呼吸困难。患者送至医院后，进一步处理，给氧和补液，纠正休克，清创、缝合胸壁伤口，并做胸腔闭式引流术。如怀疑有胸腔内脏器损伤或活动性出血，则需剖胸探查。

3. 张力性气胸的急救处理

张力性气胸可迅速危及生命，需紧急抢救，迅速排气减压是首要的处理措施，用粗针头于锁骨中线第2肋间隙穿刺排气，有条件者外接单向活瓣装置。然后在积气最高部位放置胸膜腔引流管，外接负压吸引装置，促进肺复张。应用抗生素预防感染。对于长期漏气患者呼吸困难未见好转者，及早行剖胸探查。

考站3 护理措施

【考生指引】

▷ 考核情境

> 王先生，38岁，患者因高处坠落致血气胸、左侧第3、4肋骨骨折。急诊入院后立即行胸腔闭式引流术，于左锁骨中线第2肋间隙和左侧腋中线第7肋间各置胸腔引流管1根，引出较多气体和少量血性液体，患者症状明显改善。给予静脉补液，抗炎对症处理，胸带外固定。现术后第1天，请对患者进行术后病情观察、呼吸道管理、胸腔闭式引流护理和并发症预防护理。

▷ 考生任务

1. 请叙述术后病情观察的要点。
2. 请叙述术后呼吸道管理的护理要点。
3. 请叙述胸腔闭式引流的护理要点。
4. 请叙述预防血气胸患者术后并发症的护理要点。

▷ 考核时间

12分钟（读题2分钟，考核10分钟）。

【考官指引】

▷ 考核目的

1. 考查学生病情观察能力。

2. 考查学生为血气胸患者进行呼吸道管理的能力。

3. 考查学生对胸腔闭式引流护理的掌握。

4. 考查学生对胸腔闭式引流术后并发症预防的能力。

▷ **场景与用物设置**

1. 场景　评分教师2位。

2. 用物　患者信息单（考生用）1份，患者信息单（考官用）2份，笔1支，白纸数张。

▷ **监考与评分注意事项**

1. 请根据评分表中的评分标准进行评分。

2. 考核时间结束时，务必请考生停止本站考核，进入下一站考核，不可拖延时间。

【考核内容评分指引】

胸腔闭式引流术后的护理措施评分指引			
评分项目	完全做到（2分）	部分做到（1分）	未做到（0分）
病情观察			
1. 密切观察患者神志、生命体征的变化，给予心电监护并详细记录	2 项均正确叙述	任 1 项未叙述或错误	2 项均未叙述或均错误
2. 观察伤口有无渗血、渗液，若有，应及时通知医生并更换敷料	正确叙述	—	未叙述或错误
3. 观察置管期间患者有无胸闷、憋气、皮下气肿等症状，如有异常及时通知医生	正确叙述	—	未叙述或错误
呼吸道管理			
4. 密切观察呼吸形态、频率及呼吸音变化	正确叙述	—	未叙述或错误
5. 根据病情给予吸氧，观察血氧饱和度变化	2 项均正确叙述	任 1 项未叙述或错误	2 项均未叙述或均错误
6. 若生命体征平稳，可取半卧位，以利呼吸	正确叙述	—	未叙述或错误
7. 协助患者叩背、咳痰，教会其深呼吸和有效咳嗽的方法，以清除呼吸道分泌物	2 项均正确叙述	任 1 项未叙述或错误	2 项均未叙述或均错误
胸腔闭式引流的护理：妥善固定和标识			
8. 引流瓶及管道位置适当，固定良好，防止滑脱	正确叙述	—	未叙述或错误

评分项目	完全做到（2分）	部分做到（1分）	未做到（0分）
9. 若患者躁动、不合作，应采取预防保护措施，必要时使用约束用具，或遵医嘱应用镇静、镇痛剂，并做好观察和记录	正确叙述	—	未叙述或错误
10. 在近胸腔出口处10cm胸管上粘贴管道标识，注明名称、刻度、置入时间	正确叙述	—	未叙述或错误
11. 在胸腔引流瓶左上角做好标记（本次更换胸腔引流瓶的时间）	正确叙述	—	未叙述或错误
胸腔闭式引流的护理：观察和记录			
12. 观察呼吸、血氧饱和度及水柱波动情况（正常为4~6cm，咳嗽时有无气泡溢出。若无波动则提示引流管不畅或肺已完全复张；若水柱波动幅度过大，提示可能存在肺不张）	正确叙述	—	未叙述或错误
13. 观察和记录引流液的颜色、性质和量及通畅性；记录每小时引流量，若成人200mL/小时，连续2~3小时，提示有活动性出血，及时汇报医生，积极配合处理	2项均正确叙述	任1项未叙述或错误	2项均未叙述或均错误
胸腔闭式引流的护理：保持管道密闭			
14. 用凡士林纱布严密覆盖胸壁引流管周围	正确叙述	—	未叙述或错误
15. 随时检查引流装置是否密闭、引流管有无脱落	正确叙述	—	未叙述或错误
16. 保持水封瓶长玻璃管没入水中3~4cm并直立	正确叙述	—	未叙述或错误
17. 搬运患者、外出检查或更换引流瓶时，应用两把血管钳对夹双重夹闭近胸腔出口处胸管，防止空气进入；放松止血钳时，先将引流瓶安置低于胸壁引流口平面的位置	2项均正确叙述	任1项未叙述或错误	2项均未叙述或均错误
胸腔闭式引流的护理：有效引流			
18. 体位：取半卧位并经常改变体位，依靠重力引流；病情允许，可下床活动	2项均正确叙述	任1项未叙述或错误	2项均未叙述或均错误

评分项目	完全做到（2分）	部分做到（1分）	未做到（0分）
19. 保持引流瓶直立位；任何体位时，引流瓶应低于胸腔引流管口处60~100cm	2项均正确叙述	任1项未叙述或错误	2项均未叙述或均错误
20. 定时挤压胸腔引流管，防止堵塞、扭曲和受压	正确叙述	—	未叙述或错误
21. 鼓励患者咳嗽和深呼吸，以便胸腔内气体和液体排出，促进肺扩张	正确叙述	—	未叙述或错误
胸腔闭式引流的护理：防止感染			
22. 保持引流装置无菌	正确叙述	—	未叙述或错误
23. 保持胸腔引流瓶口处敷料清洁干燥，一旦渗湿，及时更换	正确叙述	—	未叙述或错误
24. 引流瓶应低于胸壁引流口平面，防止瓶内液体逆流入胸膜腔	正确叙述	—	未叙述或错误
25. 根据引流液性状及引流量更换引流瓶（脓液3天更换，血性液体5天更换，气体7天更换）；引流液总量达到1000mL（含500mL灭菌注射用水）需立即更换，更换时严格遵守无菌技术操作规程	2项均正确叙述	任1项未叙述或错误	2项均未叙述或均错误
并发症的护理			
26. 切口感染：保持切口辅料清洁、干燥并及时更换；同时观察切口有无红、肿、热、痛等炎症表现，如有异常，及时报告医师并采取抗感染措施	2项均正确叙述	任1项未叙述或错误	2项均未叙述或均错误
27. 肺部感染和胸腔内感染：应密切观察体温变化及痰液性状；如患者出现畏寒、高热或咳浓痰等感染征象，及时通知医师并配合处理	2项均正确叙述	任1项未叙述或错误	2项均未叙述或均错误
理论提问			
28. 正确回答考官提问	做到	—	未做到
百分比分数计算评分	得分÷56（本站总分）×100×20%（本站权重）＝本站得分		

【模拟患者指引】

▷ **病例资料**

王先生，38 岁，患者因高处坠落致血气胸、左侧第 3、4 肋骨骨折。急诊入院后立即行胸腔闭式引流术，于左锁骨中线第 2 肋间隙和左侧腋中线第 7 肋间各置胸腔引流管 1 根，引出较多气体和少量血性液体，患者症状明显改善。给予静脉补液，抗炎对症处理，胸带外固定。现术后第 1 天。

【理论提问参考题目】

▷ **考官可选择 1 个题目提问**

1. 胸腔闭式引流的目的是什么？

答：①引流胸膜腔积液、积气、积血。②重建胸膜腔内负压，维持纵隔正常位置。③促进肺的膨胀。

2. 胸腔闭式引流的置管方法和置管位置？

答：通常在手术室置管，紧急情况下可在急诊室或患者床旁置管。可根据临床诊断和胸部 X 线检查结果决定置管位置。①积气：由于积气多向上集聚，因此气胸引流一般在前胸壁锁骨中线第 2 肋间隙。②积液：在腋中线与腋后线间第 6 或第 7 肋间隙插管引流。③脓胸：通常选择脓液积聚的最低位置进行置管。

3. 胸腔闭式引流管从连接处脱落或从胸腔脱落，应该如何处理？

答：①引流管从连接处脱落或引流瓶损坏：立即用双钳夹闭引流导管以免空气进入胸膜腔，并更换引流装置；②引流管从胸腔滑落：立即用手捏闭伤口处皮肤，消毒处理后用凡士林纱布封闭伤口，并协助医生做进一步处理。

4. 定时挤压胸腔闭式引流管的手法有哪些？

答：①站于患者术侧，双手握住排液管距插管处 10～15cm。②两手前后相接→一手（近护士身体侧）用力捏住引流管，使引流管闭塞→一手（近患者身体侧）用力、快速挤压引流管（可用手指与大鱼际之间的压力进行挤压）→两手同时松开→反复操作。③也可用止血钳夹住排液管下端，两手同时挤压引流管，然后打开止血钳，使引流液流出。

【相关知识】

肋骨骨折的处理：肋骨骨折治疗的基本原则是镇痛、清除呼吸道分泌物、固定胸廓、预防和处理并发症。根据患者伤情严重程度，给予相应镇痛药物及处理措施。①单纯肋骨骨折患者，若疼痛较轻，且骨折断端无明显移位，多不用特殊处理，或给予非甾体类镇痛药物，胸带固定，以缓解疼痛，利于患者咳嗽咳痰，预防肺部并发症；若患者疼痛剧烈，可给予相应镇痛药物或行肋间神经阻滞或硬膜外置管。②开放性肋骨骨折患者均需行彻底的清创术，切除锐利的骨折断端，并予以妥善内固定；若肋间血管出血，则应确切结扎止血。胸膜破裂患者需行胸腔闭式引流术。③多根多处肋骨骨折患者，给予有效镇痛的同时，若患者软化胸壁范围较小，可在软化胸壁处垫以厚辅料后胸带加压固定；患者存在较大范围胸壁反常运动时，需采用牵引固定术，需手术探查时，可行手术内固定。

考站4　护理技术——更换胸腔闭式引流瓶

【考生指引】

▷ 考核情境

> 　　王先生，38岁，患者因高处坠落致血气胸、左侧第3、4肋骨骨折。胸腔闭式引流术后第3天拔除排气胸引管。现术后第5天，排液胸引管在位通畅，水柱波动3～4cm，引流出淡血性液体120mL。如果你是胸外科护士，请执行医嘱：更换胸腔闭式引流瓶。

▷ 考生任务

1. 更换胸腔闭式引流瓶。

2. 执行过程中所有核对须以叙述或行动展现。

3. 执行后给予患者相关护理指导。

▷ 考核时间

10分钟（读题1分钟，考核9分钟）。

【考官指引】

▷ 考核目的

1. 考查学生遵循无菌原则、按照正确的方法更换胸腔闭式引流瓶的能力。

2. 考查学生在胸腔闭式引流瓶更换过程中对患者给予关怀和尊重的能力。

▷ 场景与用物设置

1. 场景　病床1张，戴腕带的模拟患者1位（有胸腔引流管接引流瓶），评分教师2位。

2. 用物　治疗盘1个，胸腔闭式引流瓶1个，生理盐水500mL，治疗巾1片，弯盘1个，碘伏棉签1盒，血管钳2把，普通手套2副，快速手消毒剂，签字笔及记号笔。患者信息单（学生用）1份，患者信息单（考官用）2份。

▷ 监考与评分注意事项

1. 请根据评分表中的评分标准进行评分。

2. 操作过程中如违反无菌原则，自违反无菌原则以下步骤均为0分。

3. 考生回答若是经由模拟患者提醒才答对，可酌情给分。

4. 考核时间结束时，务必请考生停止本站考核，进入下一站考核，不可拖延时间。

【考核内容评分指引】

更换胸腔闭式引流瓶操作步骤及评分指引		
评分项目	完全做到（2分）	部分做到（1分）	未做到（0分）
核对医嘱			
1. 核对医嘱：患者姓名、床号、操作项目	做到	—	未做到

评分项目	完全做到（2 分）	部分做到（1 分）	未做到（0 分）
评估			
2. 自我介绍（姓名与职责），向患者解释操作目的及方法	2 项均做到	任 1 项未做到	2 项均未做到
3. 询问患者姓名、年龄、床号，核对腕带与口述一致	2 项均做到	任 1 项未做到	2 项均未做到
4. 评估患者意识水平、病情、疼痛程度、呼吸情况、心理状态及合作程度	4～6 项做到	1～3 项做到	6 项均未做到
5. 观察引流液的颜色、性状、量	做到	—	未做到
6. 观察引流瓶长管内水柱波动（正常4～6cm），咳嗽时有无气泡溢出，伤口敷料有无渗出液，患者有无皮下气肿	4 项均做到	任 1 项未做到	4 项均未做到
7. 检查患者胸管上粘贴管道标识，检查管道的刻度	做到	—	未做到
8. 评估室内环境清洁、安静、光线充足、屏风遮挡	做到	—	未做到
准备			
9. 患者准备：交代患者使其了解更换引流瓶的操作过程及注意事项，愿意配合	1～2 项做到	—	2 项均未做到
10. 护士准备：衣着整洁，修剪指甲，洗手，戴口罩	完全做到且洗手方法正确	部分做到	未做到或洗手方法错误
11. 物品准备：用物齐全（治疗盘 1 个，胸腔闭式引流瓶 1 个，生理盐水 500mL，治疗巾 1 片，弯盘 1 个，碘伏棉签 1 盒，血管钳 2 把，普通手套 2 副，快速手消毒剂），摆放有序合理，并检查用物有效期及包装完整性	做到	用物缺少 3 项以内，且有检查	用物缺少 4 项及以上，或未检查
实施			
12. 携用物至患者床边，再次核对患者姓名、年龄、床号，核对腕带与口述一致	2 项均做到	任 1 项未做到	2 项均未做到
13. 打开无菌胸腔引流瓶，倒入无菌生理盐水 500mL，使长管理于水下 3～4cm，在胸引瓶平液面水平处做好液量标识	操作正确	—	操作错误
14. 在胸腔引流瓶左上角做好标记（本次更换胸腔引流瓶的时间）	做到	—	未做到

续表

评分项目	完全做到（2分）	部分做到（1分）	未做到（0分）
15. 在胸管与胸腔引流瓶连接管的衔接处铺上治疗巾	操作正确	—	操作错误
16. 用两把止血钳双重交叉夹闭胸管	操作正确	—	操作错误
17. 戴手套，分离胸管和闭式引流瓶连接管，碘伏棉签消毒引流管连接口	操作完全正确	部分正确	操作完全错误
18. 连接新的胸腔闭式引流管的长管	操作正确	—	操作错误
19. 松开止血钳	操作正确	—	操作错误
20. 观察引流管是否通畅，观察引流液的颜色、性质、量，密切观察患者反应	做到	—	未做到
21. 将引流瓶放于安全处，保持引流瓶低于胸腔 60～100cm，妥善固定引流管	操作正确		操作错误
22. 操作后核对患者姓名、年龄、床号，口述与腕带一致	2 项均做到	任 1 项未做到	2 项均未做到
23. 脱手套，快消洗手	做到	—	未做到
24. 协助患者取舒适卧位	做到	—	未做到
25. 整理床单元及用物，并将废物分类处理	2 项均做到	任 1 项未做到	2 项均未做到或废物分类错误
26. 交代注意事项：翻身活动时避免牵拉，发生意外脱管；意外脱出后处理措施并及时与护士联系	2 项均做到	任 1 项未做到	2 项均未做到
27. 洗手	做到	—	未做到
28. 记录（引流液的颜色、性质、量及患者的反应）	做到	—	未做到
评价			
29. 评价操作过程规范、流畅，达到目的	做到		未做到
30. 评价操作技术熟练，未给患者造成伤害	做到		未做到
沟通技巧			
31. 使用尊称称呼患者	做到	—	未做到
32. 面带微笑，与患者有眼神交流	做到	—	全程没有微笑
33. 主动关心患者的感受，觉察、接纳并安抚患者情绪	做到	—	未做到

评分项目	完全做到（2分）	部分做到（1分）	未做到（0分）
34. 沟通时使用对方了解的语言，避免使用专业术语；语速和音调适合患者年龄和了解程度	做到	—	未做到
35. 注意聆听，记住患者讲的话且有回应；不打断对方的话；使用开放式问题鼓励患者表达	做到	—	未做到
36. 保护患者隐私	做到	—	未做到
理论提问			
37. 正确回答考官提问	做到	—	未做到
百分比分数计算评分	得分（74（本站总分）×100×25%（本站权重）= 本站得分		

【模拟患者指引】

▷ **病例资料**

王先生，38 岁，患者因高处坠落致血气胸、左侧第 3、4 肋骨骨折。胸腔闭式引流术后第 3 天拔除排气胸引管。现术后第 5 天，排液胸引管在位通畅，水柱波动 3~4cm，引流出淡血性液体 120mL。

【理论提问参考题目】

▷ **考官可选择 1 个题目提问**

1. 胸腔闭式引流瓶更换的注意事项有哪些？

答：①水封瓶应位于胸部以下，不可倒转，维持引流系统密闭，接头牢固固定。②保持引流通畅，注意观察引流液的颜色、性质、量，并做好记录；如引流液量增多，及时通知医生。③保持引流管长度适宜，翻身活动时防止受压、打折、扭曲、脱出。④更换引流瓶时，应用止血钳夹闭引流管防止空气进入，注意保证引流管与引流瓶连接的牢固紧密，切勿漏气，操作时严格无菌操作。⑤搬动患者时，应注意保持引流瓶低于胸腔。⑥患者下床活动时，引流瓶的位置应低于膝盖且保持平稳，保证长管没入液面下，外出检查前须将引流管夹闭，漏气明显的患者不可夹闭胸引管。⑦术后患者若血压平稳，取半卧位以利引流。

2. 胸腔闭式引流拔管指征、拔管方法及拔管后护理有哪些？

答：①拔管指征：留置引流管 48~72 小时后，如果引流瓶中无气体逸出且引流液颜色变浅，24 小时引流量少于 50mL，脓液少于 10mL，X 线胸片显示肺复张良好无漏气，患者无呼吸困难或气促，可考虑拔管。②拔管方法：协助医师拔管，嘱患者先深吸一口气，在深吸气末屏气，迅速拔管，并立即用凡士林纱布和厚敷料封闭胸壁伤口，包扎固定。③拔管后护理：拔管后 24 小时内，应注意观察患者是否有胸闷、呼吸困难、发绀、切口漏气、渗液、出血和皮下气肿等，如发现异常及时通知医师处理。

【相关知识】

血胸出血量大小及X线平片表现：胸部X线平片可以评估胸膜腔内出血量。少量血胸，成人出血量小于500mL，X线检查可见肋膈角变钝或消失。中量血胸，成人出血量500～1000mL，X线检查可见积血上缘达肩胛角平面或膈顶上5cm。大量血胸，成人出血量大于1000mL，X线检查可见胸腔积液超过肺门平面甚至全血胸。中大量血胸还可见肋间隙增宽，气管纵隔向健侧移位等。合并气胸可出现气液平面。

考站5　健康教育

【考生指引】

▷ 考核情境

> 王先生，38岁，患者因高处坠落致血气胸、左侧第3、4肋骨骨折。血气胸行胸腔闭式引流，肋骨骨折予胸带外固定。患者症状明显缓解，胸腔闭式引流通畅，无感染发生。现术后第10天，胸部X线片显示肺已膨胀，胸引管拔除，患者未诉不适，医嘱明日出院。患者对出院后的注意事项尚不清楚，要求详细指导。如果你是胸外科护士，请对患者进行健康指导。

▷ 考生任务

请对患者进行出院健康宣教。

▷ 考核时间

7分钟（读题2分钟，考核5分钟）。

【考官指引】

▷ 考核目的

考查学生对胸部损伤患者进行出院前健康教育的能力。

▷ 场景与用物设置

1. 场景　病床1张，模拟患者1位，评分教师2位。

2. 用物　病历夹1个，患者信息单（考生用）1份，患者信息单（考官用）2份，笔1支，白纸1张。

▷ 监考与评分注意事项

1. 请根据评分表中的评分标准进行评分。

2. 考生回答若是经由模拟患者提醒才答对，可酌情给分。

3. 考核时间结束时，务必请考生停止考核。

【考核内容评分指引】

胸部损伤患者出院前的健康教育评分指引			
评分项目	完全做到（2分）	部分做到（1分）	未做到（0分）
健康教育前评估			
1. 评估患者需求	做到	—	未做到

续表

评分项目	完全做到（2 分）	部分做到（1 分）	未做到（0 分）
2. 评估患者对呼吸功能锻炼的掌握情况（深呼吸和有效咳嗽、咳痰）	做到	—	未做到
3. 评估患者对肢体功能锻炼的掌握情况	做到	—	未做到
4. 评估患者对出院后生活方式的了解情况	做到	—	未做到
5. 评估患者对复诊知识的掌握情况	做到	—	未做到
指导功能锻炼			
6. 呼吸功能锻炼：嘱患者出院后继续坚持腹式深呼吸和有效咳嗽。指导其咳嗽、咳痰时，用双手按压患侧胸壁，以减轻疼痛	正确	—	未提到或错误
7. 肢体功能锻炼：指导患者尽早开展循序渐进的患侧肩关节功能锻炼（吊环运动及扇动肩膀运动）	做到且方法正确	—	未做到或方法错误
指导生活方式			
8. 指导患者加强营养：①进食营养丰富食物，多食蔬菜水果，保持大便通畅；②忌食辛辣刺激、生冷、油腻食物，以防助湿生痰；③多饮水	3 项均正确	任 1 项错误	未叙述或 3 项均错误
9. 指导患者合理休息，适当活动：①气胸痊愈 1 个月内，不宜参加剧烈的体育活动，如打球、跑步、抬举重物等；②活动时系好肋骨固定带；③骨折完全愈合后，可逐渐加大活动量	3 项均正确	任 1 项错误	未叙述或 3 项均错误
指导心理调节及复诊			
10. 强调保持乐观的重要性，指导患者自我调节情绪	做到	—	未叙述或错误
11. 说明定期医院复诊的重要性，指导患者术后 3 个月复查胸部 X 线，以了解骨折愈合情况	做到	—	未叙述或错误
评价健康教育的效果			
12. 评估患者对健康教育内容的掌握情况（如复述）	做到	—	未做到
沟通与关爱			
13. 使用尊称称呼患者	做到	—	未做到

续表

评分项目	完全做到（2分）	部分做到（1分）	未做到（0分）
14. 面带微笑，与患者有眼神交流	做到	—	全程没有微笑
15. 及时回答患者的疑问	做到	—	未做到
16. 给患者胸部损伤健康教育内容的相关载体：宣传单、宣传册、视频或记录单等	做到	—	未做到
理论提问			
17. 正确回答考官提问	做到	—	未做到
百分比分数计算评分	得分÷34（本站总分）×100×10%（本站权重）＝本站得分		

【模拟患者指引】

▷ 病例资料

王先生，38岁，患者因高处坠落致血气胸、左侧第3、4肋骨骨折。血气胸行胸腔闭式引流，肋骨骨折予胸带外固定。患者症状明显缓解，呼吸平稳。胸腔闭式引流通畅，无感染发生。现术后第10天，胸部X线片显示肺已膨胀，胸引管拔管，患者未诉不适，医嘱明日出院。患者知晓深呼吸和有效咳嗽、咳痰的方法，但害怕疼痛，不敢咳嗽。患者可完成患侧肢体进餐、洗漱、梳头、上举过头动作以及膀根运动，摆肩膀运动。

【理论提问参考题目】

▷ 考官可选择1个题目提问

1. 减轻肋骨骨折患者胸痛的护理措施有哪些？

答：①妥善固定胸部；②遵医嘱使用镇痛药物；③患者咳嗽、咳痰时，协助或指导其用双手按压患侧胸壁，以减轻疼痛。

2. 如何指导患者进行深呼吸有效咳嗽？

答：患者尽可能采用坐位，先进性深而慢的腹式呼吸5~6次，然后深吸气至膈肌完全下降，屏气3~5秒，继而缩唇，缓慢地经口将肺内气体呼出，再深吸一口气屏气3~5秒，身体前倾，从胸腔进行2~3次短促有力的咳嗽，咳嗽时同时收缩腹肌，或用手按压上腹部，帮助痰液咳出。也可让患者取俯卧屈膝位，借助膈肌、腹肌收缩，增加腹压，咳出痰液。

【相关知识】

循序渐进的患侧肩关节功能锻炼：①用患侧手持碗、杯，刷牙和洗脸。②梳头运动：患侧手臂向外伸直与肩膀平行，沿着头部至头后做梳头动作。③肩部上下运动：运动时为保护患侧上肢，用健侧手扶住，做上举过头动作。④膀根运动：逐步将患侧手放于枕部，可以健侧手予以辅助，逐渐将患侧手越过头顶，触摸到对侧耳朵。⑤摆肩膀运动：双手左右大幅度摆动，为避免患侧与健侧差别，应共同用力。⑥吊环运动：将患肢抬高上举，肘关节伸直，并以肩关节为中心向前、向后旋转运动，适当后伸锻炼，直至将患肢笔直上举。⑦扇动肩膀运动：双手十指在脑后叠加，两肘在面前开合，保持两肘高度一致，并向后大范围展开。

第四节 急性胆囊炎

急性胆囊炎是胆囊管梗阻和细菌感染引起的炎症，为一种常见急腹症。根据胆囊内有无结石，可将胆囊炎分为结石性胆囊炎和非结石性胆囊炎。急性胆囊炎若病因未解除，炎症发展，可进展为急性化脓性胆囊炎，甚至急性坏疽性胆囊炎，常并发胆囊穿孔。因此急性胆囊炎原则上争取择期手术治疗。本节主要考查病史采集、胆道疾病专科身体评估、疾病诊断与护理诊断、术后疼痛护理、T 管引流护理、饮食指导以及健康教育等内容。

考站 1 护理评估

【考生指引】

▷ 考核情境

> 李先生，69 岁，患者因"右上腹疼痛伴恶心呕吐 2 天"由门诊收治入院。患者 2 天前进食油腻食物后突发右上腹疼痛，疼痛放射至右肩部。现测得 T 37.8℃，P 90 次/分，R 18 次/分，BP 100/72mmHg。患者急性痛苦面容，希望详细了解病情。现如果你是责任护士，请接待新患者，进行护理评估。

▷ 考生任务

1. 请结合所学知识有条理地采集病史。

2. 请根据病情有选择地进行身体评估。

3. 请根据病情提出需进一步评估的检查项目。

▷ 考核时间

15 分钟（读题 2 分钟，考核 13 分钟）。

【考官指引】

▷ 考核目的

1. 考查学生正确采集病史的能力。

2. 考查学生进行针对性身体评估的能力。

3. 考查学生评判性思维能力。

▷ 场景与用物设置

1. 场景 病床 1 张，模拟患者 1 位，评分教师 2 位。

2. 用物 治疗盘 1 个，听诊器 1 个，身高体重秤 1 台，腕带 1 个，患者信息单（考生用）1 份，患者信息单（模拟患者用）1 份，患者信息单（考官用）2 份，笔 1 支，白纸数张。

▷ **监考与评分注意事项**

1. 请根据评分指引中的标准进行评分。

2. 考生回答若是经由模拟患者提醒才答对，可酌情给分。

3. 考生提出需检查血常规、腹部超声时，若没有模拟患者，请评分教师做出相应回答。

4. 考核时间结束时，务必请考生停止本站考核，进入下一站考核，不可拖延时间。

【考核内容评分指引】

护理评估评分指引			
评分项目	完全做到（2分）	部分做到（1分）	未做到（0分）
现病史			
1. 自我介绍（姓名与职责），向患者解释沟通目的	2项均做到	任1项未做到	2项均未做到
2. 询问患者姓名、年龄、床号，核对腕带与口述一致	2项均做到	任1项未做到	2项均未做到
3. 评估腹痛出现的时间及诱因	2项均做到	任1项未做到	2项均未做到
4. 评估腹痛的部位及范围	2项均做到	任1项未做到	2项均未做到
5. 评估腹痛的性质及程度	2项均做到	任1项未做到	2项均未做到
6. 评估腹痛发生时的伴随症状	做到	—	未做到
7. 评估有无使疼痛加重或缓解的因素	做到	—	未做到
8. 评估本次发病的诊治经过	做到	—	未做到
9. 有无采取缓解措施及其效果	做到	—	未做到
10. 评估呕吐物的量、性状、气味	做到	—	未做到
11. 评估身体其他不适症状（如腹部饱胀）	做到	—	未做到
12. 评估饮食习惯与食量	做到	—	未做到
13. 评估睡眠情况	做到	—	未做到
14. 评估小便的颜色、性状、频次	3项均做到	1~2项未做到	3项均未做到
15. 评估大便的颜色、性状、频次	3项均做到	1~2项未做到	3项均未做到
16. 评估心理状态	做到	—	未做到
既往史、家族史、过敏史、个人生活史、一般资料			
17. 是否发生过胆绞痛，有无上腹部隐痛不适	做到	—	未做到
18. 有无胆结石、胆囊炎及其他腹部手术史	做到	—	未做到
19. 评估家族史	做到	—	未做到

评分项目	完全做到（2 分）	部分做到（1 分）	未做到（0 分）
20. 评估药物、食物过敏史	2 项均做到	任 1 项未做到	2 项均未做到
21. 评估个人生活史：烟酒嗜好、作息规律、活动	3 项均做到	—	3 项均未做到
22. 评估一般资料：付费方式、社会支持	2 项均做到	任 1 项未做到	2 项均未做到
身体评估			
23. 观察患者精神状态、面容、皮肤巩膜有无黄染	检查全面且方法正确	检查不全面	未检查或检查方法错误
24. 视诊腹部外形、呼吸运动、有无腹壁静脉曲张、胃肠型及蠕动波、有无皮疹、腹纹	检查全面且方法正确	检查不全面	未检查或检查方法错误
25. 听诊肠鸣音、振水音及血管杂音	检查全面且方法正确	检查不全面	未检查或检查方法错误
26. 叩诊腹部，检查有无移动性浊音	检查全面且方法正确	检查不全面	未检查或检查方法错误
27. 叩诊肝脏，了解肝脏上下界及肝区叩击痛	检查全面且方法正确	检查不全面	未检查或检查方法错误
28. 触诊腹壁紧张度、压痛与反跳痛	检查全面且方法正确	检查不全面	未检查或检查方法错误
29. 触诊肝脏，了解肝脏大小、质地、表面状态及有无压痛	检查全面且方法正确	检查不全面	未检查或检查方法错误
30. 触诊胆囊，了解胆囊触痛	检查方法正确	—	未检查或检查方法错误
31. 询问或测量身高、体重并记录	2 项均做到	任 1 项未做到	2 项均未做到
需进一步评估的检查项目			
32. 提出需检查血常规	做到	—	未做到
33. 提出需检查腹部超声	做到	—	未做到
沟通技巧			
34. 使用尊称称呼患者	做到	—	未做到
35. 面带微笑，与患者有眼神交流	做到	—	全程没有微笑
36. 全神贯注，用心聆听患者的回答	做到	—	未做到
37. 以开放式的问句进行沟通	全程使用开放性问句 4 次及以上	全程使用开放性问句 4 次以下	全程均未使用开放性问句

评分项目	完全做到（2分）	部分做到（1分）	未做到（0分）
38. 资料采集过程流畅，具有逻辑性	做到	—	未做到
百分比分数计算评分	得分÷76（本站总分）×100×25%（本站权重）= 本站得分		

【模拟患者指引】

▷ **病例资料**

李先生，69 岁，市医保。家庭地址：本市幸福大街 9 号。联系方式：139XXXXXXXX。

患者因"右上腹疼痛伴恶心呕吐 2 天"由门诊收治入院。患者 2 天前进食油腻食物后突发右上腹刀绞样疼痛，疼痛持续性伴阵发性加重，疼痛放射至右肩部；发病后呕吐 1 次，呕吐物为胃内容物及黄色苦味液体，约100mL，疼痛在呕吐后未缓解。自行服用去痛片 2 片，腹痛稍有缓解。患者饮食清淡，睡眠可，小便 4～6 次/天，质清，色淡黄，大便 1 次/日，质软，未见白陶土色大便。现患者急性痛苦面容，蜷曲位。患者希望详细了解病情，尽快缓解疼痛。

既往有胆囊结石病史，未发生过胆绞痛。否认腹部手术史。否认家族史。否认食物药物过敏史。患者否认吸烟，饮白酒 2 两/日。作息规律，每日散步锻炼。家中老伴及子女对其关心。

身体评估：神志清、痛苦貌，皮肤巩膜无黄染。身高 175cm，体重 70kg。T 37.8℃，P 90 次/分，R 18 次/分，BP 100/72mmHg。腹平软，右上腹压痛，无肌紧张，无反跳痛，Murphy 征阳性。

相关检查：①血常规：红细胞 $4.8×10^{12}$/L，白细胞 $13.8×10^9$/L，中性粒细胞 $7.59×10^9$/L，血红蛋白 135g/L。②腹部 B 超：胆囊增大，胆囊壁增厚，囊腔内见 1.6cm×2.2cm 强回声团，肝内外胆管未见扩张。

【相关知识】

1. 急性胆囊炎的分类及病因

（1）急性结石性胆囊炎 ①胆囊管梗阻：结石移动至胆囊管附近，可堵塞胆囊管或嵌顿于胆囊颈，直接损伤黏膜，导致胆汁排空受阻，胆汁淤滞、浓缩；高浓度胆汁酸具有细胞毒性，引起细胞损害，加重黏膜的炎症、水肿甚至坏死；②细菌感染：细菌通过胆道逆行进入胆囊，或经血液循环或淋巴途径进入，在胆汁流出不畅时造成感染。

（2）急性非结石性胆囊炎 约占5%，病因不清楚，多见于严重创伤、烧伤、长期肠外营养等危重患者。

2. 胆囊触诊

（1）胆囊肿大 正常情况下，胆囊隐藏于肝脏的胆囊窝内，不能触及。胆囊肿大超过肝缘及肋缘时，可在右肋缘下的腹直肌外缘处触及。肿大的胆囊一般表面光滑，张力较高，随呼吸上下移动。若肿大的胆囊呈囊性感并有明显压痛，常见于急性胆囊炎；呈囊性感无压痛，见于壶腹周围癌；有实性感且伴轻度压痛，见于胆囊结石或胆囊癌。

（2）胆囊触痛与 Murphy 征阳性　胆囊有炎症，但尚未肿大或虽已肿大而未达肋缘下，此时不能触及胆囊，但可有胆囊触痛。检查者左手掌平置于患者的右肋缘部位，以拇指指腹勾压于右肋缘与腹直肌外缘交界处，嘱患者缓慢深吸气，吸气过程中有炎症的胆囊下移碰到用力按压的拇指时，即可引起疼痛，此为胆囊触痛。若因剧烈疼痛突然出现吸气暂停，称为 Murphy 征阳性，是急性胆囊炎的典型体征。

3. 腹部体格检查注意事项

①态度端正，光线适宜，注意遮挡。②室内温暖，被评估者仰卧，暴露全腹，腹部及全身肌肉放松，双腿弯起。③评估者立于被评估者右侧，光源适当，可利用侧面来的光线。④视诊腹部时自上而下观察，必要时将视线降至腹平面，从侧面切线方向进行观察。⑤触诊腹部时评估者的手必须温暖、轻柔，嘱被评估者做缓慢的腹式呼吸，使腹部肌肉放松，必要时，评估者可一边与被评估者谈话，一边检查，以分散被评估者的注意力。

4. 中国成年人静脉血血细胞计数参考区间

见表 3 - 1。

表 3 - 1　中国成年人静脉血血细胞计数

项目	单位	性别	参考区间
红细胞计数（RBC）	10^{12}/L	男	4.3 ~ 5.8
		女	3.8 ~ 5.1
血红蛋白（Hb）	g/L	男	130 ~ 175
		女	115 ~ 150
白细胞计数（WBC）	10^9/L	男/女	3.5 ~ 9.5
中性粒细胞百分数	%	男/女	40 ~ 75
中性粒细胞绝对值	10^9/L	男/女	1.8 ~ 6.3
血小板计数	10^9/L	男/女	125 ~ 350

（以上数据摘自中华人民共和国卫生行业标准 WS/T405 - 2012）

考站2　病情诊断与护理问题

【考生指引】

▷ 考核情境

李先生，69 岁，患者因"右上腹疼痛伴恶心呕吐2 天"由门诊收治入院。患者2 天前进食油腻食物后突发右上腹疼痛，疼痛放射至右肩部。现测得 T 37.8℃，P 90 次/分，R 18 次/分，BP 100/72mmHg。患者急性痛苦面容，希望详细了解病情。如果你是责任护士，请结合第 1 站评估结果，陈述病史，进行疾病诊断，提出护理诊断/问题。

▷ **考生任务**

1. 请根据第1站评估结果，陈述该患者的现病史（包括目前主要症状）、既往史、家族史、过敏史、个人生活史、一般资料、身体评估结果。

2. 请说出疾病诊断以及诊断依据。

3. 请提出3个主要的护理诊断/问题，并说出判断依据。

▷ **考核时间**

7分钟（读题2分钟，考核5分钟）。

【考官指引】

▷ **考核目的**

1. 考查学生有条理地陈述病例的能力。

2. 考查学生正确进行疾病诊断的能力。

3. 考查学生正确概括护理诊断/问题的能力。

▷ **场景与用物设置**

1. 场景　评分教师2位。

2. 用物　患者信息单（考生用）1份，患者信息单（考官用）2份，笔1支，白纸数张。

▷ **监考与评分注意事项**

1. 请根据评分表中的评分标准进行评分。

2. 考核时间结束时，务必请考生停止本站考核，进入下一站考核，不可拖延时间。

【考核内容评分指引】

疾病诊断、护理诊断/问题评分指引			
评分项目	完全做到（2分）	部分做到（1分）	未做到（0分）
陈述病史			
1. 有条理地叙述现病史	做到	—	未做到
2. 正确叙述既往史	做到	—	未做到
3. 正确叙述家族史	做到	—	未做到
4. 正确叙述过敏史	做到	—	未做到
5. 正确叙述个人生活史	做到	—	未做到
6. 正确叙述一般资料	做到	—	未做到
7. 叙述身体评估资料：神志、面容、皮肤巩膜、生命体征、腹部视诊、听诊、触诊 Murphy 征阳性、叩诊	5~8项正确	1~4项正确	8项均未做到或错误
疾病诊断			
8. 西医病名诊断（急性结石性胆囊炎）	完全正确	部分正确	完全错误

续表

评分项目	完全做到（2分）	部分做到（1分）	未做到（0分）
9. 诊断依据（临床表现、体格检查、辅助检查）	说明内容完整且正确	说明内容不全	说明内容不全且错误
护理诊断/问题			
10. 急性疼痛：与结石突然嵌顿、胆汁排空受阻致胆囊强烈收缩有关（判断依据：患者主诉右上腹疼痛，右肩放射痛，急性痛苦面容）	完全正确	部分正确	未提出或完全错误
11. 体温过高：与结石梗阻导致的急性炎症有关（判断依据：患者 T 37.8℃）	完全正确	部分正确	未提出或完全错误
12. 知识缺乏：缺乏疾病相关知识（判断依据：患者进食油腻食物，希望详细了解病情）	完全正确	部分正确	未提出或完全错误
理论提问			
13. 正确回答考官提问	做到	—	未做到
临床辨证思维			
14. 疾病诊断思路清晰	做到	—	未做到
15. 护理诊断/问题正确排序	做到	—	未做到
百分比分数计算评分	得分÷30（本站总分）×100×20%（本站权重）=本站得分		

【模拟患者指引】

▷ **病例资料**

李先生，69 岁，市医保。家庭地址：本市幸福大街 9 号。联系方式：139XXXXXXXX。

患者因"右上腹疼痛伴恶心呕吐2天"由门诊收治入院。患者2天前进食油腻食物后突发右上腹刀绞样疼痛，疼痛持续性伴阵发性加重，疼痛放射至右肩部；发病后呕吐1次，呕吐物为胃内容物及黄色苦味液体，约100mL，疼痛在呕吐后未缓解。自行服用去痛片2片，腹痛稍有缓解。患者饮食清淡，睡眠可，小便4～6次/天，质清，色淡黄，大便1次/日，质软，未见白陶土色大便。现患者急性痛苦面容，蜷曲位。患者对胆道疾病不了解，希望了解相关知识，尽快缓解疼痛。

既往有胆囊结石病史，未发生过胆绞痛。否认腹部手术史。否认家族史。否认食物药物过敏史。患者否认吸烟，饮白酒2两/日。作息规律，每日散步锻炼。家中老伴及子女对其关心。

身体评估：神志清、痛苦貌，皮肤巩膜无黄染。身高 175cm，体重 70kg。T 37.8℃，P 90 次/分，R 18 次/分，BP 100/72mmHg。腹平软，右上腹压痛，无肌紧张，无反跳痛，Murphy 征阳性。

相关检查：①血常规：红细胞 4.8×10^{12}/L，白细胞 13.8×10^9/L，中性粒细胞 7.59×10^9/L，血红蛋白 135g/L。②腹部 B 超：胆囊增大，胆囊壁增厚，囊腔内见 1.6cm × 2.2cm 强回声团，肝内外胆管未见扩张。

【理论提问参考题目】

▷ 考官可选择 1 个题目提问

1. 为什么胆道感染与胆石症互为因果关系？

答：胆石症可引起胆道梗阻，梗阻可造成胆汁淤滞、细菌繁殖而致胆道感染；胆道反复感染又是胆石症形成的致病因素和促发因素。

2. 胆绞痛的常见诱因及其机制？

答：饱餐、进食油腻食物后胆囊强烈收缩，引发胆绞痛。睡眠时体位改变致结石移位并嵌顿于胆囊颈部，导致胆汁排出受阻，胆囊强烈收缩，而发生胆绞痛。

3. 胆囊结石的首选影像学检查是什么？

答：首选腹部超声检查，其诊断胆囊结石的准确率可达 95% ~ 98%，具有简便易行、无创、价格低、可反复多次检查等优点。

【相关知识】

1. 急性胆囊炎的临床表现

（1）症状 ①腹痛：右上腹阵发性绞痛或胀痛，疼痛可放射至右肩胛、后背部，常发生于饱餐、进食油腻食物或睡眠中体位改变时。②消化道症状：腹痛发作时常伴有恶心、呕吐、便秘等消化道症状。③发热：根据胆囊炎症反应程度不同，可有轻度至中度发热，如出现寒战、高热，提示病变严重，可能出现胆囊化脓、坏疽、穿孔或合并急性胆管炎。

（2）体征 右上腹可有不同程度的压痛或叩痛，炎症波及浆膜时可出现反跳痛和肌紧张。Murphy 征阳性是急性胆囊炎的典型体征。

2. 胆囊结石的临床表现

单纯性胆囊结石，未合并梗阻或感染时，常无临床症状或仅有轻微的消化系统症状。当结石嵌顿时可出现明显的症状和体征。

（1）症状 ①胆绞痛：是胆囊结石的典型症状，表现为右上腹或上腹部阵发性疼痛，或持续性疼痛阵发性加剧，可向右肩胛部或背部放射。诱因同急性胆囊炎。②上腹隐痛：多数患者仅在进食油腻食物、工作紧张或疲劳时感觉上腹部或右上腹隐痛，或者有饱胀不适、嗳气、呃逆等。

（2）体征 有时可在右上腹触及肿大的胆囊。若合并感染，右上腹可有明显压痛、反跳痛或肌紧张。

考站3　护理措施

【考生指引】

▷ 考核情境

李先生，69 岁，患者因"右上腹疼痛伴恶心呕吐2 天"来院就诊，门诊拟"急性结石性胆囊炎"收住入院。入院后完善术前准备，在全麻下行"胆囊切除＋胆总管探查＋T 管引流术"。术中放置T 管1 根接引流袋。安返病房后医嘱予补液抗炎支持治疗。该患者术后第1 天，T 管引流在位通畅，引流出黄绿色胆汁样液体350mL。目前患者无腹胀、腹痛，肛门已排气。患者诉咳嗽及翻身时腹部切口疼痛，但可以忍受，休息后稍缓解。家属询问患者何时可以进食及饮食注意事项。请对患者进行疼痛护理、T 管引流的护理及术后饮食指导。

▷ 考生任务

1. 疼痛护理

（1）请叙述该患者的疼痛评估。

（2）请叙述针对该患者有效的控制疼痛的护理措施。

2. 请叙述T 管引流护理要点。

3. 请叙述胆囊切除术患者术后饮食护理要点。

▷ 考核时间

12 分钟（读题2 分钟，考核10 分钟）。

【考官指引】

▷ 考核目的

1. 考查学生为患者提供个体化疼痛护理的能力。

2. 考查学生对T 管引流护理知识的掌握。

3. 考查学生对胆囊切除术后患者进行饮食指导的能力。

▷ 场景与用物设置

1. 场景　评分教师2 位。

2. 用物　患者信息单（考生用）1 份，患者信息单（考官用）2 份，疼痛数字评分表1 份，护理记录单1 份，笔1 支，白纸数张。

▷ 监考与评分注意事项

1. 请根据评分表中的评分标准进行评分。

2. 考核时间结束时，务必请考生停止本站考核，进入下一站考核，不可拖延时间。

【考核内容评分指引】

急性胆囊炎的护理措施评分指引			
评分项目	完全做到（2 分）	部分做到（1 分）	未做到（0 分）
疼痛护理			
1. 评估疼痛的部位、性质（腹部切口疼痛）	正确叙述	—	未叙述或错误

评分项目	完全做到（2分）	部分做到（1分）	未做到（0分）
2. 选择合适的疼痛评估工具进行疼痛程度评估（选用数字评分法，患者疼痛评分3分）	正确叙述	—	未叙述或错误
3. 评估患者自身控制疼痛的方式、对疼痛的耐受性	正确叙述	—	未叙述或错误
4. 评估引起或加重疼痛的因素（咳嗽及翻身时疼痛）	正确叙述	—	未叙述或错误
5. 减少或消除引起疼痛的原因（协助患者按压伤口后深呼吸和咳嗽，指导床上翻身活动）	正确叙述	—	未叙述或错误
6. 提供心理支持（减轻心理压力、转移注意力）	正确叙述	—	未叙述或错误
7. 积极采取促进患者舒适的措施（半卧位，减轻切口张力）	正确叙述	—	未叙述或错误
8. 镇痛效果的评估（疼痛的程度、性质、范围再评估，对治疗效果和不良反应的评价）	正确叙述	—	未叙述或错误
9. 疼痛评估的记录（患者护理记录单记录疼痛的时间、部位、程度，疼痛处理及缓解情况）	正确叙述	—	未叙述或错误
T管引流的护理			
10. 妥善固定并贴管道标识	正确叙述	—	未叙述或错误
11. 保持引流通畅，防止扭曲、折叠、受压等；引流液中有血凝块、絮状物、泥沙样结石时要定时挤捏防止管道阻塞	2项均正确叙述	任1项未叙述或错误	2项均未叙述或均错误
12. 加强观察：观察并记录T管引流出胆汁的量、色、性状	正确叙述	—	未叙述或错误
13. 长期带管者，定期更换引流袋；更换时严格无菌操作，预防感染	2项均正确叙述	任1项未叙述或错误	2项均未叙述或均错误
14. 告知患者放置T管的重要性	正确叙述	—	未叙述或错误
15. 指导患者翻身、下床活动时注意防止管道脱出	正确叙述	—	未叙述或错误
16. 指导患者平卧时引流管远端不可高于腋中线，以防胆汁逆流引起感染	正确叙述	—	未叙述或错误

续表

评分项目	完全做到（2分）	部分做到（1分）	未做到（0分）
17. 指导患者坐位、站立或行走时引流管远端不可高于引流管口平面，以防胆汁逆流引起感染	正确叙述	—	未叙述或错误
饮食指导			
18. 术后禁食6小时	正确叙述	—	未叙述或错误
19. 手术6小时后协助患者试饮水，无腹胀、腹痛不适，可进无脂流食	正确叙述	—	未叙述或错误
20. 进食后患者无腹胀、腹痛，指导其从流食、半流质、软食，逐步过渡到低脂饮食	正确叙述	—	未叙述或错误
21. 指导患者低脂肪、低胆固醇、高蛋白质、高维生素饮食	正确叙述	—	未叙述或错误
22. 指导患者少量多餐，定时定量	正确叙述	—	未叙述或错误
23. 指导患者避免过饱、暴饮暴食，特别是高脂肪餐常是发作诱因	正确叙述	—	未叙述或错误
理论提问			
24. 正确回答考官提问	做到	—	未做到
百分比分数计算评分	得分÷48（本站总分）×100×20%（本站权重）＝本站得分		

【模拟患者指引】

▷ **病例资料**

李先生，69岁，患者因"右上腹疼痛伴恶心呕吐2天"来院就诊，门诊拟"急性结石性胆囊炎"收住入院。入院后完善术前准备，在全麻下行"胆囊切除＋胆总管探查＋T管引流术"。术中放置T管1根接引流袋。安返病房后医嘱予补液抗炎支持治疗。该患者术后第1天，T管引流在位通畅，引流出黄绿色胆汁样液体350mL。目前患者无腹胀、腹痛，肛门已排气。患者诉咳嗽及翻身时腹部切口疼痛，但可以忍受，休息后稍缓解。家属询问患者何时可以进食及饮食注意事项。

【理论提问参考题目】

▷ **考官可选择1个题目提问**

1. 患者提出疑问，胆囊切除后还有胆汁吗，能吃荤食吗？你如何回答？

答：胆汁由肝细胞和毛细胆管分泌，胆囊切除后仍有胆汁分泌，但由于缺少胆囊对胆汁的浓聚，对脂肪消化能力减弱，所以术后可以吃荤食，但要控制食物中脂肪含量，坚持低脂肪饮食的原则。

2. T管引流的目的是什么？

答：①引流胆汁和减压：防止因胆汁排出受阻导致的胆总管压力增高、胆汁外漏引起腹膜炎。②引流残余结石：使胆道内残余结石，尤其是泥沙样结石通过 T 管排出体外；亦可经 T 管行造影或胆道镜检查、取石。③支撑胆道：防止胆总管切开处粘连、瘢痕狭窄等导致管腔变小。

3. 胆囊炎患者饮食禁忌有哪些?

答：禁用辛辣和刺激性强的调味品，增强胆囊收缩，使胆道口括约肌不能及时松弛流出胆汁，可能引起胆囊炎急性发作或恶化；禁用油腻、煎炸以及含脂肪多的食品；戒酒。

4. 胆囊切除术后少量多餐的优点有哪些?

答：少量进食可减少消化系统负担，多餐刺激胆道分泌胆汁，促进胆道内炎性物质排出。

【相关知识】

1. 术后切口疼痛

麻醉作用消失后，患者便出现切口疼痛，原因是因手术创伤导致组织充血、水肿，并刺激神经末梢所致。一般手术后 24 小时内疼痛较明显，2～3 天后逐渐消失。

2. 患者胆绞痛止痛使用药物注意事项

胆绞痛患者使用解痉镇痛药物，如阿托品、山莨菪碱，慎用哌替啶，禁用吗啡，因为吗啡和哌替啶能引起胆囊和 Oddi 括约肌痉挛，增加胆囊和胆道内压力，促使症状加重。注意观察止痛药物的不良反应，腹痛有无缓解以及有无呼吸抑制情况。

3. 疼痛评估工具

（1）数字评分法　是临床最常用的测量疼痛程度的方法。用数字 0～10 代替文字来表示疼痛的程度。0 分表示无痛，10 分表示最痛，中间次序表示疼痛的不同程度。此评分法宜用于疼痛治疗前后效果测定的对比。

（2）视觉模拟评分法　用一条直线，不作任何划分，仅在直线的两端分别注明"不痛"和"剧痛"，请患者根据自己对疼痛的实际感觉在直线上标记疼痛的程度。这种评分法不需要患者选择特定的数字或文字，适用任何年龄的疼痛患者，对于急性疼痛的患者、儿童、老年人及表达能力丧失者尤为适用。

（3）面部表情疼痛评定法　采用面部表情来表达疼痛程度，从左到右 6 张面部表情，最左边的脸表示无疼痛，依次表示疼痛越来越重，直至最右边的脸表示极度疼痛。请患者立即指出能反映他（她）疼痛的那张面部表情图。此评估方法适用于 3 岁以上的儿童。

（4）按 WHO 的疼痛分级标准进行评估　疼痛分为 4 级：0 级表示无痛。1 级（轻度疼痛），平卧时无疼痛，翻身咳嗽时有轻度疼痛，但可以忍受，睡眠不受影响。2 级（中度疼痛），静卧时疼，翻身咳嗽时加剧，不能忍受，睡眠受干扰，要求用镇痛药。3 级（重度疼痛），静卧时疼痛剧烈，不能忍受，睡眠严重干扰，需要用镇痛药。

4. 胆道术后并发症的预防和护理

（1）出血　可能发生在腹腔或胆管内。观察生命体征、腹部体征和伤口渗血情况。

有腹腔引流管、T 管者，观察引流液的颜色、性状和量。腹腔引流管引流出大量血性液体并伴有面色苍白、冷汗、心率增快、血压下降时，提示腹腔内出血；胆管内出血表现为 T 管引流出血性胆汁或鲜血，粪便呈柏油样，可伴有心率增快、血压下降等休克表现。及时报告医生，防止发生低血容量性休克。

（2）胆瘘　胆管损伤、胆总管下端梗阻、T 管脱出所致。患者若出现发热、腹胀和腹痛等腹膜炎表现，或腹腔引流液呈黄绿色胆汁样，常提示发生胆瘘。观察腹部体征及引流液情况，一旦发现异常，及时向医生汇报并协助处理：充分引流胆汁，取半卧位，安置腹腔引流管，保持引流通畅，将漏出的胆汁充分引流至体外是治疗胆瘘最重要的措施；维持水、电解质平衡，长期大量胆瘘者应补液并维持水、电解质平衡；防止胆汁刺激和损伤皮肤，及时更换引流管周围被胆汁浸湿的敷料，给予氧化锌软膏涂敷局部皮肤。

5. T 管引流

T 管因其形状而得名，主要应用于胆总管切开探查或切开取石术后，在胆总管切开处放置 T 型引流管，一端通向肝管，一端通向十二指肠，一端通向体外。从腹壁戳口穿出体外，连接引流袋。T 管引流是胆管手术患者一项重要治疗方法，可使胆汁经引流管进入肠道或分流至体外，减轻胆总管缝合处张力，引流残余结石，通过 T 管引流液量、颜色、性状的观察，可以及时发现异常。

6. T 管意外拔管预防及处理

（1）向患者说明安置 T 管的目的和重要性。对意识不清，躁动不安的患者由专人看护或用约束带适当约束四肢。

（2）T 管妥善固定于腹壁。引流管长短适宜，过长易扭曲，过短患者翻身、活动时牵拉可造成管道脱出。指导患者床上活动时保护 T 管的方法。

（3）T 管出皮肤处标明记号，各班床旁交接管道的位置、刻度、通畅情况。

（4）发现管道滑脱，立即覆盖引流管口，同时报告医生，协助医生采取应对措施，重置引流管或停止引流。

（5）安慰患者及家属，协助患者取舒适体位，观察患者生命体征以及腹痛、腹胀、有无黄疸、体温等变化。

（6）填写不良事件上报卡、护理记录，分析原因并改进。

7. 胆石症患者饮食治疗的目的

（1）对饮食中脂肪和胆固醇进行控制，辅以高碳水化合物，充足蛋白质，满足机体能量的需要。

（2）消除促进胆石形成和引起疼痛的因素，减少诱因。

（3）供给足够的营养，增强机体抵抗力。

8. 胆石症患者低脂肪、低胆固醇、高蛋白质、高维生素饮食指导

（1）低脂肪饮食　缓解期，脂肪限制在 20～30g/天；病情好转，可逐渐增加到40～50g/天；严格限制动物性脂肪；烹调可选用蒸、煮、炖、烩、拌等方法；适量选用植物油，三餐平均分配。

（2）低胆固醇饮食　胆固醇摄入量每日限制在 300mg 内为宜；可适量选用牛奶、鸡蛋白、瘦肉、鸭肉、草鱼、大黄鱼、豆制品等低胆固醇食物；对高胆固醇食物，如动物内脏、脑、鱼籽、蛋黄、咸蛋、蟹黄等应少食。

（3）供应充足蛋白质　每日蛋白质供应量为 80～100g。选用蛋白质生物学价值高、脂肪含量低的食物。优质蛋白常见食物来源包括鱼、虾、瘦猪肉、鸡肉、蛋清、大豆等。

（4）供应充足的维生素和矿物质　维生素 A 预防胆结石，有助于胆管上皮生长，维生素 K 对内脏平滑肌有解痉镇痛作用，对缓解胆管痉挛有良好的效果。脂溶性维生素多存在于油脂、奶制品、肉类、全谷制品、坚果类食品中。

考站4　护理技术——更换 T 管引流袋

【考生指引】

▷ 考核情境

> 李先生，69 岁，患者因"右上腹疼痛伴恶心呕吐 2 天"来院就诊，门诊拟"急性结石性胆囊炎"收住入院。入院后完善术前准备，在全麻下行"胆囊切除＋胆总管探查＋T 管引流术"。术中放置 T 管 1 根接引流袋。该患者术后第 7 天，病情平稳，T 管引流在位通畅，引流出黄绿色胆汁样液体 200mL。如果你是普外科责任护士，请予患者更换 T 管引流袋。

▷ 考生任务

1. 进行 T 管引流袋更换。

2. 执行过程中所有核对须以叙述或行动展现。

3. 更换 T 管引流袋后给予患者相关护理指导。

▷ 考核时间

10 分钟（读题 1 分钟，考核 9 分钟）。

【考官指引】

▷ 考核目的

1. 考查学生遵循无菌原则完成引流袋更换的能力。

2. 考查学生在引流袋更换过程中对患者给予关怀和尊重的能力。

▷ 场景与用物设置

1. 场景　病床 1 张，戴腕带的模拟患者 1 位（有引流管接引流袋），评分教师 2 位。

2. 用物　治疗盘、安尔碘消毒液、棉签、无菌纱布、防逆行引流袋、一次性治疗巾、乳胶手套、血管钳、黄色垃圾袋、弯盘、快速手消毒剂，医嘱单，护理记录单，签字笔及记号笔。患者信息单（学生用）1 份，患者信息单（考官用）2 份。

▷ **监考与评分注意事项**

1. 请根据评分表中的评分标准进行评分。
2. 操作过程中如违反无菌原则，自违反无菌原则以下步骤均为 0 分。
3. 考生回答若是经由模拟患者提醒才答对，可酌情给分。
4. 考核时间结束时，务必请考生停止本站考核，进入下一站考核，不可拖延时间。

【考核内容评分指引】

更换 T 管引流袋操作步骤及评分指引			
评分项目	完全做到（2 分）	部分做到（1 分）	未做到（0 分）
操作前评估与准备			
1. 核对医嘱，了解病情	2 项均做到	任 1 项未做到	2 项均未做到
2. 护士准备：衣着整洁，修剪指甲，洗手，戴口罩	完全做到且洗手方法正确	部分做到	未做到或洗手方法错误
3. 物品准备：用物齐全（治疗盘、安尔碘消毒液、棉签、无菌纱布、防逆行引流袋、一次性治疗巾、乳胶手套、血管钳、黄色垃圾袋、弯盘、快速手消毒剂、医嘱单、护理记录单），摆放有序合理，并检查用物有效期及包装完整性	做到	用物缺少 3 项以内，且有检查	用物缺少 4 项及以上，或未检查
操作过程			
4. 推治疗车至床旁，自我介绍（姓名与职责）	做到	—	未做到
5. 询问患者姓名、年龄、床号，核对腕带与口述一致	2 项均做到	任 1 项未做到	2 项均未做到
6. 向患者解释操作目的，取得配合	做到	—	未做到
7. 劝离室内无关人员，关闭门窗，拉上床帘。	3 项均做到	任 1 项未做到	均未做到
8. 协助患者取舒适体位（低半卧位或平卧位）	做到	—	未做到
9. 戴无菌手套	操作正确	—	未戴手套或操作错误
10. 检查伤口敷料，暴露引流管	做到	—	未做到
11. 观察引流液的颜色、性状、量	做到	—	未做到
12. 打开新引流袋外包装，检查引流袋有无破损或管道扭曲	做到	—	未做到
13. 在引流管连接处垫一次性治疗巾	做到	—	未做到
14. 反折引流管末端，挤压引流管以确定引流通畅	操作正确	—	操作错误

评分项目	完全做到（2分）	部分做到（1分）	未做到（0分）
15. 用血管钳夹住引流管尾端上3cm	操作正确	—	操作错误
16. 正确消毒引流管接口处：以接口处为起点向近端环行向上消毒2.5cm	操作正确	—	操作错误
17. 再以接口处为起点向远端环行消毒2.5cm	操作正确	—	操作错误
18. 取无菌纱布垫于引流管接口下方，裹住接口处并进行分离，脱开连接处	操作正确	—	操作错误
19. 消毒引流管管口的横截面	操作正确	—	操作错误
20. 连接新的引流袋	操作正确	—	操作错误
21. 松开血管钳，挤压引流管，观察是否通畅	操作正确	—	操作错误
22. 将新引流袋挂于床边，用夹子将引流管二次固定于床单元，防止滑落	操作正确	—	操作错误
23. 观察引流液的颜色、性状、量	做到	—	未做到
24. 标识上注明更换时间及有效期，贴于引流袋上	做到	—	未做到
25. 将换下的废弃引流袋头端套上盖子，与一次性治疗巾、纱布均放入黄色垃圾袋	做到	—	未做到
操作后处理			
26. 脱手套，快消洗手	做到	—	未做到
27. 整理床单元，妥善安置患者	做到	—	未做到
28. 健康教育：翻身活动时避免牵拉，发生意外脱管	做到	—	未做到
29. 污物分类处理	做到，并将废弃物正确分类处置	—	未做到或废弃物分类错误
30. 洗手	做到	—	未做到
31. 在护理记录单上做好相关记录	做到	—	未做到
32. 操作过程流畅，技术熟练	做到	—	未做到
沟通与同理心			
33. 使用尊称称呼患者	做到	—	未做到
34. 面带微笑，与患者有眼神交流	做到	—	全程没有微笑
35. 主动关心患者的感受，觉察、接纳并安抚患者情绪	做到	—	未做到

续表

评分项目	完全做到（2分）	部分做到（1分）	未做到（0分）
36. 沟通时使用对方了解的语言，避免使用专业术语；语速和音调适合患者年龄和了解程度	做到	—	未做到
37. 注意聆听，记住患者讲的话且有回应；不打断对方的话；使用开放式问题鼓励患者表达	做到	—	未做到
38. 保护患者隐私	做到	—	未做到
理论提问			
39. 正确回答考官提问	做到	—	未做到
百分比分数计算评分	得分÷78（本站总分）×100×25%（本站权重）＝本站得分		

【模拟患者指引】

▷ 病例资料

李先生，69岁，患者因"右上腹疼痛伴恶心呕吐2天"来院就诊，门诊拟"急性结石性胆囊炎"收住入院。入院后完善术前准备，在全麻下行"胆囊切除＋胆总管探查＋T管引流术"。术中放置T管1根接引流袋。该患者术后第7天，病情平稳，T管引流在位通畅，引流出黄绿色胆汁样液体200mL。现半坐卧位于病床。

【理论提问参考题目】

▷ 考官可选择1个题目提问

1. 胆道术后带T管患者观察要点有哪些？

答：①全身：观察患者皮肤巩膜有无黄染，大便颜色是否正常。患者的食欲情况及有无出血征象。②观察腹部体征，有无上腹部压痛、反跳痛、肌紧张等腹膜炎的表现。③观察引流管周围皮肤，有无胆汁溢出浸蚀皮肤。④观察引流管的固定、通畅情况，引流液的颜色、量、性状。

2. 患者带引流管活动时如何预防感染？

答：平卧位时引流管远端不可高于腋中线；坐位、站立或行走时引流袋可用别针固定于裤子，不可高于引流管口平面，以防胆汁逆流引起感染。

【相关知识】

T管引流出胆汁的量、色、性状是否正常的判断：正常成人每日分泌胆汁800～1200mL，呈黄绿色、清亮、无沉渣，且有一定的黏性。术后24小时内引流量300～500mL，恢复饮食后可增至600～700mL，以后逐渐减少至每日200mL左右。如胆汁混浊，应考虑结石残留或胆管炎症未完全控制；如胆汁过多，提示胆总管下端有梗阻的可能；如胆道出血，引流液呈红褐色；如感染，引流液呈草绿色混浊状。

考站 5　健康教育

【考生指引】

> #### ▷ 考核情境

> 李先生，69 岁，患者因"右上腹疼痛伴恶心呕吐 2 天"来院就诊，门诊拟"急性结石性胆囊炎"收住入院。入院后完善术前准备，在全麻下行"胆囊切除 + 胆总管探查 + T 管引流术"。术后予补液抗炎支持治疗，病情平稳。该患者术后第 8 天，医嘱予带 T 管出院。患者想了解带 T 管回家注意事项，请对其进行健康指导。

> #### ▷ 考生任务

请对带 T 管出院的胆道疾病术后患者进行健康指导。

> #### ▷ 考核时间

7 分钟（读题 2 分钟，考核 5 分钟）。

【考官指引】

> #### ▷ 考核目的

考查学生正确进行胆道疾病手术患者出院健康教育的能力。

> #### ▷ 场景与用物设置

1. 场景　病床 1 张，模拟患者 1 位（有引流管接引流袋），评分教师 2 位。

2. 用物　病历夹 1 个，患者信息单（考生用）1 份，患者信息单（考官用）2 份，笔 1 支，白纸 1 张。

> #### ▷ 监考与评分注意事项

1. 请根据评分表中的评分标准进行评分。

2. 考生回答若是经由模拟患者提醒才答对，可酌情给分。

3. 考核时间结束时，务必请考生停止考核。

【考核内容评分指引】

带 T 管出院患者的健康教育评分指引			
评分项目	完全做到（2 分）	部分做到（1 分）	未做到（0 分）
健康教育前评估			
1. 评估患者出院健康教育需求	做到	—	未做到
2. 评估患者对 T 管作用及带 T 管回家重要性的认知（引流残余结石与造影）	做到	—	未做到
3. 评估患者对带 T 管期间日常生活自我护理知识的了解情况	做到	—	未做到
4. 评估患者对带 T 管期间引流管护理知识的掌握情况	做到	—	未做到

评分项目	完全做到（2 分）	部分做到（1 分）	未做到（0 分）
5. 评估患者对疾病相关知识了解情况	做到	—	未做到
指导患者日常生活			
6. 穿宽松柔软的衣服，以防管道受压	正确	—	未提到或错误
7. 淋浴时，可用塑料薄膜覆盖引流管处，以防感染	正确	—	未提到或错误
8. 避免提举重物或过度活动，以免牵拉 T 管导致管道脱出	正确	—	未提到或错误
指导 T 管护理			
9. 教会患者妥善固定 T 管	正确	—	未提到或错误
10. 教会患者保持 T 管引流通畅，防止折叠、扭曲及脱落	正确	—	未提到或错误
11. 教会患者及家属观察胆汁的颜色、量、性状，如有异常及时就诊	正确	—	未提到或错误
12. 教会患者及家属每天同一时间倾倒胆汁	正确	—	未提到或错误
13. 教会患者及家属每周正确更换引流袋（宣教手册有更换指引），如有困难可到就近社区医院更换	正确	—	未提到或错误
指导患者夹管及观察			
14. T 管引流出的胆汁色泽正常，且引流量逐渐减少，可在术后 10～14 日，试行夹管 1～2 日	正确	—	未提到或错误
15. 夹管期间注意观察病情，若无发热、腹痛、黄疸等症状，可至医院复诊，经 T 管作胆道造影，造影后持续引流 24 小时以上	正确	—	未提到或错误
16. 如胆道通畅，无结石或其他病变，再次夹闭 T 管 24～48 小时，患者无不适可予拔管	正确	—	未提到或错误
疾病相关知识指导			
17. 告知患者胆囊切除术后出现消化不良、脂肪性腹泻的原因，解除其焦虑情绪	正确	—	未提到或错误
18. 指导患者少量多餐，进食低脂肪、高维生素、富含膳食纤维的饮食	正确	—	未提到或错误

评分项目	完全做到（2分）	部分做到（1分）	未做到（0分）
19. 出院后出现腹痛、黄疸、陶土样大便等情况及时就诊	正确	—	未提到或错误
评价健康教育的效果			
20. 评估患者对带T管出院注意事项的掌握情况（如复述）	做到	—	未做到
沟通与关爱			
21. 使用尊称称呼患者	做到	—	未做到
22. 面带微笑，与患者有眼神交流	做到	—	全程没有微笑
23. 及时回答患者的疑问	做到	—	未做到
24. 给患者进一步了解健康教育内容的相关载体：宣传单、宣传册、视频或记录单等	做到	—	未做到
理论提问			
25. 正确回答考官提问	做到	—	未做到
百分比分数计算评分	得分÷50（本站总分）×100×10%（本站权重）= 本站得分		

【模拟患者指引】

▷ 病例资料

李先生，69岁，患者因"右上腹疼痛伴恶心呕吐2天"来院就诊，门诊拟"急性结石性胆囊炎"收住入院。入院后完善术前准备，在全麻下行"胆囊切除＋胆总管探查＋T管引流术"。术后予补液抗炎支持治疗，病情平稳。该患者术后第8天，医嘱予带T管出院。患者想了解带T管回家注意事项。

【理论提问参考题目】

▷ 考官可选择1个题目提问

1. T管拔管前，胆道造影发现有结石残留，如何处理？

答：需保留T管6周以上，再做胆道镜取石或其他处理。

2. T管拔管后残留窦道如何处理？

答：残留窦道用凡士林纱布填塞，1～2日内可自行闭合。

3. T管拔管后观察内容有哪些？

答：观察伤口敷料及皮肤黏膜情况、有无发热、腹痛、黄疸等症状。

【相关知识】

1. 胆道造影

胆道手术中可经胆囊管插管、胆总管置管行胆道造影。行胆总管T管引流或其他胆管置管者，拔管前常规经T管或经置管行胆道造影。目的是了解胆道有无残余结石、异物及通畅情况。造影完毕后，将 T 管连接引流袋，持续引流 24 小时以上，排出造影剂。

2. 胆道镜检查

（1）术中胆道镜 采用胆道镜经胆总管切开处进行检查，了解胆管内病变以决定是否探查胆道。

（2）术后胆道镜 经 T 管窦道或皮下空肠插入纤维胆道镜进行检查和治疗。判断有无残余结石或胆管狭窄，进行取石、冲洗、止血、灌注抗生素等治疗。

第五节　乳腺癌

乳腺癌是一种常见的源于导管或小叶细胞的恶性肿瘤，居我国女性恶性肿瘤发病率第一位。乳房是女性的第二性征器官，乳腺癌对女性的身心健康产生严重影响，甚至危及生命。本节主要考查病史采集、乳腺专科身体评估、疾病诊断与护理诊断、乳腺癌患者心理护理、乳腺癌根治术后伤口护理、患侧上肢肿胀护理、患侧上肢功能锻炼指导以及乳房自检教育等内容。

考站 1　护理评估

【考生指引】

▷ **考核情境**

> 王女士，53 岁，患者发现右乳肿块伴右乳头回缩 1 周。患者 1 周前洗澡时无意中触到右乳肿块，无胀痛等不适，且右乳头回缩，不能复原，为求进一步诊治来院就诊。现 T 36.2℃，P 72 次/分，R 18 次/分，BP 115/70mmHg，神情焦虑，十分担心，希望详细了解病情。如果你是门诊护士，请接待新患者，进行护理评估。

▷ **考生任务**

1. 请结合所学知识有条理地采集病史。
2. 请根据病情有选择地进行身体评估。
3. 请根据病情提出需进一步评估的检查项目。

▷ **考核时间**

12 分钟（读题 2 分钟，考核 10 分钟）。

【考官指引】

▷ **考核目的**

1. 考查学生正确采集病史的能力。
2. 考查学生进行针对性身体评估的能力。
3. 考查学生评判性思维能力。

▷ **场景与用物设置**

1. 场景　病床 1 张，模拟患者 1 位，评分教师 2 位。
2. 用物　治疗盘 1 个，乳房模型 1 个，身高体重秤 1 台，挂号单 1 张，患者信息单

（考生用）1 份，患者信息单（模拟患者用）1 份，患者信息单（考官用）2 份，笔 1 支，白纸数张。

▷ **监考与评分注意事项**

1. 请根据评分指引中的标准进行评分。

2. 考生回答若是经由模拟患者提醒才答对，可酌情给分。

3. 考生提出需检查钼靶 X 线、乳腺超声时，若没有模拟患者，请评分教师做出相应回答。

4. 考核时间结束时，务必请考生停止本站考核，进入下一站考核，不可拖延时间。

【考核内容评分指引】

护理评估评分指引			
评分项目	完全做到（2 分）	部分做到（1 分）	未做到（0 分）
现病史			
1. 自我介绍（姓名与职责），向患者解释沟通目的	2 项均做到	任 1 项未做到	2 项均未做到
2. 询问患者姓名、年龄、床号，核对挂号单与口述一致	2 项均做到	任 1 项未做到	2 项均未做到
3. 评估乳腺肿块出现的时间	做到	—	未做到
4. 评估乳腺肿块出现与月经周期的关系	做到	—	未做到
5. 评估肿块的部位、质地	2 项均做到	任 1 项未做到	2 项均未做到
6. 评估肿块的疼痛情况	做到	—	未做到
7. 评估乳头回缩出现的时间	做到	—	未做到
8. 评估身体其他不适症状（胸痛、气促、骨痛、肝大、黄疸等转移表现）	做到		未做到
9. 评估本次发病的诊治经过	做到	—	未做到
10. 评估饮食情况	做到	—	未做到
11. 评估小便的颜色、性状、频次	3 项均做到	1~2 项未做到	3 项均未做到
12. 评估大便的颜色、性状、频次	3 项均做到	1~2 项未做到	3 项均未做到
13. 评估睡眠情况	做到	—	未做到
14. 评估心理情况（精神状态、对疾病的认识、心理状态）	3 项均做到	1~2 项做到	3 项均未做到
既往史、家族史、过敏史、个人生活史、一般资料			
15. 评估既往史	做到	—	未做到
16. 评估家族史	做到	—	未做到
17. 评估药物、食物过敏史	2 项均做到	任 1 项未做到	2 项均未做到

续表

评分项目	完全做到（2分）	部分做到（1分）	未做到（0分）
18. 评估个人生活史：烟酒嗜好、月经史、婚育史、哺乳史	4项均做到	1~3项未做到	4项均未做到
19. 评估一般资料：付费方式、社会支持	2项均做到	任1项未做到	2项均未做到
身体评估			
20. 观察双侧乳房大小、形状及位置是否对称	检查全面且方法正确	检查不全面	未检查或检查方法错误
21. 观察双侧乳房皮肤：有无红肿、溃疡、局部回缩或凹陷等	检查全面且方法正确	检查不全面	未检查或检查方法错误
22. 观察双侧乳头：大小、位置、对称性、有无回缩和分泌物	检查全面且方法正确	检查不全面	未检查或检查方法错误
23. 观察腋窝和锁骨上窝：有无红肿、溃疡、瘢痕和肿块	检查全面且方法正确	检查不全面	未检查或检查方法错误
24. 安置患者合适的触诊检查体位（坐位或仰卧位）	体位正确	—	体位错误
25. 触诊时先健侧后患侧	顺序正确	—	顺序错误
26. 一侧乳房触诊顺序：外上象限开始，依次为外上、外下、内下、内上	检查全面且方法正确	检查不全面	未检查或检查方法错误
27. 触诊乳房质地、压痛	检查全面且方法正确	检查不全面	未检查或检查方法错误
28. 触诊乳房包块，触及包块应评估其部位、大小、外形、质地、活动度	检查全面且方法正确	检查不全面	未检查或检查方法错误
29. 触诊乳头：有无硬结、弹性消失和分泌物	检查全面且方法正确	检查不全面	未检查或检查方法错误
30. 触诊腋窝、锁骨上窝、颈部淋巴结有无肿大	检查全面且方法正确	检查不全面	未检查或检查方法错误
31. 同法触诊对侧乳房、乳头，腋窝、锁骨上窝、颈部淋巴结	检查全面且方法正确	检查不全面	未检查或检查方法错误
32. 询问或测量身高、体重并记录	2项均做到	1项做到	2项均未做到
需进一步评估的检查项目			
33. 提出钼靶 X 线检查	做到	—	未做到
34. 提出乳腺超声检查	做到	—	未做到
沟通技巧			
35. 使用尊称称呼患者	做到	—	未做到

续表

评分项目	完全做到（2分）	部分做到（1分）	未做到（0分）
36. 面带微笑，与患者有眼神交流	做到	—	全程没有微笑
37. 全神贯注，用心聆听患者的回答	做到	—	未做到
38. 以开放式的问句进行沟通	全程使用开放性问句 4 次及以上	全程使用开放性问句 4 次以下	全程均未使用开放性问句
39. 资料采集过程流畅，具有逻辑性	做到	—	未做到
百分比分数计算评分	得分÷78（本站总分）×100×25%（本站权重）＝本站得分		

【模拟患者指引】

▷ 病例资料

王女士，50 岁，市医保。家庭地址：本市西门大街 9 号。联系方式：135XXXXXXXX。

患者因发现右乳肿块伴右乳头回缩 1 周入院。患者 1 周前洗澡时无意中触到右乳肿块，位于右侧外上象限，质硬、无胀痛。肿块出现于非月经周期。同时发现右乳头回缩，不能复原。自觉身体无其他不适。患者饮食喜荤食，睡眠可。小便 4～6 次/天，质清，色淡黄，大便 1 次/日，质软，黄褐色。发病以来患者精神较紧张，对肿块性质及乳头回缩造成的乳房外形改变担忧，时常抚摸右侧乳房并牵拉右乳头。现十分担心，希望详细了解病情。

患者否认高血压、糖尿病、乳腺疾病等病史。其母亲患左侧乳腺癌。否认食物药物过敏史。否认烟酒嗜好。月经史：月经规律，经血色暗红，量中等，无血块。婚育史：28 岁结婚，G2P1，35 岁剖宫产 1 女，未母乳喂养，现女儿体健。丈夫及女儿对其关心。

身体评估：神情焦虑，身高 155cm，体重 65kg。T 36.2℃，P 72 次/分，R 18 次/分，BP 115/70mmHg。双乳大小、形状及位置对称，皮肤无红肿及回缩，无橘皮样改变，无"酒窝征"。双侧乳头大小相等、对称，右侧乳头回缩。右乳外上象限距乳头 2cm 处扪及一肿块，大小约 1.5cm×2cm。边界欠清、表面欠光滑、质硬、活动度差，无明显压痛，触诊右乳头无硬结、无溢液、弹性消失。右侧腋窝可扪及 1cm×1cm 大小结节，质地较硬，表面光滑，可活动。右侧锁骨上窝、颈部未触及明显肿大淋巴结。左乳未触及肿块，左侧腋窝、锁骨上窝、颈部未触及明显肿大淋巴结。

相关检查：①钼靶 X 线检查：右乳腺体实质密度不均匀，右乳外上象限 1.5cm×1.8cm 结节影，病灶边界欠清。②乳腺超声检查示：右乳房低回声结节，外上象限约 1.5cm×1.8cm 肿块边缘有细小毛刺。

【相关知识】

1. 乳房触诊的检查体位和检查手法

（1）检查体位　触诊乳房时，患者取坐位或仰卧位。若取坐位，先两臂下垂，然后双臂高举过头或双手叉腰。若取仰卧位，应在肩下放一小枕抬高肩部，手臂置于枕后，使乳房能较对称地位于胸壁上方，以方便检查。

（2）检查手法 护士将手指和手掌平置于乳房上，用指腹轻施压力，以旋转或来回活动的方式进行触诊。

2. 乳腺癌辅助检查

（1）影像学检查 ①钼靶 X 线：可作为普查方法，表现为密度增高的肿块影，边界不规则，或呈毛刺状，或见细小钙化灶；②乳腺超声检查：能清晰显示乳房各层次软组织结构及肿块的形态和质地，主要用来鉴别囊性或实性病灶；结合彩色多普勒检查观察血液供应情况，可提高判断的敏感性，为肿瘤的定性诊断提供依据；③乳腺磁共振成像（MRI）检查：对软组织分辨率高，敏感性高于钼靶 X 线检查；该检查能三维立体观察病变，不仅能够提供病灶形态学特征，而且运用动态增强还能提供病灶的血流动力学情况；乳腺 MRI 由于需要专用乳房线圈，目前我国仅少数医院开展此项检查。

（2）活组织病理检查 常用的活检方法有空芯针穿刺活检术（core needle biopsy，CNB）、麦默通旋切术（Mammotome）活检和细针针吸细胞学检查（fine needle aspiration cytology，FNAC）。前两者病理诊断准确率可达 90%～97%，细针针吸细胞学检查确诊率为 70%～90%。疑为乳腺癌者，若这些方法无法确诊，可将肿块连同周围乳腺组织一并切除，做冰冻活检或快速病理检查。

考站 2 病情诊断与护理问题

【考生指引】

▷ **考核情境**

王女士，53 岁，患者发现右乳肿块伴右乳头回缩 1 周。患者 1 周前洗澡时无意中触到右乳肿块，无胀痛等不适，且右乳头回缩，不能复原，为求进一步诊治来院就诊。现 T 36.2℃，P 72 次/分，R 18 次/分，BP 115/70mmHg，神情焦虑，十分担心，希望详细了解病情。如果你是责任护士，请结合第 1 站评估结果，陈述病史，进行疾病诊断，提出护理诊断/问题。

▷ **考生任务**

1. 请根据第 1 站评估结果，陈述该患者的现病史（包括目前主要症状）、既往史、家族史、过敏史、个人生活史、一般资料、身体评估结果。

2. 请说出疾病诊断以及诊断依据。

3. 请提出 3 个主要的护理诊断/问题，并说出判断依据。

▷ **考核时间**

7 分钟（读题 2 分钟，考核 5 分钟）。

【考官指引】

▷ **考核目的**

1. 考查学生有条理地陈述病例的能力。

2. 考查学生正确进行疾病诊断的能力。

3. 考查学生正确概括护理诊断/问题的能力。

▷ **场景与用物设置**

1. 场景　评分教师2位。

2. 用物　患者信息单（考生用）1份，患者信息单（考官用）2份，笔1支，白纸数张。

▷ **监考与评分注意事项**

1. 请根据评分表中的评分标准进行评分。

2. 考核时间结束时，务必请考生停止本站考核，进入下一站考核，不可拖延时间。

【考核内容评分指引】

疾病诊断、护理诊断/问题评分指引			
评分项目	完全做到（2分）	部分做到（1分）	未做到（0分）
陈述病史			
1. 有条理地叙述现病史	做到	—	未做到
2. 正确叙述既往史	做到	—	未做到
3. 正确叙述家族史	做到	—	未做到
4. 正确叙述过敏史	做到	—	未做到
5. 正确叙述个人生活史	做到	—	未做到
6. 正确叙述一般资料	做到	—	未做到
7. 正确叙述身体评估资料：乳房视诊、触诊	2项均做到	任1项未做到	2项均未做到
疾病诊断			
8. 西医病名诊断（右侧乳腺癌）	完全正确	部分正确	完全错误
9. 诊断依据（临床表现、体格检查、辅助检查）	说明内容完整且正确	说明内容不全	说明内容不全且错误
护理诊断/问题			
10. 焦虑与患者对癌症的恐惧、担心预后有关（判断依据：发病以来患者精神较紧张，对肿块性质及乳头回缩造成的乳房外形改变担忧；现十分担心，希望详细了解病情）	完全正确	部分正确	未提出或完全错误
11. 身体意象紊乱：与右乳头回缩有关（判断依据：患者对存在的身体结构异常有负性的反应，时常抚摸右侧乳房并牵拉右乳头）	完全正确	部分正确	未提出或完全错误
12. 知识缺乏：缺乏疾病相关知识（判断依据：患者存在乳腺癌高危因素未注意预防，缺乏疾病相关知识；患者希望详细了解病情）	完全正确	部分正确	未提出或完全错误

续表

评分项目	完全做到（2分）	部分做到（1分）	未做到（0分）
理论提问			
13. 正确回答考官提问	做到	—	未做到
临床辨证思维			
14. 疾病诊断思路清晰	做到	—	未做到
15. 护理诊断/问题正确排序	做到	—	未做到
百分比分数计算评分	得分÷30（本站总分）×100×20%（本站权重）＝本站得分		

【模拟患者指引】

▷ **病例资料**

王女士，50岁。市医保。家庭地址：西门大街9号。联系方式：135XXXXXXXX。

患者因发现右乳肿块伴右乳头回缩1周入院。患者1周前洗澡时无意中触到右乳肿块，位于右侧外上象限，质硬、无胀痛。肿块出现于非月经周期。同时发现右乳头回缩，不能复原。自觉身体无其他不适。患者饮食喜荤食，睡眠可。小便4~6次/天，质清，色淡黄，大便1次/日，质软，黄褐色。发病以来患者精神较紧张，对肿块性质及乳头回缩造成的乳房外形改变担忧，时常抚摸右侧乳房并牵拉右乳头。现十分担心，希望详细了解病情。

患者否认高血压、糖尿病、乳腺疾病等病史。其母亲患左侧乳腺癌。否认食物药物过敏史。否认烟酒嗜好。月经史：月经规律，经血色暗红，量中等，无血块。婚育史：28岁结婚，G2P1，35岁剖宫产1女，未母乳喂养，现女儿体健。丈夫及女儿对其关心。

身体评估：神情焦虑，身高155cm，体重65kg。T 36.2℃，P 72次/分，R 18次/分，BP 115/70mmHg。双乳大小、形状及位置对称，皮肤无红肿及回缩，无橘皮样改变，无"酒窝征"。双侧乳头大小相等、对称，右侧乳头回缩。右乳外上象限距乳头2cm处扪及一肿块，大小约1.5cm×2cm。边界欠清、表面欠光滑、质硬、活动度差、无明显压痛，触诊右乳头无硬结、无溢液、弹性消失。右侧腋窝可扪及1cm×1cm大小结节，质地较硬，表面光滑，可活动。右侧锁骨上窝、颈部未触及明显肿大淋巴结。左乳未触及肿块，左侧腋窝、锁骨上窝、颈部未触及明显肿大淋巴结。

相关检查：①钼靶X线检查：右乳腺体实质密度不均匀，右乳外上象限1.5cm×1.8cm结节影，病灶边界欠清。②乳腺超声检查示：右乳房低回声结节，外上象限约1.5cm×1.8cm肿块边缘有细小毛刺。

【理论提问参考题目】

▷ **考官可选择1个题目提问**

1. 该患者有哪些高危因素？

答：乳腺癌家族史、初次生育年龄较大、未进行母乳喂养、饮食喜荤食、BMI值属于肥胖，以上这些会增加乳腺癌发病机会。

2. 乳腺癌的转移征象有哪些?

答：①淋巴转移：最初多见于患侧腋窝，肿大的淋巴结少数散在，质硬、无痛、可被推动，继而逐渐增多并融合成团，甚至与皮肤或深部组织粘连；②血行转移：乳腺癌转移至肺、骨、肝时，可出现相应症状；如肺转移可出现胸痛、气急，骨转移可出现局部骨疼痛，肝转移可出现肝大或黄疸等。

【相关知识】

1. 乳腺癌的风险因素

①激素作用：乳腺是多种内分泌激素的靶器官，其中雌酮与雌二醇对乳腺癌的发病有直接关系。②家族史：一级女性亲属中有乳腺癌病史者的发病危险性是普通人群的 2 ~ 3 倍。③月经婚育史：月经史，12 岁前开始月经或绝经晚于 50 岁的女性具有显著增高的乳腺癌风险；从未怀孕或初次生育年龄大于 30 岁、未进行母乳喂养者乳腺癌风险增加。④饮食与营养：营养过剩、肥胖和高脂肪饮食可加强或延长雌激素对乳腺上皮细胞的刺激，从而增加发病机会。

2. 乳腺癌乳房肿块的特点

（1）早期　表现为患侧乳房出现无痛性、单发小肿块，患者常在无意中发现。肿块多位于乳房外上象限，质硬、表面不光滑，与周围组织分界不清，在乳房内不易被推动。

（2）晚期　①肿块固定：癌肿侵入胸筋膜和胸肌时，固定于胸壁不易推动。②卫星结节、铠甲胸：癌细胞侵犯大片乳房皮肤时，可出现多个坚硬小结节或条索，呈卫星样围绕原发病灶；若结节彼此融合，弥漫成片，可延伸至背部和对侧胸壁，致胸壁紧缩呈铠甲状，患者呼吸受限。③皮肤破溃：癌肿处皮肤可溃破而形成溃疡，常有恶臭，易出血。

3. 乳腺癌常见的乳房外形改变

①酒窝征：若肿瘤累及 Cooper 韧带，可使其缩短而致肿瘤表面皮肤凹陷，出现“酒窝征”。②乳头内陷：邻近乳头或乳晕的癌肿因侵入乳管使之缩短，可将乳头牵向癌肿一侧，进而使乳头扁平、回缩、凹陷。③橘皮征：如皮下淋巴管被癌细胞堵塞，引起淋巴回流障碍，可出现真皮水肿，乳房皮肤呈“橘皮样”改变。

考站3　护理措施

【考生指引】

▷ 考核情境

> 王女士，53 岁，患者因右侧乳腺癌入院治疗。完善术前准备后施行了右乳癌改良根治术，皮瓣下留置负压引流管 1 根。现术后第 3 天，患者右侧上肢肿胀，不敢活动右侧肢体，精神较为紧张，担心疾病预后。丈夫及女儿关心患者，给予安慰。请对患者进行心理护理、伤口护理、患侧上肢肿胀的护理，并进行患侧上肢功能锻炼指导。

▷ **考生任务**

1. 心理护理

（1）请对该患者进行术后心理－社会状况评估。

（2）请叙述该患者的心理护理措施。

2. 请叙述该患者术后伤口护理要点。

3. 请叙述该患者术后患侧上肢肿胀的护理要点。

4. 请叙述该患者术后患侧上肢功能锻炼的指导要点。

▷ **考核时间**

12 分钟（读题 2 分钟，考核 10 分钟）。

【考官指引】

▷ **考核目的**

1. 考查学生为乳腺癌患者心理护理的能力。

2. 考查学生为乳腺癌术后患者伤口护理的能力。

3. 考查学生为乳腺癌术后患者患侧上肢肿胀护理的能力。

4. 考查学生指导乳腺癌术后患者患侧上肢功能锻炼的能力。

▷ **场景与用物设置**

1. 场景　评分教师 2 位。

2. 用物　患者信息单（考生用）1 份，患者信息单（考官用）2 份，笔 1 支，白纸数张。

▷ **监考与评分注意事项**

1. 请根据评分表中的评分标准进行评分。

2. 考核时间结束时，务必请考生停止本站考核，进入下一站考核，不可拖延时间。

【考核内容评分指引】

乳腺癌的护理措施评分指引			
评分项目	完全做到（2 分）	部分做到（1 分）	未做到（0 分）
心理护理			
1. 评估患者心理社会状况（患者紧张、焦虑；丈夫及女儿对其关心）	正确叙述	—	未叙述或错误
2. 了解和关心患者，鼓励患者表达对疾病和手术的顾虑与担心（患肢肿胀不敢活动、担心预后）	正确叙述	—	未叙述或错误
3. 告知患者患肢水肿的原因、减轻上肢水肿的方法（见患侧上肢肿胀的护理 15～17 条）及功能锻炼对于消除水肿的重要性，减轻患者活动的顾虑	正确叙述	—	未叙述或错误
4. 告诉患者行乳房重建的可能，鼓励其树立战胜疾病的信心	正确叙述	—	未叙述或错误

评分项目	完全做到（2分）	部分做到（1分）	未做到（0分）
5. 对其丈夫进行心理辅导，使之逐渐接受妻子手术后身体形象的改变	正确叙述	—	未叙述或错误
6. 鼓励夫妻双方坦诚相待，取得丈夫的理解、关心和支持	正确叙述	—	未叙述或错误
7. 积极调动社会资源，提供综合社会支持（如同伴支持：请曾接受过类似手术且已痊愈患者现身说法）	正确叙述	—	未叙述或错误
伤口护理			
8. 有效包扎：手术部位用弹力绷带加压包扎，使皮瓣紧贴胸壁，防止积液积气	正确叙述	—	未叙述或错误
9. 包扎松紧度以能容纳1手指，维持正常血运，且不影响呼吸为宜	正确叙述	—	未叙述或错误
10. 告知患者包扎期间不能自行松解绷带，瘙痒时不能将手指伸入敷料下搔抓；若绷带松脱，应及时重新加压包扎	正确叙述	—	未叙述或错误
11. 观察皮瓣血液循环：注意皮瓣颜色及创面愈合情况。正常皮瓣的温度较健侧略低，颜色红润，并与胸壁紧贴；若皮瓣颜色暗红，提示血液循环欠佳，有坏死可能，应报告医师及时处理	正确叙述	—	未叙述或错误
12. 观察患侧上肢远端血液循环：若手指发麻、皮肤发绀、皮温下降、动脉搏动不能扪及，提示腋窝部血管受压，肢端血液循环受损，应及时调整绷带的松紧度	正确叙述	—	未叙述或错误
患侧上肢肿胀的护理			
13. 避免在患侧上肢测血压以及抽血、注射或输液等有创性操作	正确叙述	—	未叙述或错误
14. 避免患肢过度活动、负重和外伤	正确叙述	—	未叙述或错误
15. 抬高患肢：根据体位采用合适的方法抬高患肢（该患者半卧位，患肢屈肘90°放于胸腹部）	正确叙述	—	未叙述或错误
16. 促进肿胀消退：①向心性按摩患侧上肢，或进行握拳、屈肘、伸肘和缓慢渐进的举重训练等，促进淋巴回流；②深呼吸运动改变胸膜腔内压，并引起膈肌和肋间肌的运动，从而持续增加胸腹腔内的淋巴回流	2项均正确叙述	任1项未叙述或错误	2项均未叙述或均错误

评分项目	完全做到（2 分）	部分做到（1 分）	未做到（0 分）
17. 肢体肿胀严重者，用弹力绷带包扎或戴弹力袖以促进淋巴回流，促进肿胀消退	正确叙述	—	未叙述或错误
患侧上肢功能锻炼指导			
18. 术后 24 小时内：活动手指和腕部，可做伸指、握拳、屈腕等锻炼	正确叙述	—	未叙述或错误
19. 手指和腕部的屈曲及伸展动作，一次做 5 ~ 10 下，每天 3 ~ 4 次	正确叙述	—	未叙述或错误
20. 术后 1 ~ 3 日：进行上肢肌肉等长收缩，可用健侧上肢或他人协助患侧上肢进行屈肘、伸臂等锻炼，利用肌肉泵作用促进血液和淋巴回流	正确叙述	—	未叙述或错误
21. 逐渐过渡到肩关节的小范围前屈、后伸运动（前屈小于 $30°$，后伸小于 $15°$）	正确叙述	—	未叙述或错误
22. 术后 4 ~ 7 日：鼓励患者用患侧手洗脸、刷牙、进食等	正确叙述	—	未叙述或错误
23. 做以患侧手触摸对侧肩部及同侧耳朵的锻炼	正确叙述	—	未叙述或错误
24. 运动时间：一般以每日 3 ~ 4 次、每次 20 ~ 30 分钟为宜。循序渐进，逐渐增加功能锻炼的内容	正确叙述	—	未叙述或错误
理论提问			
25. 正确回答考官提问	做到	—	未做到
百分比分数计算评分	得分 ÷50（本站总分）×100 × 20%（本站权重）= 本站得分		

【模拟患者指引】

▷ **病例资料**

王女士，53 岁，患者因右侧乳腺癌入院治疗。完善术前准备后施行了右乳癌改良根治术，皮瓣下留置负压引流管 1 根。现术后第 3 天，患者右侧上肢肿胀，不敢活动右侧肢体，精神较为紧张，担心疾病预后。

【理论提问参考题目】

▷ **考官可选择 1 个题目提问**

1. 为什么乳腺癌患者容易出现心理问题？

答：患者面对恶性肿瘤对生命的威胁、不确定的疾病预后、乳房缺失导致外形受损、各种复杂而痛苦的治疗（手术、放射治疗、化学治疗、内分泌治疗等）、婚姻生活可能受到影响等问题，容易产生焦虑、恐惧等心理反应。

2. 乳腺癌患者术后不同体位时抬高患肢的方法有哪些？

答：①平卧时患肢下方垫枕抬高 10°～15°，肘关节轻度屈曲；②半卧位时屈肘 90° 放于胸腹部；③下床活动时用吊带托或用健侧手将患肢抬高于胸前，需要他人扶持时只能扶健侧，以防腋窝皮瓣滑动而影响愈合。

【相关知识】

1. 乳腺癌患者心理状态的调整

乳腺癌患者的不良情绪主要集中在自尊、身体影响、焦虑和抑郁。医护人员需要了解患者的心理变化特点及心理状态调整的过程，以提供必要的心理干预。医护人员可以在认知、决策、应对技能等方面提升患者的自我控制能力，指导患者合理地运用暗示、宣泄等应对技巧，以增加对于困境的忍耐力。避免给予患者过多的同情与怜悯，向患者强调保持常态的重要性，帮助患者尽快摆脱患者角色，积极面对生活。

（1）提供充分信息，帮助患者理性接受患病事实。医护人员可参与患者的认知矫正，帮助她们进行适当的反思，减少错误的想法，减轻患者的恐惧。

（2）帮助患者寻找积极的生存目的，建立生活的信心。医护人员必须及时且正确地评估患者当前的期望，包括患者与其家属之间的依赖关系。帮助患者意识到自身的价值，对家庭其他成员的重要性，以增加其与疾病抗争的信心。

（3）激发患者的承担意识，协助其有效地控制自我。实施以患者为中心的医疗护理模式，帮助患者充分发挥她们的决策权，激发她们的自我承担意识。

2. 为乳腺癌患者提供综合社会支持

医护人员可以根据患者的需要，积极调动社会资源，给患者提供帮助、鼓励和支持，最大限度地恢复患者的社会功能。乳腺癌患者的社会支持网络中，应涵盖专业支持、家庭支持和同辈支持。

（1）专业支持　以提供医学信息和心理支持为主，可以开设康复课程、专业讲座，设立康复热线、康复值班室、康复网站，出版康复相关的书籍等。

（2）家庭支持　以鼓励家属参与患者的诊治和康复过程为主，可以开设家属信息咨询窗口，为家属提供交流平台等。

（3）同辈支持　以康复病友志愿者的参与为主，可以采用病房探视或新病友座谈会的形式，建议在医护人员的专业指导和监督下进行。

3. 上肢水肿程度的判断和自我护理方法

（1）水肿程度判断　患侧上肢周径比对侧上肢周径长小于 3cm 为轻度水肿，3～5cm 为中度水肿，大于 5cm 为重度水肿。

（2）自我护理方法　①轻度或中度淋巴水肿：抬高手臂；沿淋巴走向向心性按摩；做手臂功能恢复训练；戴弹力袖套。②重度淋巴水肿：戴弹力袖套，行物理治疗；如手臂出现变红或异常发硬等症状，或水肿严重时应考虑有感染发生，应抗感染及对症处理。

4. 影响乳腺癌患者术后功能锻炼的主要原因

①年龄、心理因素、文化水平、疾病认知度及医护人员指导与督促等。②乳腺癌术后早期功能锻炼能够有效促进血流循环,改善水肿,但在患肢侧支循环尚未建立时,过早的活动会增加局部血液循环,加重淋巴回流与血液回流负担,反而加重水肿症状,甚至诱发其他并发症。③乳腺癌手术创面较大,加之局部张力,过早开展肩关节锻炼会导致创面裂开与皮下积液积血。④皮下积液与早期功能锻炼有关,而皮下积液与后期功能锻炼无关。切口积液形成主要原因为皮瓣移动所致和血液与淋巴液积聚。

考站 4 护理技术——术后功能锻炼操

【考生指引】

▷ **考核情境**

> 王女士,53 岁,患者因右侧乳腺癌入院治疗。患者行右侧乳腺癌改良根治术,术后第 5 天拔除引流管。现术后第 8 天,皮瓣愈合良好。患者可以用患侧手洗脸、进食,完成患侧手触摸对侧肩部及同侧耳朵的锻炼。患者询问如何开展进一步功能锻炼。如果你是责任护士,请执行医嘱:乳腺癌术后功能锻炼操指导。

▷ **考生任务**

1. 能正确评估患者对乳房切除术后功能锻炼的认知。

2. 执行乳房切除术后功能锻炼指导,并解释目的。

3. 执行过程中所有指导须以叙述或行动展现。

▷ **考核时间**

7 分钟(读题 1 分钟,考核 6 分钟)。

【考官指引】

▷ **考核目的**

1. 考查学生正确进行健康教育及功能锻炼指导的能力。

2. 考查学生在功能锻炼示范和指导中对患者给予关怀和尊重的能力。

▷ **场景与用物设置**

1. 场景 病床 1 张,戴腕带的模拟患者 1 位,评分教师 2 位。

2. 用物 患者信息单(学生用)1 份,患者信息单(考官用)2 份。

乳腺癌术后康复运动宣传单

运动项目	操作方式
渐进性手臂运动	术后 24 小时内,执行手肘、手腕的屈曲及伸展运动,每天 3~4 次,每次 5~10 分钟术后伤口愈合后(拆线后),执行上臂外展及外旋运动
肩部运动	肩关节尽量上抬或下压后,前后绕圈

续表

运动项目	操作方式
摆臂运动	手臂自然下垂如走路般自然向前、向后、向左、向右及绕圈等各方向摆动；也可弯腰执行，以健侧手扶住椅背以维持身体重心，患侧手绕圈，由小范围逐渐增大
上肢上举	将两手手肘伸直，以健侧握住患侧，并尽量将手臂抬高过肩，再慢慢放下
旋转运动	颈部向前弯、向后仰及左右旋转运动
爬墙运动	身体面对墙壁站立，伸直患侧手臂，并尽可能将手指沿墙壁向上爬升及爬下，每次练习需做记录，以了解有无进步
梳头运动	患侧手臂向外伸直与肩膀平行，沿着头部至头后做梳头动作。患侧手越过头顶梳对侧头发、扪对侧耳朵

▷ **监考与评分注意事项**

1. 请根据评分表中的评分标准进行评分。

2. 考生回答若是经由模拟患者提醒才答对，可酌情给分。

3. 考核时间结束时，务必请考生停止本站考核，进入下一站考核，不可拖延时间。

【考核内容评分指引】

术后功能锻炼操指导步骤及评分指引			
评分项目	完全做到（2分）	部分做到（1分）	未做到（0分）
核对医嘱			
1. 核对医嘱，患者姓名、床号、操作项目	核对完整且正确	—	未核对或错误
评估			
2. 自我介绍（姓名与职责），向患者解释操作目的	2项均做到	任1项未做到	2项均未做到
3. 询问患者姓名、年龄、床号，核对腕带与口述一致	2项均做到	任1项未做到	2项均未做到
4. 评估患者对乳房切除术后功能锻炼的认知	做到	—	未做到
5. 评估患者前一阶段功能锻炼方法的掌握情况：执行手腕、手肘屈曲及伸展运动；用患侧手洗脸、进食，完成患侧手触摸对侧肩部及同侧耳朵的锻炼	做到	—	未做到
6. 评估病室环境	做到	—	未做到

评分项目	完全做到（2分）	部分做到（1分）	未做到（0分）
准备			
7. 患者准备：交代患者做好个人准备（如排尿），使之了解术后功能锻炼的作用，其愿意锻炼	3项均做到	任1项未做到	3项均未做到
8. 护士准备：衣着整洁，修剪指甲，洗手，戴口罩	完全做到且洗手方法正确	部分做到	未做到或洗手方法错误
9. 物品准备：乳腺癌术后康复运动宣传单	做到	—	未做到
实施			
10. 携宣传单至患者床边，再次核对患者姓名、年龄、床号，核对腕带与口述一致	做到	—	未做到
11. 拉上床帘，保护患者隐私	做到	—	未做到
12. 患者皮瓣愈合良好，进行以肩部为中心，前后摆臂的钟摆运动：双腿分开站立，双手轮流如走路般来回前后摆动。开始先慢慢摆至45°左右，再逐渐提升至90°，摆动速度以不使伤口疼痛为原则	做到	—	未做到
13. 上肢上举：①指导患者面部朝上躺在床上，双手放在身体两侧；②缓慢上举患侧上肢，保持肢体伸直，举过头顶以助于拉伸肌肉；也可以双手重叠，用健侧上肢辅助患侧上肢缓慢上举；③缓慢放下，然后重复上述动作	3项均做到	1~2项做到	3项均未做到
14. 深呼吸：坐在直背的椅子上，均匀地深呼吸，扩张胸部肌肉	做到	—	未做到
15. 旋转肩关节：坐在直背的椅子上，轻柔地向前、向下、向后及四周旋转肩关节，做圆圈状运动，以助于放松胸部、肩部及上背部肌肉	做到	—	未做到
16. 爬墙运动：①面对一墙面站立，尽量让脚尖贴近墙面，双足打开与肩同宽；②缓慢弯曲肘关节，掌心冲向墙面，与肩同齐；③利用手指，使手臂缓慢沿墙而上，直到上肢完全伸展；④同样动作退回手臂到起始动作处	4项均做到	1~3项做到	4项均未做到

评分项目	完全做到（2分）	部分做到（1分）	未做到（0分）
17. 爬墙运动时，每日标记高度，逐渐递增幅度，直至患侧手指能高举过头	正确叙述	—	未叙述或错误
18. 梳头运动：①患侧手臂向外伸直与肩膀平行，沿着头部至头后做梳头动作。②患侧手越过头顶梳对侧头发、扪对侧耳朵；如手臂没有力量抬起，可用健侧手辅助抬高做	2项均做到	任1项未做到	2项均未做到
19. 功能锻炼操注意事项指导：①出院后仍要持续手臂康复运动，手臂可高举过肩，也可以执行日常活动，但不要负重超过5kg；②运动时，尽可能在镜前做运动，以矫正不当姿势；③每项动作执行10下，每日3次，所有动作应轻柔缓慢进行及增加；④遇有疼痛，稍微休息，但仍应继续进行，直到两侧肩与手运动的程度相同为止；⑤了解需降低活动的幅度或推迟肩关节功能锻炼的情况	正确叙述4~5项	正确叙述1~3项	未叙述或错误
20. 评估患者对术后功能锻炼的掌握情况（如复述）	正确	—	未叙述或错误
21. 洗手	洗手步骤正确	—	未洗手或洗手方法错误
22. 记录	正确	—	未叙述或错误
评价			
23. 评价操作过程规范、流畅，达到治疗目的	做到	—	未做到
沟通与同理心			
24. 使用尊称称呼患者，与患者有眼神交流	做到	—	未做到
25. 主动关心患者的感受，觉察、接纳并安抚患者情绪	做到	—	未做到
26. 沟通时使用对方了解的语言，避免使用专业术语；语速和音调适合患者年龄和了解程度	做到	—	未做到
27. 注意聆听，记住患者讲的话且有回应；不打断对方的话；使用开放式问题鼓励患者表达	做到	—	未做到

续表

评分项目	完全做到（2分）	部分做到（1分）	未做到（0分）
理论提问			
28. 正确回答考官提问	做到	—	未做到
百分比分数计算评分	得分÷56（本站总分）×100×25%（本站权重）=本站得分		

【模拟患者指引】

▷ 病例资料

王女士，53 岁，患者因右侧乳腺癌入院治疗。患者行右侧乳腺癌改良根治术，术后第 5 天拔除引流管。现术后第 8 天，皮瓣愈合良好。患者可以用患侧手洗脸、进食，完成患侧手触摸对侧肩部及同侧耳朵的锻炼。患者询问如何开展进一步功能锻炼。

【理论提问参考题目】

▷ 考官可选择 1 个题目提问

1. 乳腺癌术后为什么要进行患侧上肢功能锻炼？

答：由于手术切除了胸部肌肉、筋膜和皮肤，会造成相关神经、血管和淋巴组织损伤，患侧肩关节活动明显受限制。术后上肢功能锻炼能够改善术后患肢肩关节活动度和拉伸运动，从而减少术后淋巴水肿的发生率。术后加强肩关节活动可增强肌肉力量，松解和预防粘连，最大限度地恢复肩关节的活动范围。为减少和避免术后残疾，鼓励和协助患者早期开始患侧上肢的功能锻炼。

2. 乳腺癌术后患侧上肢功能锻炼的注意事项有哪些？

答：功能锻炼对于恢复患者肩关节功能和消除水肿至关重要，但必须严格遵守循序渐进的顺序，不可随意提前，以免影响伤口的愈合。术后 7 日内不上举，10 日内不外展肩关节。不要以患侧肢体支撑身体，以防皮瓣移动而影响愈合。

【相关知识】

1. 乳腺癌术后功能锻炼的达标要求

2 周内患侧上臂能伸直、抬高绕过头顶摸到对侧的耳。达标后仍需继续进行功能锻炼。

2. 乳腺癌术后其他功能锻炼方法

①滑绳运动：在墙上钉一挂钩，将一条长绳绕过此挂钩，在绳子两头打结，让双手交替往下拉及往上举。开始先用健康的手臂把绳子拉下，患者手臂往上举，手拉下时要低于鼻子，往上举时要高于头顶；利用健侧手将患侧手往上拉，并逐渐增加次数与高度。②扩胸运动：坐在有靠背的椅子上，双手在胸前交握，然后将双手抬高至头顶，再将手伸向头后，将手臂慢慢打开；之后手臂再回到最初姿势做重复动作。③摆臂动作：用未受影响的手臂扶住固定的椅子，受影响的手臂自然下垂处于放松状态；从左向右摆受影响的手臂，务必使动作从肩关节启动而不是肘关节；朝一个方向摆动受影响的手臂，画小圆圈动作，保证动作来自于肩关节；当手臂放松后，可以逐渐加大画圈的大

小，然后向相反的方向做同样动作。在感到舒适的范围内，从肩关节开始前后摆动受影响的手臂。

3. 需降低活动的幅度或推迟肩关节功能锻炼的情况

正常情况下术后1周皮瓣基本愈合后，开始做肩关节活动。术后10日左右皮瓣与胸壁黏附已较牢固，方可外展肩关节，做抬高患侧上肢、手指爬墙、梳头等锻炼。严重皮瓣坏死者，术后2周内避免大幅度运动。皮下积液或术后1周引流液超过50mL时，应减少练习次数及肩关节活动幅度（限制外展）。植皮及行背阔肌皮瓣乳房重建术后要推迟肩关节运动。

考站5 健康教育

【考生指引】

▷ **考核情境**

> 王女士，53岁，患者行右乳癌改良根治术后第10天，病情平稳，医嘱予明日出院。患者对乳房自我检查的重要性及方法不熟悉，要求详细指导。如果你是责任护士，请对患者进行健康指导。

▷ **考生任务**

请对患者进行乳房自我检查及术后随访指导。

▷ **考核时间**

7分钟（读题2分钟，考核5分钟）。

【考官指引】

▷ **考核目的**

考查学生对乳腺癌术后患者健康指导的能力。

▷ **场景与用物设置**

1. 场景　病床1张，模拟患者1位，评分教师2位。

2. 用物　病历夹1个，患者信息单（考生用）1份，患者信息单（考官用）2份，笔1支，白纸1张。

▷ **监考与评分注意事项**

1. 请根据评分表中的评分标准进行评分。

2. 考生回答若是经由模拟患者提醒才答对，可酌情给分。

3. 考核时间结束时，务必请考生停止考核。

【考核内容评分指引】

乳房自检教育评分指引			
评分项目	完全做到（2分）	部分做到（1分）	未做到（0分）
健康教育前评估			
1. 评估患者健康教育需求	做到	—	未做到

评分项目	完全做到（2分）	部分做到（1分）	未做到（0分）
2. 评估患者对一侧乳腺癌改良根治术后健侧乳房自我检查重要性的认识	做到	—	未做到
3. 评估患者对乳房自我检查方法的知晓情况	做到	—	未做到
乳房视诊			
4. 站在镜前取各种姿势（两臂放松垂于身体两侧、向前弯腰或双手上举置于头后）	正确	—	未提到或错误
5. 观察健侧乳房有无局限性隆起、凹陷或皮肤橘皮样改变	正确	—	未提到或错误
6. 观察有无乳头回缩或分泌物等	正确	—	未提到或错误
乳房触诊			
7. 患者平卧或侧卧，肩下垫软薄枕或将手臂置于头下进行触诊	正确	—	未提到或错误
8. 一侧手的食指、中指和无名指并拢，用指腹在对侧乳房上进行环形触摸	正确	—	未提到或错误
9. 要有一定的压力以乳房外上象限开始检查	正确	—	未提到或错误
10. 依次为外上、外下、内下、内上象限	正确	—	未提到或错误
11. 然后检查乳头、乳晕有无硬结，乳头有无溢液	正确	—	未提到或错误
12. 最后检查腋窝有无肿块	正确	—	未提到或错误
13. 若发现肿块、乳头溢液、腋窝肿块，及时到医院做进一步检查	正确	—	未提到或错误
检查时间			
14. 最好选在月经周期的第7~10日，或月经结束后2~3日	正确	—	未提到或错误
15. 40岁以上女性或乳腺癌术后患者每年还应行钼靶X线检查	正确	—	未提到或错误
评价健康教育的效果			
16. 评估患者对乳房自我检查方法及时间的掌握情况（如复述）	做到	—	未做到
沟通与关爱			
17. 使用尊称称呼患者	做到	—	未做到

续表

评分项目	完全做到（2分）	部分做到（1分）	未做到（0分）
18. 面带微笑，与患者有眼神交流	做到	—	全程没有微笑
19. 及时回答患者的疑问	做到	—	未做到
20. 给患者消化吸收健康教育内容的相关载体：宣传单、宣传册、视频或记录单等	做到	—	未做到
理论提问			
21. 正确回答考官提问	做到	—	未做到
百分比分数计算评分	得分÷42（本站总分）×100×10%（本站权重）＝本站得分		

【模拟患者指引】

▷ **病例资料**

王女士，53 岁，患者行右乳癌改良根治术后第 10 天，病情平稳，医嘱予明日出院。

【理论提问参考题目】

▷ **考官可选择1个题目提问**

1. 为什么要进行乳房定期检查？

答：定期的乳房自我检查（breastself – examination）有助于及早发现乳房的病变，因此 20 岁以上的妇女，特别是高危人群每月进行 1 次乳房自我检查。术后患者也应每月自查 1 次，以便早期发现复发征象。

2. 双乳健全的女性与一侧乳房切除的女性乳房视诊有何不同？

答：双乳健全的女性乳房视诊时要观察双侧乳房的大小、外形和位置是否对称。

【相关知识】

术后随访指导相关内容如下：①随访意义：早期乳腺癌患者术后应定期随访，以了解患者的生存状况，以及患者对辅助治疗的依从性和不良反应等。②随访时间：术后（或结束辅助化疗后）第 1~2 年每 3 个月 1 次，第 3~4 年每 4~6 个月 1 次，第 5 年开始每年 1~2 次。③随访检查内容：触诊体检、肝脏超声、血生化和血常规。④其他特殊检查：乳房 X 线（每年 1 次），妇科检查（三苯氧胺治疗中每年 1~2 次），骨密度（芳香化酶抑制剂治疗中）。⑤骨扫描、CT 或 MRI 等可用于有症状的患者，但不推荐无症状患者常规应用。

第四章　妇科护理 OSCE 考核 ▷▷▷▷

本章以排卵障碍性异常子宫出血、子宫颈癌、异位妊娠等疾病为例，主要考查护理评估、疾病诊断与护理诊断、妇产科疾病的护理措施、妇产科护理技术、融入病例情境的基础护理技术、健康教育。每一疾病均设5站，通过考核设计，旨在训练评判性思维，提高学生对妇科常见疾病的护理能力，关注女性健康。

第一节　排卵障碍性异常子宫出血

排卵障碍是引起异常子宫出血（abnormal uterine bleeding，AUB）的主要原因之一，根据2011年国际妇产科联盟（FIGO）提出的AUB新分类，2014年中华医学会妇产科分会妇科内分泌组将排卵障碍性异常子宫出血（简称AUB－O）定义为：因稀发排卵、无排卵及黄体功能不足，主要由下丘脑－垂体－卵巢轴功能异常引起的异常子宫出血。AUB－O常表现为不规律的月经，经量、经期长度、周期频率、规律性均可异常，有时会引起大出血和重度贫血，甚至导致休克而危及生命。本节主要考查病史采集、妇科排卵障碍性异常子宫出血专科身体评估、疾病诊断与护理诊断、患者饮食指导、用药安全、安全隐患、静脉输血，以及健康教育等内容。

考站1　护理评估

【考生指引】

▷ **考核情境**

王女士，45岁，已婚，因月经1月未净，量多如注3天，伴晕厥5分钟，由家属立即送到我院急诊。急诊医生初步检查后建议其住院治疗，患者办完住院手续来到科室，神倦懒言，面色苍白，希望详细了解病情。现T 36.2℃，P 80次/分，R 20次/分，BP 90/60mmHg，如果你是责任护士，请接待新患者，进行护理评估。

▷ **考生任务**

1. 请结合所学知识有条理地采集病史。
2. 请根据病情有选择地进行身体评估。
3. 请根据病情提出需进一步评估的检查项目。

▷ **考核时间**

12分钟（读题2分钟，考核10分钟）。

【考官指引】

▷ **考核目的**

1. 考查学生正确采集病史的能力。

2. 考查学生进行针对性身体评估的能力。

3. 考查学生评判性思维能力。

▷ **场景与用物设置**

1. 场景　病床1张，模拟患者1位，评分教师2位。

2. 用物　腕带1个，患者信息单（考生用）1份，患者信息单（模拟患者用）1份，患者信息单（考官用）2份，笔1支，白纸数张。

▷ **监考与评分注意事项**

1. 请根据评分指引中的标准进行评分。

2. 考生回答若是经由模拟患者提醒才答对，可酌情给分。

3. 考生提出需血常规、尿妊娠试验、性激素检查、B超、基础体温时，若没有模拟患者，请评分教师做出相应回答。

4. 考核时间结束时，务必请考生停止本站考核，进入下一站考核，不可拖延时间。

【考核内容评分指引】

护理评估评分指引			
评分项目	完全做到（2分）	部分做到（1分）	未做到（0分）
现病史			
1. 自我介绍（姓名与职责），向患者解释沟通目的	2项均做到	任1项未做到	2项均未做到
2. 询问患者姓名、性别、年龄，核对腕带与口述一致	2项均做到	任1项未做到	2项均未做到
3. 评估阴道出血的色、质、量（出血量具体用卫生巾浸湿程度评估），以及出血频率、持续时间	4～5项做到	1～3项做到	5项均未做到
4. 评估贫血（红细胞计数及血红蛋白）的情况以及安全隐患	2项均做到	任1项未做到	2项均未做到
5. 评估本次发病的诊治经过：有无采取缓解措施及其效果	做到	—	未做到
6. 评估伴随症状及身体其他不适（如头晕、乏力）	做到	—	未做到
7. 评估食欲情况	做到	—	未做到
8. 评估二便、睡眠情况	2项均做到	任1项未做到	2项均未做到
9. 评估心理状态	做到	—	未做到
既往史、家族史、过敏史、个人生活史、月经史、一般资料			

评分项目	完全做到（2分）	部分做到（1分）	未做到（0分）
10. 评估既往史	做到	—	未做到
11. 评估家族史	做到	—	未做到
12. 评估月经史：经量，初潮，周期，经期，末次月经时间，前次月经时间	4~6项做到	1~3项做到	6项均未做到
13. 评估个人生活史：避孕方式、生育要求、作息规律、烟酒嗜好	3~4项做到	1~2项做到	4项均未做到
14. 评估药物、食物过敏史	2项均做到	任1项未做到	2项均未做到
15. 评估一般资料：付费方式、联系地址与电话、社会支持等	2项及以上做到	—	2项以下做到
身体评估			
16. 观察患者面色、嘴唇、眼睑、甲床等色泽	检查全面且方法正确	检查不全面	未检查或检查方法错误
17. 评估有无腹痛（压痛，反跳痛，腹肌紧张）	检查全面且方法正确	检查不全面	未检查或检查方法错误
需进一步评估的检查项目			
18. 提出需测量血常规、性激素测定，尿妊娠试验或测血 β – HCG	3项均做到	任1项未做到	3项均未做到
19. 提出需行B超检查及诊断性刮宫	2项均做到	任1项未做到	2项均未做到
沟通技巧			
20. 使用尊称称呼患者	做到	—	未做到
21. 面带微笑，与患者有眼神交流	做到	—	全程没有微笑
22. 全神贯注，用心聆听患者的回答	做到	—	未做到
23. 以开放式的问句进行沟通	全程使用开放性问句4次及以上	全程使用开放性问句4次以下	全程均未使用开放性问句
24. 资料采集过程流畅，具有逻辑性	做到	—	未做到
百分比分数计算评分	得分÷48（本站总分）×100×25%（本站权重）= 本站得分		

【模拟患者指引】

▷ 病例资料

王女士，45岁，已婚，市医保。家庭地址：本市阳光大道6号。联系方式：137XXXXXXXX。

患者因月经1月未净，量多如注3天，伴晕厥5分钟，由家属立即送至急诊。末次月经为2017年9月3日，开始时经量中等，持续1个多月未净，近3天经量突然增多，色淡质稀，伴头晕，乏力，10 月 5 日上午略有减少，外出购物，22 点时又突然增多，频频如厕，22 点 30 分从厕所出来，随即晕厥在地，家人灌服糖水 5 分钟后苏醒，立即送到我院急诊。目前面色苍白，神倦懒言，阴道出血量多，染及外裤，患者希望详细了解病情。

患者平素月经周期规律，经量多，每日需卫生巾 7~8 片，晚上需婴儿纸尿片 1 片，8~10 天方能干净。末次月经：2017 年 8 月 2 日至 2017 年 8 月 12 日。避孕套避孕，无生育要求。否认既往重大疾病及病毒感染病史。否认家族遗传病史。否认药物、食物过敏史。日常作息规律，食欲尚可，睡眠、二便正常，否认不良烟酒嗜好。

身体评估：T 36.2℃，P 80 次/分，R 20 次/分，BP 90/60mmHg。贫血疲倦面容，微汗出，下腹软，无压痛及反跳痛，移动性浊音（-）。

相关检查：①实验室检查：血常规示血红蛋白 30g/L，红细胞 2.56×10^{12}/L；尿妊娠试验（-）或血 β-HCG 0.1mIU/mL；性激素六项示孕酮（P）<0.3ng/mL，雌二醇（E_2）68pg/mL，黄体生成素（LH）18.6mIU/mL，促卵泡生成素（FSH）21.2mIU/mL，睾酮（T）0.5ng/mL，催乳素（PRL）16.47ng/mL。②B 超：子宫饱胀，内膜厚 1.5cm。③妇检：外阴阴道血污，宫颈光滑，未见嵌顿物，宫体前位，子宫稍胀大，活动可，无明显压痛，双附件正常。④诊断性刮宫病理：增殖期子宫内膜。

【相关知识】

1. 以卫生巾浸湿程度划分出血量（SIMON 标准）

具体内容见表 4-1。

表 4-1　卫生巾浸湿程度与出血量估计

单位（毫升）	卫生巾浸湿程度（%）				
	10%	20%	50%	70%	90%
日用卫生巾	1mL	2mL	3mL	4mL	5mL
夜用卫生巾	1mL	3mL	6mL	10mL	15mL

〔表 4-1 引自：Warrilow G，Kirkham C，Ismail KMK，etal. review：quantification of menstrual blood loss. Obstetrician Gynaecologist，2004，6（2），88-92.〕

2. 异常子宫出血

异常子宫出血是指与正常月经的周期频率、规律性、经期长度、经期出血量任何 1 项不符的、源于子宫腔的异常出血。国际妇产科联盟（FIGO）于 2011 年发表了"育龄期非妊娠妇女 AUB 病因新分类系统-PALM-COEIN"，用以指导临床治疗和研究。中华医学会妇产科分会妇科内分泌组于 2014 年发布了中国 AUB 诊断与治疗指南，正式引进了 FIGO"正常和异常子宫出血相关术语和病因分类系统"。FIGO 将 AUB 病因分为两大类 9 个类型，按英语首字母缩写为"PALM-COEIN"，其中"PALM"存在结构性改变，可采用影像学技术和（或）组织病理学方法明确诊断，而"COEIN"无子宫结构性改变。9 个类别具体为：子宫内膜息肉所致的 AUB（AUB-P）、子宫腺肌病所致的 AUB（AUB-A）、子宫平滑肌瘤所致的 AUB（AUB-L）、子宫内膜恶变和不典型增生所致的 AUB（AUB－M）、全身凝血相关疾病所致的 AUB（AUB－C）、排卵障碍相关的 AUB（AUB－O）、子宫内膜局部异常所致的 AUB（AUB－E）、医源性 AUB（AUB－I）和未分类的 AUB（AUB－N）。排卵障碍相关的 AUB（AUB－O）是临床上最常见的一种 AUB。排卵障碍包括稀发排卵、无排卵及黄体功能不足，主要由于下丘脑－垂体－卵巢轴功能异常引起，常见于青春期、绝经过渡期，生育期也可因 PCOS、肥胖、高催乳素血症、甲状腺疾病等引起。常表现为不规律的月经，经量、经期长度、周期频率、规律性均可异常，有时会引起大出血和重度贫血。

考站 2　病情诊断与护理问题

【考生指引】

▷ 考核情境

王女士，45 岁，已婚，患者因月经 1 月未净，量多如注 3 天，伴晕厥 5 分钟，由家属立即送到我院急诊。急诊医生初步检查后建议其住院治疗，患者办完住院手续来到科室，神倦懒言，面色苍白，希望详细了解病情。现 T 36.2℃，P 80 次/分，R 20 次/分，BP 90/60mmHg。如果你是责任护士，请结合第 1 站评估结果，陈述病史，进行疾病诊断，提出护理诊断/问题。

▷ 考生任务

1. 请根据第 1 站评估结果，陈述该患者的现病史（包括目前主要症状）、既往史、家族史、过敏史、个人生活史、一般资料、身体评估结果。

2. 请说出疾病诊断以及诊断依据。

3. 请提出 2 个主要的护理诊断/问题，并说出判断依据。

▷ 考核时间

5 分钟（读题 1 分钟，考核 5 分钟）。

【考官指引】

▷ 考核目的

1. 考查学生有条理地陈述病例的能力。

2. 考查学生正确进行疾病诊断的能力。

3. 考查学生正确概括护理诊断/问题的能力。

▷ 场景与用物设置

1. 场景　评分教师 2 位。

2. 用物　患者信息单（考生用）1 份，患者信息单（考官用）2 份，笔 1 支，白纸数张。

▷ 监考与评分注意事项

1. 请根据评分表中的评分标准进行评分。

2. 考核时间结束时，务必请考生停止本站考核，进入下一站考核，不可拖延时间。

【考核内容评分指引】

疾病诊断、护理诊断/问题评分指引			
评分项目	完全做到（2分）	部分做到（1分）	未做到（0分）
陈述病史			
1. 有条理地叙述现病史	做到	—	未做到
2. 正确叙述月经史	做到	—	未做到
3. 正确叙述婚育史	做到	—	未做到
4. 正确叙述既往史	做到	—	未做到
5. 正确叙述家族史	做到	—	未做到
6. 正确叙述过敏史	做到	—	未做到
7. 正确叙述个人生活史	做到	—	未做到
8. 正确叙述一般资料	做到	—	未做到
9. 正确叙述身体评估资料：血红蛋白、尿妊娠试验或血测 β－HCG、B超、妇检情况，基础体温、性激素测定、诊断性刮宫结果	7项均做到	任1项未做到	7项均未做到或错误
疾病诊断			
10. 西医病名诊断（排卵障碍性异常子宫出血－无排卵性异常子宫出血，重度贫血）	完全正确	部分正确	完全错误
11. 诊断依据（临床表现、身体评估、血常规、B超、妇检情况）	说明内容完整且正确	说明内容不全	说明内容不全且错误
护理诊断/问题			
12. 疲乏：与子宫长期不规则出血有关（判断依据：患者月经持续1个月未净，量多如注3天；现神倦懒言，乏力，面色苍白；实验室检查提示严重贫血）	完全正确	部分正确	未提出或完全错误
13. 潜在并发症：跌倒、感染（判断依据：患者月经持续1个月未净，量多如注3天，就诊前晕厥5分钟；血常规检查示血红蛋白30g/L，红细胞 2.56×10^{12}/L，为严重贫血，机体抵抗力下降）	完全正确	部分正确	未提出或完全错误
理论提问			
14. 正确回答考官提问	做到	—	未做到
临床辨证思维			
15. 疾病诊断思路清晰	做到	—	未做到

续表

评分项目	完全做到（2分）	部分做到（1分）	未做到（0分）
16. 护理诊断/问题正确排序	做到	—	未做到
百分比分数计算评分	得分÷32（本站总分）×100×20%（本站权重）＝本站得分		

【模拟患者指引】

▷ **病例资料**

王女士，45岁，已婚，市医保。家庭地址：本市阳光大道6号。联系方式：137XXXXXXXX。

患者因月经1月未净，量多如注3天，伴晕厥5分钟，由家属立即送至急诊。末次月经为2017年9月3日，开始时经量中等，持续1个多月未净，近3天经量突然增多，色淡质稀，伴头晕，乏力，10月5日上午略有减少，外出购物，22点时又突然增多，频频如厕，22点30分从厕所出来，随即晕厥在地，家人灌服糖水5分钟后苏醒，立即送到我院急诊。目前面色苍白，神倦懒言，阴道出血量多，染及外裤，患者希望详细了解病情。

患者平素月经周期规律，经量多，每日需卫生巾7~8片，晚上需婴儿纸尿片1片，8~10天方能干净。末次月经：2017年8月2日至2017年8月12日。避孕套避孕，无生育要求。否认既往重大疾病及病毒感染病史。否认家族遗传病史。否认药物、食物过敏史。日常作息规律，食欲尚可，睡眠、二便正常，否认不良烟酒嗜好。

身体评估：T 36.2℃，P 80次/分，R 20次/分，BP 90/60mmHg。贫血疲倦面容，微汗出，下腹软，无压痛及反跳痛，移动性浊音（-）。

相关检查：①实验室检查：血常规示血红蛋白30g/L，红细胞$2.56×10^{12}$/L；尿妊娠试验（-）或血β-HCG 0.1mIU/mL；性激素六项示孕酮（P）<0.3ng/mL，雌二醇（E_2）68pg/mL，黄体生成素（LH）18.6mIU/mL，促卵泡生成素（FSH）21.2mIU/mL，睾酮（T）0.5ng/mL，催乳素（PRL）16.47ng/mL。②B超：子宫饱胀，内膜厚1.5cm。③妇检：外阴阴道血污，宫颈光滑，未见嵌顿物，宫体前位，子宫稍胀大，活动可，无明显压痛，双附件正常。④诊断性刮宫病理：增殖期子宫内膜。

【理论提问参考题目】

▷ **考官可选择1个题目提问**

1. 请简述未孕成年女性贫血的诊断标准和分级。

答：健康成年女性血红蛋白正常值为110~150g/L。依据我国现行标准，成年女性血红蛋白低于110g/L可诊断为贫血。未孕成年女性血红蛋白90~109g/L为轻度贫血，血红蛋白60~89g/L为中度贫血，血红蛋白30~59g/L为重度贫血，血红蛋白<30g/L为极重度贫血。

2. 请简述性激素六项检查的意义。

答：性激素六项检查是内分泌失调患者常用的检查方法，通过性激素六项的检查就可以确定是否患有内分泌方面的疾病，可根据检查结果确定采取相应的方法进行治疗。通过测定性激素水平来了解女性内分泌功能和诊断与内分泌失调相关的疾病，性激素六项即促卵泡生成素（FSH）、黄体生成素（LH）、雌二醇（E_2）、孕酮（P）、睾酮（T）、催乳素（PRL）。

【相关知识】

1. 无排卵性异常子宫出血

无排卵性异常子宫出血是指卵巢不排卵导致孕激素缺乏，子宫内膜仅受雌激素的作用，呈现不同程度的增生性改变。之后可因雌激素量的不足，子宫内膜发生突破性出血，或因雌激素持续作用的撤退，子宫发生出血自限机制的异常，出现月经量增多或经期延长。

2. 无排卵性异常子宫出血患者的子宫内膜病理

无排卵性异常子宫出血患者的子宫内膜病理包括3方面。

（1）子宫内膜增生症 ①单纯性增生：最常见，内膜呈弥漫性增生，增生程度超过正常周期的增值晚期，发展为子宫内膜癌的概率约为1%；②复杂性增生：内膜增生呈息肉状，发展为子宫内膜癌的概率约为3%；③不典型增生：只涉及腺体增生，多为局灶性，发生子宫内膜癌的概率约为23%。

（2）增殖期子宫内膜 与正常月经周期的子宫内膜形态一致，只是在月经后半周期甚至月经期，仍表现为增殖期形态。

（3）萎缩性子宫内膜 子宫内膜菲薄。

考站3 护理措施

【考生指引】

▷ **考核情境**

王女士，45岁，已婚，患者因月经1月未净，量多如注3天伴晕厥5分钟，由急诊收治入院。住院第1天进行诊断性刮宫，并输注同型红细胞悬液4U，3日后患者阴道出血量明显减少。今复查血红蛋白50g/L。患者提出想详细了解饮食相关知识和安全隐患的防范措施。请对患者并进行饮食指导、安全指导。

▷ **考生任务**

1. 请叙述排卵障碍性异常子宫出血患者的饮食指导要点。

2. 请叙述该患者安全隐患的预防措施。

▷ **考核时间**

5分钟（读题1分钟，考核4分钟）。

【考官指引】

▷ **考核目的**

1. 考查学生指导排卵障碍性异常子宫出血患者合理饮食的能力。

2. 考查学生指导排卵障碍性异常子宫出血患者防范安全隐患的能力。

▷ **场景与用物设置**

1. 场景 评分教师2位。

2. 用物 患者信息单（考生用）1份，患者信息单（考官用）2份，笔1支，白纸数张。

▷ **监考与评分注意事项**

1. 请根据评分表中的评分标准进行评分。

2. 考核时间结束时，务必请考生停止本站考核，进入下一站考核，不可拖延时间。

【考核内容评分指引】

排卵障碍性异常子宫出血的护理措施评分指引			
评分项目	完全做到（2分）	部分做到（1分）	未做到（0分）
饮食指导			
1. 饮食以补血、止血、富营养、易消化为原则	正确叙述	—	未叙述或错误
2. 宜多食富含铁、优质蛋白的食物；如动物血、动物肝脏、瘦肉、鸡蛋、大枣、鱼、大豆等	2项均正确叙述，且举例2味及以上食物	任1项未叙述或错误	2项均未叙述或均错误
3. 宜多食健脾止血的食物；如山药、藕、花生衣、土豆、鲫鱼等	正确叙述，且举例2味及以上食物	—	未叙述或错误
4. 饮食应热服，烹饪宜选铁锅	正确叙述	—	未叙述或错误
5. 忌食生冷、辛辣刺激、肥甘、厚腻、破气活血之品	正确叙述	—	未叙述或错误
安全隐患预防措施			
6. 在患者床头挂"防跌倒""防坠床"高危标识	正确叙述	—	未叙述或错误
7. 对患者进行动态评估，做好班班床头交接、书面交接和晨会交接	正确叙述	—	未叙述或错误
8. 外出检查时做好运送方式评估，专人陪护，并与相关科室做好交接	正确叙述	—	未叙述或错误
9. 教会患者缓慢改变姿势的方法，蹲下、站起变换动作时宜慢，防止一过性晕厥	正确叙述	—	未叙述或错误
10. 加强夜间巡视，合理摆放周围物品，及时发现病情变化	正确叙述	—	未叙述或错误
11. 加强陪护：留家属陪同，协助患者排二便，保证其安全	正确叙述	—	未叙述或错误

评分项目	完全做到（2分）	部分做到（1分）	未做到（0分）
理论提问			
12. 正确回答考官提问	做到	—	未做到
百分比分数计算评分	得分÷24（本站总分）×100×20%（本站权重）= 本站得分		

【模拟患者指引】

▷ 病例资料

王女士，45岁，已婚，患者因月经1月未净，量多如注3天伴晕厥5分钟，由急诊收治入院。住院第1天进行诊断性刮宫，并输注同型红细胞悬液4U，3日后患者阴道出血量明显减少。今复查血红蛋白50g/L，患者提出想详细了解饮食相关知识和安全隐患的防范措施。

【理论提问参考题目】

▷ 考官可选择1个题目提问

1. 为防止一过性晕厥，离床活动中如何缓慢改变姿势？

答：下床活动时，先在床上坐几分钟，然后腿悬在床边休息片刻，再扶床头柜或家属扶持慢慢站起。如长久蹲位，站起时宜慢，避免骤起、骤坐等动作。解便后缓慢起身，切勿过急，提高其对离床活动安全隐患的预见性。

2. 该患者在住院第3天血量显著减少的原因是什么？

答：因为住院第1日患者已行诊断性刮宫术。刮宫术适用于急性大出血、存在子宫内膜癌高危因素、病程长的生育期患者，以及绝经过渡期患者。刮宫术不仅可以明确子宫内膜病理类型，为诊断提供必要依据，并且可迅速止血。

【相关知识】

AUB-O患者饮食禁忌：①忌食红糖，红糖（赤砂糖）具有活血通经作用，食用后会加重子宫出血，故忌食。②忌食酒类，白酒、黄酒、米酒、葡萄糖酒、啤酒及含酒食品，如醉蟹、醉虾、酒酿和各种药酒，食入后会扩张血管，加快血行。③忌食辛辣刺激食物，辣椒、胡椒、葱、姜、蒜、蒜苗、韭菜、花椒等，均能刺激子宫充血，加重出血。④忌食破气之物，白萝卜、大头菜、萝卜干等有破气作用，食用后会加重虚证患者的气虚，进一步损伤其固摄经血的作用。

考站4 护理技术——静脉输血

【考生指引】

▷ 考核情境

王女士，45岁，已婚，2床，住院号111000，患者异常子宫出血。住院当天，面容疲倦，目前 T 36.2℃，P 80次/分，R 20次/分，BP 90/60mmHg，查血红蛋白为30g/L。如果你是妇科护士，请执行医嘱：输注同型红细胞悬液4U。

▷ **考生任务**

1. 进行静脉输血。

2. 执行过程中所有核对须以叙述或行动展现。

3. 执行注射后给予患者相关护理指导。

▷ **考核时间**

9 分钟（读题 1 分钟，考核 8 分钟）。

【考官指引】

▷ **考核目的**

1. 考查学生正确执行三查八对，并遵循输血原则完成输血的能力。

2. 考查学生在注射过程中对患者给予关怀和尊重的能力。

▷ **场景与用物设置**

1. 场景　病床 1 张，静脉输血模型 1 个，戴腕带的模拟患者 1 位，评分教师 2 位。

2. 用物　输血医嘱单、治疗盘、交叉配血单、病历（原始血型单）、输血同意书、输血器、红细胞悬液、生理盐水、手消毒液，静脉输液用物（止血带，消毒液，一次性乳胶手套，3M 敷料，胶布，输血卡），患者信息单（学生用）1 份，患者信息单（考官用）2 份。

▷ **监考与评分注意事项**

1. 请根据评分表中的评分标准进行评分。

2. 操作过程中如三查八对错误，自违反三查八对以下步骤均为 0 分。

3. 操作过程中如违反无菌原则，自违反无菌原则以下步骤均为 0 分。

4. 考生回答若是经由模拟患者提醒才答对，可酌情给分。

5. 考核时间结束时，务必请考生停止本站考核，进入下一站考核，不可拖延时间。

【考核内容评分指引】

静脉输血操作步骤及评分指引			
评分项目	完全做到（2 分）	部分做到（1 分）	未做到（0 分）
核对医嘱			
1. 核对临时医嘱：患者姓名、床号、操作项目	核对完整	—	未核对或核对不完整
评估			
2. 自我介绍（姓名与职责），询问患者姓名、性别、床号、年龄，核对腕带与口述一致，向患者解释操作目的、方法、注意事项及配合要点	3~4 项做到	1~2 项做到	4 项均未做到
3. 评估病情、治疗情况、血型、输血史、过敏史	3~5 项做到	1~2 项做到	5 项均未做到

评分项目	完全做到（2分）	部分做到（1分）	未做到（0分）
4. 评估患者心理状态及对输血相关知识的了解程度	2项均做到	任1项未做到	2项均未做到
5. 评估穿刺部位皮肤、血管状况	2项均做到	任1项未做到	2项均未做到
准备			
6. 患者准备：交代患者做好个人准备（如排尿），使之了解输血目的、方法、注意事项及配合要点，其愿意配合	3项均做到	任1项未做到	3项均未做到
7. 环境准备：整洁、安静、舒适、安全	做到	—	未做到
8. 护士准备：衣帽整洁，修剪指甲，洗手，戴口罩	完全做到且洗手方法正确	部分做到	未做到或洗手步骤错误
9. 物品准备：用物齐全（输血医嘱单、治疗盘、交叉配血单、病历、输血同意书、温度合适的红细胞悬液、生理盐水，输血器，手消毒液，静脉输液用物），摆放有序合理，并检查用物有效期及包装完整性	做到	用物缺少3项以内，且有检查	用物缺少4项及以上，或未检查
10. 执行血制品"三查""八对"	11项均核对	—	任1项未核对
实施			
11. 携用物至患者床边，再次核对患者姓名、性别、床号及年龄，核对腕带与口述一致	5项均做到	任1项未做到	5项均未做到
12. 双人床边核对：病历，血型单，输血同意书，查血的质量，输血装置是否完好，血的有效期，核对患者姓名，床号，住院号，血袋号，血型（核对原始血型单），血的种类，剂量，交叉配血实验结果	14项均正确做到	—	任1项未做到
13. 协助患者取合适体位	做到	—	未做到
14. 建立静脉通道：按静脉输液法，选择肘部静脉，建立静脉通道，输入少量生理盐水	完全做到且正确	—	违反无菌原则或未做到
15. 摇匀血液：以手腕旋转动作将血袋内的血液轻轻摇匀	操作正确	—	未做到或剧烈震荡

评分项目	完全做到（2 分）	部分做到（1 分）	未做到（0 分）
16. 连接血袋进行输血：戴手套，打开血袋封口，消毒开口处塑料管，将输血器针头从生理盐水瓶上拔下，插入输血器的输血接口，缓慢将血袋挂于输液架上	操作正确	—	违反无菌原则或操作错误
17. 操作后核对："三查""八对"	11 项均核对	—	任 1 项未核对
18. 控制和调节滴速：开始时速度宜慢（不超过 20 滴/分钟），观察 15 分钟后，若无不良反应，调节输血速度（40 ~ 60 滴/分钟）	完全做到且正确	部分做到	未做到或操作错误
19. 协助患者取舒适卧位，将呼叫器置于患者易取处	做到	—	未做到
20. 针对病情和操作进行简要的健康教育（观察输血后有无胸闷、寒战、颜面潮热、腰痛、荨麻疹、血管神经性水肿、关节痛、胸闷、气短、呼吸困难、低血压休克、发热等不良反应；禁擅自调节滴速）	做到	—	未做到
21. 整理床单元及用物，并将废物分类处理，输血袋送至输血科保留 24 小时	做到，并将废弃物分类处置	—	未做到或废弃物分类错误
22. 洗手，脱口罩	做到	—	未做到
23. 记录（输血时间、滴速、患者全身及局部情况），并签名	完全做到	部分做到	未做到
评价			
24. 操作过程流畅，技术熟练，未给患者造成伤害	做到	—	未做到
25. 操作过程严格遵守无菌原则和查对制度	做到	—	未做到
沟通技巧			
26. 使用尊称称呼患者	做到	—	未做到
27. 面带微笑，与患者有眼神交流	做到	—	全程没有微笑
28. 操作中主动关心患者的感受，觉察、接纳并安抚患者情绪	做到	—	未做到

续表

评分项目	完全做到（2分）	部分做到（1分）	未做到（0分）
理论提问			
29. 正确回答考官提问	做到	—	未做到
百分比分数计算评分	得分÷58（本站总分）×100×25%（本站权重）= 本站得分		

【模拟患者指引】

▷ 病例资料

王女士，45岁，已婚，2床，住院号111000，异常子宫出血。患者住院当天，面容疲倦，目前 T 36.2℃，P 80次/分，R 20次/分，BP 90/60mmHg，查血红蛋白为30g/L。

【理论提问参考题目】

▷ 考官可选择1个题目提问

1. 输血的"三查""八对"分别包括哪些？

答："三查"指查对血制品有效期，血制品质量，输血袋装置是否完整；"八对"指核对患者姓名、床号、住院号、血袋号、血型、交叉试验结果、血制品种类、剂量。

2. 溶血反应的处理方法有哪些？

答：①发生溶血反应时立即停止输血，与医生联系，并保留余血。采集患者血标本重做血型鉴定和交叉配血试验，安慰患者，以缓解其恐惧和焦虑。②维持静脉输液，以备抢救时静脉给药。③口服或静脉滴注碳酸氢钠，以碱化尿液，防止或减少血红蛋白结晶阻塞肾小管。④双侧腰部封闭，并用热水袋敷双侧肾区，防止肾血管痉挛，保护肾脏。⑤密切观察生命体征和尿量，并记录。对少尿、无尿者，按急性肾功能衰竭护理，如出现休克状态，立即配合抗休克抢救。

【相关知识】

溶血反应发生的原因：①血型不合；②输入过热或过凉的血；③各种原因引起红细胞破坏，如血液保存、运输处理不当；输血中或输血后，输入的红细胞被过量破坏；④受血者患溶血性疾病（PNH、冷凝集综合征）。

考站5　健康教育

【考生指引】

▷ 考核情境

王女士，45岁，已婚，患者异常子宫出血，住院第8天，阴道出血已得到控制，查血红蛋白为85g/L，医嘱明日出院，并嘱其7日后开始口服地屈孕酮20mg，每日1次，为期12日，共3个周期。患者对出院后的生活起居、饮食、用药等的注意事项尚不熟悉，如果你是妇科责任护士，请对患者进行出院健康指导。

▷ **考生任务**

请对患者进行出院健康教育。

▷ **考核时间**

5 分钟（读题 1 分钟，考核 4 分钟）。

【考官指引】

▷ **考核目的**

考查学生对排列障碍性异常子宫出血患者进行健康教育的能力。

▷ **场景与用物设置**

1. 场景 病床 1 张，模拟患者 1 位，评分教师 2 位。

2. 用物 病历夹 1 个，患者信息单（考生用）1 份，患者信息单（考官用）2 份，笔 1 支，白纸 1 张。

▷ **监考与评分注意事项**

1. 请根据评分表中的评分标准进行评分。

2. 考生回答若是经由模拟患者提醒才答对，可酌情给分。

3. 考核时间结束时，务必请考生停止考核。

【考核内容评分指引】

排卵障碍性异常子宫出血的健康教育评分指引			
评分项目	完全做到（4 分）	部分做到（2 分）	未做到（0 分）
健康教育前评估			
1. 评估患者需求	做到	—	未做到
2. 评估患者对异常子宫出血预防知识的了解情况	2 项均做到	—	未做到
3. 评估患者用药知识的掌握情况	做到	—	未做到
4. 评估患者的心理状况	做到	—	未做到
健康教育			
5. 月经来潮时注意休息避免重体力劳动	正确	—	未叙述或错误
6. 保持外阴清洁，及时更换卫生巾、内裤，月经来潮时每日用温水清洗外阴 1 次	正确	—	未叙述或错误
7. 月经来潮时加强肢体保暖，禁止性生活	正确	部分做到	未叙述或错误
8. 指导患者做好计划生育，避免房劳、过产	正确	—	未叙述或错误
9. 讲解日常饮食调护知识	正确	—	未叙述或错误
10. 讲解地屈孕酮的服用周期	正确	—	未叙述或错误

续表

评分项目	完全做到（2分）	部分做到（1分）	未做到（0分）
11. 强调坚持用性激素类药物的重要性，指导正确服药，不可随意增减或中断	正确	—	未叙述或错误
12. 嘱患者保持心情舒畅，勿过度忧思郁怒，使其了解情绪与本病的密切关系	正确	—	未叙述或错误
评价健康教育的效果			
13. 评估患者对生活起居、饮食、用药、心理等内容的掌握情况（如复述）	做到	—	未做到
沟通与关爱			
14. 使用尊称称呼患者	做到	—	未做到
15. 面带微笑，与患者有眼神交流	做到	—	全程没有微笑
16. 及时回答患者的疑问	做到	—	未做到
17. 给患者消化吸收健康教育内容的相关载体：宣传单、宣传册、视频或记录单等	做到	—	未做到
理论提问			
18. 正确回答考官提问	做到	—	未做到
百分比分数计算评分	得分÷36（本站总分）×100×10%（本站权重）=本站得分		

【模拟患者指引】

▷ 病例资料

王女士，45岁，已婚，患者异常子宫出血，住院第8天，阴道出血已得到控制，查血红蛋白为85g/L，医嘱明日出院，并嘱其7日后开始口服地屈孕酮20mg，每日1次，为期12天，共3个周期。患者对出院后的生活起居、饮食、用药等的注意事项尚不熟悉。

【理论提问参考题目】

▷ 考官可选择1个题目提问

1. 该患者的日常饮食调护包括哪些内容？

答：①以富营养、易消化、益气养血为原则；②饮食宜热服，忌生冷、肥甘厚腻之品；③平时宜多食富含铁质及蛋白质的食物，如动物血、动物肝脏、鱼、虾、牛肉、鸡蛋、牛奶、大豆等，亦可多食糯米、山药、土豆、红枣等以补气养血。

2. 请详述该患者现阶段治疗方案中地屈孕酮的服药周期。

答：出院后第7日，患者开始口服地屈孕酮20mg，每日1次，连续服用12天，停药后3~7日月经来潮；月经来潮第15日，继续口服地屈孕酮20mg，每日1次，连续服用12天，停药后3~7日月经来潮；月经来潮第15日，继续口服地屈孕酮20mg，每日1次，连续服用12天。共3个周期。

【相关知识】

该患者属于排卵障碍性异常子宫出血中的无排卵性异常子宫出血，且属于绝经过渡期。其治疗原则为：出血期止血并纠正贫血，血止后调整周期以及预防子宫内膜增生症。在诊刮术明确诊断并止血，输血以纠正贫血后，需进一步调整周期。调整周期的方案有雌、孕激素序贯治疗；雌、孕激素联合治疗；孕激素后半周期治疗。针对该患者采用的是孕激素后半周期治疗。

第二节 子宫颈癌

子宫颈癌是最常见的妇科恶性肿瘤。原位癌的高发年龄为 30 ~ 35 岁，浸润癌为 50 ~ 55 岁。自 20 世纪 50 年代以来，由于宫颈细胞学筛查的普遍应用，使宫颈癌及癌前病变得以早期发现和治疗，宫颈癌的发病率和死亡率已有明显下降。本节主要考查病史采集、宫颈癌专科身体评估、疾病诊断与护理诊断、宫颈癌术后放化疗的护理，以及健康教育等内容。

考站1 护理评估

【考生指引】

▷ **考核情境**

> 张女士，42 岁，营业员，汉族。患者因"性生活后阴道出血6个月，加重2周"来院就诊。门诊医生建议住院进一步诊治，患者办完住院手续来到科室，恐慌不安，十分担心，希望详细了解病情。患者目前 T 36.8℃，P 80 次/分，R 18 次/分，BP 100/65mmHg。如果你是责任护士，请接待新患者，进行护理评估。

▷ **考生任务**

1. 请结合所学知识有条理地采集病史。

2. 请根据病情有选择地进行身体评估。

3. 请根据病情提出需进一步评估的检查项目。

▷ **考核时间**

12 分钟（读题 2 分钟，考核 10 分钟）。

【考官指引】

▷ **考核目的**

1. 考查学生正确采集病史的能力。

2. 考查学生进行针对性身体评估的能力。

3. 考查学生评判性思维能力。

▷ **场景与用物设置**

1. 场景 病床 1 张，模拟患者 1 位，评分教师 2 位。

2. 用物 治疗盘 1 个，一次性治疗巾 1 块，一次性无菌手套 1 副，一次性阴道窥器

1 个，盆腹部模型 1 个，身高体重秤 1 台，腕带 1 个，患者信息单（考生用）1 份，患者信息单（模拟患者用）1 份，患者信息单（考官用）2 份，笔 1 支，白纸数张。

▷ 监考与评分注意事项

1. 请根据评分指引中的标准进行评分。

2. 考生回答若是经由模拟患者提醒才答对，可酌情给分。

3. 考生提出需检查患者盆腹腔情况时，以盆腹腔模型代替模拟患者进行检查，请评分教师做出指引。

4. 考核时间结束时，务必请考生停止本站考核，进入下一站考核，不可拖延时间。

【考核内容评分指引】

护理评估评分指引			
评分项目	完全做到（2分）	部分做到（1分）	未做到（0分）
现病史、月经史、婚育史			
1. 自我介绍（姓名与职责），向患者解释沟通目的	2 项均做到	任 1 项未做到	2 项均未做到
2. 询问患者姓名、年龄、床号，核对腕带与口述一致	2 项均做到	任 1 项未做到	2 项均未做到
3. 评估阴道出血出现的时间及诱因	2 项均做到	任 1 项未做到	2 项均未做到
4. 评估阴道出血的变化经过	做到	—	未做到
5. 评估本次发病的诊治经过：有无外院诊治（检查、诊断、用药、效果）	做到	—	未做到
6. 评估白带情况	做到	—	未做到
7. 评估身体其他不适症状	做到	—	未做到
8. 评估小便情况	做到	—	未做到
9. 评估大便情况	做到	—	未做到
10. 评估睡眠情况	做到	—	未做到
11. 评估心理状态	做到	—	未做到
月经史、婚育史、既往史、家族史、过敏史、个人生活史、一般资料			
12. 评估月经的期、量、色、质及伴随症状	5 项均做到	任 1 项未做到	5 项均未做到
13. 询问结婚年龄、性生活情况、男方健康情况	3 项均做到	任 1 项未做到	3 项均未做到
14. 询问生育情况（足月产、早产、流产次数及现存子女数）、分娩情况、计划生育措施	3 项均做到	任 1 项未做到	3 项均未做到
15. 评估既往史	做到	—	未做到

续表

评分项目	完全做到（2分）	部分做到（1分）	未做到（0分）
16. 评估家族史	做到	—	未做到
17. 评估药物、食物过敏史	2项均做到	任1项未做到	2项均未做到
18. 评估个人生活史：特殊嗜好、卫生习惯、生活方式	1~3项做到	—	3项均未做到
19. 评估一般资料：付费方式、联系地址与电话、社会支持等	2项及以上做到	—	2项以下做到
身体评估			
20. 询问或测量体重并记录	做到	—	未做到
21. 询问或测量身高并记录	做到	—	未做到
22. 观察嘴唇、指甲、面部、舌、眼睑等色泽	检查全面且方法正确	检查不全面	未检查或检查方法错误
23. 观察浅表淋巴结	检查全面且方法正确	检查不全面	未检查或检查方法错误
24. 评估腹部触诊情况（压痛、反跳痛、是否有肿块等）	检查全面且方法正确	检查不全面	未检查或检查方法错误
25. 观察外阴情况	检查方法正确	—	未检查或检查方法错误
26. 使用阴道窥器观察阴道情况	检查方法正确	—	未检查或检查方法错误
27. 使用阴道窥器观察宫颈情况	检查方法正确	—	未检查或检查方法错误
28. 双合诊或三合诊评估子宫情况	检查全面且方法正确	检查不全面	未检查或检查方法错误
29. 双合诊或三合诊评估附件情况	检查全面且方法正确	检查不全面	未检查或检查方法错误
30. 三合诊评估宫旁组织情况	检查全面且方法正确	检查不全面	未检查或检查方法错误
需进一步评估的检查项目			
31. 提出需检测血常规（全血细胞计数）	做到	—	未做到
32. 提出需检测血生化（肝、肾功能）	做到	—	未做到
33. 提出需进行子宫颈活组织检查（病理）	做到	—	未做到
34. 提出需进行腹部B超或核磁共振检查	做到	—	未做到

评分项目	完全做到（2分）	部分做到（1分）	未做到（0分）
沟通技巧			
35. 使用尊称称呼患者	做到	—	未做到
36. 面带微笑，与患者有眼神交流	做到	—	全程没有微笑
37. 全神贯注，用心聆听患者的回答	做到	—	未做到
38. 以开放式的问句进行沟通	全程使用开放性问句4次及以上	全程使用开放性问句4次以下	全程均未使用开放性问句
39. 资料采集过程流畅，具有逻辑性	做到	—	未做到
百分比分数计算评分	得分÷78（本站总分）×100×25%（本站权重）=本站得分		

【模拟患者指引】

▷ 病例资料

张女士，42岁，汉族，已婚，商场营业员，市医保。家庭地址：本市秣陵街道1号。联系电话：136XXXXXXXX。

患者因"性生活后阴道出血6个月，加重2周"由门诊收治入院。患者平素月经规则，半年前性生活后出现阴道有少量出血，未到医院诊治，半年来该情况反复出现，白带中夹有较多血丝。近两周来，性生活后阴道出血较前明显增多，且时有大量鲜红色血流出，无恶寒发热，无头晕头痛，无胸闷胸痛，无腹胀腹痛，无尿频、尿急、尿痛，无便秘，无下肢浮肿。发病以来无发热，无恶心、呕吐，二便正常，夜寐安，近1月体重无明显变化。入院后患者十分担心，希望详细了解病情。

患者月经初潮年龄为15岁，周期30天，经期5天，末次月经是2018年1月1日，经量中等，色淡红，质中，无血块。结婚年龄为22岁。配偶健康，家庭和睦。已育，1子1女，经阴道正常分娩，子女健康。2-0-0-2。未使用口服避孕药避孕及激素替代疗法。既往体健，否认"高血压、糖尿病"等慢性病史，否认"肝炎、结核"等传染病史，否认手术及外伤史，否认药物、食物过敏史。家族中无类似病例，无其他遗传病史。无疫水疫区接触史，无吸烟史，无饮酒史，无吸毒及其他药物嗜好。无工业毒物、粉尘、放射性物质接触史，无冶游史。

身体评估：神情恐慌不安，身高160cm，体重50kg。T 36.8℃，P 80次/分，R 18次/分，BP 100/65mmHg。一般情况可，发育正常，营养中等，神智清楚，检查合作；皮肤黏膜无黄染及出血点，全身浅表淋巴结无肿大；头颅无畸形，巩膜无黄染，眼睑苍白；面色㿠白，唇白舌淡；颈软，气管居中，颈静脉无怒张，甲状腺无肿大；胸廓无畸形，两肺呼吸音清晰，未闻及干湿性啰音；心界无扩大，心率80次/分，律齐，各瓣膜未闻及病理性杂音；腹平软，无腹壁静脉曲张，未触及腹部包块，移动性浊音阴性，肠鸣音正常；四肢活动正常，无畸形，无浮肿，甲床色白；神经系统检查无异常。

　　妇科检查：外阴：已婚已产式；阴道：通畅，穹窿存在；宫颈：呈不规则菜花状，直径约 4cm，触及时出血明显；宫体：如正常大小、无压痛、活动好，宫旁无增厚；附件：未触及包块。

　　相关检查：①血常规：红细胞 3.3×10^{12}/L，血红蛋白 105g/L，白细胞 4.3×10^9/L。②肝、肾功能，胸片，心电图检查结果均正常。③妇科 B 超：子宫及双附件未见异常，宫颈部不规则强回声光团，提示宫颈肿块。④腹部核磁：宫颈肿瘤，腹盆腔淋巴结未见肿大。⑤宫颈活检：宫颈鳞状细胞癌。

【相关知识】

　　子宫颈癌临床表现：早期患者常无明显症状和体征，随着病变发展可出现以下表现。

1. 阴道流血

　　早期多为接触性出血，即性生活或妇科检查后阴道流血；后期则为不规则阴道流血。出血量多少与病灶大小、侵及间质内血管情况有关，若侵蚀大血管可引起大出血。年轻患者也可表现为经期延长、周期缩短、经量增多等；老年患者常诉绝经后不规则阴道流血；子宫颈癌合并妊娠者常因阴道流血而就医。一般外生型癌出血较早、量多；内生型癌出血较晚。

2. 阴道排液

　　多数患者有白色或血性、稀薄如水样或米泔样排液，伴有腥臭味。晚期癌组织坏死继发感染时，则出现大量脓性或米泔样恶臭白带。

3. 晚期症状

　　根据癌灶累及范围出现不同的继发症状。病变累及盆壁、闭孔神经、腰骶神经等，可出现严重持续性腰骶部或坐骨神经痛；侵犯膀胱或直肠，可出现尿频、尿急、便秘等；癌肿压迫或累及输尿管时，可引起输尿管梗阻、肾盂积水及肾功能衰竭；当盆腔病变广泛时，可因静脉和淋巴回流受阻，导致下肢肿痛。晚期还可有贫血、恶病质等全身衰竭症状。

考站 2　病情诊断与护理问题

【考生指引】

▷ 考核情境

　　张女士，42 岁，商场营业员，汉族。患者因"性生活后阴道出血 6 个月，加重 2 周"来院就诊。门诊医生建议住院进一步诊治，患者办完住院手续来到科室，恐慌不安，十分担心，希望详细了解病情。患者目前 T 36.8℃，P 80 次/分，R 18 次/分，BP 100/65mmHg。如果你是当班护士，请结合第 1 站评估结果，陈述病史，进行疾病诊断，提出护理诊断/问题。

▷ 考生任务

1. 请根据第 1 站评估结果，陈述该患者的现病史（包括目前主要症状）、月经史、婚育史、既往史、家族史、过敏史、个人生活史、一般资料、身体评估结果。

2. 请说出疾病诊断以及诊断依据。

3. 请提出 2 个主要的护理诊断/问题，并说出判断依据。

▷ 考核时间

5 分钟（读题 1 分钟，考核 4 分钟）。

【考官指引】

▷ 考核目的

1. 考查学生有条理地陈述病例的能力。

2. 考查学生正确进行疾病诊断的能力。

3. 考查学生正确概括护理诊断/问题的能力。

▷ 场景与用物设置

1. 场景　评分教师 2 位。

2. 用物　患者信息单（考生用）1 份，患者信息单（考官用）2 份，笔 1 支，白纸数张。

▷ 监考与评分注意事项

1. 请根据评分表中的评分标准进行评分。

2. 考核时间结束时，务必请考生停止本站考核，进入下一站考核，不可拖延时间。

【考核内容评分指引】

疾病诊断、护理诊断/问题评分指引			
评分项目	完全做到（2 分）	部分做到（1 分）	未做到（0 分）
陈述病史			
1. 有条理地叙述现病史	做到	—	未做到
2. 正确叙述月经史	做到	—	未做到
3. 正确叙述婚育史	做到	—	未做到
4. 正确叙述既往史	做到	—	未做到
5. 正确叙述家族史	做到	—	未做到
6. 正确叙述过敏史	做到	—	未做到
7. 正确叙述个人生活史	做到	—	未做到
8. 正确叙述一般资料	做到	—	未做到
9. 叙述正确的身体评估资料：生命体征、身高、体重、专科体检	4 项正确	1～3 项正确	4 项均未做到或错误
疾病诊断			
10. 西医病名诊断（宫颈癌 I B1 期，贫血）	完全正确	部分正确	完全错误

评分项目	完全做到（2分）	部分做到（1分）	未做到（0分）
11. 诊断依据（临床表现、辅助检查）	说明内容完整且正确	说明内容不全	说明内容不全且错误
护理诊断/问题			
12. 恐惧：与缺乏疾病相关知识有关（判断依据：初次发病，入院后患者恐慌不安，十分担心病情）	完全正确	部分正确	未提出或完全错误
13. 知识缺乏：缺乏疾病相关知识（判断依据：患者希望详细了解病情）	完全正确	部分正确	未提出或完全错误
理论提问			
14. 正确回答考官提问	做到	—	未做到
临床辨证思维			
15. 疾病诊断思路清晰	做到	—	未做到
16. 护理诊断/问题正确	做到	—	未做到
百分比分数计算评分	得分÷32（本站总分）×100×20%（本站权重）＝本站得分		

【模拟患者指引】

▷ 病例资料

张女士，42岁，汉族，已婚，商场营业员，市医保。家庭地址：本市秣陵街道1号。联系电话：136XXXXXXXX。

患者因"性生活后阴道出血6个月，加重2周"由门诊收治入院。患者平素月经规则，半年前性生活后出现阴道有少量出血，未到医院诊治，半年来该情况反复出现，白带中夹有较多血丝。近两周来，性生活后阴道出血较前明显增多，且时有大量鲜红色血流出，无恶寒发热，无头晕头痛，无胸闷胸痛，无腹胀腹痛，无尿频、尿急、尿痛，无便秘，无下肢浮肿。发病以来无发热，无恶心、呕吐，二便正常，夜寐安，近1月体重无明显变化。入院后患者十分担心，希望详细了解病情。

患者月经初潮年龄为15岁，周期30天，经期5天，末次月经是2018年1月1日，经量中等，色淡红，质中，无血块。结婚年龄为22岁。配偶健康，家庭和睦。已育，1子1女，经阴道正常分娩，子女健康。2-0-0-2。未使用口服避孕药避孕及激素替代疗法。既往体健，否认"高血压、糖尿病"等慢性病史，否认"肝炎、结核"等传染病史，否认手术及外伤史，否认药物、食物过敏史。家族中无类似病例，无其他遗传病史。无疫水疫区接触史，无吸烟史，无饮酒史，无吸毒及其他药物嗜好。无工业毒物、粉尘、放射性物质接触史，无冶游史。

身体评估：神情恐慌不安，身高160cm，体重50kg。T 36.8℃，P 80次/分，R 18次/分，BP 100/65mmHg。一般情况可，发育正常，营养中等，神智清楚，检查合作；

皮肤黏膜无黄染及出血点，全身浅表淋巴结无肿大；头颅无畸形，巩膜无黄染，眼睑苍白；面色㿠白，唇白舌淡；颈软，气管居中，颈静脉无怒张，甲状腺无肿大；胸廓无畸形，两肺呼吸音清晰，未闻及干湿性啰音；心界无扩大，心率80次/分，律齐，各瓣膜未闻及病理性杂音；腹平软，无腹壁静脉曲张，未触及腹部包块，移动性浊音阴性，肠鸣音正常；四肢活动正常，无畸形，无浮肿，甲床色白；神经系统检查无异常。

妇科检查：外阴：已婚已产式；阴道：通畅，穹窿存在；宫颈：呈不规则菜花状，直径约4cm，触及时出血明显；宫体：如正常大小、无压痛、活动好，宫旁无增厚；附件：未触及包块。

相关检查：①血常规：红细胞 3.3×10^{12}/L，血红蛋白105g/L，白细胞 4.3×10^9/L。②肝、肾功能，胸片，心电图检查结果均正常。③妇科B超：子宫及双附件未见异常，宫颈部不规则强回声光团，提示宫颈肿块。④腹部核磁：宫颈肿瘤，腹盆腔淋巴结未见肿大。⑤宫颈活检：宫颈鳞状细胞癌。

【理论提问参考题目】

▷ 考官可选择1个题目提问

1. 宫颈鳞状细胞浸润癌的巨检分型有几种？

答：微小浸润癌经肉眼观察无明显异常，或类似宫颈柱状上皮异位。随着病程的发展，表现为以下4种类型，包括外生型、内生型、溃疡性和颈管型。

2. 外生型宫颈癌的特征性表现有哪些？

答：外生型又称菜花型，癌组织向外生长，起初呈现息肉样或乳头状突起，继而发展为向阴道突起形成菜花状赘生物，质脆易出血。

3. 宫颈癌的转移途径主要有哪些？以哪种转移途径为主？

答：宫颈癌的转移途径有直接蔓延、淋巴转移和血行转移。以直接蔓延和淋巴转移最常见，血行转移极少见。①直接蔓延：是最常见的转移途径。癌组织直接侵犯邻近组织，向下波及阴道壁，向上由宫颈管累及宫腔，向两侧可扩散至子宫颈旁及阴道旁组织，甚至延伸至骨盆壁，晚期向前、后蔓延，可侵犯膀胱或直肠，甚至造成生殖道瘘。②淋巴转移：癌组织局部浸润后侵入淋巴管形成癌栓，随淋巴液引流到达局部淋巴结，并在淋巴管扩散。淋巴转移一级组包括宫旁、闭孔、髂内、髂外、髂总、骶前淋巴结；二级组为腹股沟深浅淋巴结、腹主动脉旁淋巴结。③血行转移：极少见，晚期可转移至肺、肝或骨骼等。

【相关知识】

表4-2　子宫颈癌的临床分期（FIGO，2009年）

期别			肿瘤范围
Ⅰ期			癌灶局限于宫颈
	Ⅰ A		肉眼未见病变，仅在显微镜下可见浸润癌
		Ⅰ A1	间质浸润深度≤3mm，宽度≤7mm
		Ⅰ A2	间质浸润深度>3mm 且<5mm，宽度≤7mm

续表

期别			肿瘤范围
	Ⅰ B		肉眼可见癌灶局限于宫颈，或显微镜下可见病变 >Ⅰ A2
		Ⅰ B1	肉眼可见癌灶最大直径≤4 mm
		Ⅰ B2	肉眼可见癌灶最大直径 >4 mm
Ⅱ期			癌灶已超越宫颈，但未达盆壁。癌累及阴道，但未达阴道下 1/3
	Ⅱ A		癌灶侵犯阴道上 2/3，无宫旁浸润
		Ⅱ A1	肉眼可见癌灶最大直径≤4mm
		Ⅱ A2	肉眼可见癌灶最大直径 >4mm
	Ⅱ B		有宫旁浸润，但未达盆壁
Ⅲ期			癌灶扩散盆壁和（或）累及阴道下 1/3，导致有肾盂积水或肾无功能者
	Ⅲ A		癌累及阴道下 1/3，但未达盆壁
	Ⅲ B		癌已达盆壁和（或）引起肾盂积水或无功能肾
Ⅳ期			癌播散超出真骨盆或癌浸润膀胱黏膜或直肠黏膜
	Ⅳ A		癌灶侵犯邻近的盆腔器官
	Ⅳ B		有远处转移

（表 4 - 2 引自：安力彬，陆虹. 妇产科护理学. 北京：人民卫生出版社，2017.）

考站 3　护理措施

【考生指引】

▷ 考核情境

张女士，42 岁，商场营业员，汉族。患者因"性生活后阴道出血 6 个月，加重 2 周"来院就诊。门诊医生建议住院进一步诊治，住院第 7 日时于我院妇科全麻下行"腹腔镜下广泛子宫切除术＋双侧输卵管切除术＋盆腔淋巴结清扫术＋双侧卵巢悬吊术"，术后病理示宫颈浸润性鳞状细胞癌。予"紫杉醇 210mg＋卡铂 600mg"静脉化疗两周期后，患者出现恶心、呕吐等化疗后副反应。请对该化疗后患者并进行相关护理指导。

▷ 考生任务

1. 请叙述需重点观察患者哪些常见的化疗相关毒副反应。
2. 请叙述化疗所致患者出现恶心、呕吐毒副反应的护理要点。

▷ 考核时间

7 分钟（读题 2 分钟，考核 5 分钟）。

【考官指引】

▷ **考核目的**

1. 考查学生对化疗相关常见的毒副反应的观察能力。

2. 考查学生对化疗后患者消化系统毒副反应的护理能力。

▷ **场景与用物设置**

1. 场景　评分教师2位。

2. 用物　患者信息单（考生用）1份，患者信息单（考官用）2份，笔1支，白纸数张。

▷ **监考与评分注意事项**

1. 请根据评分表中的评分标准进行评分。

2. 考核时间结束时，务必请考生停止本站考核，进入下一站考核，不可拖延时间。

【考核内容评分指引】

化疗后患者的护理措施评分指引			
评分项目	完全做到（2分）	部分做到（1分）	未做到（0分）
化疗相关毒副反应的病情观察			
1. 测量体温，判断是否有感染	正确叙述	—	未叙述或错误
2. 观察有无牙龈出血、鼻出血、皮下淤血等出血倾向	正确叙述	—	未叙述或错误
3. 观察有无上腹疼痛、腹泻或便秘	正确叙述	—	未叙述或错误
4. 观察有无恶心、呕吐	正确叙述	—	未叙述或错误
5. 观察有无食欲缺乏	正确叙述	—	未叙述或错误
6. 观察有无尿频、尿急、尿痛	正确叙述	—	未叙述或错误
7. 观察有无皮疹	正确叙述	—	未叙述或错误
8. 观察有无肢体麻木、肌肉软弱、偏瘫	正确叙述	—	未叙述或错误
9. 观察有无口腔溃疡	正确叙述	—	未叙述或错误
10. 观察有无脱发	正确叙述	—	未叙述或错误
化疗所致患者恶心、呕吐毒副反应的护理要点			
11. 治疗前进行心理护理	正确叙述	—	未叙述或错误
12. 化疗前后遵医嘱给予镇吐剂	正确叙述	—	未叙述或错误
13. 提供患者喜欢的清淡饮食，避免吃油腻、甜腻的食物	正确叙述	—	未叙述或错误
14. 鼓励患者少量多餐，每次进食以不吐为度，间隔时间以下次进食不吐为度	正确叙述	—	未叙述或错误
15. 分散进餐注意力，创造良好的进餐环境	正确叙述	—	未叙述或错误

续表

评分项目	完全做到（2分）	部分做到（1分）	未做到（0分）
16. 嘱家属根据患者口味为患者准备高蛋白、高维生素、易消化的饮食，保证所需营养和液体的摄入	正确叙述	—	未叙述或错误
17. 呕吐严重时补充液体，防止电解质紊乱	正确叙述	—	未叙述或错误
理论提问			
18. 正确回答考官提问	做到	—	未做到
百分比分数计算评分	得分÷36（本站总分）×100×20%（本站权重）＝本站得分		

【模拟患者指引】

▷ 病例资料

张女士，42岁，商场营业员，汉族。患者因"性生活后阴道出血6个月，加重2周"来院就诊。门诊医生建议住院进一步诊治，住院第7天，于我院妇科全麻下行"腹腔镜下广泛子宫切除术＋双侧输卵管切除术＋盆腔淋巴结清扫术＋双侧卵巢悬吊术"，术后病理示（全子宫＋双侧输卵管切除标本）：①宫颈浸润性鳞状细胞癌，低分化，肿块大小4.5cm×2.5cm×2cm。癌组织浸润2/3至全层宫颈管厚度。广泛脉管内见癌栓，神经见癌组织浸润。癌组织广泛侵犯子宫肌壁及子宫内膜，未累及阴道。标本阴道残端切缘、双侧宫旁切缘均未见癌残留。②双侧输卵管慢性炎症。③查见"左盆腔"淋巴结8枚未见癌转移，查见"右盆腔"淋巴结12枚未见癌转移。予"紫杉醇210mg＋卡铂600mg"静脉化疗两周期后，患者出现恶心、呕吐等化疗后副反应。

【理论提问参考题目】

▷ 考官可选择1个题目提问

1. 紫杉醇化疗后常见的毒副反应有哪些？

答：①消化系统毒性：恶心、呕吐，食欲缺乏，口腔黏膜炎及溃疡，腹泻，便秘等；②骨髓抑制；③心脏毒性；④肝脏毒性；⑤泌尿系统毒性；⑥神经毒性；⑦过敏性反应；⑧脱发；⑨性腺功能障碍等。

2. 化疗患者出现恶心、呕吐的原因哪些？

答：主要包括：①化疗药物刺激了化学受体激发区；②化疗药物直接损伤了胃肠黏膜；③刺激胃肠组织，释放神经递质；④化疗后患者的味觉和嗅觉发生异常；⑤条件反射。

3. 使用卡铂化疗的注意事项有哪些？

答：①鼓励患者多饮水，排尿量保持在每日2000mL左右；②溶解后，应在8小时内用完，需避光；③避免与铝化物接触；④不宜与其他药物混合滴注；⑤用药前及用药期间定期检查血细胞计数、肝肾功能等。

【相关知识】

表4-3　静脉用抗肿瘤药物的致吐风险分级

致吐风险	常见药物
高（>90%）	顺铂，环磷酰胺（≥1500mg/m²），卡莫司汀，放线菌素D，链脲霉素
中（30%~90%）	卡铂，奥沙利铂，环磷酰胺（<1500mg/m²），多柔比星，表柔比星，伊立替康，阿糖胞苷（>1g/m²），伊达比星，柔红霉素
低（10%~30%）	紫杉醇，多西他赛，拓扑替康，依托泊苷，培美曲塞，甲氨蝶呤，吉西他滨，阿糖胞苷（≤1g/m²），氟尿嘧啶，西妥昔单抗，曲妥珠单抗
极低（<10%）	贝伐单抗，博来霉素，白消安，克拉屈滨，氟达拉滨，利妥昔单抗，长春新碱，长春瑞滨，长春碱

（表4-3引自：刘宝瑞，钱晓萍. 临床肿瘤学. 北京：科学出版社，2007.）

考站4　护理技术——阴道冲洗

【考生指引】

▷ 考核情境

　　张女士，42岁，商场营业员，汉族。患者因性生活后阴道出血6个月，加重2周来院就诊。门诊医生建议住院进一步诊治，住院第7天，于我院妇科全麻下行"腹腔镜下广泛子宫切除术＋双侧输卵管切除术＋盆腔淋巴结清扫术＋双侧卵巢悬吊术"，术后病理示（全子宫＋双侧输卵管切除标本）：①宫颈浸润性鳞状细胞癌，低分化，肿块大小4.5cm×2.5cm×2cm。癌组织浸润2/3至全层宫颈管厚度。广泛脉管内见癌栓，神经见癌组织浸润。癌组织广泛侵犯子宫肌壁及子宫内膜，未累及阴道。标本阴道残端切缘、双侧宫旁切缘均未见癌残留。②双侧输卵管慢性炎症。③查见"左盆腔"淋巴结8枚未见癌转移，查见"右盆腔"淋巴结12枚未见癌转移。予"紫杉醇210mg＋卡铂600mg"静脉化疗两周期后，予以术后辅助放疗，处方剂量为：阴道残端＋盆腔加腹膜后淋巴引流区三维适行调强放疗，2Gy×23f，后续给予后装腔内放射治疗5Gy×2次。患者在放射治疗后出现阴道炎，拟予阴道冲洗。

▷ 考生任务

1. 进行阴道冲洗。

2. 执行过程中所有核对须以叙述或行动展现。

3. 执行阴道冲洗后给予患者相关护理指导。

▷ 考核时间

13分钟（读题1分钟，考核12分钟）。

【考官指引】

▷ 考核目的

1. 考查学生按正确的流程完成阴道冲洗的能力。

2. 考查学生在阴道冲洗过程中对患者给予关怀和尊重的能力。

▷ **场景与用物设置**

1. 场景　病床1张，内含阴道模型的仿真模型人1个，戴腕带的模拟患者1位，评分教师2位。

2. 用物　橡胶单、中单各1块，一次性手套1副，一次性妇科阴道冲洗器1个（带有控制冲洗压力和流量的调节开关），输液架1个，弯盘1个，便盆1个，阴道窥器1个，水温计1个，干纱布若干，正确的阴道冲洗溶液（遵医嘱准备），患者信息单（学生用）1份，患者信息单（考官用）2份。

▷ **监考与评分注意事项**

1. 请根据评分表中的评分标准进行评分。

2. 操作过程中如三查八对错误，自违反三查八对以下步骤均为0分。

3. 考生回答若是经由模拟患者提醒才答对，可酌情给分。

4. 考核时间结束时，务必请考生停止本站考核，进入下一站考核，不可拖延时间。

【考核内容评分指引】

阴道冲洗操作步骤及评分指引			
评分项目	完全做到（2分）	部分做到（1分）	未做到（0分）
核对医嘱			
1. 核对临时医嘱：患者姓名、床号、操作名称	核对完整且正确	—	未核对或错误
评估			
2. 自我介绍（姓名与职责），向患者解释操作目的	2项均做到	任1项未做到	2项均未做到
3. 询问患者姓名、床号、年龄，核对腕带与口述一致	2项均做到	任1项未做到	2项均未做到
4. 评估患者：年龄、病情、禁忌证、意识、心理	5项均做到	3~4项做到	2项及以下做到
5. 评估病室环境	做到	—	未做到
准备			
6. 患者准备：交代患者做好个人准备（如排尿），使之了解阴道冲洗过程及注意事项，其愿意配合	3项均做到	任1项未做到	3项均未做到
7. 护士准备：衣着整洁，洗手，修剪指甲，戴口罩	完全做到且洗手方法正确	部分做到	未做到或洗手方法错误
8. 环境准备：病室安静整洁，明亮舒适，屏风遮挡，保护患者隐私	做到	—	未做到

评分项目	完全做到（2分）	部分做到（1分）	未做到（0分）
9. 物品准备：用物齐全（橡胶单、中单各1块，一次性手套1副，一次性妇科阴道冲洗器1个，输液架1个，弯盘1个，便盆1个，阴道窥器1个，水温计1个，干纱布若干，正确的阴道冲洗溶液），用物放置有序合理，检查用物有效期及包装完整性	做到	用物缺少3项以内，且有检查	用物缺少4项及以上，或未检查
10. 冲洗药液准备：配制41～43℃冲洗溶液500～1000mL，使用水温计测量水温	操作正确	—	操作错误
11. 将冲洗溶液装入一次性妇科阴道冲洗袋中	操作正确	—	操作错误
12. 将装有冲洗液的一次性妇科阴道冲洗袋挂于床旁输液架上，其高度距离床沿60～70cm	操作正确	—	操作错误
13. 排去管内空气，备用	操作正确	—	操作错误
实施			
14. 携用物至患者床边，再次核对患者姓名、床号及年龄，核对腕带与口述一致	3项均做到	—	任1项未做到
15. 协助患者取膀胱截石位，臀下垫橡胶单、中单，放好便盆	操作正确	—	操作错误
16. 戴无菌手套，一手持灌洗头，打开开关，以100mL左右药液冲洗外阴，关闭开关	操作正确	—	操作错误
17. 一手分开小阴唇，另一手使用阴道窥器沿阴道侧后壁缓缓插入阴道，充分打开阴道	操作正确	—	操作错误
18. 观察阴道黏膜情况	操作正确	—	操作错误
19. 将冲洗器的灌洗头沿阴道窥器缓缓插入接近阴道穹窿部，不宜过深	操作正确	—	操作错误
20. 一手持冲洗器，打开开关，边冲洗边将灌洗头轻轻上下左右移动，同时，不停地转动阴道窥器，确保将整个阴道穹窿和阴道侧壁冲洗干净，动作轻柔	操作正确	—	操作错误
21. 当冲洗液剩余100mL左右时，关闭开关	操作正确	—	操作错误

评分项目	完全做到（2 分）	部分做到（1 分）	未做到（0 分）
22. 将阴道窥器向下按压，使阴道内液体流出	操作正确	—	操作错误
23. 拔出灌洗头和阴道窥器	操作正确	—	操作错误
24. 以剩余冲洗液冲洗外阴部	操作正确	—	操作错误
25. 扶患者坐于便盆上，使阴道内残留的液体流出	操作正确	—	操作错误
26. 用干纱布从上而下擦干外阴	操作正确	—	操作错误
27. 撤下便盆、垫橡胶单、中单，脱下手套，协助患者穿好裤子，取舒适卧位	操作正确	—	操作错误
28. 交代注意事项：穿宽松柔软的棉质内裤，外阴阴道局部不宜搔抓，保持外阴清洁干燥，不要用碱性肥皂或刺激性液体擦洗	做到	—	未做到
29. 整理床单元及用物，撤去屏风，并将废物分类处理	做到，并将废弃物分类处置	—	未做到或废弃物分类错误
30. 洗手且正确	做到	—	未做到
31. 正确记录（时间、患者反应、签名）	做到	—	未做到
评价			
32. 评价操作过程规范、流畅，达到治疗目的	做到	—	未做到
33. 评价操作技术熟练，未给患者造成伤害	做到	—	未做到
沟通技巧			
34. 使用尊称称呼患者	做到	—	未做到
35. 主动关心患者的感受，觉察、接纳并安抚患者情绪	做到	—	未做到
36. 沟通时使用对方了解的语言，避免使用专业术语；语速和音调适合患者年龄和了解程度	做到	—	未做到
理论提问			
37. 正确回答考官提问	做到	—	未做到
百分比分数计算评分	得分÷74（本站总分）×100×25%（本站权重）= 本站得分		

【模拟患者指引】

▷ **病例资料**

张女士，42 岁，女性，商场营业员，汉族。患者因"性生活后阴道出血 6 个月，加重 2 周"来院就诊。门诊医生建议住院进一步诊治，住院第 7 天，于我院妇科全麻下行"腹腔镜下广泛子宫切除术＋双侧输卵管切除术＋盆腔淋巴结清扫术＋双侧卵巢悬吊术"，术后病理示（全子宫＋双侧输卵管切除标本）：①宫颈浸润性鳞状细胞癌，低分化，肿块大小 4.5cm×2.5cm×2cm。癌组织浸润 2/3 至全层宫颈管厚度。广泛脉管内见癌栓，神经见癌组织浸润。癌组织广泛侵犯子宫肌壁及子宫内膜，未累及阴道。标本阴道残端切缘、双侧宫旁切缘均未见癌残留。②双侧输卵管慢性炎症。③查见"左盆腔"淋巴结 8 枚未见癌转移，查见"右盆腔"淋巴结 12 枚未见癌转移。予"紫杉醇 210mg＋卡铂 600mg"静脉化疗两周期后，予以术后辅助放疗，处方剂量为：阴道残端＋盆腔加腹膜后淋巴引流区三维适行调强放疗，2Gy×23f，后续给予后装腔内放射治疗 5Gy×2 次。患者在放射治疗后出现阴道炎，予以阴道冲洗。

【理论提问参考题目】

▷ **考官可选择 1 个题目提问**

1. 该患者阴道冲洗的目的是什么？

答：在放射治疗过程中，大部分阴道都被包括在放射区内，尤其是腔内照射，可引起阴道物理性炎症反应，也可合并感染，表现为阴道黏膜水肿、充血、疼痛、分泌物增多，甚至发生黏膜坏死、纤维组织增生等，因此，在此期间，应加强阴道冲洗，保持局部清洁，清除阴道坏死组织形成的假膜样物，促进阴道血液循环，缓解局部充血、水肿，必要时局部应用抗生素，控制感染，促进上皮愈合，避免阴道粘连。

2. 请简述对该患者进行阴道冲洗的注意事项。

答：①一次性妇科阴道冲洗袋与床沿的距离不宜超过 70cm，以免压力过大，水流过速，对阴道壁及阴道残端造成过大刺激，如有阴道伤口愈合不良，局部黏膜感染坏死等情况，可行低位阴道冲洗，使一次性妇科阴道冲洗袋与床沿的距离小于 30cm，以免损伤局部。②冲洗液温度以 41～43℃为宜，温度不宜过高或过低。温度过高，可能烫伤患者阴道黏膜，温度过低，患者感舒适下降。③灌洗头不宜过深，避免刺激穹窿部及阴道残端引起不适或损伤局部组织引起出血；冲洗的同时，应轻轻旋转阴道窥器，使冲洗液能达到阴道各部位。④冲洗的过程中，动作要轻柔，勿损伤阴道壁和阴道残端。

【相关知识】

宫颈癌放疗及放疗常见的不良反应：随着放射源、放疗设备及放疗技术的不断改进，放射治疗在宫颈癌的治疗中已处于不可替代的地位。放疗适用于各期宫颈癌的治疗，放疗对鳞癌和腺癌均有一定的敏感性，宫颈癌的放疗包括体外照射和腔内放疗两部分，两种放疗方式有机配合，相辅相成。放疗开始的 3 个月内常见的放疗相关急性反应性组织损伤主要表现为消化道和黏膜反应，骨髓抑制和局部渗出性炎性改变，比如疲劳、食欲下降、局部皮肤红斑、放射性肠炎、尿道炎、阴道炎等。

考站5 健康教育

【考生指引】

▷ 考核情境

张女士，42 岁，商场营业员，汉族。患者因"性生活后阴道出血6 个月，加重2 周"来院就诊。门诊医生建议住院进一步诊治，住院第7 天，于我院妇科全麻下行"腹腔镜下广泛子宫切除术＋双侧输卵管切除术＋盆腔淋巴结清扫术＋双侧卵巢悬吊术"，术后病理示（全子宫＋双侧输卵管切除标本）：①宫颈浸润性鳞状细胞癌，低分化，肿块大小4.5cm×2.5cm×2cm。癌组织浸润2/3 至全层宫颈管厚度。广泛脉管内见癌栓，神经见癌组织浸润。癌组织广泛侵犯子宫肌壁及子宫内膜，未累及阴道。标本阴道残端切缘、双侧宫旁切缘均未见癌残留。②双侧输卵管慢性炎症。③查见"左盆腔"淋巴结8 枚未见癌转移，查见"右盆腔"淋巴结12 枚未见癌转移。予"紫杉醇210mg ＋卡铂600mg"静脉化疗两周期后，予以术后辅助放疗，处方剂量为：阴道残端＋盆腔加腹膜后淋巴引流区三维适行调强放疗，2Gy×23f，后续给予后装腔内放射治疗5Gy×2 次。完成上述治疗后，医嘱明日出院。患者目前口唇内侧黏膜处可见多个白色溃疡面且伴有疼痛，患者对出院后的口腔溃疡护理尚不熟悉，要求详细指导。如果你是该科护士，请对患者进行健康指导。

▷ 考生任务

请对患者进行口腔溃疡护理指导。

▷ 考核时间

7 分钟（读题2 分钟，考核5 分钟）。

【考官指引】

▷ 考核目的

考查学生正确进行口腔溃疡护理健康教育的能力。

▷ 场景与用物设置

1. 场景 病床1 张，模拟患者1 位，评分教师2 位。

2. 用物 病历夹1 个，患者信息单（考生用）1 份，患者信息单（考官用）2 份，笔1 支，白纸1 张。

▷ 监考与评分注意事项

1. 请根据评分表中的评分标准进行评分。

2. 考生回答若是经由模拟患者提醒才答对，可酌情给分。

3. 考核时间结束时，务必请考生停止考核。

【考核内容评分指引】

放化疗后口腔溃疡的健康教育评分指引			
评分项目	完全做到（2分）	部分做到（1分）	未做到（0分）
健康教育前评估			
1. 评估患者需求	做到	—	未做到

评分项目	完全做到（2分）	部分做到（1分）	未做到（0分）
2. 评估患者对放化疗所致口腔溃疡的病因的了解情况	做到	—	未做到
3. 评估患者对口腔溃疡日常护理及预防措施的掌握情况	做到	—	未做到
指导口腔黏膜观察与检查			
4. 每天检查1次	正确	—	未提到或错误
5. 观察口唇、口腔黏膜颜色，溃疡数量、大小、颜色、痛觉	4~6项做到	1~3项做到	6项均未做
指导口腔自我护理事项			
6. 每次餐前、餐后、睡前清洁口腔各1次	正确	—	未提到或错误
7. 漱口液的选择和注意事项（如复方硼砂稀释液等，温度适宜）	正确	—	未提到或错误
8. 视口腔情况选择清洁口腔的用物：软毛刷、棉球或海绵棒	正确	—	未提到或错误
9. 清洁牙齿的顺序：用海绵棒蘸取漱口水，依次从白齿向门齿进行擦洗，先左侧牙齿外侧面、右侧牙齿外侧面，再左上内侧面、左上咬合面、左下内侧面、左下咬合面、左侧颊部，同法清洁右侧，最后清洁舌面、舌下和硬腭部	做到且正确		未提到或错误
10. 清洁牙齿注意动作轻柔，避免损伤口腔黏膜	正确		未提到或错误
11. 溃疡局部用药的选择和使用方法：口腔溃疡疼痛时，溃疡面用西瓜霜喷敷或锡类散吹敷，必要时，用2%利多卡因喷雾溃疡面止痛或含漱0.5%~1%利多卡因1~2分钟，或用氯己定漱口液用喷洒器直接喷于溃疡面	提出其中1种用药且使用方法正确	—	未提到或错误
12. 饮食指导：鼓励患者多进食，调节食物品种	正确	—	未提到或错误
13. 进食营养丰富且易消化的食物	正确	—	未提到或错误
14. 避免进食坚硬或纤维多的食物，防止损伤黏膜或嵌入牙间隙	正确	—	未提到或错误
15. 告知复诊时间、事项等，说明定期医院复诊追踪检查的重要性	正确	—	未提到或错误

续表

评分项目	完全做到（2分）	部分做到（1分）	未做到（0分）
评价健康教育的效果			
16. 评估患者对口腔溃疡护理内容与方法的掌握情况（如复述）	做到	—	未做到
沟通与关爱			
17. 使用尊称称呼患者	做到	—	未做到
18. 面带微笑，与患者有眼神交流	做到	—	全程没有微笑
19. 及时回答患者的疑问	做到	—	未做到
20. 给患者消化吸收健康教育内容的相关载体：宣传单、宣传册、视频或记录单等	做到	—	未做到
21. 建议患者加入宫颈癌病友群，互相讨论，互相温暖，共同抗癌	做到	—	未做到
理论提问			
22. 正确回答考官提问	做到	—	未做到
百分比分数计算评分	得分÷44（本站总分）×100×10%（本站权重）=本站得分		

【模拟患者指引】

▷ 病例资料

张女士，42岁，商场营业员，汉族。患者因"性生活后阴道出血6个月，加重2周"来院就诊。门诊医生建议住院进一步诊治，住院第7天，于我院妇科全麻下行"腹腔镜下广泛子宫切除术＋双侧输卵管切除术＋盆腔淋巴结清扫术＋双侧卵巢悬吊术"，术后病理示（全子宫＋双侧输卵管切除标本）：①宫颈浸润性鳞状细胞癌，低分化，肿块大小4.5cm×2.5cm×2cm。癌组织浸润2/3至全层宫颈管厚度。广泛脉管内见癌栓，神经见癌组织浸润。癌组织广泛侵犯子宫肌壁及子宫内膜，未累及阴道。标本阴道残端切缘、双侧宫旁切缘均未见癌残留。②双侧输卵管慢性炎症。③查见"左盆腔"淋巴结8枚未见癌转移，查见"右盆腔"淋巴结12枚未见癌转移。予"紫杉醇210mg＋卡铂600mg"静脉化疗两周期后，予以术后辅助放疗，处方剂量为：阴道残端＋盆腔加腹膜后淋巴引流区三维适行调强放疗，2Gy×23f，后续给予后装腔内放射治疗5Gy×2次。完成上述治疗后，医嘱明日出院。患者目前口唇内侧黏膜处可见多个白色溃疡面且伴有疼痛，患者对出院后的口腔溃疡护理尚不熟悉，要求详细指导。

【理论提问参考题目】

▷ 考官可选择1个题目提问

1. 该患者为何会出现口腔溃疡？

答：放化疗均会影响增殖活跃的黏膜组织，容易引起口腔炎、口腔溃疡，导致疼痛，影响进食，亦可出现进一步的口腔感染。

2. 发生口腔溃疡对本病的影响有哪些？

答：①患者因疼痛或张口困难，减少进食、无法进食或抗拒进食，导致营养摄取不足，同时降低了生活质量。②口腔溃疡引起唾液增多、开口受限或口臭等导致患者自尊心受损。③口腔黏膜被破坏为微生物的入侵提供了条件，尤其对于同时接受放化疗免疫力弱的患者，严重时可造成败血症而危及生命。

【相关知识】

表4-4 口腔护理常用溶液

溶液名称	浓度	作用
生理盐水	0.9%	清洁口腔，预防感染
硼酸溶液	2%～3%	酸性防腐溶液，有抑制细菌的作用
过氧化氢溶液	1%～3%	防腐、防臭，适用于口腔感染有溃疡、坏死组织者
碳酸氢钠溶液	1%～4%	碱性溶液，适用于真菌感染
氯己定溶液	0.02%	清洁口腔，广谱抗菌
呋喃西林溶液	0.02%	清洁口腔，广谱抗菌
醋酸溶液	0.1%	适用于铜绿假单胞菌感染
甲硝唑溶液	0.08%	适用于厌氧菌感染

（表4-4引自：吴惠平，罗伟香.护理技术操作并发症预防及处理.北京：人民卫生出版社，2014.）

第三节　异位妊娠

受精卵在子宫体腔外着床发育，称为异位妊娠。异位妊娠包括输卵管妊娠、卵巢妊娠、腹腔妊娠、宫颈妊娠及阔韧带妊娠等。在异位妊娠中，输卵管妊娠最为常见，占异位妊娠的95%左右。异位妊娠是妇产科常见的急腹症之一。本节主要考查异位妊娠疾病相关的病史采集、身体评估、疾病判断与护理诊断、腹腔镜术后护理、静脉留置针输液技术，以及健康教育等内容。

考站1　护理评估

【考生指引】

▷ **考核情境**

李女士，24岁，工人，汉族。患者因"停经46天，阴道流血10天，下腹痛2天"来院就诊。门诊医生初步检查后建议住院进一步诊治，患者办完住院手续来到科室，神情焦虑，希望详细了解病情。患者目前 T 37.4℃，P 110次/分，R 18次/分，BP 110/85mmHg。如果你是责任护士，请接待新患者，进行护理评估。

▷ **考生任务**

1. 请结合所学知识有条理地采集病史。

2. 请根据病情有选择地进行身体评估。

3. 请根据病情提出需进一步评估的检查项目。

▷ **考核时间**

12分钟（读题2分钟，考核10分钟）。

【**考官指引**】

▷ **考核目的**

1. 考查学生正确采集病史的能力。

2. 考查学生进行针对性身体评估的能力。

3. 考查学生评判性思维能力。

▷ **场景与用物设置**

1. 场景 病床1张，模拟患者1位，评分教师2位。

2. 用物 治疗盘1个，一次性治疗巾1块，一次性无菌手套1副，一次性阴道窥器1个，盆腹部模型1个，腕带1个，患者信息单（考生用）1份，患者信息单（模拟患者用）1份，患者信息单（考官用）2份，笔1支，白纸数张。

▷ **监考与评分注意事项**

1. 请根据评分指引中的标准进行评分。

2. 考生回答若是经由模拟患者提醒才答对，可酌情给分。

3. 考生提出需检查患者盆腹腔情况时，以检查盆腹腔模型代替模拟患者进行检查，请评分教师做出指引。

4. 考核时间结束时，务必请考生停止本站考核，进入下一站考核，不可拖延时间。

【**考核内容评分指引**】

护理评估评分指引			
评分项目	完全做到（2分）	部分做到（1分）	未做到（0分）
现病史			
1. 自我介绍（姓名与职责），向患者解释沟通目的	2项均做到	任1项未做到	2项均未做到
2. 询问患者姓名、年龄、床号，核对腕带与口述一致	2项均做到	任1项未做到	2项均未做到
3. 评估阴道出血出现的时间、诱因	2项均做到	任1项未做到	2项均未做到
4. 评估阴道出血的量、色、质	1~3项做到	—	3项均未做到
5. 评估阴道出血的伴随症状，如：有无腹痛（如有腹痛，评估腹痛发生时间、性质、程度、持续时间、缓解方式等）、有无肛门坠胀感	做到	—	未做到

评分项目	完全做到（2分）	部分做到（1分）	未做到（0分）
6. 评估本次发病的诊治经过：有无自检或外院诊治（检查、诊断、用药、效果）	做到	—	未做到
7. 评估身体其他不适症状	做到	—	未做到
8. 评估小便情况	做到	—	未做到
9. 评估大便情况	做到	—	未做到
10. 评估睡眠情况	做到	—	未做到
11. 评估心理状态	做到	—	未做到
月经史、婚育史、既往史、家族史、过敏史、个人生活史、一般资料			
12. 评估月经的期、量、色、质及伴随症状	5项均做到	任1项未做到	5项均未做到
13. 询问结婚年龄、性生活情况、男方健康情况	3项均做到	任1项未做到	3项均未做到
14. 询问生育情况（足月产、早产、流产次数及现存子女数）、分娩情况、计划生育措施	3项均做到	任1项未做到	3项均未做到
15. 评估既往史	做到	—	未做到
16. 评估家族史	做到	—	未做到
17. 评估药物、食物过敏史	2项均做到	任1项未做到	2项均未做到
18. 评估个人生活史：特殊嗜好、卫生习惯、生活方式	1~3项做到	—	3项均未做到
19. 评估一般资料：付费方式、联系地址与电话、社会支持等	2项及以上做到	—	2项以下做到
身体评估			
20. 询问或测量体重并记录	做到	—	未做到
21. 询问或测量身高并记录	做到	—	未做到
22. 观察精神、神志情况	做到	—	未做到
22. 观察嘴唇、指甲、面部、舌、眼睑等色泽	检查全面且方法正确	检查不全面	未检查或检查方法错误
23. 观察浅表淋巴结	检查全面且方法正确	检查不全面	未检查或检查方法错误
24. 评估腹部触诊情况（压痛、反跳痛、是否有肿块等）	检查全面且方法正确	检查不全面	未检查或检查方法错误

续表

评分项目	完全做到（2分）	部分做到（1分）	未做到（0分）
25. 观察外阴情况	检查方法正确	—	未检查或检查方法错误
26. 使用阴道窥器观察阴道情况	检查方法正确	—	未检查或检查方法错误
27. 使用阴道窥器观察宫颈情况	检查方法正确	—	未检查或检查方法错误
28. 双合诊或三合诊评估子宫情况	检查全面且方法正确	检查不全面	未检查或检查方法错误
29. 双合诊或三合诊评估附件情况	检查全面且方法正确	检查不全面	未检查或检查方法错误
需进一步评估的检查项目			
30. 提出需检测血常规（全血细胞计数）	做到	—	未做到
31. 提出需检测血生化（肝、肾功能）	做到	—	未做到
32. 提出需检查凝血功能	做到	—	未做到
33. 提出需检测血电解质	做到	—	未做到
34. 提出需检测血绒毛膜促性腺激素（HCG）	做到	—	未做到
35. 提出需进行阴道B超检查	做到	—	未做到
36. 提出需进行后穹隆穿刺术	做到	—	未做到
沟通技巧			
37. 使用尊称称呼患者	做到	—	未做到
38. 面带微笑，与患者有眼神交流	做到	—	全程没有微笑
39. 全神贯注，用心聆听患者的回答	做到	—	未做到
40. 以开放式的问句进行沟通	全程使用开放性问句4次及以上	全程使用开放性问句4次以下	全程均未使用开放性问句
41. 资料采集过程流畅，具有逻辑性	做到	—	未做到
百分比分数计算评分	得分÷82（本站总分）×100×25%（本站权重）＝本站得分		

【模拟患者指引】

▷ **病例资料**

李女士，24岁，汉族，工人，有医保。联系地址：本市集成街道9号。联系电话：138XXXXXXXX。

患者因"停经46天，阴道流血10天，下腹痛2天"由门诊收治入院。患者平素月经规则，10天前无明显诱因出现阴道流血，量少，暗褐色，无下腹疼痛，无腰酸，无恶心呕吐，无发热，8天前自测尿妊娠试验（＋），2天前患者出现下腹部隐痛，来我院就诊。为进一步诊治，收住入院。患者神志清，精神欠佳，阴道少量出血，色暗红，下腹隐痛，无肛门坠胀感，大小便正常，饮食睡眠尚可。

患者既往体健，否认"高血压、糖尿病"等慢性病史，否认"肝炎、结核"等传染病史，否认手术及外伤史，否认药物、食物过敏史，否认家族遗传病史，否认疫水疫区接触史。无吸烟史，无饮酒史，无吸毒及其他药物嗜好。无工业毒物、粉尘、放射性物质接触史。月经初潮年龄14岁，周期30天，经期7天，末次月经为2018年3月29日，经量中等，色淡红，质中，无痛经，无血块。未婚，同居，0－0－1－0，2014年人工流产1次，无避孕措施。男友体健。

身体评估：神情焦虑，身高162cm，体重50kg。T 37.4℃，P 110次/分，R 18次/分，BP 110/85mmHg。一般情况可，发育正常，营养中等，神智清楚，精神欠佳，检查合作；皮肤黏膜无黄染及出血点，全身浅表淋巴结无肿大；头颅无畸形，巩膜无黄染；颈软，气管居中，颈静脉无怒张，甲状腺无肿大；胸廓无畸形，两肺呼吸音清晰，未闻及干湿性啰音；心界无扩大，心率110次/分，律齐，各瓣膜未闻及病理性杂音；腹软，无腹壁静脉曲张，未触及明显腹部包块，移动性浊音阴性，肠鸣音正常；四肢活动正常，无畸形，无浮肿；神经系统检查无异常。

妇科检查：外阴：已婚已产式；阴道：通畅，少量暗红色血液；宫颈：举痛；宫体：前位，正常大小，有压痛，无漂浮感；附件：左侧附件区略增厚，压痛（＋），右侧附件区未扪及明显包块，无压痛。

相关检查：①血常规：红细胞3.86×10^{12}/L，白细胞6.5×10^{9}/L，血红蛋白121g/L，血小板262×10^{9}/L。②凝血酶原时间11.3秒，部分凝血活酶时间31.6秒。③肝功能：谷丙转氨酶3U/L，谷草转氨酶12U/L。肾功能：尿素氮2.38μmol/L，肌酐44μmol/L。④血糖：5.05mmol/L；血钾：3.8mmol/L；血钠：144.2mmol/L；血氯：104.3mmol/L。⑤绒毛膜促性腺激素：2578mIU/mL。⑥阴道B超：左卵巢旁混合性包块（内见5mm×3mm孕囊样回声）伴盆腔少量积液，考虑异位妊娠。⑦阴道后穹隆穿刺：抽出不凝血4mL。

【相关知识】
异位妊娠的症状如下。

1. 停经

输卵管壶腹部及峡部妊娠一般停经6~8周后出现不规则阴道流血；间质部妊娠停经时间较长；有的患者月经延迟几日即出现阴道不规则流血，容易被误认为月经来潮而无停经史的主诉。

2. 阴道流血

胚胎受损或死亡，导致HCG下降，卵巢黄体分泌的激素不能维持蜕膜生长而发生剥离出血，常出现不规则阴道流血，色暗红或深褐色，量少，点滴状，一般不超过月经量，少数患者阴道流血量较多。

3. 腹痛

腹痛是输卵管妊娠患者就诊的最主要的症状。输卵管妊娠未破裂时，患侧下腹可有隐痛或胀痛，输卵管妊娠破裂时，患者可感到下腹部撕裂样疼痛。随着出血量的增多，症状也逐步加重。当血液积聚于直肠子宫陷凹处，可出现肛门坠胀感，随着血液由下腹流向全腹，血液刺激膈肌，可引起肩胛部放射性疼痛及胸部疼痛。腹痛可出现于阴道流血前或后，也可与阴道流血同时出现。需要注意的是，阴道流血量的多少不代表内出血量的多少。

4. 晕厥和休克

部分患者由于腹腔急性内出血以及剧烈的腹痛，轻者出现晕厥，严重者出现休克，患者可表现为面色苍白、四肢厥冷、脉搏细数、血压下降等。休克程度与内出血速度和出血量相关。

考站 2　病情诊断与护理问题

【考生指引】

▷ **考核情境**

> 李女士，24 岁，工人，汉族。患者因"停经 46 天，阴道流血 10 天，下腹痛 2 天"来院就诊。门诊医生初步检查后建议住院进一步诊治，患者办完住院手续来到科室，神情焦虑，希望详细了解病情。现 T 37.4℃，P 110 次/分，R 18 次/分，BP 110/85mmHg。如果你是当班护士，请结合第 1 站评估结果，陈述病史，进行疾病诊断，提出护理诊断/问题。

▷ **考生任务**

1. 请根据第 1 站评估结果，陈述该患者的现病史（包括目前主要症状）、月经史、婚育史、既往史、家族史、过敏史、个人生活史、一般资料、身体评估结果。

2. 请说出疾病诊断以及诊断依据。

3. 请提出 3 个主要的护理诊断/问题，并说出判断依据。

▷ **考核时间**

5 分钟（读题 1 分钟，考核 4 分钟）。

【考官指引】

▷ **考核目的**

1. 考查学生有条理地陈述病例的能力。

2. 考查学生正确进行疾病诊断的能力。

3. 考查学生正确概括护理诊断/问题的能力。

▷ **场景与用物设置**

1. 场景　评分教师 2 位。

2. 用物　患者信息单（考生用）1 份，患者信息单（考官用）2 份，笔 1 支，白纸数张。

▷ **监考与评分注意事项**

1. 请根据评分表中的评分标准进行评分。

2. 考核时间结束时，务必请考生停止本站考核，进入下一站考核，不可拖延时间。

【考核内容评分指引】

疾病诊断、护理诊断/问题评分指引			
评分项目	完全做到（2分）	部分做到（1分）	未做到（0分）
陈述病史			
1. 有条理地叙述现病史	做到	—	未做到
2. 正确叙述月经史	做到	—	未做到
3. 正确叙述婚育史	做到	—	未做到
4. 正确叙述既往史	做到	—	未做到
5. 正确叙述家族史	做到	—	未做到
6. 正确叙述过敏史	做到	—	未做到
7. 正确叙述个人生活史	做到	—	未做到
8. 正确叙述一般资料	做到	—	未做到
9. 正确的身体评估资料：生命体征、身高、体重、专科体检	4项均正确	1~3项正确	4项均未叙述或错误
疾病诊断			
10. 西医病名诊断（异位妊娠）	完全正确	部分正确	完全错误
11. 诊断依据（临床表现、辅助检查）	说明内容完整且正确	说明内容不全	说明内容不全且错误
护理诊断/问题			
12. 疼痛：与输卵管妊娠破裂所致腹腔内出血刺激腹膜有关（判断依据：患者阴道流血10天，下腹痛2天；HCG升高、宫颈举痛提示异位妊娠，阴道后穹窿穿刺抽出不凝血4mL）	完全正确	部分正确	未提出或完全错误
13. 潜在并发症：休克（判断依据：与异位妊娠破裂出血有关）	完全正确	部分正确	未提出或完全错误
14. 焦虑 与缺乏疾病相关知识有关（判断依据：初次发病，患者神情焦虑）	14、15 任1条完全正确	14、15 任1条部分正确	14、15 均未提出或完全错误
15. 知识缺乏：缺乏疾病相关知识（判断依据：患者希望详细了解病情）			
理论提问			
16. 正确回答考官提问	做到	—	未做到

续表

评分项目	完全做到（2分）	部分做到（1分）	未做到（0分）
临床辨证思维			
17. 疾病诊断思路清晰	做到	—	未做到
18. 护理诊断/问题正确	做到	—	未做到
百分比分数计算评分	得分÷34（本站总分）×100×20%（本站权重）＝本站得分		

【模拟患者指引】

▷ **病例资料**

李女士，24岁，汉族，工人，有医保。联系地址：本市集成街道9号。联系电话：138XXXXXXXX。

患者因"停经46天，阴道流血10天，下腹痛2天"由门诊收治入院。患者平素月经规则，10天前无明显诱因出现阴道流血，量少，暗褐色，无下腹疼痛，无腰酸，无恶心呕吐，无发热，8天前自测尿妊娠试验（＋），2天前患者出现下腹部隐痛，来我院就诊。为进一步诊治，收住入院。患者神志清，精神欠佳，阴道少量出血，色暗红，下腹隐痛，无肛门坠胀感，大小便正常，饮食睡眠尚可。

患者既往体健，否认"高血压、糖尿病"等慢性病史，否认"肝炎、结核"等传染病史，否认手术及外伤史，否认药物、食物过敏史，否认家族遗传病史，否认疫水疫区接触史。无吸烟史，无饮酒史，无吸毒及其他药物嗜好。无工业毒物、粉尘、放射性物质接触史。月经初潮年龄14岁，周期30天，经期7天，末次月经为2018年3月29日，经量中等，色淡红，质中，无痛经，无血块。未婚，同居，0-0-1-0，2014年人工流产1次，无避孕措施。男友体健。

身体评估：神情焦虑，身高162cm，体重50kg。T 37.4℃，P 110次/分，R 18次/分，BP 110/85mmHg。一般情况可，发育正常，营养中等，神智清楚，精神欠佳，检查合作；皮肤黏膜无黄染及出血点，全身浅表淋巴结无肿大；头颅无畸形，巩膜无黄染；颈软，气管居中，颈静脉无怒张，甲状腺无肿大；胸廓无畸形，两肺呼吸音清晰，未闻及干湿性啰音；心界无扩大，心率110次/分，律齐，各瓣膜未闻及病理性杂音；腹软，无腹壁静脉曲张，未触及明显腹部包块，移动性浊音阴性，肠鸣音正常；四肢活动正常，无畸形，无浮肿；神经系统检查无异常。

妇科检查：外阴：已婚已产式；阴道：通畅，少量暗红色血液；宫颈：举痛；宫体：前位，正常大小，有压痛，无漂浮感；附件：左侧附件区略增厚，压痛（＋），右侧附件区未扪及明显包块，无压痛。

相关检查：①血常规：红细胞3.86×10^{12}/L，白细胞6.5×10^9/L，血红蛋白121g/L，血小板262×10^9/L。②凝血酶原时间11.3秒，部分凝血活酶时间31.6秒。③肝功能：谷丙转氨酶3U/L，谷草转氨酶12U/L。肾功能：尿素氮2.38μmol/L，肌酐44μmol/L。④血糖：5.05mmol/L；血钾：3.8mmol/L；血钠：144.2mmol/L；血氯：104.3mmol/L。

⑤绒毛膜促性腺激素：2578mIU/mL。⑥阴道B超：左卵巢旁混合性包块（内见5mm×3mm孕囊样回声）伴盆腔少量积液，考虑异位妊娠。⑦阴道后穹窿穿刺：抽出不凝血4mL。

【理论提问参考题目】

▷ 考官可选择1个题目提问

1. 患者阴道后穹窿穿刺抽出不凝血4mL，请问阴道后穹窿穿刺的意义是什么？

答：对于怀疑有腹腔内出血的患者，可行阴道后穹窿穿刺术。后穹窿与子宫直肠陷凹紧密相邻，子宫直肠陷凹是盆腹腔的最低点，腹腔内出血易积聚于此，用长针自阴道后穹窿刺入子宫直肠陷凹，抽出暗红色不凝血即为阳性，有助诊断。无内出血、出血量少、血肿位置较高或子宫直肠陷凹有粘连时，可能抽不出血液。如抽出血液颜色较红，放置10分钟发生凝固，表明误入血管。

2. 为什么异位妊娠破裂出血的患者后穹窿穿刺抽出的血液是不凝固的？

答：异位妊娠破裂血液流入腹腔，刺激腹腔产生纤溶酶原激活物，使血中的纤溶酶原转为纤溶酶，使已经凝固的纤维蛋白重新裂解为流动的分解产物。如抽出血液颜色较红，放置10分钟发生凝固，表明误入血管。

3. 输卵管妊娠为什么会出现破裂？

答：当受精卵着床于输卵管，输卵管壁出现蜕膜反应，但由于输卵管管腔狭小、管壁较薄、蜕膜形成较差，不利于胚胎发育，较早会发生输卵管妊娠流产。胚胎滋养层细胞往往穿破输卵管小动脉，由于小动脉压力较绒毛血管高，血液自破口流入绒毛间。同时，输卵管肌层不如子宫肌层厚和坚韧，胚胎滋养层细胞侵入后易穿透输卵管壁而引起输卵管破裂。

【相关知识】

需与异位妊娠相鉴别的多种疾病，如下。

（1）流产　停经后出现少量阴道流血，伴下腹阵发性坠痛，出血量由少到多，颜色鲜红，有血块或绒毛。检查见子宫增大变软，宫口稍开，HCG阳性，B超检查见宫腔内有妊娠囊或排出物见到绒毛。

（2）黄体破裂　无停经史，在黄体期突发一侧下腹剧痛，可伴肛门坠胀，无阴道流血。检查见子宫大小正常，一侧附件压痛，后穹窿可抽出不凝血，HCG阴性。

（3）卵巢囊肿蒂扭转　有卵巢囊肿病史，突发一侧下腹绞痛，可有恶心呕吐，无阴道流血及肛门坠胀。检查见子宫大小正常，患侧附件可扪及触痛明显、张力较大的包块。HCG阴性，B超可见患侧附件肿块。

（4）急性盆腔炎　患者体温升高，下腹持续性钝痛，白细胞计数明显增高。检查见下腹压痛、反跳痛明显，肌紧张，宫颈举痛，双侧附件增厚，有压痛，后穹窿穿刺可抽出脓液或渗出液。无阴道流血，HCG阴性。

（5）急性阑尾炎　无阴道流血，典型的表现为转移性右下腹痛，伴恶心呕吐，白细胞计数增高。检查见麦氏点压痛，盆腔无压痛，HCG阴性。

考站 3　护理措施

【考生指引】

▷ **考核情境**

> 李女士，24 岁，汉族，工人。患者因"停经 46 天，阴道流血 10 天，下腹痛 2 天"由门诊收治入院。经检查考虑诊断为异位妊娠，入院后第 2 日行全麻下腹腔镜手术，术中见盆腔积血及凝血块约 200mL，子宫前位，正常大小，左侧输卵管壶腹部明显增粗，大小约 30mm×40mm，表面暗紫色，输卵管伞端见凝血块，与左卵巢粘连，右侧附件未见明显异常。随即分离输卵管伞端和左侧卵巢，行左侧输卵管切除术。手术顺利，术中出血约 10mL，术后于后陷窝置引流管 1 根从腹壁引出，放净腹腔余气，缝合皮肤伤口，术毕安返病房。请对该术后患者并进行相关护理。

▷ **考生任务**

请叙述该腹腔镜术后患者的常规护理措施。

▷ **考核时间**

7 分钟（读题 2 分钟，考核 5 分钟）。

【考官指引】

▷ **考核目的**

考查学生对腹腔镜术后患者的护理能力。

▷ **场景与用物设置**

1. 场景　评分教师 2 位。

2. 用物　患者信息单（考生用）1 份，患者信息单（考官用）2 份，笔 1 支，白纸数张。

▷ **监考与评分注意事项**

1. 请根据评分表中的评分标准进行评分。

2. 考核时间结束时，务必请考生停止本站考核，进入下一站考核，不可拖延时间。

【考核内容评分指引】

腹腔镜术后患者的常规护理措施评分指引			
评分项目	完全做到（2 分）	部分做到（1 分）	未做到（0 分）
腹腔镜术后患者的护理措施			
1. 安置患者于安静的房间	正确叙述	—	未叙述或错误
2. 护理人员向手术医生了解患者术中情况，如手术范围、术中出血、意外情况，术后有无特殊护理要求及注意事项	正确叙述	—	未叙述或错误
3. 术后全麻患者未清醒时，使其头偏向一侧至清醒，保持呼吸道通畅，防止呕吐物吸入气管引起吸入性肺炎	正确叙述	—	未叙述或错误

评分项目	完全做到（2分）	部分做到（1分）	未做到（0分）
4. 术后吸氧 3～6 小时（常规氧流量为 2～4L/分钟，根据不同并发症、血气值而调整）	正确叙述	—	未叙述或错误
5. 脐部沙袋加压 6 小时	正确叙述	—	未叙述或错误
6. 切口沙袋加压 6 小时	正确叙述	—	未叙述或错误
7. 术后 6 小时可取半卧位，鼓励床上翻身、活动	正确叙述	—	未叙述或错误
8. 术后 24 小时下床活动，鼓励患者常做深呼吸、咳嗽	正确叙述	—	未叙述或错误
9. 密切监测患者生命体征变化，使用多功能监护仪监测血压、脉搏、呼吸、血氧饱和度并记录	正确叙述	—	未叙述或错误
10. 观察患者有无疲乏、烦躁、呼吸缓慢、面色潮红等症状	正确叙述	—	未叙述或错误
11. 观察有无恶心、呕吐	正确叙述	—	未叙述或错误
12. 保持腹部穿孔敷料清洁、干燥，有渗血渗液及时更换	正确叙述	—	未叙述或错误
13. 观察术后疼痛，术后 24 小时疼痛最明显，48 小时后逐渐缓解，根据具体情况遵医嘱适当使用止痛药，间隔 4～6 小时可重复使用	正确叙述	—	未叙述或错误
14. 观察有无腹胀，并告知患者腹胀原因	正确叙述	—	未叙述或错误
15. 观察有无皮下气肿	正确叙述	—	未叙述或错误
16. 观察有无肩部酸痛或不适	正确叙述	—	未叙述或错误
17. 饮食护理：患者清醒后可少量饮水，6 小时后可进食流质饮食（禁食含糖、奶类、豆浆等产气食物）；肛门排气后可进食半流质饮食，少量多餐；排便后可进食普通饮食	2 项均正确叙述	任 1 项未叙述或错误	2 项均未叙述或均错误
18. 保持尿管通畅，勿折，勿压	正确叙述	—	未叙述或错误
19. 随时注意观察尿液的颜色、性质和量	正确叙述	—	未叙述或错误
20. 导尿管一般在术后 24 小时拔除	正确叙述	—	未叙述或错误
21. 妥善固定腹腔引流管，保持引流通畅	正确叙述	—	未叙述或错误

评分项目	完全做到（2分）	部分做到（1分）	未做到（0分）
22. 注意观察并记录引流液的颜色、量及性状	正确叙述	—	未叙述或错误
23. 每日更换引流袋，防止逆行感染	正确叙述	—	未叙述或错误
24. 每日以1∶40 络合碘溶液擦洗外阴，保持会阴部清洁、干燥	正确叙述	—	未叙述或错误
理论提问			
25. 正确回答考官提问	做到	—	未做到
百分比分数计算评分	得分÷50（本站总分）×100×20%（本站权重）＝本站得分		

【模拟患者指引】

▷ 病例资料

李女士，24 岁，汉族，工人。患者因"停经46 天，阴道流血10 天，下腹痛2 天"由门诊收住入院。经检查考虑诊断为异位妊娠，入院后第2 日行全麻下腹腔镜手术，术中见盆腔积血及凝血块约200mL，子宫前位，正常大小，左侧输卵管壶腹部明显增粗，大小约30mm×40mm，表面暗紫色，输卵管伞端见凝血块，与左卵巢粘连，右侧附件未见明显异常。随即分离输卵管伞端和左侧卵巢，行左侧输卵管切除术。手术顺利，术中出血约10mL，术后于后陷窝置引流管1 根从腹壁引出，放净腹腔余气，缝合皮肤伤口，术毕安返病房。

【理论提问参考题目】

▷ 考官可选择1 个题目提问

1. 腹腔镜术后患者常见并发症有哪些？

答：腹胀，肩部酸痛或不适，皮下气肿，高碳酸血症，下肢静脉曲张等。

2. 腹腔镜术后患者出现腹胀的原因是什么？如何处理？

答：术后早期腹胀常由于胃肠道蠕动受到抑制，肠腔内积气无法排出所致。腹腔镜术中 CO_2 气腹，使腹胀更为明显。术后6 小时使患者取半卧位，鼓励患者床上翻身、活动，以利于肠蠕动恢复。随着胃肠功能恢复，肛门排气后症状可缓解。

3. 腹腔镜术后患者出现肩部酸痛不适的原因是什么？如何处理？

答：由于术中 CO_2 残留腹腔中刺激膈肌引起肩痛，可持续数小时或数天。常规吸氧3～6 小时可使症状缓解。在手术24 小时后，可用双手在腹壁轻轻加压，将 CO_2 气体排出。肩痛发生时，患者可取膝胸卧位，以减少对膈肌的刺激。一般此症状3～5 天后可自行消失。

4. 腹腔镜术后患者出现皮下气肿的原因是什么？如何处理？

答：由于腹腔压力增高，气体从气针处分散于皮下或气腹时直接灌入皮下所致。压之有捻发声、握雪感，可予被动运动，协助患者床上翻身、活动，增加血液循环。观察有无咳嗽、胸痛、呼吸频率的变化。一般 CO_2 能自行吸收，不用特殊处理。

【相关知识】

腹腔镜手术：腹腔镜是一种带有微型摄像头的器械。腹腔镜手术利用腹腔镜及相关器械进行手术。手术使用冷光源提供照明，将腹腔镜镜头（直径为 3 ~ 10mm）插入腹腔内，运用数字摄像技术使腹腔镜镜头拍摄到的图像通过光导纤维传导至后级信号处理系统，并且实时显示在专用监视器上，手术医师通过监视器屏幕上所显示的患者不同角度的图像，对患者的病情进行判断，并且运用特殊的腹腔镜器械进行手术。腹腔镜多采用 2 ~ 4 孔操作法，避免在患者腹部留下长条状的瘢痕，恢复后，仅在腹部打孔处留下几个 0.5 ~ 1cm 的线状瘢痕。此手术创面小，痛苦小，对比开腹手术，大大缩短了恢复周期。腹腔镜技术的发展为异位妊娠的诊断和治疗开创了新的手段。

考站 4 护理技术——外周静脉留置针输液

【考生指引】

▷ 考核情境

> 李女士，24 岁，汉族，工人。患者因"停经 46 天，阴道流血 10 天，下腹痛 2 天"由门诊收住入院。经检查考虑诊断为异位妊娠，入院后第 2 日行全麻下腹腔镜手术，术中见盆腔积血及凝血块约 200mL，子宫前位，正常大小，左侧输卵管壶腹部明显增粗，大小约 30mm × 40mm，表面暗紫色，输卵管伞端见凝血块，与左卵巢粘连，右侧附件未见明显异常。随即分离输卵管伞端和左侧卵巢，行左侧输卵管切除术。手术顺利，术中出血约 10mL，术后于后陷窝置引流管 1 根从腹壁引出，放净腹腔余气，缝合皮肤伤口，术毕安返病房。遵医嘱予注射用阿奇霉素 0.5g + 5% 葡萄胎注射液 500mL 静滴抗感染治疗。请对该患者实施外周静脉留置针输液给药。

▷ 考生任务

1. 进行外周静脉留置针输液给药。
2. 执行过程中所有核对须以叙述或行动展现。
3. 执行外周静脉留置针输液给药后给予患者相关护理指导。

▷ 考核时间

9 分钟（读题 1 分钟，考核 8 分钟）。

【考官指引】

▷ 考核目的

1. 考查学生按正确的流程完成外周静脉留置针置针技术的能力。
2. 考查学生在静脉输液过程中对患者给予关怀和尊重的能力。

▷ 场景与用物设置

1. 场景 病床 1 张，模拟患者 1 位（含静脉输液臂 1 个），戴腕带的模拟患者 1 位，评分教师 2 位。

2. 用物 治疗盘 1 个，皮肤消毒剂 1 瓶，棉签 1 盒，无菌纱布 1 块，止血带 1 根，输液器 1 个，静脉留置针 1 个，输液贴 1 块，透明无菌敷贴 1 块，注射器 2 支，肝素封管液

1 支，医嘱执行单 2 份，输液观察卡 1 份，瓶贴 1 块，一次性治疗巾 1 块，药液 1 瓶，药品 1 支，锐器盒 1 个，患者信息单（学生用）1 份，患者信息单（考官用）2 份。

▷ **监考与评分注意事项**

1. 请根据评分表中的评分标准进行评分。

2. 操作过程中如三查八对错误，自违反三查八对以下步骤均为 0 分。

3. 考生回答若是经由模拟患者提醒才答对，可酌情给分。

4. 考核时间结束时，务必请考生停止本站考核，进入下一站考核，不可拖延时间。

【考核内容评分指引】

外周静脉留置针输液操作步骤及评分指引			
评分项目	完全做到（2 分）	部分做到（1 分）	未做到（0 分）
核对医嘱			
1. 核对临时医嘱：患者姓名、床号、操作名称	核对完整且正确	—	未核对或错误
评估			
2. 自我介绍（姓名与职责），向患者解释操作目的	2 项均做到	任 1 项未做到	2 项均未做到
3. 询问患者姓名、床号、年龄，核对腕带与口述一致	2 项均做到	任 1 项未做到	2 项均未做到
4. 评估患者：患者年龄、病情、意识、过敏史、静脉治疗方案、药物性质、穿刺部位皮肤及血管情况，选择合适的外周静脉留置针	6～8 项做到	3～5 项做到	2 项及以下做到
5. 评估病室环境	做到	—	未做到
准备			
6. 患者准备：交代患者做好个人准备（如排尿），使之了解外周静脉留置针输液过程及注意事项，其愿意配合	3 项均做到	任 1 项未做到	3 项均未做到
7. 护士准备：衣着整洁，修剪指甲，洗手，戴口罩	完全做到且洗手方法正确	部分做到	未做到或洗手方法错误
8. 物品准备：用物齐全（治疗盘 1 个，皮肤消毒剂 1 瓶，棉签 1 盒，无菌纱布 1 块，止血带 1 根，输液器 1 个，静脉留置针 1 个，输液贴 1 块，透明无菌敷贴 1 块，注射器 2 支，肝素封管液 1 支，医嘱执行单 2 份，输液观察卡 1 份，瓶贴 1 块，一次性治疗巾 1 块，药液 1 瓶，药品 1 支，锐器盒 1 个），摆放有序合理，检查用物有效期及包装完整性	做到	用物缺少 3 项以内，且有检查	用物缺少 4 项及以上，或未检查

评分项目	完全做到（2分）	部分做到（1分）	未做到（0分）
9. 环境准备：环境整洁、安全	做到	—	未做到
实施			
10. 检查核对：核对医嘱执行单、核对药液标签、检查药液质量、核对并贴瓶贴	做到	—	未做到
11. 加药：打开瓶盖，消毒瓶塞 2 次，按医嘱加入药物，再次核对药物	做到且正确	—	违反无菌原则或未核对
12. 插输液器：检查输液器，将输液管和通气管针头同时插入瓶塞至根部	做到	—	未做到
13. 核对解释：携带用物至患者床旁，核对床头卡、腕带，再次核对药液，协助患者取舒适体位	做到	—	未做到
14. 排气：取出并整理输液器，关闭调节器，输液瓶挂于输液架上，倒置茂菲氏滴管，打开调节器，当液面达茂菲氏滴管 1/3～1/2 时，迅速倒转滴管，检查有无气泡，血管钳夹持针柄挂输液架上（针头朝上）	做到且正确	—	未做到或错误
15. 备输液贴，打开无菌敷贴包袋，戴无菌手套，检查并打开留置套管针，连接输液器头皮针	做到	—	未做到
16. 选择静脉，在穿刺点上方 10～15cm 扎止血带，消毒穿刺部位皮肤，消毒范围为 8～10cm，自然待干	做到且正确	—	未做到或错误
17. 再次核对，取下护针帽，旋转松动外套管，排尽套管针内空气，关闭调节器，再次检查有无气泡	做到	—	未做到
18. 穿刺：嘱患者握拳，左手绷紧静脉下端皮肤，右手持针，以 15°～30°角进针，直刺静脉，见回血后压低角度再继续进针约 0.2cm，固定针芯，送导管，松开止血带，打开调节器，确认穿刺成功后，固定导管，撤出针芯	做到且正确	—	未做到或错误
19. 使用透明敷贴无张力塑性固定留置针，输液胶贴固定延长管，注明穿刺日期、时间、签名	做到	—	未做到
20. 调滴速：脱下手套，调节滴速，填写输液卡	做到	—	未做到

评分项目	完全做到（2分）	部分做到（1分）	未做到（0分）
21. 操作后核对：取出止血带，整理床单元，协助患者取舒适体位	做到	—	未做到
22. 处置：向患者健康指导，将呼叫器放置患者易取处	做到	—	未做到
23. 封管：输液毕，用 5 ~ 10mL 肝素盐水正压封管（脉冲式，边推注边退针，直至针头完全退出为止）	做到且正确	—	未做到或错误
24. 再次输液：常规消毒肝素帽的橡胶塞，先推注 5 ~ 10mL 生理盐水冲管，再将静脉输液针插入肝素帽内输液	做到	—	未做到
25. 输液完毕处理：停止输液时，调慢调节器，先撕下小胶布，再揭开输液固定贴膜，将无菌棉签置于穿刺点前方，迅速拔出套管针，按压穿刺点至不出血为止，协助患者活动穿刺肢体	做到	—	未做到
26. 整理用物，洗手，记录	做到	—	未做到
评价			
27. 评价操作过程规范，遵守无菌原则，严格查对	做到	—	未做到
28. 评价操作技术熟练，患者输液通畅，未给患者造成伤害	做到	—	未做到
沟通技巧			
29. 使用尊称称呼患者	做到	—	未做到
30. 面带微笑，与患者有眼神交流	做到	—	全程没有微笑
31. 主动关心患者的感受，觉察、接纳并安抚患者情绪	做到	—	未做到
32. 沟通时使用对方了解的语言，避免使用专业术语；语速和音调适合患者年龄和了解程度	做到	—	未做到
33. 注意聆听，记住患者讲的话且有回应；不打断对方的话；使用开放式问题鼓励患者表达	做到	—	未做到
34. 保护患者隐私	做到	—	未做到
理论提问			
35. 正确回答考官提问	做到	—	未做到
百分比分数计算评分	得分 ÷70（本站总分）×100×25%（本站权重）=学生总分		

【模拟患者指引】

▷ 病例资料

李女士，24 岁，汉族，工人。患者因"停经 46 天，阴道流血 10 天，下腹痛 2 天"由门诊收住入院。经检查考虑诊断为异位妊娠，入院后第 2 日行全麻下腹腔镜手术，术中见盆腔积血及凝血块约 200mL，子宫前位，正常大小，左侧输卵管壶腹部明显增粗，大小约 30mm×40mm，表面暗紫色，输卵管伞端见凝血块，与左卵巢粘连，右侧附件未见明显异常。随即分离输卵管伞端和左侧卵巢，行左侧输卵管切除术。手术顺利，术中出血约 10mL，术后于后陷窝置引流管 1 根从腹壁引出，放净腹腔余气，缝合皮肤伤口，术毕安返病房。遵医嘱予注射用阿奇霉素 0.5g＋5% 葡萄胎注射液 500mL 静滴抗感染治疗。

【理论提问参考题目】

▷ 考官可选择 1 个题目提问

1. 使用外周静脉留置针应向患者及家属交代注意事项有哪些？

答：①睡眠时避免压迫穿刺部位；②更换衣服时避免导管脱出，一般先穿穿刺侧肢体的衣服，后穿另一侧；脱衣服时后脱穿刺侧肢体；③穿侧侧手臂避免剧烈活动，勿松动肝素帽或无针密闭输液接头；④输液时经常松握拳头，以促进血液循环；⑤保持穿刺部位清洁干燥，如穿刺部位出现肿胀、疼痛等异常不适时，及时告知医务人员；⑥留置时间为 48~96 小时；⑦拔管后按压穿刺点至无出血，建议不少于 5 分钟。

2. 在使用外周静脉留置针输液过程中，需要定期观察患者是否发生输液性静脉炎，请简述静脉炎分级标准。

答：0 级：无临床症状；1 级：穿刺部位发红，伴有或无疼痛；2 级：穿刺部位发红、疼痛，伴有（或无）肿胀；3 级：穿刺部位发红、疼痛，静脉条纹形成，可触摸到条索样静脉；4 级：穿刺部位发红、疼痛，静脉条纹形成，可触摸到条索样静脉，长度＞2.45cm，有脓液流出。

【相关知识】

使用静脉留置针输液的优点：静脉留置针作为头皮钢针的换代产品，被广泛应用于临床，其优点越来越被护理人员所认知。使用静脉留置针输液的优点有：①静脉留置针套管由先进的生物材料制成，套管柔软、韧性大、不易损伤血管壁而引起外渗，漏液率低。②静脉留置针对血管刺伤小，有效地保护血管，减少对血管的破坏。③静脉留置针减少了患者血管穿刺次数，减轻了患者的痛苦，减少静脉血栓的形成，减轻了护士的工作量。④套管针可在血管内保留较长时间，在救治危重患者、紧急抢救等情况下可做到随时给予静脉输液。⑤套管针的经济价格与普通的头皮钢针输液耗材基本相等，经济实用。

考站5　健康教育

【考生指引】

▷ 考核情境

> 李女士，24 岁，汉族，工人。患者因"停经 46 天，阴道流血 10 天，下腹痛 2 天"由门诊收住入院。经检查考虑诊断为异位妊娠，入院后第 2 日行全麻下腹腔镜手术，术中见盆腔积血及凝血块约 200mL，子宫前位，正常大小，左侧输卵管壶腹部明显增粗，大小约 30mm×40mm，表面暗紫色，输卵管伞端见凝血块，与左卵巢粘连，右侧附件未见明显异常。随即分离输卵管伞端和左侧卵巢，行左侧输卵管切除术。手术顺利，术中出血约 10mL。术后予以补液抗感染处理，术后复查 HCG 166.9mIU/L。术后第 4 日，患者一般情况可，要求出院。请对该患者进行出院前的健康宣教。

▷ 考生任务

请对患者进行出院前的健康教育。

▷ 考核时间

5 分钟（读题 1 分钟，考核 4 分钟）。

【考官指引】

▷ 考核目的

考查学生正确进行异位妊娠术后出院前护理健康教育的能力。

▷ 场景与用物设置

1. 场景　病床 1 张，模拟患者 1 位，评分教师 2 位。

2. 用物　病历夹 1 个，患者信息单（考生用）1 份，患者信息单（考官用）2 份，笔 1 支，白纸 1 张。

▷ 监考与评分注意事项

1. 请根据评分表中的评分标准进行评分。

2. 考生回答若是经由模拟患者提醒才答对，可酌情给分。

3. 考核时间结束时，务必请考生停止考核。

【考核内容评分指引】

异位妊娠术后出院前健康教育评分指引			
评分项目	完全做到（2 分）	部分做到（1 分）	未做到（0 分）
健康教育前评估			
1. 评估患者需求	做到	—	未做到
2. 评估患者对异位妊娠术出院后注意事项了解情况	做到	—	未做到
健康教育			
3. 休息环境应安静、舒适，室内温、湿度适宜	正确	—	未提到或错误

评分项目	完全做到（2分）	部分做到（1分）	未做到（0分）
4. 消除顾虑，调节好心态，增强抵抗力	正确	—	未提到或错误
5. 加强营养，尤其是富含铁蛋白的食物，如动物肝脏、豆类、绿色蔬菜、木耳等	正确	—	未提到或错误
6. 注意观察伤口有无红肿、硬结、疼痛等情况	正确	—	未提到或错误
7. 每周查1次HCG，直至两次阴性	正确	—	未提到或错误
8. 1个月后妇科门诊复查	正确	—	未提到或错误
9. 出现腹痛、异常出血、HCG升高等随时就诊	正确	—	未提到或错误
10. 每日进行腹部按摩2～3次，每次10～15分钟，必要时腹部热敷，以促进血液循环，防止肠粘连	正确	—	未提到或错误
11. 伤口拆线1周后方可淋浴，注意防止着凉	正确	—	未提到或错误
12. 保持外阴清洁卫生，每日勤换内裤，分泌物多时，应每日用温水清洗外阴1～2次	正确	—	未提到或错误
13. 休息1月，1月后方可进行性生活	正确	—	未提到或错误
14. 注意避孕，若需再生育者，应在1年后再次妊娠为宜，若发生意外妊娠要及时就诊	正确	—	未提到或错误
评价健康教育的效果			
15. 评估患者对宣教内容掌握的情况（如复述）	做到	—	未做到
沟通与关爱			
16. 使用尊称称呼患者	做到	—	未做到
17. 面带微笑，与患者有眼神交流	做到	—	全程没有微笑
18. 及时回答患者的疑问	做到	—	未做到
19. 给患者消化吸收健康教育内容的相关载体：宣传单、宣传册、视频或记录单等	做到	—	未做到
20. 建议患者关注医院微信平台，及时了解妇产科相关疾病的科普知识推送	做到	—	未做到

续表

评分项目	完全做到（2分）	部分做到（1分）	未做到（0分）
理论提问			
21. 正确回答考官提问	做到	—	未做到
百分比分数计算评分	得分÷42（本站总分）×100×10%（本站权重）= 本站得分		

【模拟患者指引】

▷ 病例资料

李女士，24岁，汉族，工人。患者因"停经46天，阴道流血10天，下腹痛2天"由门诊收住入院。经检查考虑诊断为异位妊娠，入院后第2日行全麻下腹腔镜手术，术中见盆腔积血及凝血块约200mL，子宫前位，正常大小，左侧输卵管壶腹部明显增粗，大小约30mm×40mm，表面暗紫色，输卵管伞端见凝血块，与左卵巢粘连，右侧附件未见明显异常。随即分离输卵管伞端和左侧卵巢，行左侧输卵管切除术。手术顺利，术中出血约10mL。术后予以补液抗感染处理，术后复查HCG 166.9mIU/L。术后第4日，患者一般情况可，要求出院。请对该患者进行出院前的健康宣教。

【理论提问参考题目】

▷ 考官可选择1个题目提问

1. 放置宫内节育器会导致异位妊娠吗?

答：放置宫内节育器与异位妊娠发生的关系已引起国内外的注意，随着宫内节育器的广泛使用，异位妊娠的发生率增高，其原因可能是使用宫内节育器后发生了输卵管炎所导致。也有研究表明，宫内节育器本身并不增加异位妊娠的发生率，但若宫内节育器避孕失败而受孕时，发生异位妊娠的机会比较大。

2. 针对异位妊娠的高危因素，如何做好普及预防工作?

答：①加强防治性传播疾病的宣传教育和社会治理，采取安全、有效的避孕措施，杜绝不洁性生活，及时治疗盆腔炎等妇科疾病；②放置宫内节育器、施行人工流产等宫腔操作时，要严格遵守操作规范，预防感染；③积极治疗子宫内膜异位症和盆腔软组织感染；④使用辅助生育技术助孕成功后及时排除异位妊娠和复合妊娠；⑤有多次刮宫病史者，再次妊娠时应提高警惕，及时产检；⑥妊娠后发生阴道流血者，及时前往医院就诊，排除异位妊娠。

【相关知识】

输卵管妊娠的发病原因如下。

1. 输卵管炎症

输卵管炎症包括输卵管黏膜炎和输卵管周围炎，这是引起输卵管妊娠的主要原因。慢性炎症可以使输卵管管腔黏膜粘连，管腔变窄，或纤毛缺损，或输卵管与周围粘连，输卵管扭曲，管腔狭窄，输卵管壁平滑肌蠕动减弱等，这些因素都妨碍了受精卵顺利通过和运行。

2. 输卵管发育不良

输卵管过长、肌层发育差、黏膜纤毛缺乏等发育不良，均可成为输卵管妊娠的原因。输卵管蠕动、纤毛活动以及上皮细胞的分泌功能异常，也会影响受精卵的正常运行。此外，精神因素也会导致输卵管痉挛或蠕动异常，干扰受精卵正常运送。

3. 受精卵游走

卵子在一侧输卵管妊娠，受精卵经宫腔或腹腔进入对侧输卵管称为受精卵游走。移行时间过长、受精卵发育增大，即可在对侧输卵管内着床形成输卵管妊娠。

4. 辅助生育技术

辅助生育技术的应用使得输卵管妊娠发生率增加，一些既往少见的异位妊娠，如卵巢妊娠、宫颈妊娠、腹腔妊娠的发生率增加。

5. 其他

内分泌失调、神经精神功能紊乱、输卵管手术以及子宫内膜异位症等，都可增加受精卵着床于输卵管的可能性。

第五章　儿科护理 OSCE 考核 ▷▷▷

本章以支气管肺炎、营养性缺铁性贫血、新生儿溶血病为例，主要考查护理评估、疾病诊断与护理诊断、儿科常见疾病的护理措施、儿科护理技术、健康教育。每一疾病均设 5 站，通过考核设计，旨在训练评判性思维，培养同理心和爱心，提高学生对儿科常见疾病的护理能力。

第一节　支气管肺炎

支气管肺炎为儿童时期最常见的肺炎，指不同病原体及其他因素（如吸入羊水、过敏等）所引起的肺部炎症，病变起于支气管或细支气管，继而累及终末细支气管和肺泡。临床以发热、咳嗽、气促、呼吸困难和肺部固定湿啰音为主要表现，重者可出现循环、神经、消化系统的相应症状，是婴幼儿时期的常见病和主要死亡原因。本节主要考查儿童支气管肺炎病史采集、呼吸系统专科身体评估、疾病判断与护理诊断、病情观察与监测、改善呼吸功能、保持呼吸道通畅及发热的护理，以及饮食和活动等日常生活指导的健康教育等内容。

考站 1　护理评估

【考生指引】

▷ **考核情境**

> 患儿，女，11 个月，患儿因"发热、咳嗽 5 天，加重 1 天"入院。患儿家长神情紧张，对患儿病情非常担忧，迫切希望了解患儿病情。现患儿 T 39.2℃，P 158 次/分，R 56 次/分，BP 72/48mmHg。如果你是责任护士，请接待新患者，进行护理评估。

▷ **考生任务**

1. 请结合所学知识有条理地采集病史。
2. 请根据病情有选择地进行身体评估。
3. 请根据病情提出需进一步评估的检查项目。

▷ **考核时间**

15 分钟（读题 2 分钟，考核 13 分钟）。

【考官指引】

▷ **考核目的**

1. 考查学生正确采集病史的能力。

2. 考查学生进行针对性身体评估的能力。

3. 考查学生评判性思维能力。

▷ **场景与用物设置**

1. 场景　婴儿床1张，婴儿模型1个（穿着婴儿服、纸尿裤、手腕带、大包布），模拟患儿家长1位，评分教师2位。

2. 用物　治疗盘1个，软尺1卷，听诊器及血压计1副，体温计1支，手表1块，体重身高测量仪1台，腕带1个，患儿信息单（考生用）1份，患儿信息单（模拟患儿家长用）1份，患儿信息单（考官用）2份，笔1支，白纸数张。

▷ **监考与评分注意事项**

1. 请根据评分指引中的标准进行评分。

2. 考生回答若是经由模拟患儿家长提醒才答对，可酌情给分。

3. 考生提出需进行相关实验室检查，若没有模拟患儿家长，请评分教师做出相应回答。

4. 考核时间结束时，务必请考生停止本站考核，进入下一站考核，不可拖延时间。

【考核内容评分指引】

护理评估评分指引			
评分项目	完全做到（2分）	部分做到（1分）	未做到（0分）
现病史			
1. 自我介绍（姓名与职责），向患儿家长解释沟通目的	2项均做到	任1项未做到	2项均未做到
2. 询问患儿姓名、月龄、床号，核对腕带与口述一致	2项均做到	任1项未做到	2项均未做到
3. 询问发热出现的时间、持续时间、病因与诱因	3~4项做到	1~2项做到	4项均未做到
4. 询问体温波动的范围及规律	2项均做到	任1项未做到	2项未做到
5. 询问咳嗽出现的时间、持续时间、病因与诱因	3~4项做到	1~2项做到	4项均未做到
6. 询问咳嗽的性质、音色、发作时间、规律	3~4项做到	1~2项做到	4项均未做到
7. 询问咳嗽加重或缓解的因素及发展演变特点	2项均做到	任1项未做到	2项均未做到
8. 询问痰液的性状、颜色、量、气味	3~4项做到	1~2项做到	4项均未做到

评分项目	完全做到（2 分）	部分做到（1 分）	未做到（0 分）
9. 询问有无其他不适症状	做到	—	未做到
10. 询问本次发病以来的诊疗、护理经过	做到	—	未做到
11. 询问小便的次数、量、性状、颜色	3～4 项做到	1～2 项做到	4 项均未做到
12. 询问大便的次数、量、性状、颜色	3～4 项做到	1～2 项做到	4 项均未做到
喂养情况、出生情况、预防接种史、既往史、家族史、过敏史、社会心理及一般资料			
13. 询问喂养情况：喂养方式、食欲、进食量	3 项均做到	1 项未做到	2～3 项未做到
14. 询问胎龄、分娩方式、Apgar 评分、出生体重、生长发育情况	3～5 项做到	1～3 项做到	5 项均未做到
15. 询问预防接种史	做到	—	未做到
16. 询问既往史（有无反复呼吸道感染史、呼吸道传染病史）	1～2 项做到	—	2 项均未做到
17. 询问家族史、药物与食物过敏史	3 项均做到	任 1 项未做到	3 项均未做到
18. 评估患儿及家长情绪	2 项均做到	任 1 项未做到	2 项均未做到
19. 评估患儿家长一般资料：付费方式、联系地址与电话、社会支持等	2 项及以上做到	—	2 项以下做到
身体评估			
20. 测量生命体征、体重、身高、头围、前囟门，观察前囟门有无凹陷或膨隆	检查全面且方法正确	检查不全面	未检查或检查方法错误
21. 观察意识、精神状态、体位	检查全面	检查不全面	未检查
22. 观察皮肤、黏膜有无出血点、皮疹、水肿	检查全面且方法正确	检查不全面	未检查或检查方法错误
23. 观察面色、口唇颜色	检查全面	检查不全面	未检查
24. 检查咽部有无充血、扁桃体有无肿大	检查全面且方法正确	检查不全面	未检查或检查方法错误
25. 观察呼吸节律、深度以及有无鼻翼扇动、吸气时胸骨上、下及肋间有无凹陷	检查全面且方法正确	检查不全面	未检查或检查方法错误
26. 听诊肺部呼吸音，评估两侧是否对称、听诊背部两肺下方及脊柱旁有无中、细湿啰音	检查全面且方法正确	检查不全面	未检查或检查方法错误

评分项目	完全做到（2分）	部分做到（1分）	未做到（0分）
27. 听诊心音，评估有无心率增快、心音低钝、心律不齐、心脏杂音	检查全面且方法正确	检查不全面	未检查或检查方法错误
28. 观察腹部外形，有无腹部膨隆	检查方法正确	—	未检查或检查方法错误
29. 听诊肠鸣音	检查方法正确	—	未检查或检查方法错误
30. 触诊肝脏	检查方法正确	—	未检查或检查方法错误
31. 检查四肢肌张力	检查全面且方法正确	检查不全面	未检查或检查方法错误
需进一步评估的检查项目			
32. 提出需检查血常规	做到	—	未做到
33. 提出需进行病原学检查	做到	—	未做到
34. 提出需经皮测血氧饱和度	做到	—	未做到
35. 提出需进行胸部 X 线检查	做到	—	未做到
36. 提出需检查心电图	做到	—	未做到
沟通技巧			
37. 使用尊称称呼患儿家长	做到	—	未做到
38. 面带微笑，与患儿家长有眼神交流	做到	—	全程没有微笑
39. 全神贯注，用心聆听患儿家长的回答	做到	—	未做到
40. 以开放式的问句进行沟通	全程使用开放性问句 4 次及以上	全程使用开放性问句 4 次以下	全程均未使用开放性问句
41. 资料采集过程流畅，具有逻辑性	做到	—	未做到
百分比分数计算评分	得分÷82（本站总分）×100×25%（本站权重）＝本站得分		

【模拟患者指引】

▷ 病例资料

患儿，女，11 个月。有市医保。家庭地址：本市健康路 1 号。家长电话：138XXXXXXXX。

患儿因 "发热、咳嗽 5 天，加重 1 天" 入院。患儿 1 周前受凉后开始咳嗽，初为单声咳，逐渐加剧为阵发性连声咳，痰液不易咳出，以夜间明显。咳嗽伴有鼻塞、流涕，伴间歇发热，体温波动在 36.8 ~ 38.6℃，家长自行给予患儿退热处理。昨起患儿咳嗽加重，无声音嘶哑，无犬吠样咳嗽。咳黄色黏稠痰，每天 30mL 左右，无臭味。伴有喘憋，高热持续不退，最高达 39.6℃。患儿自发病以来，精神反应差，食欲减退，食量减少，无呕吐、腹胀、惊厥，睡眠较差。大便每日 2 ~ 4 次，为金黄色糊状便，每日尿量 400 ~ 500mL，尿液呈淡黄透明。患儿家长神情紧张，对患儿病情非常担忧，迫切希望了解患儿病情。

患儿足月顺产，无产伤、窒息史，Apgar 评分 1 分钟 9 分，5 分钟 10 分，出生体重 3200g。母乳喂养，正常添加辅食及维生素 D，营养中等，生长发育同正常适龄儿。否认食物、药物过敏史。按计划免疫程序接种疫苗。

身体评估：T 39.6℃，P 158 次/分，R 56 次/分，BP 72/48mmHg，体重 10 kg，身高 75 cm，出牙 6 颗。神志清，精神萎靡，皮肤黏膜未见出血点及皮疹，浅表淋巴结未扪及肿大。前囟平、软，1.0 cm×1.0 cm，双侧瞳孔等大等圆，对光反射灵敏，面色略苍白，口周轻度发绀，咽部充血明显，扁桃体（－）。鼻翼扇动，有轻度三凹征。颈软，听诊双肺呼吸音粗，背部两肺下方及脊柱旁可闻及散在中细湿啰音。心率 158 次/分，律齐，未闻及病理性杂音。腹平软，肝肋下 1cm，质软。肠鸣音正常。肌张力正常。

相关检查：①实验室检查：血常规示红细胞 4.2×10^{12}/L，白细胞 15.6×10^9/L，中性粒细胞 78.6%，淋巴细胞 22.8%，血红蛋白 115g/L，血小板 236×10^9/L；肝肾功能正常；血电解质正常。经皮测血氧饱和度（SaO_2）88%。病原学检查示肺炎链球菌（＋）。②胸片：双肺纹理增多、增粗、模糊，下野点片状阴影。③心电图检查：无异常。

【相关知识】

1. 不同年龄儿童呼吸频率及心率

见表 5 - 1。

表 5 - 1　不同年龄儿童呼吸频率及心率（次/分）

年龄	新生儿	1 个月 ~ 1 岁	1 ~ 3 岁	4 ~ 7 岁	8 ~ 14 岁
呼吸频率	40 ~ 44	30	24	22	20
心率	120 ~ 140	110 ~ 130	100 ~ 120	80 ~ 100	70 ~ 90

（表 5 - 1 引自：崔焱，仰曙芬 . 儿科护理学 . 北京：人民卫生出版社，2017. ）

2. 儿童血常规主要指标正常值

见表 5 - 2。

表 5 - 2　儿童血常规主要指标正常值

项目	正常值
红细胞（RBC）	出生时：$6 ~ 7 \times 10^{12}$/L； 出生 2 ~ 3 个月：3×10^{12}/L； 婴儿期：$3.0 ~ 4.5 \times 10^{12}$/L

项目	正常值
血红蛋白（Hb）	出生时：150~220 g/L； 出生2~3个月：100g/L； 婴儿期：100~140 g/L
白细胞（WBC）	出生时：15~20×10^9/L； 出生7天：12×10^9/L； 婴儿期：10×10^9/L 左右
中性粒细胞（N）和淋巴细胞（L）比例	出生时：中性粒细胞占60%~65%，淋巴细胞约占30%； 1~2岁：淋巴细胞约占60%，中性粒细胞约占35%
血小板（PLT）	150~250×10^9/L

考站2 病情诊断与护理问题

【考生指引】

▷ **考核情境**

> 患儿，女，11个月，患儿因"发热、咳嗽5天，加重1天"入院。现患儿咳嗽频繁，咳黄色黏稠痰，伴有喘憋。患儿家长神情紧张，对患儿病情非常担忧。现患儿 T 39.6℃，P 158次/分，R 56次/分，BP 72/48mmHg。如果你是责任护士，请结合第1站评估结果，陈述病史，进行疾病诊断，提出护理诊断/问题。

▷ **考生任务**

1. 请根据第1站评估结果，陈述该患儿的现病史（包括目前主要症状）、喂养情况、出生情况、预防接种史、既往史、家族史、过敏史、社会心理及一般资料、身体评估结果。

2. 请说出疾病诊断以及诊断依据。

3. 请提出4个主要的护理诊断/问题，并说出判断依据。

▷ **考核时间**

5分钟（读题1分钟，考核4分钟）。

【考官指引】

▷ **考核目的**

1. 考查学生有条理地陈述病例的能力。

2. 考查学生正确进行疾病诊断的能力。

3. 考查学生正确概括护理诊断/问题的能力。

▷ **场景与用物设置**

1. 场景 评分教师2位。

2. 用物 患儿信息单（考生用）1份，患儿信息单（考官用）2份，笔1支，白纸数张。

  ▷ **监考与评分注意事项**

1. 请根据评分表中的评分标准进行评分。

2. 考核时间结束时，务必请考生停止本站考核，进入下一站考核，不可拖延时间。

【考核内容评分指引】

疾病诊断、护理诊断/问题评分指引			
评分项目	完全做到（2分）	部分做到（1分）	未做到（0分）
陈述病史			
1. 有条理地叙述现病史	做到	—	未做到
2. 正确叙述喂养情况、出生情况	2项均做到	任1项未做到	2项均未做到
3. 正确叙述预防接种史	做到	—	未做到
4. 正确叙述既往史	做到	—	未做到
5. 正确叙述家族史、过敏史	2项均做到	任1项未做到	2项均未做到
6. 正确叙述社会心理、一般资料	2项均做到	任1项未做到	2项均未做到
7. 正确叙述身体评估资料：生命体征、精神状态、口唇颜色、鼻翼扇动、三凹征、心肺听诊	4~6项做到	1~3项做到	6项均未做到或错误
疾病诊断			
8. 西医病名诊断（支气管肺炎）	完全正确	部分正确	完全错误
9. 诊断依据（临床表现、胸部X线、血常规、病原学检查）	说明内容完整且正确	说明内容不全	说明内容不全且错误
护理诊断/问题			
10. 气体交换受损：与肺部炎症有关（判断依据：患儿口周发绀；鼻塞、鼻翼扇动、轻度三凹征；血氧饱和度88%）	完全正确	部分正确	未提出或完全错误
11. 清理呼吸道无效：与呼吸道分泌物过多、黏稠，患儿体弱、无力排痰有关（判断依据：患儿咳黄色黏稠痰、痰液不易咳出；双肺呼吸音粗，闻及散在中细湿啰音；胸片显示双肺下野点片状阴影）	完全正确	部分正确	未提出或完全错误
12. 体温过高：与肺部感染有关（判断依据：患儿 T 39.6℃）	完全正确	部分正确	未提出或完全错误
13. 焦虑：与患儿家长缺乏疾病相关知识有关（判断依据：患儿家长神情紧张，对患儿病情非常担忧）	完全正确	部分正确	未提出或完全错误

评分项目	完全做到（2分）	部分做到（1分）	未做到（0分）
理论提问			
14. 正确回答考官提问	做到	—	未做到
临床辨证思维			
15. 疾病诊断思路清晰	做到	—	未做到
16. 护理诊断/问题正确排序	做到	—	未做到
百分比分数计算评分	得分÷32（本站总分）×100×20%（本站权重）＝本站得分		

【模拟患者指引】

▷ 病例资料

患儿，女，11 个月。有市医保。家庭地址：本市健康路 1 号。家长电话：138XXXXXXXX。

患儿因"发热、咳嗽5天，加重1天"入院。患儿1周前受凉后开始咳嗽，初为单声咳，逐渐加剧为阵发性连声咳，痰液不易咳出，以夜间明显。咳嗽伴有鼻塞、流涕，伴间歇发热，体温波动在36.8~38.6℃，家长自行给予患儿退热处理。昨起患儿咳嗽加重，无声音嘶哑，无犬吠样咳嗽。咳黄色黏稠痰，每天 30mL 左右，无臭味。伴有喘憋，高热持续不退，最高达 39.6℃。患儿自发病以来，精神反应差，食欲减退，食量减少，无呕吐、腹胀、惊厥，睡眠较差。大便每日 2~4 次，为金黄色糊状便，每日尿量 400~500mL，尿液呈淡黄透明。患儿家长神情紧张，对患儿病情非常担忧，迫切希望了解患儿病情。

患儿足月顺产，无产伤、窒息史，Apgar 评分 1 分钟9分，5 分钟10分，出生体重3200g。母乳喂养，正常添加辅食及维生素 D，营养中等，生长发育同正常适龄儿。否认食物、药物过敏史。按计划免疫程序接种疫苗。

身体评估：T 39.6℃，P 158 次/分，R 56 次/分，BP 72/48mmHg，体重 10 kg，身高 75 cm，出牙6颗。神志清，精神萎靡，皮肤黏膜未见出血点及皮疹，浅表淋巴结未扪及肿大。前囟平、软，1.0 cm×1.0 cm，双侧瞳孔等大等圆，对光反射灵敏，面色略苍白，口周轻度发绀，咽部充血明显，扁桃体（－）。鼻翼扇动，有轻度三凹征。颈软，听诊双肺呼吸音粗，背部两肺下方及脊柱旁可闻及散在中细湿啰音。心率 158 次/分，律齐，未闻及病理性杂音。腹平软，肝肋下1cm，质软。肠鸣音正常。肌张力正常。

相关检查：①实验室检查：血常规示红细胞 $4.2×10^{12}/L$，白细胞 $15.6×10^9/L$，中性粒细胞 78.6%，淋巴细胞22.8%，血红蛋白 115g/L，血小板 $236×10^9/L$；肝肾功能正常；血电解质正常。经皮测血氧饱和度（SaO_2）88%。病原学检查示肺炎链球菌（＋）。②胸片：双肺纹理增多、增粗、模糊，下野点片状阴影。③心电图检查：无异常。

【理论提问参考题目】

▷ 考官可选择 1 个题目提问

1. 引起支气管肺炎的常见病原体有哪些？

答：常见的病原体为病毒和细菌。病毒以呼吸道合胞病毒最多见，细菌以肺炎链球菌多见。近年来，肺炎支原体、衣原体及流感嗜血杆菌引起肺炎也日益增多。

2. 轻症肺炎和重症肺炎临床表现有何不同？

答：轻症肺炎患儿主要表现为发热、咳嗽、气促，肺部固定的中、细湿啰音等呼吸系统症状和体征以及精神不振、食欲减退等全身表现；重症肺炎患儿除全身症状及呼吸系统的症状加重外，常有循环、神经、消化等系统的功能障碍，并出现相应的临床表现。

【相关知识】

1. 婴幼儿易患支气管肺炎的原因

婴幼儿时期容易患支气管肺炎，与小儿呼吸系统解剖生理特点有关，如气管、支气管管腔狭窄、黏液分泌少，纤毛运动差，肺弹力组织发育差，血管丰富易充血，间质发育旺盛，肺泡数量少而含气量少，易被黏液所阻塞等。患儿若有营养不良、佝偻病、先天性心脏病、低出生体重、免疫缺陷等情况时合并肺炎往往出现病情重，迁延不愈。

2. 肺炎患儿发生心力衰竭的临床表现

肺炎患儿发生心力衰竭的主要表现为：①呼吸困难加重，呼吸突然加快超过 60 次/分；②心率突然增快超过 180 次/分，与体温升高和呼吸困难不相称；③心音低钝，奔马律；④骤发极度烦躁不安，面色苍白或发灰，指（趾）甲微血管充盈时间延长；⑤肝脏迅速增大；⑥少尿或无尿。

考站3　护理措施

【考生指引】

▷ 考核情境

> 患儿，女，11 个月，患儿因"发热、咳嗽 5 天，加重 1 天"入院。住院第 2 天，患儿咳嗽仍频繁，咳黄色黏稠痰，伴有喘憋。现患儿 T 39.2℃，P 140 次/分，R 50 次/分，BP 72/48mmHg。精神萎靡，面色潮红，鼻翼扇动，口周发绀，有轻度的三凹征，听诊双肺呼吸音粗，可闻及散在中细湿啰音。经皮测血氧饱和度（SaO₂）92%。如果你是责任护士，请采取相应的护理措施改善患儿呼吸功能、降低体温。

▷ 考生任务

1. 请叙述改善患儿呼吸功能的护理要点。

2. 请叙述降低患儿体温的护理要点。

▷ 考核时间

7 分钟（读题 2 分钟，考核 5 分钟）。

【考官指引】

▷ **考核目的**

1. 考查学生改善患儿呼吸功能的护理能力。

2. 考查学生降低患儿体温的护理能力。

▷ **场景与用物设置**

1. 场景　评分教师2位。

2. 用物　患儿信息单（考生用）1份，患儿信息单（考官用）2份，笔1支，白纸数张。

▷ **监考与评分注意事项**

1. 请根据评分表中的评分标准进行评分。

2. 考核时间结束时，务必请考生停止本站考核，进入下一站考核，不可拖延时间。

【考核内容评分指引】

支气管肺炎的护理措施评分指引			
评分项目	完全做到（2分）	部分做到（1分）	未做到（0分）
改善呼吸功能的措施			
1. 保持室内空气清新，调节室温 18 ~ 20℃、湿度 60%	3 项均正确叙述	1 ~ 2 项正确叙述	3 项均未叙述或均错误
2. 指导家长为患儿穿宽松内衣、勤换尿布、保持皮肤清洁（以确保患儿舒适，利于休息）	3 项均正确叙述	1 ~ 2 项正确叙述	3 项均未叙述或均错误
3. 嘱家长为患儿采取合适体位（如半卧位或头部抬高位），以利于肺扩张及呼吸道分泌物的排除	正确叙述	—	未叙述或错误
4. 嘱家长经常为患儿变换体位，减少肺部淤血	正确叙述	—	未叙述或错误
5. 清除患儿口鼻分泌物，保持呼吸道通畅	正确叙述	—	未叙述或错误
6. 遵医嘱给予鼻前庭导管给氧，调节氧流量为 0.5 ~ 1L/分钟，氧浓度不超过 40%	3 项均正确叙述	1 ~ 2 项正确叙述	3 项均未叙述或均错误
7. 吸氧过程中经常检查导管是否通畅；观察患儿缺氧症状是否改善，及时处理异常情况	2 项均正确叙述	任 1 项未叙述或错误	2 项均未叙述或均错误
8. 遵医嘱给予抗生素治疗	正确叙述	—	未叙述或错误
9. 集中进行各项治疗护理	正确叙述	—	未叙述或错误

续表

评分项目	完全做到（2分）	部分做到（1分）	未做到（0分）
降低体温的措施			
10. 保持室内安静、温度适中、通风良好	正确叙述	—	未叙述或错误
11. 指导家长让患儿卧床休息	正确叙述	—	未叙述或错误
12. 遵医嘱给予药物降温	正确叙述	—	未叙述或错误
13. 降温处置后1小时后复测体温	正确叙述	—	未叙述或错误
14. 观察患儿精神反应及意识状态，注意有无四肢抽动、两眼上翻、面肌颤动等惊厥表现，及大汗淋漓、脱水等虚脱表现	正确叙述	—	未叙述或错误
15. 指导家长为患儿及时更换汗湿的衣被，保持皮肤清洁	正确叙述	—	未叙述或错误
16. 为患儿做好口腔护理	正确叙述	—	未叙述或错误
17. 监测患儿体温，4小时测量体温1次并准确记录	正确叙述	—	未叙述或错误
理论提问			
18. 正确回答考官提问	做到	—	未做到
百分比分数计算评分	得分÷36（本站总分）×100×20%（本站权重）＝本站得分		

【模拟患者指引】

▷ 病例资料

患儿，女，11个月，患儿因"发热、咳嗽5天，加重1天"入院。住院第2天，患儿咳嗽仍频繁，咳黄色黏稠痰，伴有喘憋。现患儿 T 39.2℃，P 140 次/分，R 50 次/分，BP 72/48mmHg。精神萎靡，面色潮红，鼻翼扇动，口周发绀，有轻度的三凹征，听诊双肺呼吸音粗，可闻及散在中细湿啰音。经皮测血氧饱和度（SaO_2）92%。

【理论提问参考题目】

▷ 考官可选择1个题目提问

1. 为什么支气管肺炎患儿的治疗护理应集中进行？

答：尽量使患儿安静，以减少机体的耗氧量。

2. 请陈述支气管肺炎的抗生素使用原则。

答：①根据病原菌选用敏感药物；②早期治疗；③联合用药；④选用渗入下呼吸道浓度高的药物；足量、足疗程；重症宜静脉给药。

3. 缺氧明显的患儿应采取何种氧疗方式？应如何调节氧浓度和氧流量？

答：采用面罩或头罩给氧，氧流量为 2~4L/分钟，氧浓度不超过 50%~60%。

【相关知识】

儿童降温措施的选择如下：①体温超过 38.5℃ 时给予药物降温，退热药物首选乙酰氨基酚和布洛芬，建议每次疾病过程中选择一种。不推荐对乙酰氨基酚和布洛芬联合或交替用于儿童退热。解热镇痛药不能有效地预防热性惊厥的发生。②不再推荐应用温水擦浴、冰敷或酒精擦浴等物理降温。因其明显增加患儿不适感，更不推荐冰水或乙醇擦浴方法退热。③不能用发热的高度和持续时间来判断病情的危重程度，也不能根据应用退热药后体温下降的快慢和程度来判断疾病的危重程度。应根据年龄，结合精神反应、呼吸、心率、血压、毛细血管再充盈时间和外周经皮血氧饱和度，有无咳嗽、吐泻、皮疹等伴随症状来综合判断。④糖皮质激素不能作为退热剂用于儿童退热。

考站4　护理技术——氧气雾化吸入

【考生指引】

▷ **考核情境**

> 患儿，女，11 个月，患儿因"发热、咳嗽 5 天，加重 1 天"入院。住院第 3 天，患儿咳嗽、气促较前稍缓解，但痰多黏稠仍不易咳出。现患儿 T 38.6℃，P 130 次/分，R 40 次/分，BP 72/48mmHg。精神反应略差，听诊双肺呼吸音粗，可闻及散在中细湿啰音。鼻导管给氧在位，经皮测血氧饱和度96%。如果你是责任护士，请执行医嘱：0.9% 氯化钠20mL + 布地奈德0.25mg + 硫酸特布他林2.5mg，氧气雾化吸入，2 次/天，10 分钟/次。

▷ **考生任务**

1. 进行氧气雾化吸入。

2. 执行过程中所有核对须以叙述或行动展现。

3. 执行氧气雾化吸入后给予患儿家属相关护理指导。

▷ **考核时间**

9 分钟（读题 1 分钟，考核 8 分钟）。

【考官指引】

▷ **考核目的**

1. 考查学生按正确的操作步骤对患儿实施氧气雾化吸入的能力。

2. 考查学生执行氧气雾化吸入过程中对患儿给予关怀和尊重的能力。

▷ **场景与用物设置**

1. 场景　光线充足，安静且适宜的环境温度（26~28℃），婴儿床 1 张，模拟患儿家长 1 位，婴儿模型 1 个（穿着婴儿服、纸尿裤、手腕带、大包布、戴腕带），评分教师 2 位。

2. 用物　氧气雾化吸入器 1 套，氧气装置 1 套，10mL 注射器 2 副，听诊器 1 个，弯盘 1 个，生理盐水，雾化药液（布地奈德混悬液、硫酸特布他林雾化溶液），消毒洗手液，棉签，治疗单 1 份，患儿信息单（考生用）1 份，患儿信息单（考官用）2 份。

▷ **监考与评分注意事项**

1. 请根据评分表中的评分标准进行评分。

2. 考生回答若是经由模拟患儿家长提醒才答对，可酌情给分。

3. 考核时间结束时，务必请考生停止本站考核，进入下一站考核，不可拖延时间。

【考核内容评分指引】

氧气雾化吸入法操作步骤及评分指引			
评分项目	完全做到（2 分）	部分做到（1 分）	未做到（0 分）
核对医嘱			
1. 核对医嘱：患儿姓名、床号、操作名称	3 项均做到	—	任 1 项未做到
评估			
2. 自我介绍（姓名与职责），向患儿家长解释操作目的、注意事项及配合要点	4 项均做到	—	任 1 项未做到
3. 询问患儿姓名、床号、月龄，核对腕带与口述一致	2 项均做到	—	任 1 项未做到
4. 评估患儿生命体征、精神状态、病情、体重	4 项均做到	2～3 项做到	4 项均未做到
5. 评估患儿呼吸道状况、痰液情况、面部及口腔黏膜	4 项均做到	2～3 项做到	4 项均未做到
6. 评估病室环境	做到	—	未做到
准备			
7. 患儿准备：选择饭前或进食后 1 小时进行雾化吸入，指导家长为患儿清除口鼻分泌物，患儿面部若涂有面霜或油剂须清洗	3 项均做到	—	任 1 项未做到
8. 护士准备：衣帽整洁，修剪指甲，洗手，戴口罩	完全做到且洗手方法正确	部分做到	未做到或洗手方法错误
9. 物品准备：用物齐全（氧气雾化吸入器，氧气装置，10mL 注射器，听诊器，弯盘，生理盐水，雾化药液，消毒洗手液，棉签，治疗单），摆放有序合理，检查用物有效期及包装完整性	做到	用物缺少 3 项以内，且有检查	用物缺少 4 项及以上，或未检查
10. 检查氧气雾化吸入器性能	操作正确	—	操作错误
11. 核对护理治疗单及药物，根据医嘱将药液（布地奈德 0.25mg、硫酸特布他林 2.5mg）用生理盐水稀释至 5mL 倒入雾化器的储药杯内	操作正确	—	操作错误

评分项目	完全做到（2分）	部分做到（1分）	未做到（0分）
12. 将雾化器储药杯与面罩旋紧	操作正确	—	操作错误
13. 环境准备：雾化前1小时避免扫地、铺床，保持清洁安静，温湿度适宜，无明火和热源	4项均符合	—	任1项不符合
实施			
14. 备齐用物携至患儿床旁，核对患儿床号、姓名，核对腕带与叙述一致	3项均做到	—	任1项未做到
15. 核对：药物名称、剂量、给药途径、给药时间	4项均做到	—	任1项未做到
16. 协助患儿取合适体位（坐位或半坐位）	做到	—	未做到
17. 铺一次性治疗巾于患儿颈前	做到	—	未做到
18. 将氧气流量表安装于供氧管道氧气流出口处（氧气湿化瓶内勿放水）	操作正确	—	操作错误
19. 连接雾化器的接气口与氧气装置的输气管口	操作正确	—	操作错误
20. 打开氧气流量开关，调节氧流量3~5L/分钟，药液成喷雾状喷出	操作正确	—	操作错误
21. 再次核对，为患儿带上面罩，注意面罩遮住患儿口鼻	2项均正确	1项正确	未核对或错误
22. 指导患儿用嘴缓慢深吸气，用鼻轻轻呼气	操作正确	—	操作错误
23. 记录雾化吸入开始时间并签名	操作正确	—	操作错误
24. 整理床单位	做到	—	未做到
25. 健康教育：分别针对病情和操作正确而简要地给出指导（指导家长注意观察患儿面色和呼吸情况，若口鼻发绀、呼吸加快或减慢应暂停雾化；患儿哭闹时亦暂停雾化；注意避免药物进入眼睛；保持面罩紧贴患儿口鼻部；喷雾器与地面垂直；通气管位置不能高于气道入口）	2项均做到	任1项未做到	2项均未做到
26. 处理用物，洗手	做到	—	未做到

续表

评分项目	完全做到（2分）	部分做到（1分）	未做到（0分）
27. 治疗中巡视，观察患儿面色和呼吸状况，询问需求	3 项均做到	—	任 1 项未做到
28. 当喷雾器冒出的烟雾逐渐减少致消失，结束治疗，取下面罩	操作正确	—	操作错误
29. 关闭氧气流量开关	操作正确	—	操作错误
30. 为患儿清洗面部，用生理盐水棉签拭口腔，指导家长为患儿喂少量温开水	3 项均做到	—	任 1 项未做到
31. 为患儿拍背排痰，协助患儿取安全舒适体位	2 项均做到	—	任 1 项未做到
32. 整理床单位，询问患儿家属需求	2 项均做到	—	任 1 项未做到
33. 终末处理：雾化器浸泡于消毒液内 1 小时后洗净晾干备用，治疗盘、治疗车含氯消毒液擦拭，废物分类处理	3 项均做到	—	任 1 项未做到
34. 洗手且正确	做到	—	未做到
35. 正确记录	做到	—	未做到
评价			
36. 评价操作过程规范、流畅，达到治疗目的	做到	—	未做到
37. 评价操作技术熟练，未给患儿造成伤害	做到	—	未做到
沟通技巧			
38. 使用尊称称呼患儿家长	做到	—	未做到
39. 面带微笑，与患儿及家长有眼神交流	做到	—	全程没有微笑
理论提问			
40. 正确回答考官提问	做到	—	未做到
百分比分数计算评分	得分 ÷80（本站总分）×100×25%（本站权重）＝本站得分		

【模拟患者指引】

▷ **病例资料**

患儿，女，11 个月，患儿因"发热、咳嗽 5 天，加重 1 天"入院。住院第 3 天，患儿咳嗽、气促较前稍有缓解，但痰多黏稠仍不易咳出。现患儿 T 38.6℃，P 130 次/分，R 40 次/分，BP 72/48mmHg。精神反应略差，听诊双肺呼吸音粗，可闻及散在中细湿啰音。鼻导管给氧在位，经皮测血氧饱和度 96%。

【理论提问参考题目】

▷ 考官可选择 1 个题目提问

1. 支气管肺炎患儿使用雾化吸入用药具有哪些优点？

答：①吸入药物直接到达支气管腔及肺泡壁，局部浓度高，充分迅速发挥药效；②药物通过肺组织吸收直接进入血液循环，产生全身性疗效；③0.9% 氯化钠溶液的渗透压作用使痰液变稀易于咯出；④湿化呼吸道，缓解支气管痉挛，减少气道阻力，利于分泌物排出，改善通气及换气功能；⑤用药量较小，不良反应较轻；⑥患儿使用无痛苦，易于接受。

2. 雾化吸入后如何为患儿拍背排痰？

答：①患儿取坐位或侧卧位；②操作者手指指腹并拢，使掌侧呈杯状，以手腕力量从肺底自下而上，由外向内叩击胸壁，震动气道；③叩击力量适中；④每次叩击时间以 5~15 分钟为宜；⑤安排在患儿进食后 2 小时至进食前 30 分钟为宜；⑥操作中注意观察患儿反应。

【相关知识】

小儿雾化吸入器的选用：目前常用的雾化吸入器有氧驱动雾化器、空气压缩雾化器及超声雾化器。

1. 氧驱动雾化器

氧驱动雾化器是以氧气作为驱动力，应用高速气流把药液粉碎成细微的气雾，使药液吸入气管、支气管和肺泡，避免了雾化的同时不能吸氧。优点是所需药液量少，气雾微粒小易在肺内沉降，患者仅需用潮气量呼吸，低氧血症、严重气促患者均适用。简单轻巧，使用方便，只需将雾化装置与氧气连接即可操作，现已广泛应用于临床。

2. 空气压缩雾化器

空气压缩雾化器是以压缩机提供驱动压力，吸入药物直径小，利于大量药雾沉积小气道，呼吸道局部浓度高，用药量少、治疗时间短，避免患儿因缺乏吸气能力而难以有效吸入药物。

3. 超声雾化器

超声雾化吸入的水蒸气对吸入氧气有一定的影响，药物雾粒直径为 3.7~10.5mm，大部分沉积在上呼吸道，肺部的沉积量很少，不能有效治疗下呼吸道疾病，且吸入时间较长（10~30 分钟）、产热易致药物失效。

氧驱动雾化器及空气压缩雾化器相对超声雾化器，因其所需药液量少，雾化时间短，所产生的微粒较小，更易在下呼吸道沉积，而小儿注意力集中时间短，因此更适合选用氧驱动雾化器和空气压缩雾化器。

考站5　健康教育

【考生指引】
▷ **考核情境**

> 患儿，女，11个月，患儿因"发热、咳嗽5天，加重1天"入院。住院第12天，患儿咳嗽、咳痰明显缓解。测 T 36.6℃，P 126 次/分，R 30 次/分，BP 72/48mmHg。精神反应好，听诊双肺呼吸音稍粗，未闻及明显啰音。血常规提示：白细胞 9.6×10^9/L，中性粒细胞38.5%，淋巴细胞62.6%，血红蛋白116g/L，血小板 238×10^9/L。经皮测血氧饱和度（SaO$_2$）98%。医嘱明日出院，家长称不清楚出院后患儿饮食、活动等日常生活的注意事项。如果你是责任护士，请对该患儿家属进行健康指导。

▷ **考生任务**

请对家长进行患儿饮食、活动等日常生活指导。

▷ **考核时间**

7分钟（读题1分钟，考核6分钟）。

【考官指引】
▷ **考核目的**

考查学生针对性健康教育的能力。

▷ **场景与用物设置**

1. 场景　病床1张，婴儿模型1个（穿着婴儿服、纸尿裤、手腕带、大包布），模拟患儿家长1位，评分教师2位。

2. 用物　病历夹1个，患儿信息单（考生用）1份，患儿信息单（考官用）2份，笔1支，白纸1张。

▷ **监考与评分注意事项**

1. 请根据评分表中的评分标准进行评分。

2. 考生回答若是经由模拟患儿家长提醒才答对，可酌情给分。

3. 考核时间结束时，务必请考生停止考核。

【操作步骤及评分指引】

支气管肺炎的健康教育评分指引			
评分项目	完全做到（2分）	部分做到（1分）	未做到（0分）
健康教育前评估			
1. 评估患儿家长需求	做到	—	未做到
2. 评估患儿家长对支气管肺炎饮食和活动等日常生活知识的掌握情况	做到	—	未做到
饮食指导			
3. 遵循少量多餐、营养平衡的原则	正确	—	未提到或错误

续表

评分项目	完全做到（2分）	部分做到（1分）	未做到（0分）
4. 宜清淡、易消化	正确	—	未提到或错误
5. 可适当增加富含维生素、高热量、高蛋白质的食物	正确	—	未提到或错误
6. 多吃新鲜水果和蔬菜	正确	—	未提到或错误
7. 多饮水，并解释其目的和重要性	正确	—	未提到或错误
8. 指导家长应耐心哺喂，每次喂食须将患儿头部抬高或抱起	正确	—	未提到或错误
活动指导			
9. 多带患儿进行户外活动，多晒太阳	正确	—	未提到或错误
10. 加强患儿体格锻炼，增强体质，改善呼吸功能	正确	—	未提到或错误
11. 少带患儿去人多密集的公共场所	正确	—	未提到或错误
12. 患儿尽可能避免接触呼吸道感染患者	正确	—	未提到或错误
其他日常生活指导			
13. 居室宽敞、整洁、采光好	正确	—	未提到或错误
14. 室内应采取湿式清扫，经常开窗通气	正确	—	未提到或错误
15. 成人应避免在儿童居室内吸烟，保持室内空气新鲜	正确	—	未提到或错误
16. 气候骤变时，及时增减衣服，既要注意保暖，又要避免过多出汗	正确	—	未提到或错误
17. 出汗后及时更换衣物	正确	—	未提到或错误
18. 按时进行预防接种	正确	—	未提到或错误
评价健康教育的效果			
19. 评估患儿家长对患儿饮食和活动等日常生活相关知识的掌握情况（如复述）	做到	—	未做到
沟通与关爱			
20. 使用尊称称呼患儿家长	做到	—	未做到
21. 面带微笑，与患儿家长有眼神交流	做到	—	全程没有微笑
22. 及时回答患儿家长的疑问	做到	—	未做到

续表

评分项目	完全做到（2分）	部分做到（1分）	未做到（0分）
23. 给患儿家长提供有关小儿支气管肺炎健康教育内容的相关载体：宣传单、宣传册、视频或记录单等	做到	—	未做到
理论提问			
24. 正确回答考官提问	做到	—	未做到
百分比分数计算评分	得分÷48（本站总分）×100×10%（本站权重）=本站得分		

【模拟患者指引】

▷ 病例资料

患儿，女，11个月，因"发热、咳嗽5天，加重1天"入院。住院第12天，患儿咳嗽、咳痰明显缓解。测T 36.6℃，P 126次/分，R 30次/分，BP 72/48mmHg。精神反应好，听诊双肺呼吸音稍粗，未闻及明显啰音。血常规提示：白细胞$9.6×10^9$/L，中性粒细胞38.5%，淋巴细胞62.6%，血红蛋白116g/L，血小板$238×10^9$/L。经皮测血氧饱和度（SaO_2）98%。

【理论提问参考题目】

▷ 考官可选择1个题目提问

1. 按病程分类，该患儿支气管肺炎属于哪一类？

答：该患儿病程<1个月，属于急性肺炎。

2. 儿童肺炎的预后受哪些因素影响？

答：①年龄：年长儿肺炎并发症较少，预后好；婴幼儿预后较差。②是否有基础疾病：在营养不良、佝偻病、先天性心脏病、结核病、麻疹、百日咳的基础上并发肺炎者，预后较差。③病原体：肺炎双球菌肺炎预后良好；金葡菌肺炎并发症多，病程迁延，预后较差。腺病毒肺炎病情较重，病死率也较高。支原体肺炎病情轻重不一，自然病程虽较长，但多能自然痊愈。④病情的严重程度：重症肺炎预后亦较差。

【相关知识】

支气管肺炎的抗生素使用疗程：抗生素一般用至体温正常后的5~7天，临床症状、体征消失后3天。葡萄球菌性肺炎易复发及产生并发症，体温正常后继续用药2~3周，总疗程一般≥6周。支原体肺炎至少用药2~3周。

第二节 营养性缺铁性贫血

营养性缺铁性贫血是由于体内储铁缺乏，致使血红蛋白合成减少而发生的一种小细胞低色素性贫血。本病遍布全球，是婴幼儿时期最常见的一种贫血，以6个月~2岁发病率最高。临床上常有面色苍白、食欲减退、精神不振或注意力不集中等表现，严重影响儿童的生长发育，故为我国重点防治的儿童疾病之一。本节主要考查营养性缺铁性贫血病史采集、身体评估、疾病判断与护理诊断、饮食指导、口服铁剂，以及健康教育等内容。

考站 1 护理评估

【考生指引】

▷ 考核情境

> 患儿，男，11 个月，患儿因"面色苍白 2 个月、加重 1 个月"入院。患儿家长神情焦虑，担心可能的不良后果，希望详细了解病情。现患儿 T 36.7℃，P 108 次/分，R 29 次/分，BP 83/53mmHg，体重 9.7kg。如果你是责任护士，请接待新患者，进行护理评估。

▷ 考生任务

1. 请结合所学知识有条理地采集病史。

2. 请根据病情有选择地进行身体评估。

3. 请根据病情提出需进一步评估的检查项目。

▷ 考核时间

12 分钟（读题 2 分钟，考核 10 分钟）。

【考官指引】

▷ 考核目的

1. 考查学生正确采集病史的能力。

2. 考查学生进行针对性的身体评估的能力。

3. 考查学生评判性思维能力。

▷ 场景与用物设置

1. 场景 婴儿床 1 张，婴儿模型 1 个（穿着婴儿服、纸尿裤、手腕带、大包布），模拟患儿家长 1 位，评分教师 2 位。

2. 用物 治疗盘 1 个，体重身高测量仪 1 台，软尺 1 卷，腕带 1 个，患儿信息单（考生用）1 份，患儿信息单（模拟患儿家长用）1 份，患儿信息单（考官用）2 份，笔 1 支，白纸数张。

▷ 监考与评分注意事项

1. 请根据评分指引中的标准进行评分。

2. 考生回答若是经由模拟患儿家长提醒后答对，可酌情给分。

3. 考生提出需测量血常规、外周血涂片、铁代谢指标时，若没有模拟患儿家长，请评分教师做出相应回答。

4. 考核时间结束时，务必请考生停止本站考核，进入下一站考核，不可拖延时间。

【考核内容评分指引】

护理评估评分指引			
评分项目	完全做到（2分）	部分做到（1分）	未做到（0分）
现病史			
1. 自我介绍（姓名与职责），向患儿家长解释沟通目的	2项均做到	任1项未做到	2项均未做到
2. 询问患儿姓名、日龄、床号，核对腕带与口述一致	2项均做到	任1项未做到	2项均未做到
3. 询问面色苍白的出现时间、持续时间	2项均做到	任1项未做到	2项均未做到
4. 询问有无与面色苍白相关的病因与诱因（早产、双胎、多胎、含铁辅食未添加）	3~4项做到	1~2项做到	4项未做到
5. 询问有无与面色苍白同时、随后出现的其他症状	2项均做到	任1项未做到	2项均未做到
6. 询问患病以来面色苍白色泽有无变化	做到	—	未做到
7. 询问患儿发生面色苍白后的诊疗、护理经过	2项均做到	任1项未做到	2项均未做到
8. 询问患儿二便、睡眠情况	2项均做到	任1项未做到	2项均未做到
喂养情况、出生情况、预防接种史、既往史、家族史、过敏史、社会心理及一般资料			
9. 询问喂养情况：喂养方式、添加转换期食物	2项均做到	任1项未做到	2项均未做到
10. 询问胎龄、胎次、分娩方式、出生体重	3~4项做到	1~2项做到	4项未做到
11. 询问既往史（既往健康状况、慢性肠道疾病史）	1~2项做到	—	2项均未做到
12. 询问预防接种史	做到	—	未做到
13. 询问家族史（母亲妊娠期有无贫血病史）、药物与食物过敏史	3项均做到	任1项未做到	3项均未做到
14. 评估患儿及家长情绪	做到	—	未做到
15. 评估患儿家长一般资料：付费方式、联系地址与电话、社会支持等	2项及以上做到		2项以下做到
身体评估			
16. 观察精神状态	做到	—	未做到
17. 测量身高、头围、前囟	检查全面且方法正确	检查不全面	未检查或检查方法错误

评分项目	完全做到（2分）	部分做到（1分）	未做到（0分）
18. 观察皮肤颜色（面部、口唇、睑结膜、甲床）	检查全面且方法正确	检查不全面	未检查或检查方法错误
19. 观察皮肤有无皮疹、出血点	检查全面且方法正确	检查不全面	未检查或检查方法错误
20. 观察毛发颜色	做到	—	未做到
21. 触诊浅表淋巴结（颈部）	检查方法正确	—	未检查或检查方法错误
22. 触诊肝脏	检查方法正确	—	未检查或检查方法错误
23. 触诊脾脏	检查方法正确	—	未检查或检查方法错误
需进一步评估的检查项目			
24. 提出需检查血常规	做到	—	未做到
25. 提出需外周血涂片	做到	—	未做到
26. 提出需检查铁代谢（血清铁，总铁结合力，转铁蛋白饱和度）	3 项均做到	1~2 项做到	3 项均未做到
沟通技巧			
27. 使用尊称称呼患儿家长	做到	—	未做到
28. 面带微笑，与患儿家长有眼神交流	做到	—	全程没有微笑
29. 全神贯注，用心聆听患儿家长的回答	做到	—	未做到
30. 以开放式的问句进行沟通	全程使用开放性问句 4 次及以上	全程使用开放性问句 4 次以下	全程均未使用开放性问句
31. 资料采集过程流畅，具有逻辑性	做到	—	未做到
百分比分数计算评分	得分÷62（本站总分）×100×25%（本站权重）＝本站得分		

【模拟患者指引】

▷ 病例资料

患儿，男，11 个月。有市医保。家庭地址：本市福全路 1 号。家长电话：136XXXXXXXX。

患儿因"面色苍白 2 个月、加重 1 个月"入院。患儿入院前 2 个月，家长发现患儿面色苍白，食欲减退，不爱活动，但无发热、便血、呕血及皮肤出血现象，二便及睡眠正常，未予以特殊处理。入院前 1 个月开始，面色苍白逐渐加重，进食明显减少，精神较差，遂入院。患儿家长神情焦虑，担心可能的不良后果，希望详细了解病情。

患儿系 G1P1，足月顺产，出生体重 3.1kg，母乳喂养为主，已添加少量稀粥和配方奶粉。计划免疫按期进行，无药物或食物过敏史，无特殊家族史。

身体评估：T 36.7℃，P 108 次/分，R 29 次/分，BP 83/53mmHg，体重 9.7 kg，身高 73cm，头围 46cm，前囟 0.8cm × 0.8cm，平、软。精神反应可，面部、睑结膜、口唇、甲床均苍白，皮肤黏膜无皮疹、黄染及出血点，毛发黄，浅表淋巴结未触及，双肺听诊无异常，心音有力、律齐。腹软，肝肋下 2cm，质软。脾肋下未触及。

实验室检查：血常规示白细胞 10.0×10^9/L，红细胞 3.1×10^{12}/L，血红蛋白 80g/L，血小板 200×10^9/L，MCV 68fl，MCH 20pg，MCHC 270g/L。外周血涂片示红细胞大小不等，以小细胞为主，中央淡染区扩大。血清铁 9μmol/L，总铁结合力 70μmol/L，转铁蛋白饱和度 0.12。

【相关知识】

营养性缺铁性贫血患儿的铁代谢检查特点：血清铁 < 10.7μmol/L，总铁结合力 > 62.7μmol/L，转铁蛋白饱和度 <0.15。

考站2 病情诊断与护理问题

【考生指引】

▷ 考核情境

> 患儿，男，11 个月，患儿因"面色苍白 2 个月、加重 1 个月"入院。患儿现精神反应可，面部、睑结膜、口唇、甲床均苍白，毛发黄，食欲减退，不爱活动。查体：T 36.7℃，P 108 次/分，R 29 次/分，BP 83/53mmHg，体重 9.7kg。患儿家长神情焦虑，担心可能的不良后果，希望详细了解病情。如果你是责任护士，请结合第 1 站评估结果，陈述病史，进行疾病诊断，提出护理诊断/问题。

▷ 考生任务

1. 请根据第 1 站评估结果，陈述该患儿的现病史（包括目前主要症状）、喂养情况、出生情况、预防接种史、既往史、家族史、过敏史、社会心理及一般资料、身体评估结果。

2. 请说出疾病诊断以及诊断依据。

3. 请提出 3 个主要的护理诊断/问题，并说出判断依据。

▷ 考核时间

5 分钟（读题 2 分钟，考核 3 分钟）。

【考官指引】

▷ 考核目的

1. 考查学生有条理地陈述病例的能力。

2. 考查学生正确进行疾病诊断的能力。

3. 考查学生正确概括护理诊断/问题的能力。

▷ **场景与用物设置**

1. 场景　评分教师 2 位。

2. 用物　患儿信息单（考生用）1 份，患儿信息单（考官用）2 份，笔 1 支，白纸数张。

▷ **监考与评分注意事项**

1. 请根据评分表中的评分标准进行评分。

2. 考核时间结束时，务必请考生停止本站考核，进入下一站考核，不可拖延时间。

【**考核内容评分指引**】

疾病诊断、护理诊断/问题评分指引			
评分项目	完全做到（2 分）	部分做到（1 分）	未做到（0 分）
陈述病史			
1. 有条理地叙述现病史	做到	—	未做到
2. 正确叙述喂养情况、出生情况	2 项均做到	任 1 项未做到	2 项均未做到
3. 正确叙述预防接种史	做到	—	未做到
4. 正确叙述既往史	做到	—	未做到
5. 正确叙述家族史、过敏史	2 项均做到	任 1 项未做到	2 项均未做到
6. 正确叙述社会心理、一般资料	2 项均做到	任 1 项未做到	2 项均未做到
7. 正确叙述身体评估资料：精神状态、生命体征、体重、皮肤颜色、毛发颜色、浅表淋巴结及肝、脾触诊	5~8 项正确	1~4 项正确	8 项均未做到或错误
疾病诊断			
8. 西医病名诊断（营养性缺铁性贫血）	完全正确	部分正确	完全错误
9. 诊断依据（喂养史、临床表现、血象、外周血涂片、铁代谢检查）	说明内容完整且正确	说明内容不全	说明内容不全且错误
护理诊断/问题			
10. 营养失调：低于机体需要量，与铁的供应不足有关（判断依据：患儿食欲减退、面色苍白、母乳喂养为主、血清铁 $9\mu mol/L$、总铁结合力 $70\mu mol/L$、转铁蛋白饱和度 0.12）	完全正确	部分正确	未提出或完全错误
11. 活动无耐力：与贫血致组织器官缺氧有关（判断依据：患儿不爱活动、精神较差）	完全正确	部分正确	未提出或完全错误
12. 焦虑：与患儿家长缺乏疾病相关知识有关（判断依据：患儿家长神情焦虑，担心可能的不良后果）	12、13 任 1 条完全正确	12、13 任 1 条部分正确	12、13 均未提出或完全错误

续表

评分项目	完全做到（2分）	部分做到（1分）	未做到（0分）
13. 知识缺乏：患儿家长缺乏营养性缺铁性贫血护理的相关知识（判断依据：患儿家长希望详细了解病情）			
理论提问			
14. 正确回答考官提问	做到	—	未做到
临床辨证思维			
15. 疾病诊断思路清晰	做到	—	未做到
16. 护理诊断/问题正确排序	做到	—	未做到
百分比分数计算评分	得分÷30（本站总分）×100×20%（本站权重）＝本站得分		

【模拟患者指引】

▷ **病例资料**

患儿，男，11个月。有市医保。家庭地址：本市福全路1号。家长电话：136XXXXXXXX。

患儿因"面色苍白2个月、加重1个月"入院。患儿入院前2个月，家长发现患儿面色苍白，食欲减退，不爱活动，但无发热、便血、呕血及皮肤出血现象，二便及睡眠正常，未予以特殊处理。入院前1个月开始，面色苍白逐渐加重，进食明显减少，精神较差，遂入院。患儿家长神情焦虑，担心可能的不良后果，希望详细了解病情。

患儿系 G1P1，足月顺产，出生体重3.1kg，母乳喂养为主，已添加少量稀粥和配方奶粉。计划免疫按期进行，无药物或食物过敏史，无特殊家族史。

身体评估：T 36.7℃，P 108次/分，R 29次/分，BP 83/53mmHg，体重9.7kg，身高73cm，头围46cm，前囟0.8cm×0.8cm，平、软。精神反应可，面部、睑结膜、口唇、甲床均苍白，皮肤黏膜无皮疹、黄染及出血点，毛发黄，浅表淋巴结未触及，双肺听诊无异常，心音有力、律齐。腹软，肝肋下2cm，质软。脾肋下未触及。

实验室检查：血常规示白细胞 $10.0×10^9/L$，红细胞 $3.1×10^{12}/L$，血红蛋白80g/L，血小板 $200×10^9/L$，MCV 68fl，MCH 20pg，MCHC 270g/L。外周血涂片示红细胞大小不等，以小细胞为主，中央淡染区扩大。血清铁 $9μmol/L$，总铁结合力 $70μmol/L$，转铁蛋白饱和度0.12。

【理论提问参考题目】

▷ **考官可选择1个题目提问**

1. 营养性缺铁性贫血的病因有哪些？

答：先天储铁不足，后天补铁不足，生长发育速度快，铁吸收障碍，铁丢失过多，其中，食物铁供应不足，是营养性缺铁性贫血的主要病因。

2. 营养性缺铁性贫血患儿的髓外造血表现有哪些?

答：肝、脾轻度肿大，年龄愈小、病程愈长、贫血愈重者，肝脾肿大愈明显，但肿大程度很少有超过中度者，淋巴结肿大较轻。

【相关知识】

1. 营养性缺铁性贫血患儿的一般表现

营养性缺铁性贫血患儿的一般表现包括：皮肤黏膜逐渐苍白，以唇、口腔黏膜和甲床较明显，易疲乏，不爱活动，年长儿可诉头晕、耳鸣、眼前发黑等。体重不增或增长缓慢。

2. 营养性缺铁性贫血患儿的血象特点

营养性缺铁性贫血患儿的血象特点包括：血红蛋白量降低较红细胞计数减少明显，呈小细胞低色素性贫血。血涂片可见红细胞大小不等，以小细胞为多，中央淡染区扩大。网织红细胞正常或轻度减少。红细胞寿命缩短，白细胞、血小板一般无特殊变化。

考站3 护理措施

【考生指引】

▷ **考核情境**

> 患儿，男，11个月，患儿因面色苍白2个月、加重1个月入院。患儿现精神反应可，面部、睑结膜、口唇、甲床均苍白，毛发黄，食欲减退，不爱活动。查体：T 36.7℃，P 108 次/分，R 29 次/分，BP 83/53mmHg，体重9.7kg。如果你是责任护士，请指导家长合理安排患儿饮食。

▷ **考生任务**

请叙述该患儿的饮食护理要点。

▷ **考核时间**

7分钟（读题2分钟，考核5分钟）。

【考官指引】

▷ **考核目的**

考查学生合理安排患儿饮食的综合思维能力。

▷ **场景与用物设置**

1. 场景 评分教师2位。

2. 用物 患儿信息单（考生用）1份，患儿信息单（考官用）2份，笔1支，白纸数张。

▷ **监考与评分注意事项**

1. 请根据评分表中的评分标准进行评分。

2. 考核时间结束时，务必请考生停止本站考核，进入下一站考核，不可拖延时间。

【考核内容评分指引】

营养性缺铁性贫血的饮食护理评分指引			
评分项目	完全做到（2分）	部分做到（1分）	未做到（0分）
1. 描述含铁丰富的食物（铁强化米粉、动物肝脏、动物血、鸡胗、大豆、黑木耳、瘦肉、红糖、干果、鱼、菠菜等）	6~11 项正确叙述	1~5 项正确叙述	11 项均未叙述或均错误
2. 指导家长给患儿服用含铁食物的同时，给予患儿服用促进铁吸收的食物（维生素C、果糖、氨基酸）	3 项均正确叙述	1~2 项正确叙述	3 项均未叙述或均错误
3. 指导家长给患儿服用含铁食物的同时，避免给予患儿抑制铁吸收的食物（茶、咖啡、牛奶、蛋类、麦麸、植物纤维、草酸和抗酸食物）	5~8 项正确叙述	1~4 项正确叙述	8 项均未叙述或均错误
4. 鲜牛奶必须加热处理后喂养患儿	正确叙述	—	未叙述或错误
5. 增加患儿食欲：创造良好的进食环境；更换饮食品种	2 项均正确叙述	任 1 项未叙述或错误	2 项均未叙述或均错误
6. 进食前不做引起疲劳的活动	正确叙述	—	未叙述或错误
7. 进食前不接受不愉快的检查、治疗及护理	正确叙述	—	未叙述或错误
理论提问			
8. 正确回答考官提问	做到	—	未做到
百分比分数计算评分	得分÷16（本站总分）×100×20%（本站权重）= 本站得分		

【模拟患者指引】

▷ 病例资料

患儿，男，11 个月，患儿因面色苍白 2 个月、加重 1 个月入院。患儿现精神反应可，面部、睑结膜、口唇、甲床均苍白，毛发黄，食欲减退，不爱活动。查体：T 36.7℃，P 108 次/分，R 29 次/分，BP 83/53mmHg，体重 9.7kg。

【理论提问参考题目】

▷ 考官可选择 1 个题目提问

1. 营养性缺铁性贫血的治疗要点包括哪些？

答：①去除病因：如有慢性失血性疾病，如钩虫病、肠息肉或肠道畸形等，应积极治疗原发病；②饮食疗法：喂养不当者应改善膳食，纠正不良的饮食习惯，合理喂养，及时添加含铁丰富的食物及富含维生素C 的食物，以增加铁的吸收；③铁剂治疗：尽量给予铁剂口服治疗；④输注红细胞。

2. 肠腔内影响铁吸收的因素有哪些?

答:维生素C、稀盐酸、果糖、氨基酸等还原物质使Fe^{3+}变成Fe^{2+},有利于铁的吸收;磷酸、草酸等可与铁形成不溶性铁酸盐,难于吸收;植物纤维、茶、咖啡、蛋、牛奶、抗酸药物等可抑制铁的吸收。

【相关知识】

含铁丰富的食物及其含铁量:含铁丰富的食物包括动物性食物和植物性食物。其中,动物性食物中铁的吸收率高,如瘦肉及肝脏的吸收率最高,可达22%,鸡、鸭、猪血及鱼肉次之。植物性食物中的铁吸收率低,谷类中含铁量少。常见含铁丰富的食物及其含铁量见表5-3。

表5-3　常见含铁丰富的食物及其含铁量

食物类别	食物亚类别	食物名称	每100克含铁量（mg）
菌藻类	菌类	普中红蘑（干）	235.1
菌藻类	菌类	香杏丁蘑（干，大）	113.2
菌藻类	菌类	木耳（干）[黑木耳，云耳]	97.4
鱼虾蟹贝类	贝	蛏干（蛏子缢，蛏青子）	88.8
蔬菜类及制品	薯芋类	姜（干）	85
菌藻类	藻类	紫菜（干）	54.9
菌藻类	菌类	蘑菇（干）	51.3
调味品类	酱	芝麻酱	50.3
谷类及制品	大麦	青稞	40.7
禽肉类及制品	鸭	鸭血（母麻鸭）	39.6
禽肉类及制品	鸭	鸭肝（公麻鸭）	35.1
禽肉类及制品	鸭	鸭血（公麻鸭）	31.8
禽肉类及制品	鸭	鸭血（白鸭）	30.5
蔬菜类及制品	茄果、瓜菜类	南瓜粉	27.8
鱼虾蟹贝类	贝	河蚌	26.6
药食两用食物及其他	药食两用植物	车前（鲜）[车轮菜]	25.3
谷类及制品	稻米	早籼	25.1
禽肉类及制品	鸡	鸡血	25
饮料类	茶叶及茶饮料	石榴花茶	24.2
干豆类及制品	大豆	豆腐干（小香干）	23.3
禽肉类及制品	鸭	鸭肝	23.1
坚果、种子类	种子	芝麻（黑）	22.7
鱼虾蟹贝类	贝	鲍鱼（杂色鲍）	22.6

续表

食物类别	食物亚类别	食物名称	每100克含铁量（mg）
畜肉类及制品	猪	猪肝	22.6
菌藻类	菌类	黄蘑（干）	22.5
鱼虾蟹贝类	贝	秋蛤蜊	22
薯类、淀粉类及制品	淀粉类	桂花藕粉	20.8
禽肉类及制品	火鸡	火鸡肝	20.7
鱼虾蟹贝类	贝	田螺	19.7
坚果、种子类	种子	胡麻子	19.7
菌藻类	菌类	口蘑（白蘑）	19.4
干豆类及制品	其他	扁豆	19.2
畜肉类及制品	羊	羊血	18.3
薯类、淀粉类及制品	淀粉类	藕粉	17.9
干豆类及制品	大豆	腐竹	16.5
蔬菜类及制品	野生蔬菜类	白沙蒿（沙蒿）	16.4
畜肉类及制品	牛	牛肉干	15.6
鱼虾蟹贝类	贝	毛蛤蜊	15.3
饮料类	果汁及果汁饮料	沙棘果汁	15.2
鱼虾蟹贝类	虾	刺蛄	14.5
谷类及制品	其他	糜子米（炒米）	14.3
坚果、种子类	种子	芝麻（白）	14.1
干豆类及制品	大豆	豆腐皮	13.9
畜肉类及制品	羊	山羊肉（冻）	13.7
禽肉类及制品	鸡	鸡肝	12
畜肉类及制品	猪	猪血	8.7

考站4　护理技术——口服给药（铁剂）

【考生指引】

▷ 考核情境

　　患儿，男，11 个月，患儿因面色苍白 2 个月、加重 1 个月入院。查体：T 36.7℃，P 108 次/分，R 29 次/分，BP 83/53mmHg，体重 9.7kg。血常规示血红蛋白 80g/L。血清铁 9μmol/L，总铁结合力 70μmol/L，转铁蛋白饱和度 0.12。如果你是责任护士，请遵医嘱给予患儿铁剂 10mL 口服。

▷ **考生任务**

1. 进行口服给药（铁剂）。

2. 执行过程中所有核对须以叙述或行动展现。

3. 执行口服给药（铁剂）后给予患儿家长相关护理指导。

▷ **考核时间**

7 分钟（读题 1 分钟，考核 6 分钟）。

【考官指引】

▷ **考核目的**

1. 考查学生正确执行三查七对完成口服给药的能力。

2. 考查学生将正确的药物、正确的剂量按照正确的途径给药的能力。

3. 考查学生在口服给药过程中对患儿给予关怀和尊重的能力。

▷ **场景与用物设置**

1. 场景　婴儿床 1 张，婴儿模型 1 个（穿着婴儿服、纸尿裤、手腕带、大包布、戴腕带），模拟患儿家长 1 位，评分教师 2 位。

2. 用物　治疗盘 1 个，给药治疗单 1 份，药杯 1 个，湿纱布 1 块，水壶 1 把，温开水 1 壶，小毛巾 1 块，手消毒液 1 瓶，滴管（有刻度）1 支，研钵 1 个，饮水管 1 支，弯盘 1 个，正确药物（遵医嘱准备），患者信息单（学生用）1 份，患者信息单（考官用）2 份。

▷ **监考与评分注意事项**

1. 请根据评分表中的评分标准进行评分。

2. 考生回答若是经由模拟患儿家长提醒才答对，可酌情给分。

3. 考核时间结束时，务必请考生停止本站考核，进入下一站考核，不可拖延时间。

【考核内容评分指引】

口服给药（铁剂）操作步骤及评分指引			
评分项目	完全做到（2 分）	部分做到（1 分）	未做到（0 分）
核对医嘱			
1. 核对医嘱：患儿姓名、床号、药物名称、剂量、给药途径、给药时间	6 项均做到	—	任 1 项未做到
评估			
2. 自我介绍（姓名与职责），向患儿家长解释操作目的	2 项均做到	任 1 项未做到	2 项均未做到
3. 询问患儿姓名、床号、年龄，核对腕带与口述一致	2 项均做到	任 1 项未做到	2 项均未做到
4. 评估患儿：病情、意识状态、合作程度、进食时间、有无口腔疾病及吞咽困难	6 项均做到	3~5 项做到	2 项及以下做到

评分项目	完全做到（2 分）	部分做到（1 分）	未做到（0 分）
5. 评估病室环境	做到	—	未做到
准备			
6. 患儿家长准备：选择患儿进食后或两餐之间给予口服铁剂，向患儿家长告知口服药的名称、作用、注意事项、可能的不良反应，取得配合	做到	—	未做到
7. 护士准备：衣着整洁，修剪指甲，洗手，戴口罩	完全做到且洗手方法正确	部分做到	未做到或洗手步骤错误
8. 环境准备：病室安静、安全、清洁、明亮，温湿度适宜	做到	—	未做到
9. 物品准备：用物齐全（治疗盘、给药治疗单、药杯、湿纱布、小毛巾、手消毒液、滴管），摆放有序合理，检查用物有效期及包装完整性	做到	用物缺少 3 项以内，且有检查	用物缺少 4 项及以上，或未检查
10. 药物准备：摇匀药液；一手持量杯，拇指置于所需刻度，使其刻度与视线平；另一手将药瓶有瓶签的一面朝上，倒药液至所需刻度；将药液倒入药杯；用湿纱布擦净瓶口，放药瓶回原处	步骤正确	步骤错误 1~2 项	步骤错误 3~4 项
实施			
11. 携用物至患儿床边，再次核对患儿姓名、床号及年龄，核对腕带与口述一致	2 项均做到	任 1 项未做到	2 项均未做到
12. 抬高患儿头部，取头侧位，用治疗巾围于患儿颈部	做到	—	未做到
13. 用滴管将铁剂滴入患儿口中，注意避开牙齿，嘱患儿吞咽	做到	—	未做到
14. 用温开水少许送服口内残余药液	做到	—	未做到
15. 操作后再次核对患儿姓名、床号及年龄，核对腕带与口述一致	2 项均做到	任 1 项未做到	2 项均未做到
16. 给药后协助患儿取舒适体位	做到	—	未做到
17. 整理床单元	做到	—	未做到
18. 健康教育：分别针对病情和操作正确而简要地给出指导（口服铁剂 1 小时内不能进食牛奶、鸡蛋等抑制铁吸收的食物，可以进食果汁等促铁吸收的食物）	做到	—	未做到

续表

评分项目	完全做到（2分）	部分做到（1分）	未做到（0分）
19. 终末处理：药杯、纱布、滴管倒入黄色垃圾袋	做到	—	未做到
20. 洗手且正确	做到	—	未做到
21. 正确记录（时间、患儿反应、签名）	做到	—	未做到
评价			
22. 评价操作过程规范、流畅，达到治疗目的	做到	—	未做到
23. 评价操作技术熟练，未给患儿造成伤害	做到	—	未做到
沟通技巧			
24. 使用尊称称呼患儿家长	做到	—	未做到
25. 面带微笑，与患儿及家长有眼神交流	做到	—	全程没有微笑
26. 主动关心患儿家长的感受，觉察、接纳并安抚患儿家长情绪	做到	—	未做到
27. 沟通时使用对方了解的语言，避免使用专业术语；语速和音调适合患儿家长年龄和了解程度	做到	—	未做到
28. 注意聆听，记住患儿家长的讲话内容且有回应；不打断对方讲话；使用开放式问题鼓励患儿家长表达	做到	—	未做到
29. 保护患儿及其家长隐私	做到	—	未做到
理论提问			
30. 正确回答考官提问	做到	—	未做到
百分比分数计算评分	得分÷60（本站总分）×100×25%（本站权重）＝本站得分		

【模拟患者指引】

▷ **病例资料**

患儿，男，11 个月，患儿因面色苍白 2 个月、加重 1 个月入院。查体：T 36.7℃，P 108 次/分，R 29 次/分，BP 83/53mmHg，体重 9.7kg。血常规示血红蛋白 80g/L。血清铁 9μmol/L，总铁结合力 70μmol/L，转铁蛋白饱和度 0.12。

【理论提问参考题目】

▷ 考官可选择1个题目提问

1. 注射铁剂的指征有哪些?

答:①口服铁剂发生严重副作用,经调整剂量和对症处理仍不能坚持口服者;②长期腹泻、呕吐或胃肠手术等严重影响胃肠对铁的吸收。

2. 最常用的儿童药物剂量计算方法是什么?

答:按体重计算儿童药物剂量是最常用、最基本的方法。多数药物已给出每千克体重、每日或每次用药量,方便易行,故在临床广泛应用。患儿体重应按实际测得值为准,若计算结果超出成人量,则以成人量为限。

【相关知识】

口服铁剂制剂与剂量:临床一般使用二价铁盐制剂。常用口服制剂有硫酸亚铁、富马酸亚铁、葡萄糖酸亚铁、琥珀酸亚铁、多糖铁复合物(含元素铁46%)等。口服铁剂的剂量为元素铁 $2\sim6mg/$(kg·d),分3次餐间口服。近年来国内外采用每周口服 $1\sim2$ 次的方法,代替每天3次防治缺铁性贫血,疗效肯定且患儿顺应性好。

考站5　健康教育

【考生指引】

▷ 考核情境

> 患儿,男,11个月,患儿因面色苍白2个月、加重1个月入院。入院时精神反应可,面部、睑结膜、口唇、甲床均苍白。入院后给予监测生命体征、预防感染、铁剂治疗、合理喂养等处理。现患儿精神反应好,食欲增加,进食量增多,无呕吐,大小便正常,血常规示血红蛋白100g/L,遵医嘱明日出院、回家继续服用铁剂。但是患儿家长对如何护理患儿服用铁剂尚不熟悉,希望责任护士给予正确指导。如果你是责任护士,请对该家长进行患儿口服铁剂护理的健康指导。

▷ 考生任务

请指导家长为患儿实施口服铁剂的护理。

▷ 考核时间

7分钟(读题2分钟,考核5分钟)。

【考官指引】

▷ 考核目的

考查学生指导家长为患儿实施口服铁剂健康教育的能力。

▷ 场景与用物设置

1. 场景　婴儿床1张,婴儿模型1个(穿着婴儿服、纸尿裤、手腕带、大包布),模拟患儿家长1位,评分教师2位。

2. 用物　病历夹1个,患儿信息单(考生用)1份,患儿信息单(考官用)2份,笔1支,白纸1张。

▷ **监考与评分注意事项**

1. 请根据评分表中的评分标准进行评分。

2. 考生回答若是经由模拟患儿家长提醒才答对，可酌情给分。

3. 考核时间结束时，务必请考生停止考核。

【考核内容评分指引】

营养性缺铁性贫血的健康教育评分指引			
评分项目	完全做到（2分）	部分做到（1分）	未做到（0分）
健康教育前评估			
1. 评估患儿家长需求	做到	—	未做到
2. 评估患儿家长对营养性缺铁性贫血病因的了解情况（铁供应不足）	做到	—	未做到
3. 评估患儿家长对营养性缺铁性贫血可能造成的影响的了解情况	做到	—	未做到
4. 评估患儿家长对铁剂治疗营养性缺铁性贫血重要性的了解情况	做到	—	未做到
5. 评估患儿家长对口服铁剂护理知识的掌握情况	做到	—	未做到
指导正确口服铁剂			
6. 告知家长服用铁剂的正确剂量、疗程	2项均做到	任1项未做到	2项均未做到
7. 告知家长药物应置于患儿不能触及的地方且不能存放过多，以免误服过量中毒	做到	—	未做到
8. 告知家长口服铁剂可导致恶心、呕吐、腹泻等胃肠道反应	做到	—	未做到
9. 告知家长铁剂宜在两餐之间服用，以减少对胃肠道的刺激	做到	—	未做到
10. 告知家长液体铁剂可使患儿牙齿染黑，可用吸管或滴管服之	做到	—	未做到
11. 告知家长患儿服用铁剂后，大便变黑或呈柏油样，停药后恢复	做到	—	未做到
12. 铁剂可与维生素 C、果汁同服，以利吸收	做到	—	未做到
13. 铁剂忌与抑制铁吸收的食物同服（茶、咖啡、牛奶、蛋类、麦麸、植物纤维、草酸和抗酸药物）	6~8项均做到	3~5项未做到	3项以下做到

续表

评分项目	完全做到（2分）	部分做到（1分）	未做到（0分）
14. 遵医嘱定期医院复诊的重要性	做到	—	未做到
评价健康教育的效果			
15. 评估患儿家长对口服铁剂护理知识的掌握情况（如复述）	做到	—	未做到
沟通与关爱			
16. 使用尊称称呼患儿家长	做到	—	未做到
17. 面带微笑，与患儿家长有眼神交流	做到	—	全程没有微笑
18. 及时回答患儿家长的疑问	做到	—	未做到
19. 给患儿家长提供口服铁剂护理知识健康教育内容的相关载体：宣传单、宣传册、视频或记录单等	做到	—	未做到
理论提问			
20. 正确回答考官提问	做到	—	未做到
百分比分数计算评分	得分÷40（本站总分）×100×10%（本站权重）＝本站得分		

【模拟患者指引】

▷ 病例资料

患儿，男，11个月，患儿因面色苍白2个月、加重1个月入院。入院时精神反应可，面部、睑结膜、口唇、甲床均苍白。入院后给予监测生命体征、预防感染、铁剂治疗、合理喂养等处理。现患儿精神反应好，食欲增加，进食量增多，无呕吐，大小便正常，血常规示血红蛋白100g/L，遵医嘱明日出院、回家继续服用铁剂。

【理论提问参考题目】

▷ 考官可选择1个题目提问

1. 铁剂治疗营养性缺铁性贫血的疗效评定要点包括哪些？

答：服用铁剂后12~24小时临床症状好转，烦躁减轻，食欲增加。36~48小时开始出现红系增生现象。2~3天后网织红细胞开始升高，5~7天达高峰，以后逐渐下降，2~3周后降至正常。1~2周后血红蛋白开始上升，一般3~4周后达正常。如服药3~4周仍无效，应查找原因，是否有剂量不足、制剂不良、导致铁不足的因素继续存在等。

2. 铁剂治疗营养性缺铁性贫血的疗程是什么？

答：服铁剂一般用至血红蛋白达正常水平后2个月左右再停药，以补足铁的贮存量。

【相关知识】

注射铁剂的不良反应与预防：注射铁剂可致局部疼痛、静脉痉挛、静脉炎等，应深部肌内注射，每次更换注射部位，减少局部刺激；也可引起荨麻疹、发热、头痛、关节痛，甚至过敏性休克，应注意观察。

第三节　新生儿溶血病

新生儿溶血病是指母婴血型不合，母血中血型抗体通过胎盘进入胎儿循环，发生同种免疫反应导致胎儿、新生儿红细胞破坏而引起的溶血。人类的血型系统有 26 种，但临床上以 ABO、Rh 血型系统不合引起的新生儿溶血病多见。ABO、Rh 溶血可致新生儿发生黄疸、贫血、肝脾肿大，甚至间接胆红素可以透过血 - 脑脊液屏障引起中枢神经系统损伤。本节主要考查新生儿 ABO 溶血病病史采集、身体评估、疾病诊断与护理诊断、黄疸评估与监测、预防胆红素脑病的护理、蓝光疗法，以及健康教育等内容。

考站 1　护理评估

【考生指引】

▷ 考核情境

> 患儿，男，生后 65 小时，患儿因"皮肤黄染 20 小时、加重 3 小时"收治入院。患儿家长神情紧张，担心可能的不良后果，希望详细了解病情。现患儿 T 36.8℃，P 121 次/分，R 32 次/分，BP 71/52mmHg。如果你是责任护士，请接待新患者，进行护理评估。

▷ 考生任务

1. 请结合所学知识有条理地采集病史。

2. 请根据病情有选择地进行身体评估。

3. 请根据病情提出需进一步评估的检查项目。

▷ 考核时间

12 分钟（读题 2 分钟，考核 10 分钟）。

【考官指引】

▷ 考核目的

1. 考查学生正确采集病史的能力。

2. 考查学生进行针对性身体评估的能力。

3. 考查学生评判性思维能力。

▷ 场景与用物设置

1. 场景　婴儿床 1 张，新生儿模型 1 个，模拟患儿家长 1 位，评分教师 2 位。

2. 用物　治疗盘 1 个，体重身高测量仪 1 台，软尺 1 个，腕带 1 个，患儿信息单（考生用）1 份，患儿信息单（模拟患儿家长用）1 份，患儿信息单（考官用）2 份，笔 1 支，白纸数张。

▷ 监考与评分注意事项

1. 请根据评分指引中的标准进行评分。

2. 考生回答若是经由模拟患儿家长提醒才答对，可酌情给分。

3. 考生提出需测量胆红素时，若没有模拟患儿家长，请评分教师做出相应回答。

4. 考核时间结束时，务必请考生停止本站考核，进入下一站考核，不可拖延时间。

【考核内容评分指引】

护理评估评分指引			
评分项目	完全做到（2分）	部分做到（1分）	未做到（0分）
现病史			
1. 自我介绍（姓名与职责），向患儿家长解释沟通目的	2 项均做到	任 1 项未做到	2 项均未做到
2. 询问患儿姓名、日龄、床号，核对腕带与口述一致	2 项均做到	任 1 项未做到	2 项均未做到
3. 询问黄疸的出现时间、持续时间	2 项均做到	任 1 项未做到	2 项均未做到
4. 询问有无与黄疸相关的病因与诱因（母婴血型不合、母乳性黄疸、胆道闭锁、药物服用）	3 项及以上做到	1 ~ 2 项做到	未做到
5. 询问有无与黄疸同时、随后出现的其他症状	2 项均做到	任 1 项未做到	2 项均未做到
6. 询问患病以来黄疸色泽、部位有无变化	2 项均做到	任 1 项未做到	2 项均未做到
7. 询问患儿发生黄疸后的诊疗、护理经过	2 项均做到	任 1 项未做到	2 项均未做到
8. 询问小便情况	做到	—	未做到
9. 询问大便情况	做到	—	未做到
喂养情况、出生情况、预防接种史、既往史、家族史、过敏史、社会心理及一般资料			
10. 询问喂养情况：喂养方式、食欲、进奶量	3 项均做到	任 1 项未做到	3 项均未做到
11. 询问胎龄、分娩方式、Apgar 评分、出生体重	3 ~ 4 项做到	1 ~ 2 项做到	4 项均未做到
12. 询问预防接种史	做到	—	未做到
13. 询问既往史（细菌与病毒感染史）	做到	—	未做到
14. 询问家族史（如母亲孕期特殊病史、有毒有害物接触史）、药物与食物过敏史	3 项均做到	任 1 项未做到	3 项均未做到
15. 评估患儿家长情绪	做到	—	未做到
16. 评估患儿家长一般资料：联系地址与电话	做到		未做到

续表

评分项目	完全做到（2分）	部分做到（1分）	未做到（0分）
身体评估			
17. 观察反应、精神状态	检查全面	检查不全面	未检查
18. 测量体重、身高、头围、前囟	检查全面且方法正确	检查不全面	未检查或检查方法错误
19. 观察皮肤黏膜黄染的部位、色泽	检查全面	检查不全面	未检查
20. 观察皮肤有无皮疹、出血点	检查全面且方法正确	检查不全面	未检查或检查方法错误
21. 评估吸吮力、肌张力情况	检查全面且方法正确	检查不全面	未检查或检查方法错误
22. 评估有无抽搐	检查方法正确	—	未检查或检查方法错误
23. 检查有无感染灶	检查方法正确	—	未检查或检查方法错误
24. 触诊浅表淋巴结（颈部）	检查全面且方法正确	检查不全面	未检查或检查方法错误
25. 触诊肝脏	检查全面且方法正确	检查不全面	未检查或检查方法错误
26. 触诊脾脏	检查全面且方法正确	检查不全面	未检查或检查方法错误
需进一步评估的检查项目			
27. 提出需测量母子血型、胆红素数值、抗体释放试验、改良直接抗人球蛋白试验	3～4项做到	1～2项做到	4项均未做到
沟通技巧			
28. 使用尊称称呼患儿家长	做到	—	未做到
29. 面带微笑，与患儿家长有眼神交流	做到	—	全程没有微笑
30. 全神贯注，用心聆听患儿家长的回答	做到	—	未做到
31. 以开放式的问句进行沟通	全程使用开放性问句4次及以上	全程使用开放性问句4次以下	全程均未使用开放性问句
32. 资料采集过程流畅，具有逻辑性	做到	—	未做到
百分比分数计算评分	得分÷64（本站总分）×100×25%（本站权重）＝本站得分		

【模拟患者指引】

▷ **病例资料**

患儿，女，生后65小时。家庭地址：幸福路1号。家长电话：137XXXXXXXX。

患儿因"皮肤黄染20小时、加重3小时"而入院。于20小时前家长发现患儿皮肤、巩膜发黄，近3小时黄染逐渐加重，为求进一步诊治入住我院。患儿自发病以来，精神反应可，无发热、腹胀、呕吐、气促、呼吸困难、青紫、抽搐、激惹等表现。患儿家长神情紧张，担心可能的不良后果，希望详细了解病情。

患儿系第一胎、第一产，母孕期无特殊病史，无有毒有害物接触史。孕39^{+6}周，顺产，胎盘无异常，无胎儿窘迫史，无产伤史，无窒息史，Apgar评分1分钟9分，5分钟10分，出生体重3.1kg。生后2小时开奶，人工喂养，吃奶量尚可，小便量可、颜色加深，大便量、色正常，已接种乙肝疫苗、卡介苗。

身体评估：T 36.8℃，P 121次/分，R 32次/分，BP 71/52mmHg，体重3.1kg，身高50cm，头围35cm，前囟1.5cm×1.5cm，平、软。足月儿貌，反应可，全身皮肤、巩膜明显黄染，双侧瞳孔等大等圆，对光反射灵敏，颈软，呼吸平稳，双肺呼吸音正常，心音有力，心律齐。腹软，肠鸣音正常，肌张力正常，觅食反射、吸吮反射、拥抱反射可引出。

实验室检查：血清总胆红素280μmol/L（16mg/dL），直接胆红素20μmol/L（1.2mg/dL）。患儿ABO血型为A型、Rh血型阳性，患儿母亲ABO血型为O型Rh阳性，抗体释放试验阳性，改良直接抗人球蛋白试验阴性。

【相关知识】

1. 新生儿病理性黄疸的特点

①黄疸在出生后24小时内出现；②黄疸程度重，血清总胆红素>205.2～256.5μmol/L（12～15mg/dL），或每日上升超过85μmol/L（5mg/dL），或每小时上升超过0.85μmol/L（0.5mg/dL）；③黄疸持续时间长（足月儿>2周，早产儿>4周）；④黄疸退而复现；⑤血清结合胆红素>34μmol/L（2mg/dL）。

2. 新生儿Apgar评分

Apgar评分是国际上公认的评价新生儿窒息的方法（见表5-4）。内容包括皮肤颜色、心率、弹足底或插鼻管反应、肌张力、呼吸5项指标，每项指标0～2分，共10分，8～10分为正常，4～7分为轻度窒息，0～3分为重度窒息。生后1分钟评分可区别窒息程度，5分钟及10分钟评分有助于判断复苏效果和预后。

表5-4 新生儿Apgar评分法

体征	评分标准			生后评分	
	0	1	2	1分钟	5分钟
皮肤颜色	青紫或苍白	躯干红、四肢青紫	全身红		
心率（次/分）	无	<100	>100		
弹足底或插鼻管反应	无反应	有些动作，如皱眉	哭、喷嚏		

体征	评分标准			生后评分	
	0	1	2	1分钟	5分钟
皮肤颜色	青紫或苍白	躯干红、四肢青紫	全身红		
肌肉张力	松弛	四肢略屈曲	四肢能活动		
呼吸	无	慢、不规则	正常，哭声响		

（表 5-4 引自：崔焱，仰曙芬. 儿科护理学. 北京：人民卫生出版社，2017.）

3. 抗体释放试验

通过加热使患儿血中致敏红细胞的血型抗体释放于释放液中，将与患儿相同血型的成人红细胞（ABO 系统）或 O 型标准红细胞（Rh 系统）加入释放液中致敏，再加入抗人球蛋白血清，如有红细胞凝聚为阳性。抗体释放试验是检测致敏红细胞的敏感试验，也为确诊试验。Rh 和 ABO 溶血病一般均为阳性。

4. 改良直接抗人球蛋白试验

改良直接抗人球蛋白试验即改良 Coombs 试验，为确诊试验，是用"最适稀释度"的抗人球蛋白血清与充分洗涤后的受检红细胞盐水悬液混合，如有红细胞凝聚为阳性，表明红细胞已致敏。Rh 溶血病其阳性率高，而 ABO 溶血病仅少数阳性。

考站 2　病情诊断与护理问题

【考生指引】

▷ 考核情境

> 患儿，男，生后 65 小时，患儿因"皮肤黄染 20 小时、加重 3 小时"收治入院。患儿家长神情焦虑，担心可能的不良后果，希望详细了解病情。现患儿 T 36.8℃，P 121 次/分，R 32 次/分，BP 71/52mmHg。如果你是责任护士，请结合第 1 站评估结果，陈述病史，进行疾病诊断，提出护理诊断/问题。

▷ 考生任务

1. 请根据第 1 站评估结果，陈述该患儿的现病史（包括目前主要症状）、喂养情况、出生情况、预防接种史、既往史、家族史、过敏史、社会心理及一般资料、身体评估结果。

2. 请说出疾病诊断以及诊断依据。

3. 请提出 2 个主要的护理诊断/问题，并说出判断依据。

▷ 考核时间

5 分钟（读题 2 分钟，考核 3 分钟）。

【考官指引】

▷ 考核目的

1. 考查学生有条理地陈述病例的能力。

2. 考查学生正确进行疾病诊断的能力。

3. 考查学生正确概括护理诊断/问题的能力。

▷ **场景与用物设置**

1. 场景　评分教师 2 位。

2. 用物　患儿信息单（考生用）1 份，患儿信息单（考官用）2 份，笔 1 支，白纸数张。

▷ **监考与评分注意事项**

1. 请根据评分表中的评分标准进行评分。

2. 考核时间结束时，务必请考生停止本站考核，进入下一站考核，不可拖延时间。

【考核内容评分指引】

疾病诊断、护理诊断/问题评分指引			
评分项目	完全做到（2 分）	部分做到（1 分）	未做到（0 分）
陈述病史			
1. 有条理地叙述现病史	做到	—	未做到
2. 正确叙述喂养情况、出生情况	2 项均做到	任 1 项未做到	2 项均未做到
3. 正确叙述预防接种史	做到	—	未做到
4. 正确叙述既往史	做到	—	未做到
5. 正确叙述家族史、过敏史	2 项均做到	任 1 项未做到	2 项均未做到
6. 正确叙述社会心理、一般资料	2 项均做到	任 1 项未做到	2 项均未做到
7. 正确叙述身体评估资料：生命体征、反应、精神状态、皮肤黏膜黄染的部位与色泽、吸吮力、肌张力、抽搐	5~8 项正确	1~4 项正确	8 项均未做到或错误
疾病诊断			
8. 西医病名诊断（ABO 溶血病）	完全正确	部分正确	完全错误
9. 诊断依据（黄疸出现早且进行性加重、母婴 ABO 血型不合、抗体释放试验阳性）	说明内容完整且正确	说明内容不全	说明内容不全且错误
护理诊断/问题			
10. 潜在并发症：胆红素脑病（判断依据：黄疸进行性加重）	完全正确	部分正确	未提出或完全错误
11. 焦虑：与患儿家长缺乏疾病相关知识有关（判断依据：患儿家长神情紧张，担心可能的不良后果）	11、12 任 1 条完全正确	11、12 任 1 条部分正确	11、12 均未提出或完全错误
12. 知识缺乏：患儿家长缺乏新生儿 ABO 溶血病护理的相关知识（判断依据：患儿家长希望详细了解病情）			

评分项目	完全做到（2分）	部分做到（1分）	未做到（0分）
理论提问			
13. 正确回答考官提问	做到	—	未做到
临床辨证思维			
14. 疾病诊断思路清晰	做到	—	未做到
15. 护理诊断/问题正确排序	做到	—	未做到
百分比分数计算评分	得分÷28（本站总分）×100×20%（本站权重）= 本站得分		

【模拟患者指引】

▷ 病例资料

患儿，女，生后65小时。家庭地址：本市幸福路1号。家长电话：137XXXXXXXX。

患儿因"皮肤黄染20小时、加重3小时"而入院。于20小时前家长发现患儿皮肤、巩膜发黄，近3小时黄染逐渐加重，为求进一步诊治入住我院。患儿自发病以来，精神反应可，无发热、腹胀、呕吐、气促、呼吸困难、青紫、抽搐、激惹等表现。患儿家长神情紧张，担心可能的不良后果，希望详细了解病情。

患儿系第一胎、第一产，母孕期无特殊病史，无有毒有害物接触史。孕39^{+6}周，顺产，胎盘无异常，无胎儿窘迫史，无产伤史，无窒息史，Apgar评分1分钟9分，5分钟10分，出生体重3.1kg。生后2小时开奶，人工喂养，吃奶量尚可，小便量可、颜色加深，大便量、色正常，已接种乙肝疫苗、卡介苗。

身体评估：T 36.8℃，P 121次/分，R 32次/分，BP 71/52mmHg，体重3.1kg，身高50cm，头围35cm，前囟1.5cm×1.5cm，平、软。足月儿貌，反应可，全身皮肤、巩膜明显黄染，双侧瞳孔等大等圆，对光反射灵敏，颈软，呼吸平稳，双肺呼吸音正常，心音有力，心律齐。腹软，肠鸣音正常，肌张力正常，觅食反射、吸吮反射、拥抱反射可引出。

实验室检查：血清总胆红素280μmol/L（16mg/dL），直接胆红素20μmol/L（1.2mg/dL）。患儿ABO血型为A型、Rh血型阳性，患儿母亲ABO血型为O型Rh阳性，抗体释放试验阳性，改良直接抗人球蛋白试验阴性。

【理论提问参考题目】

▷ 考官可选择1个题目提问

1. 新生儿溶血病诊断要点包括哪些?

答：新生儿娩出后黄疸出现早，且进行性加重，有母婴血型不合，改良直接抗人球蛋白试验和抗体释放试验中有一项阳性者即可确诊。

2. 胆红素脑病的定义是什么?

答：胆红素脑病是指间接胆红素通过血脑屏障进入中枢神经系统，导致神经细胞中毒变性，出现神经系统异常的临床表现，一般发生在生后 2～7 天，早产儿尤易发生。

【相关知识】

1. 胆红素脑病的临床表现

胆红素脑病典型临床表现包括警告期、痉挛期、恢复期及后遗症期，各期表现见表 5-5。

表 5-5　胆红素脑病典型临床表现

分期	表现	持续时间
警告期	反应低下，肌张力下降，吸吮力弱	0.5～1.5 天
痉挛期	肌张力增高，发热、抽搐，呼吸不规则	0.5～1.5 天
恢复期	肌张力恢复，体温正常，抽搐减少	2 周
后遗症期	听力下降，眼球运动障碍，手足徐动，牙釉质发育不良，智力落后	终生

（表 5-5 引自：崔焱，仰曙芬．儿科护理学．北京：人民卫生出版社，2017.）

2. Rh 溶血和 ABO 溶血的区别

Rh 溶血和 ABO 溶血的区别见表 5-6。

表 5-6　Rh 溶血和 ABO 溶血的区别

类别	Rh 溶血	ABO 溶血
血型		
母亲	阴性	O
婴儿	阳性	A 或 B
抗体类型	不完全（IgG）	免疫（IgG）
黄疸	生后 24 小时出现并加重	生后 2～3 天出现
贫血	重症有严重贫血伴心力衰竭	很少发生严重贫血
肝脾肿大	不同程度的肝脾肿大	少数有轻度的肝脾肿大
胎儿水肿	全身水肿、胸腔积液、腹水、心率快、心音低钝、呼吸困难	很少发生
治疗		
需要产前检查	是	否
光疗的价值	有限	很大
换血的机会	约 67%	约 1%
晚期贫血的发生率	经常	很少

（表 5-6 引自：崔焱，仰曙芬．儿科护理学．北京：人民卫生出版社，2017.）

考站3　护理措施

【考生指引】
▷ 考核情境

> 患儿，男，生后65小时，患儿因"皮肤黄染20小时、加重3小时"收治入院。现患儿T 36.8℃，P 121 次/分，R 32 次/分，BP 71/52mmHg。精神反应可，前囟平、软，全身皮肤、巩膜明显黄染，双侧瞳孔等大等圆，对光反射灵敏，颈软，呼吸平稳。如果你是责任护士，请评估患儿黄疸程度，做好预防患儿发生胆红素脑病的护理。

▷ 考生任务
1. 请叙述该患儿黄疸的评估要点。
2. 请叙述预防胆红素脑病的护理要点。

▷ 考核时间
9 分钟（读题2分钟，考核7分钟）。

【考官指引】
▷ 考核目的
1. 考查学生评估患儿黄疸程度的能力。
2. 考查学生预防患儿发生胆红素脑病的综合思维能力。

▷ 场景与用物设置
1. 场景　评分教师2位。
2. 用物　患儿信息单（考生用）1份，患儿信息单（考官用）2份，笔1支，白纸数张。

▷ 监考与评分注意事项
1. 请根据评分表中的评分标准进行评分。
2. 考核时间结束时，务必请考生停止本站考核，进入下一站考核，不可拖延时间。

【考核内容评分指引】

新生儿溶血病的护理措施评分指引			
评分项目	完全做到（2分）	部分做到（1分）	未做到（0分）
评估黄疸程度			
1. 观察皮肤黄染的色泽、部位和范围	正确叙述	—	未叙述或错误
2. 评估黄疸的程度	正确叙述	—	未叙述或错误
预防胆红素脑病的护理要点			
3. 遵医嘱输入白蛋白	正确叙述	—	未叙述或错误
4. 蓝光疗法的护理：①光疗前给患儿佩戴合适的眼罩；②若为蓝光单面光疗，应注意协助患儿翻身、变换体位；③观察患儿皮肤情况、大便情况；④光疗时遵医嘱给予患儿补充维生素 B_2；⑤光疗期间注意患儿水分的补充	4～5 项正确叙述	1～3 项正确叙述	5 项均未叙述或均错误

评分项目	完全做到（2分）	部分做到（1分）	未做到（0分）
5. 评估患儿经皮测胆红素记录单或血清胆红素化验单	正确叙述	—	未叙述或错误
6. 观察患儿有无胆红素脑病早期表现（反应低下、肌张力下降、吸吮力弱）	正确叙述	—	未叙述或错误
7. 一旦出现胆红素脑病早期表现，做好换血疗法准备工作，包括环境准备、物品准备、血源准备、护士准备	正确叙述	—	未叙述或错误
理论提问			
8. 正确回答考官提问	做到	—	未做到
百分比分数计算评分	得分÷16（本站总分）×100×20%（本站权重）= 本站得分		

【模拟患者指引】

▷ 病例资料

患儿，男，生后65小时，患儿因"皮肤黄染20小时、加重3小时"收治入院。现患儿 T 36.8℃，P 121 次/分，R 32 次/分，BP 71/52mmHg。精神反应可，前囟平、软，全身皮肤、巩膜明显黄染，双侧瞳孔等大等圆，对光反射灵敏，颈软，呼吸平稳。

【理论提问参考题目】

▷ 考官可选择1个题目提问

1. 蓝光疗法的原理是什么?

答：在光作用下，非结合胆红素转变成水溶性异构体，直接经胆汁和尿液排出。波长 425~475nm 的蓝光和波长 510~530nm 的绿光效果最佳，日光灯或太阳光也有较好疗效。

2. 新生儿溶血病的治疗要点包括哪些?

答：①光照疗法；②药物治疗（肝酶诱导剂、补充白蛋白等）；③换血疗法；④其他治疗：防治低血糖、低血钙、低体温；纠正缺氧、贫血、水肿、电解质紊乱等。

【相关知识】

1. 黄疸程度分级

根据自然光线下肉眼观察，黄疸程度可分为轻、中、重三度。①轻度：患儿只表现为颜面部皮肤黄染，躯干部及四肢皮肤黄染不明显。②中度：除颜面部皮肤黄染外，躯干部、四肢皮肤亦黄染，但肘膝关节以下皮肤黄染不明显。③全身皮肤、黏膜黄染明显，颜面部、躯干部、四肢皮肤均黄染，且患儿肘膝关节以下，包括手、足心皮肤亦出现黄染。

2. 新生儿换血疗法的护理

严格按照新生儿换血指征进行新生儿换血。术前核对换血知情同意书，并有家长签字。选择合适的血源。术前停奶1次，并抽出胃内容物以防止呕吐。选择合适的静动脉通路。换血过程中计算换血量，保证输入量和输出量的一致，注意观察患儿有无抽搐、呼吸暂停、呼吸急促等表现。换血后进行血生化的监测，观察黄疸程度和黄疸症状。

考站 4　护理技术——蓝光疗法

【考生指引】
▷ 考核情境

> 患儿，男，生后 65 小时，患儿因"皮肤黄染 20 小时、加重 3 小时"收治入院。现患儿 T 36.8℃，P 121 次/分，R 32 次/分，BP 71/52mmHg。精神反应可，前囟平、软，全身皮肤、巩膜明显黄染。如果你是新生儿科值班护士，请遵医嘱给予患儿蓝光疗法 6 小时。

▷ 考生任务
1. 进行蓝光疗法。
2. 执行过程中所有核对须以叙述或行动展现。

▷ 考核时间
9 分钟（读题 1 分钟，考核 8 分钟）。

【考官指引】
▷ 考核目的
1. 考查学生执行蓝光疗法前的准备工作能力。
2. 考查学生执行蓝光疗法的工作能力。
3. 考查学生在执行蓝光疗法过程中对患儿及其家长给予关怀和尊重的能力。

▷ 场景与用物设置
1. 场景　光线充足，安静且适宜的环境温度（26~28℃），婴儿床 1 张，模拟患儿家长 1 位，新生儿模型 1 个（穿着新生儿服、纸尿裤、手腕带、大包布、戴腕带），评分教师 2 位。
2. 用物　新生儿遮光眼罩 1 副，墨镜 1 副，透明薄膜贴 2 个，光疗箱 1 个，长条遮光尿布 1 条，医嘱单（医嘱内容：蓝光疗法 6 小时），手表 1 块，体温计 1 支，患儿信息单（学生用）1 份，患儿信息单（考官用）2 份。

▷ 监考与评分注意事项
1. 请根据评分表中的评分标准进行评分。
2. 考生回答若是经由模拟患儿家长提醒才答对，可酌情给分。
3. 考核时间结束时，务必请考生停止本站考核，进入下一站考核，不可拖延时间。

【考核内容评分指引】

蓝光疗法操作步骤及评分指引			
评分项目	完全做到（2 分）	部分做到（1 分）	未做到（0 分）
核对医嘱			
1. 核对医嘱：患儿姓名、床号、操作项目	核对完整且正确	—	未核对或错误

续表

评分项目	完全做到（2 分）	部分做到（1 分）	未做到（0 分）
评估			
2. 自我介绍（姓名与职责），向患儿家长解释操作目的	2 项均做到	任 1 项未做到	2 项均未做到
3. 询问患儿姓名、床号、年龄，核对腕带与口述一致	2 项均做到	任 1 项未做到	2 项均未做到
4. 评估患儿日龄、体重、生命体征、精神状态、黄疸的范围和程度、胆红素值	5~7 项均评估	1~4 项评估	7 项均未评估
5. 评估病室环境	做到	—	未做到
准备			
6. 患儿准备：清洁皮肤、剪指甲	2 项均做到	任 1 项未做到	2 项均未做到
7. 护士准备：衣帽整洁，修剪指甲，洗手，戴口罩，戴墨镜	完全做到且洗手方法正确	部分做到	未做到或洗手方法错误
8. 物品准备：用物齐全（光疗箱、遮光眼罩、长条遮光尿布、医嘱单、体温计），摆放合理有序，光疗箱接通电源，并检查线路及灯管亮度	完全做到	用物缺少 2 项以内且已检查	用物缺少 3 项及以上或未检查
9. 环境准备：调节室温、光疗箱置于干净、温湿度变化小、无阳光直射处	准备齐全	缺少 1~2 项	缺少 3 项及以上
实施			
10. 携用物至患儿床边，再次核对患儿姓名、床号及年龄，核对腕带与口述一致	2 项均做到	任 1 项未做到	2 项均未做到
11. 遵照设备说明调节灯管与患儿的距离	做到	—	未做到
12. 将患儿全身裸露，用尿布遮盖会阴部	2 项均做到	任 1 项未做到	2 项均未做到
13. 佩戴遮光眼罩	做到	—	未做到
14. 双足外踝处用透明薄膜保护性粘贴	做到	—	未做到
15. 记录开始照射时间	做到	—	未做到
16. 每 4 小时测体温、脉搏、呼吸 1 次	3 项均做到	任 1 项未做到	3 项均未做到
17. 每 3 小时喂乳 1 次	做到	—	未做到
18. 根据患儿体温调节箱温，维持患儿体温稳定	做到	—	未做到
19. 光疗时需经常更换体位	做到	—	未做到

评分项目	完全做到（2 分）	部分做到（1 分）	未做到（0 分）
20. 观察患儿精神反应、呼吸、脉搏、皮肤颜色和完整性、大小便、四肢张力有无变化及黄疸进展程度并记录	8 项均做到	1 ~ 4 项未做到	5 项以上未做到
21. 每半小时巡回 1 次	做到	—	未做到
22. 光疗结束后测量体温，脱下眼罩，更换尿布，清洁全身皮肤	3 ~ 4 项做到	1 ~ 2 项做到	4 项均未做到
23. 健康教育：分别针对病情和操作正确而简要地给出指导（注意观察患儿大小便情况、按需喂奶）	2 项均做到	任 1 项未做到	2 项均未做到
24. 终末处理：患儿出箱后清洁消毒光疗设备	做到	—	未做到
25. 正确记录：出箱时间、灯管使用时间	2 项均做到	任 1 项未做到	2 项均未做到
评价			
26. 评价操作过程规范、流畅，达到治疗目的	做到	—	未做到
27. 评价操作技术熟练，未给患儿造成伤害	做到	—	未做到
沟通技巧			
28. 使用尊称称呼患儿家长	做到	—	未做到
29. 面带微笑，与患儿及家长有眼神交流	做到	—	全程没有微笑
30. 主动关心患儿家长的感受，觉察、接纳并安抚患儿家长情绪	做到	—	未做到
31. 沟通时使用对方了解的语言，避免使用专业术语；语速和音调适合患儿家长年龄和了解程度	做到	—	未做到
32. 注意聆听，记住患儿家长的讲话内容且有回应；不打断对方讲话；使用开放式问题鼓励患儿家长表达	做到	—	未做到
33. 保护患儿及其家长隐私	做到	—	未做到
理论提问			
34. 正确回答考官提问	做到	—	未做到
百分比分数计算评分	得分÷68（本站总分）×100×25%（本站权重）= 本站得分		

【模拟患者指引】

▷ 病例资料

患儿，男，生后 65 小时，因皮肤黄染 20 小时、加重 3 小时收治入院。现患儿 T 36.8℃，P 121 次/分，R 32 次/分，BP 71/52mmHg。精神反应可，前囟平、软，全身皮肤、巩膜明显黄染。

【理论提问参考题目】

▷ 考官可选择 1 个题目提问

1. 蓝光疗法的不良反应包括哪些？

答：发热、腹泻、皮疹、核黄素（维生素 B_2）缺乏、低血钙、贫血、青铜症等。

2. 蓝光疗法的注意事项包括哪些？

答：①患儿入箱前须进行皮肤清洁，禁忌在皮肤上涂粉剂和油类。②患儿光疗时随时观察患儿眼罩、会阴遮盖物有无脱落，注意皮肤有无破损。③患儿光疗时较烦躁容易移动体位，因此在光疗过程中，注意观察患儿在光疗箱中的位置，及时纠正不良体位。④患儿光疗时，体温维持在 36.5～37.2℃，如体温高于 37.8℃ 或者低于 35℃，应暂时停止光疗。⑤光疗过程中患儿出现烦躁、嗜睡、高热、皮疹、呕吐、拒奶、腹泻及脱水等症状时，及时与医生联系，妥善处理。⑥光疗超过 24 小时会造成体内核黄素缺乏，一般光疗同时或光疗后应补充核黄素，以防止继发的红细胞谷胱甘肽还原酶活性降低导致的溶血。⑦保持灯管及反射板的清洁，每日擦拭，防止灰尘影响光照强度。⑧灯管与患儿的距离需遵照设备说明调节，使用时间达到设备规定时限也必须更换。

【相关知识】

青铜症是指患儿照射光疗后数小时，皮肤、尿液、泪液呈青铜色。目前发现当血清结合胆红素高于 $68.4\mu mol/L$，并且血清谷丙转氨酶、碱性磷酸酶升高时，光疗可使皮肤呈青铜色。

考站5　健康教育

【考生指引】

▷ 考核情境

患儿，男，生后 65 小时，患儿因"皮肤黄染 20 小时、加重 3 小时"收治入院。入院时精神反应可，全身皮肤黄染，四肢肌张力正常。入院后给予保暖、监测生命体征、抗感染、光疗、合理喂养等处理后黄疸逐渐消退。现患儿反应好，哭声响亮，生命体征平稳，皮肤无黄染，吃奶好，无呕吐，大小便正常，遵医嘱明日出院。患儿家长对婴儿抚触技能尚不熟悉，希望责任护士给予正确指导。如果你是责任护士，请对该患儿家长进行婴儿抚触指导。

▷ 考生任务

请指导患儿家长实施婴儿抚触。

▷ 考核时间

12 分钟（读题 2 分钟，考核 10 分钟）。

【考官指引】

▷ **考核目的**

考查学生指导患儿家长实施婴儿抚触的能力。

▷ **场景与用物设置**

1. 场景　病床 1 张，新生儿模型 1 个（穿着新生儿服、纸尿裤、手腕带、大包布），模拟患儿家长 1 位，评分教师 2 位。

2. 用物　平整的操作台 1 个，温度计 1 支，润肤油 1 瓶，婴儿尿布及衣服 1 套，包被 1 个，病历夹 1 个，患儿信息单（考生用） 1 份，患儿信息单（考官用） 2 份，笔 1 支，白纸 1 张。

▷ **监考与评分注意事项**

1. 请根据评分表中的评分标准进行评分。

2. 考生回答若是经由模拟患儿家长提醒才答对，可酌情给分。

3. 考核时间结束时，务必请考生停止考核。

【考核内容评分指引】

新生儿溶血病的健康教育评分指引			
评分项目	完全做到（2分）	部分做到（1分）	未做到（0分）
健康教育前评估			
1. 评估患儿家长需求	做到	—	未做到
2. 评估患儿家长对婴儿抚触技能掌握情况（技能操作步骤）	做到	—	未做到
3. 评估患儿家长对婴儿抚触目的的了解情况	做到	—	未做到
指导婴儿抚触前准备和评估			
4. 评估婴儿身体情况（皮肤是否完好、啼哭有否、饥饿有否、进食时间）	3~4 项做到	1~2 项做到	4 项均未做到
5. 环境准备齐全（关闭门窗，调节室温至 26~28℃）	做到	—	未做到
6. 物品准备齐全（平整的操作台、温度计、润肤油、婴儿尿布及衣服、包被）	3~5 项做到	1~3 项做到	5 项均未做到
7. 护士准备齐全（洗手）	做到	—	未做到
指导婴儿抚触操作步骤			
8. 解开婴儿包被和衣服	做到	—	未做到
9. 将润肤油倒在手中，揉搓双手温暖后进行抚触	做到	—	未做到
10. 进行抚触动作，动作开始要轻柔，慢慢增加力度，每个动作重复 4~6 次	完全做到且正确	部分做到且正确	未做到或错误

评分项目	完全做到（2分）	部分做到（1分）	未做到（0分）
11. 头面部抚触：从前额中心处用双手拇指往外推压，划出一个微笑状。眉头、眼窝、人中、下巴，同样用双手拇指往外推压，划出一个微笑状	完全做到且正确	部分做到且正确	未做到或错误
12. 胸部抚触：两手分别从胸部的外下方（两侧肋下缘）向对侧上方交叉推进，至两侧肩部，在胸部划一个大的交叉，避开新生儿的乳头	完全做到且正确	部分做到且正确	未做到或错误
13. 腹部抚触：按顺时针方向按摩腹部，用手指尖在婴儿腹部从操作者的左方向右按摩，操作者可能会感觉气泡在指下移动	完全做到且正确	部分做到且正确	未做到或错误
14. 上肢抚触：两手交替，从上臂至腕部轻轻地挤捏新生儿的手臂；双手挟着手臂，上下轻轻搓滚肌肉群至手腕；从近端至远端抚触手掌，逐指抚触、捏拿婴儿手指；同样方法抚触另一下肢	完全做到且正确	部分做到且正确	未做到或错误
15. 下肢抚触：双手交替握住新生儿一侧下肢，从近端到远端轻轻挤捏；双手挟着下肢，上下轻轻搓滚肌肉群至脚踝；从近端到远端抚触脚掌，逐指抚触、捏拿婴儿脚趾；同样方法抚触另一下肢	完全做到且正确	部分做到且正确	未做到或错误
16. 背部抚触：双手与脊柱平行，运动方向与脊柱垂直，从背部上端开始移向臀部；用食指和中指从尾骨部位沿脊椎向上抚触到颈椎部位；双手在两侧臀部做环形抚触	完全做到且正确	部分做到且正确	未做到或错误
17. 包好尿布、穿衣	做到	—	未做到
18. 清理用物，洗手	做到	—	未做到
评价健康教育的效果			
19. 评估患儿家长对婴儿抚触的掌握情况（如演示）	做到	—	未做到
沟通与关爱			
20. 使用尊称称呼患儿家长	做到	—	未做到

续表

评分项目	完全做到（2分）	部分做到（1分）	未做到（0分）
21. 面带微笑，与患儿家长有眼神交流	做到	—	全程没有微笑
22. 及时回答患儿家长的疑问	做到	—	未做到
23. 给患儿家长提供婴儿抚触健康教育内容的相关载体：宣传单、宣传册、视频或记录单等	做到	—	未做到
理论提问			
24. 正确回答考官提问	做到	—	未做到
百分比分数计算评分	得分÷48（本站总分）×100×10%（本站权重）＝本站得分		

【模拟患者指引】

▷ **病例资料**

患儿，男，生后65小时，患儿因"皮肤黄染20小时、加重3小时"收治入院。入院时精神反应可，全身皮肤黄染，四肢肌张力正常。入院后给予保暖、监测生命体征、抗感染、光疗、合理喂养等处理后黄疸逐渐消退。现患儿反应好，哭声响亮，生命体征平稳，皮肤无黄染，吃奶好，无呕吐，大小便正常，遵医嘱明日出院。

【理论提问参考题目】

▷ **考官可选择1个题目提问**

1. 婴儿抚触时的注意事项包括哪些？

答：①根据婴儿状态决定抚触时间，避免在饥饿和进食后1小时内进行，最好在婴儿沐浴后进行，时间10～15分钟；②抚触过程中注意观察婴儿的反应，如果出现哭闹、肌张力提高、兴奋性增加、肤色改变等，应暂停抚触，反应持续1分钟以上应停止抚触；③注意用力适当，避免过轻或过重；④抚触时保持环境安静，保持适宜的房间温度（26～28℃），光线柔和，可以播放音乐，注意与婴儿进行语言和目光的交流。

2. 婴儿抚触的目的有哪些？

答：包括促进婴儿与父母的情感交流，促进神经系统的发育，提高免疫力，加快食物的消化和吸收，减少婴儿哭闹，增加睡眠。

【相关知识】

婴儿抚触：是指在婴儿出生后，由相关医护人员对新生儿进行科学的按摩、抚摸，使良好的刺激感由婴儿皮肤感受器传输到中枢神经系统，从而促进婴儿生长发育的活动。

第六章   中医护理 OSCE 考核 ▷▷▷▷

本章以感冒、失眠、胃痛、便秘、水肿、项痹等常见病证为例，主要考查病情资料收集、辨病辨证与护理问题分析、体现中医特色的护理方案、常用中医护理适宜技术、健康教育。每一疾病均设 5 站，通过考核设计，旨在训练中医临证思维，提高学生中医四诊以及辨证施护能力。

第一节   感冒

感冒是因感受触冒风邪所致，以鼻塞、流涕、喷嚏、恶寒、发热、头痛、全身不适、甚或咳嗽等为临床特征的常见外感病证。凡普通感冒、流行性感冒及上呼吸道感染等，以上述特征为主要表现者，均属本病的讨论范围。本节主要考查运用四诊评估病情、外感病的辨证、护理问题分析、感冒的辨证施护、外感发热的刮痧法、感冒的健康教育等内容。

考站 1 病情资料采集

【考生指引】

▷ 考核情境

> 张先生，30 岁。患儿因鼻塞、流涕、发烧不退而就诊。现在患者精神不振，口渴欲饮，测得 T 39.0℃，P 96 次/分，R 24 次/分，BP 110/70mmHg。如果你是门诊护士，请接待新患者，进行病情资料采集。

▷ 考生任务

1. 请运用四诊的方法有条理地采集病情资料。

2. 请根据病情有选择地进行身体评估。

3. 请根据病情提出需进一步评估的检查项目。

▷ 考核时间

12 分钟（读题 1 分钟，考核 11 分钟）。

【考官指引】

▷ 考核目的

1. 考查学生正确运用四诊采集病史的能力。

2. 考查学生有条理地问现在症的能力。

3. 考查学生进行针对性身体评估的能力。

4. 考查学生的中医临证思维。

▷ **场景与用物设置**

1. 场景　诊疗床 1 张，诊疗桌 1 张，椅子 2 把，模拟患者 1 位，评分教师 2 位。

2. 用物　治疗盘 1 个，压舌板 1 个，听诊器 1 个，脉枕 1 个（或脉诊仪 1 台），挂号单 1 张，患者信息单（考生用）1 份，患者信息单（考官用）2 份，笔 1 支，白纸数张。

▷ **监考与评分注意事项**

1. 请根据评分表中的评分标准进行评分。

2. 考生回答若是经由模拟患者提醒才答对，可酌情给分。

3. 考生提出观察舌象时，若没有模拟患者，请评分教师做出相应回答。

4. 考生提出观察脉象时，若没有模拟患者，请评分教师利用脉诊仪考查学生脉诊方法，或者由评分教师扮演模拟患者，并在学生诊脉后告知脉诊结果。

5. 考生提出查血常规和胸部 X 线片时，请评分教师做出相应回答。

6. 考核时间结束时，务必请考生停止本站考核，进入下一站考核，不可拖延时间。

【**考核内容评分指引**】

病情资料采集评分指引			
评分项目	完全做到（2 分）	部分做到（1 分）	未做到（0 分）
现病史			
1. 自我介绍（姓名与职责），向患者解释沟通目的	2 项均做到	任 1 项未做到	2 项均未做到
2. 询问患者姓名、就诊号、年龄，核对挂号单与口述一致	2 项均做到	任 1 项未做到	2 项均未做到
3. 评估有无发热、恶寒或恶风	做到	—	未做到
4. 评估发热、恶寒或恶风的轻重程度	做到	—	未做到
5. 评估发热的诱因	做到	—	未做到
6. 评估汗出有无、部位、时间、量	2～4 项做到	1 项做到	4 项均未做到
7. 评估口渴欲饮情况	做到	—	未做到
8. 评估鼻塞的开始时间与诱因	2 项均做到	任 1 项未做到	2 项均未做到
9. 评估鼻涕的色、质、量、味	3～4 项做到	1～2 项做到	4 项均未做到
10. 评估本次发病中类似病情的人群接触史	做到		未做到
11. 评估本次发病的诊治经过：有无采取降温措施及其效果	做到	—	未做到
12. 评估有无其他身体不适	做到	—	未做到

评分项目	完全做到（2分）	部分做到（1分）	未做到（0分）
13. 评估痰液的色、质、量、味	3～4项做到	1～2项做到	4项均未做到
14. 评估头痛具体部位	做到	—	未做到
15. 评估头痛性质	做到	—	未做到
16. 评估头痛严重程度	做到	—	未做到
17. 评估头痛时间	做到	—	未做到
18. 评估头痛加重与缓解因素、有无采取处理措施及其效果	2项均做到	任1项未做到	2项均未做到
19. 评估食欲与口味	做到	—	未做到
20. 评估睡眠情况	做到	—	未做到
21. 评估小便的色、质、量、味	3～4项做到	1～2项做到	4项均未做到
22. 评估大便的色、质、量、味	3～4项做到	1～2项做到	4项均未做到
既往史、家族史、过敏史、个人生活史、一般资料			
23. 评估既往史	做到	—	未做到
24. 评估家族史	做到	—	未做到
25. 评估药物、食物过敏史	2项均做到	任1项未做到	2项均未做到
26. 评估个人生活史：烟酒嗜好、作息规律、活动	3项均做到	任1项未做到	3项均未做到
27. 评估一般资料：职业、婚姻状况、付费方式、联系地址与电话、社会支持等	2项及以上做到	—	2项以下做到
身体评估			
28. 评估神情、面色、形态	3项均做到	任1项未做到	3项均未做到
29. 评估咽部与扁桃体有无红肿	做到且方法正确	—	未做到或方法错误
30. 指导患者伸舌，观察舌象	做到且方法正确	—	未做到或方法错误
31. 指导患者伸手臂，评估脉象	做到且方法正确	—	未做到或方法错误
32. 胸部叩诊，说出叩诊音	做到且方法正确	—	未做到或方法错误
33. 前胸、侧胸和背部听诊，说出呼吸音特点，判断有无啰音	做到且方法正确	—	未做到或方法错误

评分项目	完全做到（2分）	部分做到（1分）	未做到（0分）
需进一步评估的检查项目			
34. 提出需要查血常规	做到	—	未做到
35. 提出需要查胸片	做到	—	未做到
沟通技巧			
36. 使用尊称称呼患者	做到	—	未做到
37. 面带微笑，与患者有眼神交流	做到	—	全程没有微笑
38. 全神贯注，用心聆听患者的回答	做到	—	未做到
39. 以开放式的问句进行沟通	全程使用开放性问句4次及以上	全程使用开放性问句4次以下	全程均未使用开放性问句
40. 资料采集过程流畅、具有逻辑性	做到	—	未做到
百分比分数计算评分	得分÷80（本站总分）×100×25%（本站权重）＝本站得分		

【模拟患者指引】

▷ 病例资料

张先生，30岁，公司职员，已婚，市医保。家庭地址：本市凤凰路100号，联系方式：138XXXXXXXX。

患者2天前劳累受凉后，当晚开始恶寒，发热，自测体温37.8℃，鼻塞，流清涕。次日晨起，无其他诱因下出现鼻塞加重，发热不恶寒，微恶风，午后热甚，周身始见少量汗出，自测体温38℃。第3天晨起自觉鼻塞，头痛，自服"感冒灵胶囊"2片，发热不退，未采取其他降温、止痛措施，遂来院就诊。刻下：发热重，微恶风寒，鼻塞，流少量黄浊鼻涕，口渴，喜冷饮，全身少量汗出，全头胀痛，咯少量黄黏痰，纳差，大便干，色黄，量中，一日1次，小便黄，量少，质清，痰涕、二便均无特殊气味。

否认既往重大疾病史，否认上呼吸道感染人群接触史，否认家族病史，否认药物、食物过敏史。否认烟酒史。作息规律，每日中等强度运动30分钟。社会支持良好。

身体评估：T 39.0℃，P 96次/分，R 24次/分，BP 110/70mmHg。少神，面赤，体型匀称。咽部轻度充血，扁桃体不肿。胸部叩诊清音，肺部听诊在背部第1、2胸椎附近闻及支气管呼吸音，肺尖前后部及肩胛区第3、4胸椎水平闻及支气管肺泡呼吸音，未闻及啰音。头痛视觉模拟评分4分。舌红，苔薄黄，根部略厚，脉浮数。

相关检查：①血常规：白细胞 $10.2×10^9$/L，中性粒细胞71%，淋巴细胞25%，红细胞 $4.48×10^{12}$/L。②胸部X片：无异常。

【相关知识】

1. 寸口诊脉的方法与注意事项

（1）诊脉时间　以清晨未进食时为佳，但也不必拘泥，必须在患者安静状态下进行，诊脉时间以 3 分钟为宜，一般不少于 1 分钟。

（2）平息 诊脉时保持呼吸均匀，以诊脉者一次正常呼吸为时间单位，来检测患者脉搏搏动的次数。

（3）布指定位 患者手臂平放，与心脏大致同高；医护人员用食指、中指、无名指的指目进行诊脉；诊脉时中指定关部，食指候寸部，无名指候尺部；根据患者身高和手臂长度确定诊脉者的三指疏密程度。

（4）诊脉指法 正确运用举法（浮取）、按法（沉取、重取，重按至筋骨）、寻法（不轻不重，按至肌肉），三指同时用相同的指力诊脉为总按，用一指单按其中一部脉为单按。

2. 望舌的注意事项

勿过分用力伸舌；伸舌时间不宜过长，以免影响舌质色泽；晚间或在灯光下不宜望舌；某些食物或药物可使舌苔染上颜色，称为染苔，需要结合问诊和按诊来综合判断，加以鉴别；排除饮水或某些生活习惯的影响；注意其他因素对舌的影响，如牙齿残缺、张口呼吸等。

考站 2 辨病辨证与护理问题

【考生指引】

▷ 考核情境

> 张先生，30 岁。患者因鼻塞、流涕、发烧不退而就诊。现患者精神不振，口渴欲饮，测得 T 39.0℃，P 96 次/分，R 24 次/分，BP 110/70mmHg。如果你是门诊护士，请结合第 1 站评估结果，概括主诉，陈述病史，进行辨病、辨证分析，提出护理问题。

▷ 考生任务

1. 请概括患者主诉。

2. 请根据第 1 站评估结果，陈述该患者的现病史（包括目前主要症状）、既往史、家族史、过敏史、个人生活史、一般资料、身体评估结果。

3. 请说出中医、西医病名诊断和诊断依据。

4. 请说出证候名称以及辨证依据，并进行证候分析。

5. 请提出 3 个主要的护理问题。

▷ 考核时间

7 分钟（读题 1 分钟，考核 6 分钟）。

【考官指引】

▷ 考核目的

1. 考查学生正确概括主诉的能力。

2. 考查学生有条理地陈述病例的能力。

3. 考查学生正确进行辨病、辨证的能力。

4. 考查学生正确概括护理问题的能力。

▷ **场景与用物设置**

1. 场景　评分教师2位。

2. 用物　患者信息单（学生用）1份，患者信息单（考官用）2份，笔1支，白纸数张。

▷ **监考与评分注意事项**

1. 请根据评分表中的评分标准进行评分。

2. 考核时间结束时，务必请考生停止本站考核，进入下一站考核，不可拖延时间。

【考核内容评分指引】

辨病、辨证与护理问题分析评分指引			
评分项目	完全做到（2分）	部分做到（1分）	未做到（0分）
概括主诉			
1. 正确概括患者主诉（发热、鼻塞、流涕2天）	做到	—	未做到
陈述病史			
2. 有条理地叙述现病史	做到	—	未做到
3. 正确叙述既往史	做到	—	未做到
4. 正确叙述家族史	做到	—	未做到
6. 正确叙述过敏史	做到	—	未做到
6. 正确叙述个人生活史及人群接触史	2项均做到	—	任1项未做到
7. 正确叙述一般资料	做到	—	未做到
8. 正确叙述身体评估资料：生命体征、神、色、咽部、扁桃体、肺部检查、舌、脉	5~8项做到	1~4项做到	8项均未做到或错误
辨病分析			
9. 中医病名诊断（感冒）	正确	—	未提出或错误
10. 西医病名诊断（上呼吸道感染）	正确	—	未提出或错误
11. 诊断依据（临床表现、现病史、相关检查）	说明内容完整且正确	说明内容不全或错误	说明内容不全且错误
辨证分析			
12. 证候名称（风热感冒）	正确	—	未提出或错误
13. 辨证依据（发热重、面赤、鼻流浊涕、口渴、黄黏痰、大便干、小便黄、舌红、苔薄黄、脉浮数）	说明内容完整且正确	说明内容不全或错误	说明内容不全且错误

评分项目	完全做到（2分）	部分做到（1分）	未做到（0分）
14. 证候分析：①寒邪化热，故发热不恶寒；②热邪犯肺卫，肺开窍于鼻，故鼻塞；③热灼津液，故流浊涕，口渴喜冷饮，痰少黄稠；④舌红，苔薄黄，脉浮数为表热之征；劳累，故舌根部略厚	分析完全且正确	分析不全或部分错误	未分析或完全错误
护理问题			
15. 发热：与外感风寒，郁热于里，卫表不和有关	完全正确	部分正确	未提出或完全错误
16. 鼻塞、流涕：与邪犯肺卫，肺气失宣有关	完全正确	部分正确	未提出或完全错误
17. 头痛：与热扰清空，脉络闭阻有关	完全正确	部分正确	未提出或完全错误
理论提问			
18. 正确回答考官提问	做到	—	未做到
临床辨证思维			
19. 辨病、辨证思路清晰	做到	—	未做到
20. 护理问题正确排序	做到	—	未做到
百分比分数计算评分	得分÷40（本站总分）×100×20%（本站权重）＝本站得分		

【模拟患者指引】

▷ 病例资料

张先生，30岁，公司职员，已婚，市医保。家庭地址：本市凤凰路100号，联系方式：138XXXXXXXX。

患者2天前劳累受凉后，当晚开始恶寒，发热，自测体温37.8℃，鼻塞，流清涕。次日晨起，无其他诱因下出现鼻塞加重，发热不恶寒，微恶风，午后热甚，周身始见少量汗出，自测体温38℃。第3天晨起自觉鼻塞，头痛，自服"感冒灵胶囊"2片，发热不退，未采取其他降温、止痛措施，遂来院就诊。刻下：发热重，微恶风寒，鼻塞，流少量黄浊鼻涕，口渴，喜冷饮，全身少量汗出，全头胀痛，咯少量黄黏痰，纳差，大便干，色黄，量中，一日1次，小便黄，量少，质清，痰涕、二便均无特殊气味。

否认既往重大疾病史，否认上呼吸道感染人群接触史，否认家族病史，否认药物、食物过敏史。否认烟酒史。作息规律，每日中等强度运动30分钟。社会支持良好。

身体评估：T 39.0℃，P 96次/分，R 24次/分，BP 110/70mmHg。少神，面赤，体型匀称。咽部轻度充血，扁桃体不肿。胸部叩诊清音，肺部听诊在背部第1、2胸椎附近闻及支气管呼吸音，肺尖前后部及肩胛区第3、4胸椎水平闻及支气管肺泡呼吸音，未闻及啰音。头痛视觉模拟评分 4 分。舌红，苔薄黄，根部略厚，脉浮数。

相关检查：①血常规：白细胞 $10.2 \times 10^9/L$，中性粒细胞 71%，淋巴细胞 25%，红细胞 $4.48 \times 10^{12}/L$。②胸部 X 片：无异常。

【理论提问参考题目】

▷ **考官可选择 1 个题目提问**

1. 本病的病机是什么？

答：风寒袭表，邪正相争，寒郁化热，卫表不和、肺失宣降。

2. 患者感受风寒，为何刻下发热重？

答：患者为 30 岁男性，为年轻阳盛之体，劳累耗伤阴血，虽感受风寒，却容易从热而化。

【相关知识】

1. 感冒分类

轻者多为感受当令之气，一般 5 ~ 7 日可愈，称为伤风、冒风或冒寒；重者是感受非时之邪，一般难以自愈，称为重伤风；若感受时行疫毒，传染性强，且造成一定时期内流行，以感冒症状为主者，称为时行感冒；体质虚弱之人，易受外邪，导致感冒反复发作，称为体虚感冒、虚体感冒或虚人感冒。

2. 辨证的基本思路

基本思路是"病位 + 病性"。先确定病位在表、里、脏、腑、经、络、气、血，再确定病理性质的虚、实、寒、热，分析脏腑功能失常，气血津液的变化，有无阴阳虚损，或是六淫侵袭，或是情志内伤。最后根据病位和病性，概括证候名称。

3. 风热感冒的辨证要点

外感病史，发热重恶寒轻，或发热而恶风，鼻塞流浊涕，舌红，苔薄黄，脉浮数。

考站 3　辨证施护

【考生指引】

▷ **考核情境**

> 张先生，5 床，30 岁，公司职员，已婚，市医保。患者现发热重，微恶风寒，鼻塞，流少量黄浊鼻涕，口渴，喜冷饮，全身少量汗出，全头胀痛，面赤，少神，咯少量黄黏痰，纳差，大便干，色黄，量中，一日 1 次，小便黄，量少，质清，舌红，苔薄黄，根部略厚，脉浮数。测得 T 39.0℃，P 96 次/分，R 24 次/分，BP 110/70mmHg。查体咽部轻度充血，扁桃体不肿，胸部叩诊清音，肺部听诊未闻及异常呼吸音，未闻及啰音。血常规检查单：白细胞 $10.2 \times 10^9/L$，中性粒细胞 71%，淋巴细胞 25%，红细胞 $4.48 \times 10^{12}/L$。胸部 X 片检查无异常。患者将遵医嘱口服中药汤剂"桑菊饮"和西药"日夜百服宁"。
>
> 如果你是呼吸内科护士，请从病情观察、起居、饮食、用药、情志 5 个方面解决该患者的护理问题。

▷ **考生任务**

请从病情观察、起居、饮食、用药、情志 5 个方面叙述该患者的护理要点，以解决发热、头痛、鼻塞流涕 3 个护理问题。

▷ **考核时间**

15 分钟（读题 1 分钟，考核 14 分钟）。

【考官指引】

▷ **考核目的**

考查学生的辨证施护能力。

▷ **场景与用物设置**

1. 场景 评分教师 2 位。

2. 用物 患者信息单（考生用）1 份，患者信息单（考官用）2 份，笔 1 支，白纸数张。

▷ **监考与评分注意事项**

1. 请根据评分表中的评分标准进行评分。

2. 考核时间结束时，务必请考生停止本站考核，进入下一站考核，不可拖延时间。

【考核内容评分指引】

感冒的辨证施护评分指引			
评分项目	完全做到（2 分）	部分做到（1 分）	未做到（0 分）
病情观察			
1. 体温监测：每 6 小时测量 1 次，关注服药后或降温处理后体温变化	2 项均正确叙述	任 1 项未叙述或错误	2 项均未叙述或均错误
2. 汗出情况：汗出热退则病退，汗出热不解则病进，大汗淋漓且口极渴则汇报医生	正确叙述	—	未叙述或错误
3. 脉象、心率、心律变化（若出现心慌、胸闷，及时汇报处理）	正确叙述	—	未叙述或错误
4. 头痛情况（若头痛剧烈，有脑膜炎可疑时，立即隔离转科）	正确叙述	—	未叙述或错误
5. 神志（警惕热极生风之象或神昏先兆）、面色	2 项均正确叙述	任 1 项未叙述或错误	2 项均未叙述或均错误
6. 鼻塞有无改善	正确叙述	—	未叙述或错误
7. 观察鼻涕色、质、量、味的变化	正确叙述	—	未叙述或错误
8. 观察痰液色、质、量、味的变化	正确叙述	—	未叙述或错误
9. 观察舌象变化	正确叙述	—	未叙述或错误
10. 食欲、口渴情况	2 项均正确叙述	任 1 项未叙述或错误	2 项均未叙述或均错误

评分项目	完全做到（2分）	部分做到（1分）	未做到（0分）
11. 观察大便色、质、量、味的变化	正确叙述	—	未叙述或错误
12. 观察小便色、质、量、味的变化	正确叙述	—	未叙述或错误
生活起居护理			
13. 调节病室环境：凉爽（18～22℃）、湿度（50%～60%）、定时通风（忌直接吹风）、安静	3～4项正确叙述	1～2项正确叙述	4项均未叙述或均错误
14. 局部环境：根据气候变化，随时增减衣物	正确叙述	—	未叙述或错误
15. 温水擦浴退热：①水温32～34℃。②擦拭顺序为颈外侧→肩→肩上臂外侧→前臂外侧→手背；侧胸→腋窝→上臂内侧→前臂内侧→手心；颈下肩部→臀部；髂骨→下肢外侧→足背；腹股沟→下肢内侧→内踝；臀下→大腿后侧→腘窝→足跟。③擦拭时间是四肢、背腰部每侧3分钟，全程20分钟	3项正确叙述	1～2项正确叙述	3项均未叙述或均错误
16. 出汗护理：及时擦干汗液，更衣，避风	正确叙述	—	未叙述或错误
17. 口腔护理：可用金银花漱口液、淡盐水、银花甘草液等漱口	正确叙述	—	未叙述或错误
18. 休息与活动：静卧休息，减少外出，避免劳累	正确叙述	—	未叙述或错误
19. 按摩缓解头痛：①拇指指腹用抹法自印堂至神庭按摩3分钟；②自攒竹至丝竹空按摩3分钟；③点按或按揉印堂、攒竹、鱼腰、丝竹空、太阳、头维、百会、风池、风府、天柱等穴，每穴按揉2分钟；④十指指腹叩全头部；⑤并教会患者	3～5项正确叙述	1～2项正确叙述	5项均未叙述或均错误
20. 擤鼻涕方法指导：按住一侧鼻孔，轻轻擤出，不可同时按住两侧鼻孔及用力过猛；鼻涕难以擤出时，可将鼻腔分泌物倒吸致咽喉部由口吐出	正确叙述	—	未叙述或错误

评分项目	完全做到（2分）	部分做到（1分）	未做到（0分）
21. 宣通鼻窍：用桂枝、薄荷各30g煎水，加入中药气雾治疗仪，以43℃中药气雾进行熏鼻治疗，每次10分钟，每日1~2次；或双手指推搓面部，取迎香、印堂、素髎穴，用手指逆时针方向按揉50下，每日3~5次；或桂枝、薄荷各30克煎水，毛巾浸药液热敷鼻额部	指导1种或1种以上方法	—	未叙述或错误
饮食护理			
22. 饮食原则：清淡、易消化、富营养、疏散风热、多饮水	3~5项正确叙述	1~2项正确叙述	5项均未叙述或均错误
23. 饮食宜忌：①宜面条、汤羹、粥品，适当多食辛凉食物，如薄荷、桑叶、新鲜蔬果；②忌肥甘、辛辣刺激、煎炸、香燥之品；③忌烟酒、浓茶、咖啡	3项正确叙述	1~2项正确叙述	3项均未叙述或均错误
24. 推荐食物：绿豆、西瓜、芹菜、薄荷、桑叶、豆豉、淡竹叶等	举例3味及以上食物	举例1~2味食物	未举例或错误
25. 推荐食疗方：如桑菊薄竹饮、薄荷茶、金银花茶、竹叶粥、五汁饮、西瓜汁、绿豆汤等	举例3个及以上食疗方	举例1~2个食疗方	未举例或错误
用药护理			
26. 中药煎煮指导：武火快煎，薄荷后下	2项均正确叙述	任1项未叙述或错误	2项均未叙述或均错误
27. 中药服法指导：温服	正确叙述	—	未叙述或错误
28. 西药服法指导："日夜百服宁"日间每天不超过3片，夜间不超过1片，每次服药间隔6小时以上	正确叙述	—	未叙述或错误
29. 服药后观察：体温变化，鼻塞流涕情况，头痛情况，并记录	正确叙述	—	未叙述或错误
30. 服药后调护：①静卧休息；②稍加衣被；③以周身微微汗出为佳，不可过汗；④忌食收敛、冰镇之品；⑤忌汗出当风；⑥若汗出热退，则不必尽剂	4~6项正确叙述	1~3项正确叙述	6项均未叙述或均错误

评分项目	完全做到（2分）	部分做到（1分）	未做到（0分）
情志护理			
31. 关注患者情绪，适时安慰；或做情绪疏导；或鼓励患者精神放松，如阅读、看电视、听广播等；或进行音乐疗法（微调阴韵曲目如《荷花映日》，商调阴韵曲目如《广陵散》《晚霞钟鼓》等）	1项及以上正确叙述	—	未叙述或错误
理论提问			
32. 正确回答考官提问	做到	—	未做到
百分比分数计算评分	得分÷64（本站总分）×100×20%（本站权重）＝本站得分		

【模拟患者指引】

▷ **病例资料**

张先生，5床，30岁，公司职员，已婚，市医保。患者现发热重，微恶风寒，鼻塞，流少量黄浊鼻涕，口渴，喜冷饮，全身少量汗出，全头胀痛，面赤，少神，咯少量黄黏痰，纳差，大便干，色黄，量中，一日1次，小便黄，量少，质清，舌红，苔薄黄，根部略厚，脉浮数。测得 T 39.0℃，P 96 次/分，R 24 次/分，BP 110/70mmHg。查体咽部轻度充血，扁桃体不肿，胸部叩诊清音，肺部听诊未闻及异常呼吸音，未闻及啰音。血常规检查单示：白细胞 10.2×10^9/L，中性粒细胞71%，淋巴细胞25%，红细胞 4.48×10^{12}/L。胸部 X 片检查无异常。患者将遵医嘱口服中药汤剂"桑菊饮"和西药"日夜百服宁"。

【理论提问参考题目】

▷ **考官可选择1个题目提问**

1. 该患者鼻涕、痰液的不同变化对病情发展分别有什么意义？

答：若痰涕呈黄脓稠浊，量多，伴鼻塞、头痛加剧，咽痛，则提示病情加重；若痰涕变清稀，透明，量少，无特殊气味，或痰涕消失，则提示病情好转；若痰涕变清稀，色白，量多，痰易咯出，无异味，伴鼻塞加重，则提示复感风寒。

2. 该患者二便的不同变化对病情发展分别有什么意义？

答：若大便燥结难解，甚至便秘，伴腹胀，咽部干痛，发热不退，则提示病情加重；若大便软，色黄，易排出，量适中，伴发热退，则提示病情好转。若小便量极少，色深黄，质清，臊味重，则提示病情加重；若小便质清，色透明或淡黄，量适中，无异味，则提示病情好转。

3. 该患者舌象变化对病情发展有哪些意义？

答：若舌质深红，苔黄燥，则提示热盛，病情加重；若舌质转淡红，苔薄白，伴热退，则提示病情好转。

4. 中药为何温服？

答：本例患者是风热犯肺卫，中药温服有助于解散表邪，防止闭门留寇。

5. 针对不同程度的发热如何监测体温？

答：37.3~38.0℃，每天测3次；38.1~39.0℃，每天测4次；39.1℃以上，每天测6次。

6. 患者可以选择什么调式的五行音乐？依据是什么？

答：选择商调、徵调阴韵音乐。本例患者是风热犯肺卫，肺属金行，商调音乐属金乐，故选用商调曲目，阴韵泻脏腑之实，阳韵补脏腑之虚，故选择阴韵。选择徵调是根据五行相克的规律，火克金，以阴韵曲目，可以帮助疏散肺卫之热。

【相关知识】

1. 桑菊薄竹饮

柔菊薄竹饮源自《广东凉茶验方》，由桑叶、菊花各5g，薄荷3g，淡竹叶、白茅根各30g组成，沸水冲泡10分钟即可。辛凉解表，用于风热感冒。

2. 中医五行音乐

根据阴阳五行学说，将五行的木、火、土、金、水分别与五音阶的角、徵、宫、商、羽对应，从而把五行、五脏、五音等配属用于音乐治疗实践。五行音乐配属关系，见表6-1。

表6-1 五行音乐配属关系表

五行	五音	主音	特点	五脏	五志	演奏乐器	功效与主治	代表曲目
木	角	3Mi	长而高	肝	怒（烦躁易怒）	古箫、竹笛、木鱼	条畅平和善消忧郁安神助眠	《胡笳十八拍》《碧叶烟云》《江南丝竹乐》《春风得意》《江南好》《平沙落雁》《玄天暖风》
火	徵	5So	高而尖	心	喜（紧张焦虑）	古琴、古筝、小提琴	抑扬咏越调畅血脉振奋精神	《紫竹调》《十面埋伏》《花好月圆》《喜洋洋》《荷花映日》《雨后彩虹》
土	宫	1Do	浊而重	脾	思（消沉忧郁）	古埙、笙、竽、葫芦笙	悠扬谐和助脾健运增进食欲	《十面埋伏》《春江花月夜》《月儿高》《月光奏鸣曲》《黄庭骄阳》《玉液还丹》

五行	五音	主音	特点	五脏	五志	演奏乐器	功效与主治	代表曲目
金	商	2Re	响而强	肺	悲（忧郁悲伤）	编钟、磬、锣鼓、长号、三角铁	铿锵肃劲善制躁怒使人安宁	《阳春白雪》《广陵散》《江河水》《走西口》《晚霞钟鼓》《秋风清露》
水	羽	6La	沉而低	肾	恐（胆怯恐惧）	鼓、水声	柔和透彻发人深思启迪心灵	《梅花三弄》《梁祝》《二泉映月》《汉宫秋月》《冰雪寒天》《伏阳朗照》

考站4 中医护理技术——刮痧

【考生指引】

▷ 考核情境

张先生，5床，30岁，公司职员，已婚，市医保。患者因发热2天未退来院就诊，经门诊收住入院。护士采取温水擦浴后，患者体温稍降，旋即又起，现精神萎靡，体温39.2℃，面赤，咽喉肿痛，口渴喜冷饮。请遵医嘱采用刮痧法帮助患者退热。

▷ 考生任务

1. 请向考官说出刮痧部位、穴位。

2. 请运用刮痧法帮助患者退热。

▷ 考核时间

10分钟（读题2分钟，考核8分钟）。

【考官指引】

▷ 考核目的

1. 考查学生根据病情正确选择刮痧部位与穴位的能力。

2. 考查学生正确进行刮痧操作的能力。

▷ 场景与用物设置

1. 场景　病床1张，戴腕带的模拟患者1位，评分教师2位。

2. 用物　病历夹1个，治疗车1辆，治疗盘1个，手消毒液，治疗巾1块，治疗碗1个，牛角刮痧板2块，刮痧油1瓶，棉签1袋，纱布罐（装若干纱布）1个，弯盘1个，大毛巾2条，纸杯1只，记号笔1支，患者信息单（学生用）1份，患者信息单（考官用）2份。

▷ 监考与评分注意事项

1. 请根据评分表中的评分标准进行评分。

2. 考生回答若是经由模拟患者提醒才答对，可酌情给分。

3. 考核时间结束时，务必请考生停止本站考核，进入下一站考核，不可拖延时间。

【考核内容评分指引】

刮痧退热的操作步骤及评分指引			
评分项目	完全做到（2分）	部分做到（1分）	未做到（0分）
核对医嘱			
1. 核对临时医嘱：患者姓名、床号、操作名称	核对完整且正确	—	未核对或错误
评估			
2. 自我介绍（姓名与职责），向患者解释操作目的	2项均做到	任1项未做到	2项均未做到
3. 询问患者姓名、床号、年龄，核对腕带与口述一致	2项均做到	任1项未做到	2项均未做到
4. 评估病情、刮痧禁忌证、刮痧部位皮肤、疼痛耐受度、心理、舌苔、脉象	7项均做到	3~6项做到	2项及以下做到
5. 评估病室环境	做到	—	未做到
准备			
6. 患者准备：交代患者做好个人准备（如排尿），使之了解刮痧过程及注意事项，其愿意配合操作	3项均做到	任1项未做到	3项均未做到
7. 护士准备：衣着整洁，修剪指甲，洗手	完全做到且洗手方法正确	部分做到	未做到或洗手方法错误
8. 物品准备：用物齐全（病历夹，治疗盘，治疗巾，治疗碗，刮痧板，刮痧油，棉签，纱布罐，镊子，大毛巾，弯盘，手消毒液，纸杯），摆放有序合理，检查用物有效期及包装完整性	做到	用物缺少3项以内，且有检查	用物缺少4项及以上，或未检查
9. 检查刮痧板	做到且方法正确	—	未做到或检查方法错误
实施			
10. 携用物至患者床边，再次核对患者姓名、床号及年龄，核对腕带与口述一致	2项均做到	任1项未做到	2项均未做到
11. 拉上床帘，保护患者隐私	做到	—	未做到
12. 协助患者取合适体位	做到	—	未做到
13. 暴露刮痧部位，铺治疗巾、大毛巾，注意保暖	做到	—	未做到

评分项目	完全做到（2分）	部分做到（1分）	未做到（0分）
14. 再次检查刮痧板	做到且方法正确	—	未做到或检查方法错误
15. 蘸取并涂抹刮痧油：用棉签涂抹，或治疗碗中蘸取，或直接在皮肤上涂抹刮痧油	做到且方法正确	—	未做到或方法错误
16. 背部循经刮拭：在背部沿督脉和两侧膀胱经走向，从上向下刮（大椎水平→膈俞水平），每个部位刮15～20次	做到且方法正确	—	未做到或方法错误
17. 向患者说明取穴感觉	做到	—	未做到
18. 定位取穴：取大椎穴、双侧肺俞、双侧大肠俞穴	取穴2个及以上且定位准确	取穴少于2个，或定位不准确	取穴少于2个，且定位不准确
19. 背部穴位点刮：点刮大椎、肺俞、大肠俞穴	方法正确	—	方法错误
20. 前臂手太阴肺经刮拭：从上向下刮15～20次	方法正确	—	方法错误
21. 定位取穴：取曲池、尺泽、手三里穴	取穴2个以上且定位准确	取穴少于2个，或定位不准确	取穴少于2个，且定位不准确
22. 手臂穴位点刮：点刮曲池、尺泽、手三里穴	方法正确	—	方法错误
23. 局部刮拭：刮拭肘窝、腘窝	方法正确	—	方法错误
24. 刮拭角度：刮板与皮肤之间夹角为45°～90°	全程做到	—	多次出现角度错误
25. 刮拭力度与速度：用力均匀，由轻到重，以患者能耐受为度，单一方向刮拭；速度以60～100次/分为宜	力度与速度均正确	力度与速度任1项错误	力度与速度均错误
26. 出痧：一般刮至局部皮肤出现痧斑、痧点即可，但不强求出痧	做到	—	未做到
27. 观察与调整：及时询问患者有无不适，及时观察皮肤颜色变化，及时调整刮拭力度与速度	2项均做到	任1项未做到	2项均未做到
28. 操作结束，用纱布清洁皮肤，协助患者恢复衣着，安置舒适体位	3项均做到	任1项未做到	3项均未做到
29. 递纸杯给患者，嘱其喝一杯温开水或红糖水	做到	—	未做到

续表

评分项目	完全做到（2分）	部分做到（1分）	未做到（0分）
30. 整理床单元	做到	—	未做到
31. 健康教育：分别针对病情和操作正确而简要地给出指导（刮痧后3小时内避免洗澡；局部痧斑3~5自然消退，不用紧张；注意防复感外邪，多饮水等）	3项均做到	任1项未做到	3项均未做到
32. 终末处理：刮痧板75%酒精擦拭；治疗盘、治疗碗、治疗车含氯消毒液擦拭；纱布倒入黄色垃圾袋，若使用过棉签，则将棉签倒入黑色垃圾袋	3项均做到	任1项未做到	3项均未做到
33. 正确洗手	做到	—	未做到
34. 正确记录	做到	—	未做到
评价			
35. 评价操作过程规范、流畅，达到治疗目的	做到	—	未做到
36. 评价操作技术熟练，未给患者造成伤害	做到	—	未做到
沟通技巧			
37. 使用尊称称呼患者	做到	—	未做到
38. 与患者有眼神交流，面带微笑	做到	—	全程没有微笑
理论提问			
39. 正确回答考官提问	做到	—	未做到
百分比分数计算评分	得分÷78（本站总分）×100×25%（本站权重）= 本站得分		

【模拟患者指引】

▷ 病例资料

张先生，5床，30岁，公司职员，已婚，市医保。患者因发热2天未退来院就诊，经门诊收住入院。护士采取温水擦浴后，患者体温稍降，旋即又起，现精神萎靡，体温39.2℃，面赤，咽喉肿痛，口渴喜冷饮。

【理论提问参考问题】

▷ 考官可选择1个题目提问

1. 本病刮痧部位和穴位的选择依据是什么？

答：本病病位在肺卫，病机为卫表不和，肺失宣降。膀胱经主一身之表，督脉为阳脉之海，故选择膀胱经解表调卫、督脉退热、肺经宣肺解表。手三里、曲池同属手阳明大肠经，肺与大肠相表里，二者共治口干、咽喉肿痛，并与大椎共奏退热之效；尺泽为肺经合穴，主咽喉肿痛；肺俞、大肠俞均为脏腑背俞穴，二者共达宣肺解表退热之功。肘窝、腘窝为大血管循行处，可退热。

2. 刮痧的禁忌证有哪些?

答：①孕妇的腹部、腰骶部、女性的乳头禁刮；②心脏病出现心力衰竭、肾功能衰竭、肝硬化腹水、全身重度浮肿者禁刮；③小儿囟门未合，头部禁用刮痧；④白血病、血小板减少者慎刮；⑤体形过于消瘦、皮肤病变处、出血倾向者、女性月经期、过饥过饱者，均不宜刮痧。

【相关知识】

1. 刮痧法

刮痧法是应用边缘钝滑的器具，如牛角刮板、瓷匙等物，在患者体表一定部位的皮肤上反复刮动，使局部皮下出现痧斑或痧痕，从而达到疏通腠理、调畅气血、逐邪外出之效的一种技术。

2. 痧

痧以皮肤出现红点如粟，指扣皮肤稍有阻滞，如触沙粒状为特征，是多种疾病发展过程中反映于皮肤的一种征象。中医认为，痧是渗出于脉外、含有大量毒素的离经之血。西医认为，在许多疾病的病程中，由于细菌、病毒的侵害，产生毒素、毒性的物质，或当人体组织器官功能减退，发生疾病时，代谢产物不能及时排出体外，在体内出现不同程度的潴留，成为危害机体健康的内毒素，这些毒素使毛细血管通透性异常，以致黏膜、肌肤之下呈现充血或充血点。

3. 刮痧的适应证

刮痧广泛适用于临床各种疾病，如颈肩痛、腰腿痛、头痛、感冒、咳嗽、失眠、便秘等，以及夏秋季节发生的各种急性疾病，如中暑、霍乱、痢疾等。同时还具有保健、美容的功效。

4. 刮痧器具与介质

（1）器具　常用牛角刮痧板、砭石刮痧板、玉石刮痧板、铜砭刮痧板等。

（2）介质　包括专用刮痧油、精油、刮痧乳等。

5. 刮板握持及运板方法

单手握板，将刮痧板放置掌心，由拇指、食指和中指夹住刮痧板，无名指和小指紧贴刮痧板边角，从3个角度固定刮痧板。刮痧时利用指力和腕力调整刮痧板角度，使刮痧板与皮肤之间夹角呈45°～90°，以肘关节为轴心，前臂做有规律的移动。

6. 刮痧方向

刮痧方向总原则为由上向下、由内向外，单方向刮拭，尽可能拉长距离。背部刮拭督脉与两侧膀胱经，背部正中线刮拭时手法应轻柔，不可用力过大，以免伤及脊椎，背部两侧刮拭可视患者体质、病情用泻刮或平补平泻的刮法，用力均匀。下肢宜向远心端方向刮拭。

考站5 健康教育

【考生指引】

▷ **考核情境**

> 张先生，5床，30岁，公司职员，已婚，市医保。患者因鼻塞流涕、发热2天未退来院就诊，住院3天，体温恢复正常，鼻塞、流涕、头痛等症状消失。医嘱明日出院。现神清，无明显不适，纳可，寐安，二便调，生命体征正常，舌淡红，苔薄白，脉和缓有力。患者希望了解出院后的调护事项。请对患者进行出院前健康教育。

▷ **考生任务**

请对患者进行出院前健康教育。

▷ **考核时间**

5分钟（读题1分钟，考核4分钟）。

【考官指引】

▷ **考核目的**

考查学生正确进行预防感冒的健康教育能力。

▷ **场景与用物设置**

1. 场景 病床1张，模拟患者1位，评分教师2位。

2. 用物 病历夹1个，患者信息单（考生用）1份，患者信息单（考官用）2份，笔1支，白纸1张。

▷ **监考与评分注意事项**

1. 请根据评分表中的评分标准进行评分。

2. 考生回答若是经由模拟患者提醒才答对，可酌情给分。

3. 考核时间结束时，务必请考生停止考核。

【考核内容评分指引】

感冒的健康教育评分指引			
评分项目	完全做到（2分）	部分做到（1分）	未做到（0分）
健康教育前评估			
1. 评估患者需求，已具备的感冒预防知识与技能	做到	—	未做到
健康教育			
2. 慎起居，适寒温，防复感，根据气候变化及时增减衣服，盛夏不可贪凉，冬春注意防寒保暖	做到	—	未做到
3. 疫毒盛行时，少去人口密集处，防交叉感染	做到	—	未做到

评分项目	完全做到（2分）	部分做到（1分）	未做到（0分）
4. 勤锻炼，强体质，选择合适的户外运动，如太极拳、慢跑、球类运动等	做到	—	未做到
5. 合理饮食：宜清淡，易消化，富营养，以助正气	做到	—	未做到
6. 药物预防：感冒流行时，可用贯众、板蓝根等煎水服	做到	—	未做到
7. 调畅情志，排解不良情绪	做到	—	未做到
8. 评价健康教育的效果：患者对自我调护要点的掌握情况，患者能正确口述饮食、起居及药物预防的方法	做到	—	未做到
沟通与关爱			
9. 使用尊称称呼患者	做到	—	未做到
10. 与患者有眼神交流，面带微笑	做到	—	全程没有微笑
11. 及时回答患者的疑问	做到	—	未做到
12. 给患者消化吸收健康教育内容的相关载体：宣传单、宣传册、视频或记录单等	做到	—	未做到
理论提问			
13. 正确回答考官提问	做到	—	未做到
百分比分数计算评分	得分÷26（本站总分）×100×10%（本站总分）＝本站得分		

【模拟患者指引】

▷ **病例资料**

张先生，5 床，30 岁，公司职员，已婚，市医保。患者因鼻塞流涕、发热 2 天未退来院就诊，住院 3 天，体温恢复正常，鼻塞、流涕、头痛等症状消失。现神清，无明显不适，纳可，寐安，二便调，生命体征正常，舌淡红，苔薄白，脉和缓有力。

【理论提问参考问题】

▷ **考官可选择1 个题目提问**

1. 感冒流行期间可采用哪些食物预防？

答：紫皮独头蒜、食醋、生姜、葱白等。

2. 感冒流行期间可采用哪些中药预防？

答：可采用贯众、板蓝根、生甘草、防风等煎服，以防感冒。

【相关知识】

感冒的预后：本病因感邪轻浅，一般只犯皮毛，少有传变，病程多短而易愈。但若感受时行疫毒，或老人、婴幼儿、体弱患者，或原有某些肺系慢性病者，病邪由表入里，传变迅速，可引起某些并发症或继发病。若外邪内合于心，可发心悸之疾。

第二节　失眠

失眠又称不寐，是以经常不能获得正常睡眠为特征的一类病证。主要表现为睡眠时间、深度的不足以及不能消除疲劳、恢复体力与精力。轻者入睡困难，或寐而不酣，时寐时醒，或醒后不能再寐，重则彻夜不寐。凡神经官能症、贫血、慢性消化不良、抑郁症、更年期综合征等以失眠为主要临床表现者，均属本病的讨论范围。本节主要考查运用四诊评估病情、脏腑虚实辨证、护理问题分析、失眠的辨证施护、失眠的耳穴贴压法、失眠的健康教育等内容。

考站1　病情资料采集

【考生指引】

▷ 考核情境

> 冯女士，36 岁。因睡眠欠佳半年就诊。现在患者精神疲惫，面色少华。现测得 T 36.6℃，P 86 次/分，R 18 次/分，BP 105/70mmHg。如果你是门诊护士，请接待新患者，进行病情资料采集。

▷ 考生任务

1. 请运用四诊的方法有条理地采集病情资料。
2. 请根据病情有选择地进行身体评估。
3. 请根据病情提出需进一步评估的检查项目。

▷ 考核时间

12 分钟（读题 2 分钟，考核 10 分钟）。

【考官指引】

▷ 考核目的

1. 考查学生正确运用四诊采集病史的能力。
2. 考查学生有条理地问现在症的能力。
3. 考查学生进行针对性身体评估的能力。
4. 考查学生的中医临证思维。

▷ 场景与用物设置

1. 场景　诊疗床 1 张，诊疗桌 1 张，椅子 2 把，模拟患者 1 位，评分教师 2 位。
2. 用物　治疗盘 1 个，压舌板 1 个，脉枕 1 个（或脉诊仪 1 台），挂号单 1 张，患者信息单（考生用）1 份，患者信息单（考官用）2 份，笔 3 支，白纸数张。

▷ 监考与评分注意事项

1. 请根据评分表中的评分标准进行评分。

2. 考生回答若是经由模拟患者提醒才答对，可酌情给分。

3. 考生提出观察舌象时，若没有模拟患者，请评分教师做出相应回答。

4. 考生提出观察脉象时，若没有模拟患者，请评分教师利用脉诊仪考查学生脉诊方法，或者由评分教师扮演模拟患者，并在学生诊脉后告知脉诊结果。

5. 考生提出查多导睡眠图、脑电图、多次睡眠潜伏期试验、清醒维持试验、体动记录检查时，请评分教师说明患者只做了多导睡眠图检查并给出结果。

6. 考生提出查心电图时，请评分教师给出心电图结果。

7. 考生提出查血常规时，请评分教师给出血常规结果。

8. 考生提出查睡眠日记、量表评估（匹兹堡睡眠质量指数、失眠严重等度量表、Epworth 嗜睡量表、清晨型与夜晚型量表、睡眠信念和态度量表、福特应激失眠反应考核等）时，请评分教师说明未做评估。

9. 考生提出查生化检查，如甲状腺激素、肾上腺激素、神经递质等检查时，请评分教师告知无异常。

10. 考生提出查胃镜等消化道检查时，请评分教师告知无异常。

11. 考核时间结束时，务必请考生停止本站考核，进入下一站考核，不可拖延时间。

【考核内容评分指引】

病情资料采集评分指引			
评分项目	完全做到（2分）	部分做到（1分）	未做到（0分）
现病史			
1. 自我介绍（姓名与职责），向患者解释沟通目的	2 项均做到	任 1 项未做到	2 项均未做到
2. 询问患者姓名、就诊号、年龄，核对挂号单与口述一致	2 项均做到	任 1 项未做到	2 项均未做到
3. 评估总体睡眠状况：有无入睡困难、睡眠维持困难、早醒或多梦	3 项及以上做到	1~2 项做到	3 项均未做到
4. 评估上述睡眠症状开始时间、发生频次及持续时间	3 项均做到	1~2 项做到	3 项均未做到
5. 评估日间功能：有无：①疲劳；②注意力、专注力或记忆力下降；③社交、家庭、职业或学业功能减退；④情绪不稳或易激惹；⑤日间嗜睡；⑥行为问题，如活动过度、冲动或具有攻击性；⑦动力、精力或工作主动性下降；⑧易犯错或易出事故；⑨对自身睡眠质量非常关注或不满意	7~9 项做到	4~6 项做到	0~3 项做到

评分项目	完全做到（2分）	部分做到（1分）	未做到（0分）
6. 评估上述日间症状开始时间、发生频次及持续时间	3项均做到	1~2项做到	3项均未做到
7. 评估睡前心理和行为状态	2项均做到	任1项未做到	2项均未做到
8. 评估睡眠–觉醒节律：午休、睡眠形式和习惯、工作及节假日时的就寝和起床时间等	做到	—	未做到
9. 评估是否存在促发因素（如突发事件使情绪受打击，过于兴奋，旅游及疲劳过度等）	做到	—	未做到
10. 评估本次发病的诊治经过：有无采取药物治疗或其他措施及其效果	2项均做到	任1项未做到	2项均未做到
11. 评估食欲与口味	2项均做到	任1项做到	2项均未做到
12. 评估腹胀出现频次及程度	2项均做到	任1项未做到	2项均未做到
13. 评估小便情况	做到	—	未做到
14. 评估大便情况	做到	—	未做到
既往史、家族史、过敏史、个人生活史、一般资料			
15. 评估既往史	做到	—	未做到
16. 评估家族史	做到	—	未做到
17. 评估药物、食物过敏史	2项均做到	任1项未做到	2项均未做到
18. 评估个人生活史：烟酒嗜好、作息规律、活动	3项均做到	任1项未做到	3项均未做到
19. 评估是否存在生理期（月经期、妊娠期、围产期和围绝经期）	做到	—	未做到
20. 评估一般资料：付费方式、联系地址与电话、社会支持等	2项及以上做到	—	2项以下做到
身体评估			
21. 评估神情、面色、形态	3项均做到	—	任1项未做到
22. 指导患者伸舌，观察舌象	做到且方法正确	—	未做到或方法错误
23. 指导患者伸手臂，观察脉象	做到且方法正确	—	未做到或方法错误
需进一步评估的检查项目			
24. 提出需要查多导睡眠图、脑电图、清醒维持试验、体动记录等检查	任1项做到	—	均未做到

续表

评分项目	完全做到（2分）	部分做到（1分）	未做到（0分）
25. 提出需要查心电图	做到	—	未做到
沟通技巧			
26. 使用尊称称呼患者	做到	—	未做到
27. 面带微笑，与患者有眼神交流	做到	—	全程没有微笑
28. 全神贯注，用心聆听患者的回答	做到	—	未做到
29. 以开放式的问句进行沟通	全程使用开放性问句4次及以上	全程使用开放性问句4次以下	全程均未使用开放性问句
30. 资料采集过程流畅、具有逻辑性	做到	—	未做到
百分比分数计算评分	得分÷60（本站总分）×100×25%（本站权重）=本站得分		

【模拟患者指引】

▷ 病例资料

冯女士，36岁，公司职员，已婚，市医保。家庭地址：本市幸福大街2号，手机：135XXXXXXXX。

患者自述睡眠欠佳半年，入睡困难，每晚夜寐不足4小时，睡后梦多，易早醒，伴心烦、心慌、记忆力减退、头晕乏力、纳差腹胀症状，轻微腹胀常发生于餐后，约每2天1次，无日间嗜睡、冲动易怒。对自身睡眠质量非常关注，对于睡眠问题感到非常烦躁，已严重影响社交、家庭和职业生活。睡前喜看手机，平时不午休，既往朝九晚五有双休，半年前开始晚上经常加班至22点，节假日与平时睡眠时间一致，无烟酒嗜好，不喝咖啡和茶。未曾前往医院就诊，偶尔自服"舒乐安定"可入睡，但近1个月服药已不见效，恐药物副作用遂来本院治疗。刻下：精神疲惫，面色少华，食少，二便调。

既往体健，无其他疾病史。否认家族病病史。否认药物、食物过敏史。家庭关系融洽，社交正常。

月经婚育史：经血量少，色淡，周期规律，孕1产1，顺产，刻下不在生理期。

身体评估：T 36.6℃，P 86次/分，R 18次/分，BP 105/70mmHg。神志清楚，双侧瞳孔等大、等圆，对光反射存在。双肺无异常。心界不大，律齐，各瓣膜听诊区未闻及病理性杂音。腹部检查无异常。舌质淡、边有齿痕、苔白，脉沉细。

相关检查：①血常规：红细胞3.6×10^{12}/L，白细胞4.2×10^{9}/L，血小板101×10^{9}/L。②多导睡眠图：脑电图示睡眠潜伏期155分钟，实际睡眠时间3.5小时，觉醒时间60分钟；心电图示窦性心律伴有T波低平；肌电图、眼动图、血氧饱和度、口鼻气流等均正常。

【相关知识】

1. 失眠的中医诊断标准

①凡是以不易入睡，睡中易醒，甚至彻夜难眠为主要临床表现者，均可诊断为失

眠。②常因失眠而产生疲劳、倦怠、乏力、不思饮食、工作能力下降等症状。③临床检查未见器质性病变，多导睡眠图检查可见睡眠结构紊乱表现。结合睡眠量表、有关生化检查加以确立。④排除郁证等疾病所导致的睡眠障碍。

2. 多导睡眠图

多导睡眠图是目前能全面、客观和量化地反映和诊断的可靠手段，包括心电图、肌电图、眼动图、多导睡眠书籍、胸式和腹式呼吸张力图、鼻及口通气量、体位体动、血氧饱和度，以及阴茎海绵体肌容积等10余个通道的生理信号。测定平均睡眠潜伏期时间延长长于30分钟，实际睡眠时间减少，每晚不足6.5小时，测定觉醒时间增多，每夜超过30分钟可诊断为失眠。但西医指南述实验室检查和量表均不作为常规检查。

考站2　辨病辨证与护理问题

【考生指引】

▷ **考核情境**

> 冯女士，36 岁。因睡眠欠佳半年就诊。现在患者精神疲惫，面色少华。现 T 36.6℃，P 86 次/分，R 18 次/分，BP 105/70mmHg。如果你是门诊护士，请结合第 1 站评估结果，陈述病史，进行辨病、辨证分析，提出护理问题。

▷ **考生任务**

1. 请根据第 1 站评估结果，陈述该患者的现病史（包括目前主要症状）、既往史、家族史、过敏史、个人生活史、一般资料、身体评估结果。

2. 请说出中医、西医病名诊断，以及诊断依据。

3. 请说出证候名称以及辨证依据，并进行证候分析。

4. 请提出 3 个主要的护理问题。

▷ **考核时间**

7 分钟（读题 1 分钟，考核 6 分钟）。

【考官指引】

▷ **考核目的**

1. 考查学生有条理地陈述病例的能力。

2. 考查学生正确进行辨病、辨证的能力。

3. 考查学生正确概括护理问题的能力。

▷ **场景与用物设置**

1. 场景　评分教师 2 位。

2. 用物　患者信息单（学生用）1 份，患者信息单（考官用）2 份，笔 3 支，白纸数张。

▷ **监考与评分注意事项**

1. 请根据评分表中的评分标准进行评分。

2. 考核时间结束时，务必请考生停止本站考核，进入下一站考核，不可拖延时间。

【考核内容评分指引】

辨病、辨证与护理问题分析评分指引			
评分项目	完全做到（2分）	部分做到（1分）	未做到（0分）
陈述病史			
1. 有条理地叙述现病史	做到	—	未做到
2. 正确叙述既往史	做到	—	未做到
3. 正确叙述家族史	做到	—	未做到
4. 正确叙述过敏史	做到	—	未做到
5. 正确叙述个人生活史	做到	—	未做到
6. 正确叙述一般资料	做到	—	未做到
7. 正确叙述身体评估资料：生命体征、神、色、心、肺部检查、腹部检查、舌、脉	5~8项做到	2~4项做到	2项以下做到或任1项错误
辨病分析			
8. 中医病名诊断（失眠或不寐）	正确	—	未提出或错误
9. 西医病名诊断（失眠）	正确	—	未提出或错误
10. 诊断依据（临床表现、现病史、相关检查）	说明内容完整且正确	说明内容不全	说明内容不全且错误
辨证分析			
11. 证候名称（心脾两虚）	正确	—	未提出或错误
12. 辨证依据（精神疲惫，面色少华，食少，二便调，舌质淡、边有齿痕、苔白，脉沉细）	说明内容完整且正确	说明内容不全	说明内容不全且错误
13. 证候分析：①心脾气血亏虚，心神失养，神不安舍则致多梦易醒；②血不养心则心悸健忘；③脾失健运，则食少腹胀便溏；④气血亏虚，不能上奉于脑，清阳不升，则头晕目眩；⑤血虚不能上荣于面，则面色少华；⑥舌淡苔白，脉沉细为气血亏虚之征	分析完且正确	分析不全	分析不全且错误
护理问题			
14. 夜寐不安：与心绪不宁、脘腹胀满、气血亏虚、阴阳失调等有关	完全正确	部分正确	未提出或完全错误
15. 焦虑、烦躁：与不寐日久有关	完全正确	部分正确	未提出或完全错误

续表

评分项目	完全做到（2分）	部分做到（1分）	未做到（0分）
16. 头晕：与睡眠时间不足有关	完全正确	部分正确	未提出或完全错误
理论提问			
17. 正确回答考官提问	做到	—	未做到
临床辨证思维			
18. 辨病辨证思路清晰	做到	—	未做到
19. 护理问题正确排序	做到	—	未做到
百分比分数计算评分	得分÷38（本站总分）×100×20%（本站权重）＝本站得分		

【模拟患者指引】

▷ 病例资料

冯女士，36 岁，公司职员，已婚，市医保。家庭地址：本市幸福大街 2 号，手机：135XXXXXXXX。

患者自述睡眠欠佳半年，入睡困难，每晚夜寐不足 4 小时，睡后梦多，易早醒，伴心烦、心慌、记忆力减退、头晕乏力、纳差腹胀症状，轻微腹胀常发生于餐后，约每 2 天 1 次，无日间嗜睡、冲动易怒。对自身睡眠质量非常关注，对于睡眠问题感到非常烦躁，已严重影响社交、家庭和职业生活。睡前喜看手机，平时不午休，既往朝九晚五有双休，半年前开始晚上经常加班至 22 点，节假日与平时睡眠时间一致，无烟酒嗜好，不喝咖啡和茶。未曾前往医院就诊，偶尔自服"舒乐安定"可入睡，但近 1 个月服药已不见效，恐药物副作用遂来本院治疗。刻下：精神疲惫，面色少华，食少，二便调。

既往体健，无其他疾病史。否认家族病病史。否认药物、食物过敏史。家庭关系融洽，社交正常。

月经婚育史：经血量少，色淡，周期规律，孕 1 产 1，顺产，刻下不在生理期。

身体评估：T 36.6℃，P 86 次/分，R 18 次/分，BP 105/70mmHg。神志清楚，双侧瞳孔等大、等圆，对光反射存在。双肺无异常。心界不大，律齐，各瓣膜听诊区未闻及病理性杂音。腹部检查无异常。舌质淡、边有齿痕、苔白，脉沉细。

相关检查：①血常规：红细胞 3.6×10^{12}/L，白细胞 4.2×10^{9}/L，血小板 101×10^{9}/L。②多导睡眠图：脑电图示睡眠潜伏期 155 分钟，实际睡眠时间 3.5 小时，觉醒时间 60 分钟；心电图示窦性心律伴有 T 波低平；肌电图、眼动图、血氧饱和度、口鼻气流等均正常。

【理论提问参考题目】

▷ 考官可选择 1 个题目提问

1. 失眠的病位在哪里？病机是什么？

答：病位在心，与肝、脾、肾关系密切。病机为阳盛阴衰，阴阳失交。

2. 患者失眠与腹胀有何关系?

答：患者长期工作压力大，思虑劳倦太过，伤及心脾，脾气虚弱，健运失司，故食欲不振，食后作胀，气血生化乏源，不能上奉于心，心失所养而至失眠。

【相关知识】

1. 失眠的辨证要点

①辨虚实：主要根据证候表现进行辨证。若见体质瘦弱，面色无华，神疲懒言，心悸健忘等，多为阴血不足，心失所养，阴阳失调，可辨为虚证；若见心烦易怒，口苦咽干，便秘尿赤等，多为心火亢盛、肝郁化火、痰热内扰、食滞胃脘，胃气上逆，可辨为实证（见表6-2）。②辨病位：主要根据证候表现及舌象进行辨证。若见急躁易怒而不寐，苔黄，多为肝火内扰，病在肝；若见脘闷苔腻而不寐，多为胃腑宿食，痰热内扰，病在胃；若见心慌心悸，头晕健忘而不寐，舌红少苔多为阴虚火旺，水火不济，病在心、肾；若见面色少华，肢懒神疲而不寐，舌淡苔薄，多为脾虚不运，心神失养，病在心、脾；若见心烦不寐，处事易怒，舌淡，多为心胆气虚，病在心、胆。

表6-2 虚证与实证鉴别表

证候	病程	形体	精神	声息	疼痛	二便	舌象	脉象
虚证	久病	虚弱	萎靡	声低息微	隐痛喜按	大便稀溏，小便清长	舌淡嫩，少苔	细弱无力
实证	新病	强健	亢奋	声高息粗	疼痛拒按	大便秘结，小便赤短	质苍老，苔厚腻	实而有力

2. 失眠的证治分类

肝火扰心、痰热内扰、阴虚火旺、心脾两虚、心胆气虚。

考站3 辨证施护

【考生指引】

▷ 考核情境

> 冯女士，20床，36岁，公司职员，已婚，市医保。患者现入睡困难，夜寐不足4小时，睡后梦多，易早醒，心烦，心慌，记忆力减退，头晕乏力，纳差腹胀，精神疲惫，面色少华，食少，二便调，舌质淡、舌边齿痕、苔薄，脉细沉。测得 T 36.6℃，P 86 次/分，R 18 次/分，BP 105/70mmHg。查体神志清楚，双侧瞳孔等大、等圆，对光反射存在。双肺无异常。心界不大，律齐，各瓣膜听诊区未闻及病理性杂音。腹部检查无异常。血常规检查单示：红细胞 3.6×10^{12}/L，白细胞 4.2×10^9/L，血小板 101×10^9/L。脑电图示睡眠潜伏期 155 分钟，实际睡眠时间 3.5 小时，觉醒时间 60 分钟；心电图示窦性心律伴有 T 波低平。入院后遵医嘱服用归脾汤，五味子、香附、夜交藤、郁金、百合、石菖蒲中药足浴，暂停舒乐安定。
>
> 如果你是神经内科护士，请从观察、起居、饮食、用药、情志 5 个方面解决该患者的护理问题。

▷ **考生任务**

请从观察、起居、饮食、用药、情志 5 个方面叙述该患者的护理要点，以解决夜寐不安、焦虑及烦躁、头晕 3 个护理问题。

▷ **考核时间**

10 分钟（读题 1 分钟，考核 9 分钟）。

【考官指引】

▷ **考查目的**

考查学生的辨证施护能力。

▷ **场景与用物设置**

1. 场景　评分教师 2 位。

2. 用物　患者信息单（考生用）1 份，患者信息单（考官用）2 份，笔 3 支，白纸数张。

▷ **监考与评分注意事项**

1. 请根据评分表中的评分标准进行评分。

2. 考核时间结束时，务必请考生停止本站考核，进入下一站考核，不可拖延时间。

【考核内容评分指引】

失眠的护理措施评分指引			
评分项目	完全做到（2 分）	部分做到（1 分）	未做到（0 分）
病情观察			
1. 睡眠情况：睡眠习惯，睡眠型态，失眠时间起始和终点，周期性发作还是持续性发作	3~4 项正确叙述	1~2 项正确叙述	4 项均未叙述或均错误
2. 情绪变化：心烦、焦虑	正确叙述	—	未叙述或错误
3. 头晕情况：眩晕、血压、血常规	正确叙述	—	未叙述或错误
4. 精神（乏力，疲惫）、面色	2 项均正确叙述	任 1 项未叙述或错误	2 项均未叙述或均错误
5. 脉象、心率、心律变化（若出现心慌、胸闷，及时汇报处理）	3 项均正确叙述	任 1 项未叙述或错误	3 项均未叙述或均错误
6. 胃纳、腹胀情况	正确叙述	—	未叙述或错误
7. 护理与治疗效果（关注服药及治疗后效果）	正确叙述	—	未叙述或错误
8. 生活习惯：是否饮用咖啡、浓茶等刺激性饮料，运动时间、种类及量，睡前习惯如玩手机等	3 项均正确叙述	任 1 项未叙述或错误	3 项均未叙述或均错误
9. 观察大便情况	正确叙述	—	未叙述或错误
10. 观察小便情况	正确叙述	—	未叙述或错误

评分项目	完全做到（2分）	部分做到（1分）	未做到（0分）
11. 舌象变化	正确叙述	—	未叙述或错误
12. 脉象变化	正确叙述	—	未叙述或错误
生活起居护理			
13. 病室环境：空气清新、安静；光线柔和稍暗，避免强光刺激和噪声；禁止吸烟	3 项均正确叙述	任 1 项未叙述或错误	3 项均未叙述或均错误
14. 床铺：软硬适度、平整、清洁，枕头高度适宜	任 1 项正确叙述	—	未叙述或错误
15. 休息与活动：生活有规律，睡前不宜过分用脑，切忌睡前看书、谈话、玩手机或集中思考某一问题，少看情节刺激性的文章和电视节目	任 1 项正确叙述	—	未叙述或错误
16. 起居护理：劳逸结合，鼓励多参加体力劳动和体育锻炼	正确叙述	—	未叙述或错误
17. 缓解失眠的其他方法：睡前双手交替按摩涌泉穴 60～80 次；用手掌在心窝下做环形按摩腹部 20 次；用拇指和食指相对在耳郭前后由上至下徐徐按摩，至耳垂处再向下拉一下，20～50 次；按摩头部印堂、从眉棱骨推至太阳穴，按摩太阳穴，20 次	正确采取或指导 1 种及以上方法	—	未叙述或指导方法错误
饮食护理			
18. 饮食原则：清淡、易消化、补益心脾、安神定志	3～4 项正确叙述	1～2 项正确叙述	4 项均未叙述或均错误
19. 饮食宜忌：①宜多食调和阴阳气血之品；②忌烟酒、辛辣和肥甘厚味之品；③忌烟酒、浓茶、咖啡；④忌晚餐过饥或过饱	3～4 项正确叙述	1～2 项正确叙述	4 项均未叙述或均错误
20. 推荐食物及食疗方：食物如山药、大枣、龙眼肉、酸枣仁等，食疗方如黄芪粥、党参粥、酸枣仁茶、龙眼酸枣仁粥、糯米阿胶粥等	举例 3 种及以上食物或食疗方	举例 1～2 种食物或食疗方	未举例或错误
用药护理			
21. 中药煎煮指导：煎 2 次，浓煎，每次服 100～150mL	正确叙述	—	未叙述或错误

续表

评分项目	完全做到（2分）	部分做到（1分）	未做到（0分）
22. 中药服法指导：空腹，温服，睡前服	3项均正确叙述	任1项未叙述或错误	3项均未叙述或均错误
23. 服药后观察（症状变化并记录）	正确叙述	—	未叙述或错误
24. 服药后调护（静卧休息）	正确叙述	—	未叙述或错误
情志护理			
25. 精神集中：如安静坐下，身体放松，鼻腔深呼吸并留意呼吸的感觉，凝视某个点2分钟左右直到眼睛疲劳闭眼等排除杂念的办法	正确采取或指导1种及以上方法		未叙述或指导方法错误
26. 情绪疏导：精神放松如阅读、看电视、听广播等，或音乐疗法（《喜洋洋》《十面埋伏》《月儿高》《荷花映日》等）	正确采取或指导1种及以上方法		未叙述或指导方法错误
27. 关注患者情绪，适时安慰	正确叙述	—	未叙述或错误
理论提问			
28. 正确回答考官提问	做到	—	未做到
百分比分数计算评分	得分÷56（本站总分）×100×20%（本站权重）＝本站得分		

【模拟患者指引】

▷ 病例资料

冯女士，36岁，公司职员，已婚，市医保。家庭地址：本市幸福大街2号，手机：135XXXXXXXX。

患者自述睡眠欠佳半年，入睡困难，每晚夜寐不足4小时，睡后梦多，易早醒，伴心烦、心慌、记忆力减退、头晕乏力、纳差腹胀症状，轻微腹胀常发生于餐后，约每2天1次，无日间嗜睡、冲动易怒。对自身睡眠质量非常关注，对于睡眠问题感到非常烦躁，已严重影响社交、家庭和职业生活。睡前喜看手机，平时不午休，既往朝九晚五有双休，半年前开始晚上经常加班至22点，节假日与平时睡眠时间一致，无烟酒嗜好，不喝咖啡和茶。未曾前往医院就诊，偶尔自服"舒乐安定"可入睡，但近1个月服药已不见效，恐药物副作用遂来本院治疗。刻下：精神疲惫，面色少华，食少，二便调。入院后遵医嘱服用归脾汤，五味子、香附、夜交藤、郁金、百合、石菖蒲中药足浴，暂停舒乐安定。

既往体健，无其他疾病史。否认家族病病史。否认药物、食物过敏史。家庭关系融洽，社交正常。

月经婚育史：经血量少，色淡，周期规律，孕1产1，顺产，刻下不在生理期。

　　身体评估：T 36.6℃，P 86 次/分，R 18 次/分，BP 105/70mmHg。神志清楚，双侧瞳孔等大、等圆，对光反射存在。双肺无异常。心界不大，律齐，各瓣膜听诊区未闻及病理性杂音。腹部检查无异常。舌质淡、边有齿痕、苔白，脉沉细。

　　相关检查：①血常规：红细胞 3.6×10^{12}/L，白细胞 4.2×10^9/L，血小板 101×10^9/L。②多导睡眠图：脑电图示睡眠潜伏期 155 分钟，实际睡眠时间 3.5 小时，觉醒时间 60 分钟；心电图示窦性心律伴有 T 波低平。

【理论提问参考题目】

▷ **考官可选择 1 个题目提问**

1. 为何空腹、睡前服用？

　　答：本病用归脾汤加减，为补益药，补益药宜空腹，避免食物的影响，以利于充分吸收。养心安神药一般应选择在睡前 30 分钟至 1 小时内服用，以保证充分发挥药效。

2. 请简述失眠的中药足浴方法。

　　答：用纱布裹药水煮，待温度下降至 38～41℃，用蒸汽足浴盆浸泡 30 分钟，每日 1 次，每剂重复 2～3 次可缓解焦虑、烦躁。

【相关知识】

1. 归脾汤

　　归脾汤源自《正体类要》，人参、白术、黄芪、炙甘草、远志、酸枣仁、茯神、龙眼肉、当归、木香、大枣、生姜，每天 1 剂，分两次温服，5～7 天为一疗程。主治：①心脾气血两虚证：心悸怔忡，健忘失眠，盗汗，体倦食少，面色萎黄，舌淡，苔薄白，脉细弱；②脾不统血证：便血，皮下紫癜，妇女崩漏，月经提前，量多色淡，或淋漓不止，舌淡，脉细弱。

2. 安眠助神的方法

　　安眠助神的中药有灯心草、麦冬、茯神、阿胶、钩藤、合欢皮、合欢花、酸枣仁、柏子仁、远志等；食物有莲子、酸枣仁、百合、梅子、荔枝、龙眼肉、山药、鹌鹑、牡蛎肉、黄花鱼等；食疗方有黄芪粥、党参粥、酸枣仁茶、龙眼酸枣仁粥、糯米阿胶粥、琥珀莲子羹、甘麦枣藕汤等。

考站4　中医护理技术——耳穴贴压

【考生指引】

▷ **考核情境**

　　冯女士，女，36 岁，公司职员，已婚，市医保。患者因失眠半年来院就诊，经门诊收治入院。护士采取穴位按摩后，入睡困难有所改善，仍有易醒、多梦现象，昨夜睡眠时间 6 小时，现精神尚可。请遵医嘱采用耳穴贴压帮助患者改善睡眠。

▷ **考生任务**

1. 请向考官说出耳穴选穴及依据。

2. 请运用耳穴贴压法帮助患者改善睡眠。

▷ **考核时间**

10 分钟（读题 2 分钟，考核 8 分钟）。

【考官指引】

▷ **考核目的**

1. 考查学生根据病情正确选择耳穴的能力。

2. 考查学生正确进行耳穴贴压操作的能力。

▷ **场景与用物设置**

1. 场景　治疗床 1 张，戴腕带的模拟患者 1 位，评分教师 2 位。

2. 用物　病历夹 1 个，治疗车 1 辆，治疗盘 1 个，耳压板 1 块（王不留行籽、胶布、剪刀、小刀），75% 酒精 1 瓶，棉签 1 袋，小镊子（针灸点穴的镊子）1 个，探棒 1 个，弯盘 1 个，记号笔 1 支，耳穴模型 1 个，患者信息单（学生用）1 份，患者信息单（考官用）2 份，笔 3 支，白纸数张。

▷ **监考与评分注意事项**

1. 请根据评分表中的评分标准进行评分。

2. 考生回答若是经由模拟患者提醒才答对，可酌情给分。

3. 考核时间结束时，务必请考生停止本站考核，进入下一站考核，不可拖延时间。

【考核内容评分指引】

失眠耳穴贴压的操作步骤及评分指引			
评分项目	完全做到（2 分）	部分做到（1 分）	未做到（0 分）
核对医嘱			
1. 核对医嘱：患者姓名、床号、操作名称	核对完整且正确	—	未核对或错误
评估			
2. 自我介绍（姓名与职责），向患者解释操作目的	2 项均做到	任 1 项未做到	2 项均未做到
3. 询问患者姓名、床号、年龄，核对腕带与口述一致	2 项均做到	任 1 项未做到	2 项均未做到
4. 评估病情、禁忌证、症状与证候、局部皮肤、心理、病室环境	6 项均做到	3~5 项做到	2 项及以下做到
准备			
5. 患者准备：交代患者做好个人准备（如排空膀胱），使之了解耳穴贴压的作用、操作方法、注意事项，其愿意配合操作	3 项均做到	任 1 项未做到	3 项均未做到
6. 护士准备：衣着整洁，修剪指甲，洗手	完全做到且洗手方法正确	部分做到	未做到或洗手方法错误

评分项目	完全做到（2分）	部分做到（1分）	未做到（0分）
7. 物品准备：用物齐全（治疗盘、王不留行籽或莱菔子等丸状物、胶布、75%酒精、棉签、探棒、止血钳或镊子、弯盘、污物碗，必要时可备耳穴模型），摆放合理有序，检查用物有效期及外包装完整性	做到	用物缺少3项以内，且有检查	用物缺少4项及以上，或未检查
实施			
8. 再次核对患者姓名、床号及年龄，核对腕带与口述一致	2项均做到	任1项未做到	2项均未做到
9. 取合适体位，充分暴露耳部皮肤	做到且方法正确	—	未做到或方法错误
10. 术者一手持耳轮，观察有无阳性反应点	做到且方法正确	—	未做到或方法错误
11. 另一手持探棒在选区内找敏感点	做到且方法正确	—	未做到或方法错误
12. 同时询问患者有无热、麻、胀、痛的"得气"感觉	做到	—	未做到
13. 正确选穴，取神门、皮质下、交感、心、肾、脾等	正确选择4个及以上穴位	正确选择2~3个穴位	选穴不足2个或错误
14. 消毒皮肤两次：全耳正面自上而下、棉签干湿适度，待干	做到且方法正确	—	未做到或方法错误
15. 用镊子夹住药贴，敷贴于选好的穴位上，穴位准确且牢固	做到且方法正确	—	未做到或方法错误
16. 按压手法正确	做到	—	未做到
17. 观察局部皮肤有无红肿、过敏	做到	—	未做到
18. 观察患者有无酸、胀、痛等"得气"感	做到	—	未做到
19. 教会患者耳穴按压的方法，并请患者回示范	做到	—	未做到
20. 合理安排体位、整理床单位	做到	—	未做到
21. 交代注意事项（埋籽时间及频次、按压手法、防水、脱落、疼痛难忍等）	4~6项做到	1~3项做到	6项均未做到
22. 健康教育：分别针对病情和操作正确而简要地给出指导	做到	—	未做到
23. 询问患者的自我感觉	做到	—	未做到

续表

评分项目	完全做到（2 分）	部分做到（1 分）	未做到（0 分）
24. 终末处理：弯盘、探针、镊子、治疗盘、治疗车含氯消毒液擦拭，胶布、棉签倒入黄色垃圾袋	做到且正确	—	未做到或错误
25. 洗手且正确	做到	—	未做到
26. 正确记录	做到	—	未做到
评价			
27. 评价操作过程规范、流畅，达到治疗目的	做到	—	未做到
28. 评价操作技术熟练，未给患者造成伤害	做到	—	未做到
沟通技巧			
29. 使用尊称称呼患者	做到	—	未做到
30. 与患者有眼神交流，面带微笑	做到	—	全程没有微笑
理论提问			
31. 正确回答考官提问	做到	—	未做到
百分比分数计算评分	得分÷62（本站总分）×100×25%（本站权重）＝本站得分		

【模拟患者指引】

▷ **病例资料**

冯女士，36 岁，公司职员，已婚，市医保。因失眠半年来院就诊，经门诊收住入院。护士采取穴位按摩后，入睡困难有所改善，仍有易醒、多梦现象，昨晚睡眠时间 6 小时，现精神尚可。

【理论提问参考问题】

▷ **考官可选择 1 个题目提问**

1. 耳穴埋籽治疗失眠的主穴有哪些，穴位选择依据是什么？

答：神门、皮质下、交感、心、肾。其中神门是调节大脑皮层兴奋与抑制的要穴，可调节大脑皮层功能，起到益气、养血安神的作用。皮质下是调节大脑皮质功能的要穴，能补髓益脑、止痛安神，主治失眠多梦等。交感穴具有舒筋活络、宁心安神之作用。心主神明，心藏神，取心穴能宁心安神，调和营血，清泄心火，故能治疗失眠多梦、健忘等症。肾主骨，生髓，脑为髓之海，取肾穴可补脑益心神，以交通心肾，阴阳上下互为制约，脏腑功能得以平衡。以上诸穴合用，可起到运行气血、调整脏腑功能的作用，从而使气血平衡，经气通畅，扶正祛邪，达到改善人体免疫功能、镇静安神的功效。

2. 本病的按压手法是什么，为什么选此手法？

答：点压法或轻柔按摩法，点压法属于补法，适合虚证、慢性病、体弱久病患者；轻柔按摩法属于补法，适合久病体虚，年老体弱及耳穴敏感者。用力适中，则平补平泻，是常用手法。

【相关知识】

1. 耳穴贴压法

耳穴贴压法又称耳穴埋籽，是用代替针的药丸、药籽、谷类或其他物品置于胶布上，贴于耳郭上的穴位或反应点，用手指按压刺激，通过经络传导，达到行气止痛、宁心安神、调整机体平衡、防治疾病之效的一种方法。

2. 常用压丸种类

凡表面光滑，具有一定硬度，大小适宜，无毒无致敏者均可。常见的如王不留行籽、白芥子、莱菔子、油菜籽、绿豆、麦子等，也可选用中成药丸剂，如六神丸、人丹等。目前多选用磁珠和王不留行籽。

3. 耳穴的分布规律

耳穴总体上形如一个倒置的胎儿，与头面相应的穴位分布在耳垂；与上肢相应的穴位分布在耳舟；与躯干相应的穴位分布在对耳轮；与下肢及臀部相应的穴位分布在对耳轮上、下脚；与盆腔相应的穴位分布在三角窝；与消化道相应的穴位分布在耳轮脚周围；与腹腔脏器相应的穴位分布在耳甲艇；与胸腔脏器相应的穴位分布在耳甲腔；与鼻咽部相应穴位分布在耳屏四周。

4. 耳穴贴压的适应证

①疼痛性病症，如各种扭挫伤、头痛、神经性疼痛等；②炎症性疾病及传染病，如急慢性结肠炎、牙周炎、咽喉炎、扁桃体炎等；③功能紊乱性疾病，如胃肠神经官能症、心律不齐、眩晕、神经衰弱、失眠等；④过敏、变态反应性疾病，如荨麻疹、哮喘、过敏性鼻炎等；⑤内分泌代谢性疾病，如糖尿病、围绝经期综合征；⑥消化系统疾病，如恶心呕吐、便秘、腹泻等；⑦其他内、外、妇、儿、五官科疾病，亦可用于预防感冒、晕车、晕船机预防和处理输血、输液反应。

5. 耳穴贴压的禁忌证

①耳郭有湿疹、溃疡、炎症、冻疮破溃等，不宜用耳穴贴压；②有习惯性流产的孕妇禁用，妇女孕期慎用，尤其不宜用子宫、卵巢、肾等穴；③严重器质性疾病者慎用；④过饥过饱、大醉、过劳、体质虚弱、精神紧张、严重贫血，忌重刺激手法或泻法。

6. 常用按压手法

（1）对压法　用食指的拇指的指腹置于患者耳郭的正面和背面，相对按压，至出现热、麻、胀、痛等感觉，食指和拇指可边压边左右移动，或做圆形移动，一旦找到敏感点，则持续对压 20～30 秒。属于泻法，适用于实证、热证、年轻体壮者。对于内脏痉挛性疼痛、躯体疼痛、急性炎症有较好的镇痛消炎作用。患者可以自行按压，每日 3～5 次。

（2）直压法　用指尖垂直按压耳穴，至患者产生胀痛感，持续按压 20～30 秒，间隔少许，重复按压，每次按压3~5分钟。属于泻法，适应证与对压法相同。交感、艇角、大肠等，耳甲艇、耳甲腔的穴位泻法多用直压法。

（3）点压法　用指尖一压一松弛地按压耳穴，每次间隔0.5秒。本法以患者感到胀而略沉重刺痛为宜，用力不宜过重，具体可视病情而定。属于补法，适合虚证、慢性病、体弱久病患者。每天按压数次。

（4）轻柔按摩法　用指腹轻按穴丸压实，紧贴皮肤，然后顺时针方向轻轻压丸旋转，以患者感到酸胀微痛为度。属于补法，适合久病体虚、年老体弱及耳穴敏感者。用力适中，则平补平泻，是常用手法。

7. 耳穴贴压注意事项

①严格执行无菌操作，预防感染；若局部红肿，可消毒每日2~3次，外用消炎药；②压豆材质应当光滑不能霉变；③对胶布过敏者，可缩短贴压时间并加压肾上腺、风溪穴，或改用黏合纸代替；④留籽时间视季节气候而定，夏季1~3天，春秋季3~5天，冬季5~7天；⑤刺激强度视患者情况而定，儿童、年迈体弱、神经衰弱用轻刺激法；急性疼痛性病证用强刺激法；⑥有运动障碍者，按压埋籽后耳郭充血发热时，宜适当活动患部，并在患部按摩、艾灸等以提高疗效。

考站5　健康教育

【考生指引】

▷ **考核情境**

> 冯女士，36岁，公司职员，已婚，市医保。患者因失眠半年来院就诊，住院7天，睡眠时间延长，觉醒次数减少，精神佳，腹胀症状消失。医嘱明日出院。现神清，无明显不适，纳可，二便调，生命体征正常，舌淡红，苔薄白，脉和缓。患者希望了解出院后的调护事项。请对患者进行出院前健康教育。

▷ **考生任务**

请对患者进行出院前健康教育。

▷ **考核时间**

5分钟（读题1分钟，考核4分钟）。

【考官指引】

▷ **考核目的**

考查学生正确进行失眠的健康教育的能力。

▷ **场景与用物设置**

1. 场景　病床1张，模拟患者1位，评分教师2位。

2. 用物　病历夹1个，患者信息单（考生用）1份，患者信息单（考官用）2份，笔1支，白纸1张。

▷ **监考与评分注意事项**

1. 请根据评分表中的评分标准进行评分。

2. 考生回答若是经由模拟患者提醒才答对，可酌情给分。

3. 考核时间结束时，务必请考生停止测验。

【考核内容评分指引】

失眠的健康教育评分指引			
评分项目	完全做到（2分）	部分做到（1分）	未做到（0分）
健康教育前评估			
1. 评估患者需求，已有的预防失眠相关知识与技能	做到	—	未做到
健康教育			
2. 慎起居，不熬夜，定时就寝。睡眠环境要安静，光线柔和，卧具舒适，避免不利于睡眠的因素	完全做到	部分做到	均未做到
3. 保持良好睡眠习惯，讲究睡眠卫生，建立规律的作息制度	完全做到	部分做到	均未做到
4. 适度锻炼，每日睡前做放松功或睡前散步	做到	—	未做到
5. 调畅情志，避免不良因素刺激，喜怒有节，保持心情愉快	做到	—	未做到
6. 促进睡眠的方法，如睡前热水泡足，或搓揉涌泉穴 60~100 次	做到 1 项及以上且方法正确	—	未做到或方法错误
7. 加强饮食调养，晚餐不宜过饥过饱，宜食清淡易消化的食物如红枣莲子粥、银耳羹等。睡前不饮浓茶、咖啡等兴奋性饮料，睡前宜食富含色氨酸的晚餐如牛奶、香蕉等	完全做到且正确	部分做到且正确	未做到或错误
8. 告知患者长期服用安眠药的副作用	做到且正确	—	未做到或错误
9. 评价健康教育的效果：患者对自我调护要点的掌握情况	做到	—	未做到
沟通与关爱			
10. 使用尊称称呼患者	做到	—	未做到
11. 与患者有眼神交流，面带微笑	做到	—	全程没有微笑
12. 及时回答患者的疑问	做到	—	未做到
13. 给患者消化吸收健康教育内容的相关载体：宣传单、宣传册、视频或记录单等	做到	—	未做到

续表

评分项目	完全做到（2分）	部分做到（1分）	未做到（0分）
理论提问			
14. 正确回答考官提问	做到	—	未做到
百分比分数计算评分	得分÷28（本站总分）×100×10%（本站权重）＝本站得分		

【模拟患者指引】

▷ **病例资料**

冯女士，36岁，公司职员，已婚，市医保。患者因失眠半年来院就诊，住院7天，睡眠时间延长，觉醒次数减少，精神佳，心慌、腹胀症状消失。现神清，无明显不适，纳可，二便调，生命体征正常，舌淡红，苔薄白，脉和缓。

【理论提问参考问题】

▷ **考官可选择1个题目提问**

1. 请叙述失眠的预防与早期监测。

答：当失眠只是偶然发生时，应当注意调养，在次日给予睡眠补充；经常出现失眠的人群，应当进行亚健康的相关检查，并采取一定的干预措施，通过调补和修养，恢复正常睡眠节律。失眠持续1周时，应当进行心理学检查，并适当应用药物治疗。当失眠持续并符合失眠的诊断时，应当按照失眠治疗。

2. 请举例2~3个其他促进睡眠的中医养生方法。

答：芳香中药、磁疗枕、按摩与引导、食疗、刮痧、砭石等。

【相关知识】

1. 情志护理方法

情志护理方法主要包括以情胜情法、移情解惑法、暗示法、顺情从欲法等。①以情胜情法，其基本原理是"以偏纠偏"，就是有意识地采用另一种情志活动去战胜和控制因某种情志刺激而引起的疾病，从而治愈疾病的方法。七情生克关系如下：怒胜思，喜胜悲（忧），思胜恐（惊），悲（忧）胜怒，恐（惊）胜喜。②移情解惑法，指转移思想焦点，解除患者对事物的误解和疑惑。③暗示法，指利用语言、动作或其他方法，也可以结合其他治疗方法，使被治疗者在不知不觉中受到暗示的影响，从而不加主观意志地接受治疗者的观点、态度或指令，解除心理压力和负担，如言语暗示、情境暗示等。④顺情从欲法，指顺从患者的意志、情绪，满足患者心神需要的一种方法。

2. 失眠的情志护理

情志护理属于中医领域中的心理干预，因为具备易操作、收效快等优势，对失眠患者采取积极有效的情志护理，可以有效地缓解紧张、焦虑以及抑郁等负面情绪，同时还能够实现一定的喜怒情绪调节作用，让患者在临床康复中尽可能保持放松、平顺的心态，从而在睡眠方面达到一定的改善作用，让患者可以更好地入睡。情志护理应根据患者个人情况，以促进患者的身心康复为目的，采取积极的护理措施，避免因情志而诱发或加重病情。

第三节 胃痛

胃痛，又称胃脘痛，是因外邪犯胃、饮食伤胃、情志不畅和脾胃素虚所致，以上腹近心窝处经常性疼痛为主症的病证。常伴有食欲不振、恶心呕吐、嘈杂反酸、嗳气吞腐等不适。凡急、慢性胃炎，消化性溃疡，胃下垂，胃神经官能症，胃癌等以上腹部经常性疼痛为主症者，均属本病的讨论范围。本节主要考查运用四诊评估病情、胃痛的辨证、护理问题分析、胃痛的辨证施护、脾胃虚寒的艾灸法、胃痛的健康教育等内容。

考站1 病情资料采集

【考生指引】

▷ 考核情境

王女士，48岁，公司职员。自2010年开始，患者反复胃脘部隐痛8年，1周前劳累后进食生冷食品，隐痛加剧。现患者精神疲倦，胃脘隐痛，四肢乏力，嗳气，恶心欲呕，大便溏薄。测得 T 36.5℃，P 76 次/分，R 20 次/分，BP 110/70mmHg。如果你是门诊护士，请接待新患者，进行病情资料采集。

▷ 考生任务

1. 请运用四诊的方法有条理地采集病情资料。
2. 请根据病情有选择地进行身体评估。
3. 请根据病情提出需进一步评估的检查项目。

▷ 考核时间

12分钟（读题2分钟，考核10分钟）。

【考官指引】

▷ 考核目的

1. 考查学生正确运用四诊采集病史的能力。
2. 考查学生有条理地问现在症的能力。
3. 考查学生进行针对性身体评估的能力。
4. 考查学生的中医临证思维。

▷ 场景与用物设置

1. 场景 诊疗床1张，诊疗桌1张，椅子2把，模拟患者1位，评分教师2位。
2. 用物 治疗盘1个，压舌板1个，听诊器1个，脉枕1个（或脉诊仪1台），挂号单1张，患者信息单（考生用）1份，患者信息单（考官用）2份，笔1支，白纸数张。

▷ 监考与评分注意事项

1. 请根据评分表中的评分标准进行评分。

2. 考生回答若是经由模拟患者提醒才答对，可酌情给分。

3. 考生提出观察舌象时，若没有模拟患者，请评分教师做出相应回答。

4. 考生提出观察脉象时，若没有模拟患者，请评分教师利用脉诊仪考查学生脉诊方法，或者由评分教师扮演模拟患者并在学生诊脉后告知脉诊结果。

5. 考生提出查胃镜、心电图、腹部X线片时，请评分教师做出相应回答。

6. 考核时间结束时，务必请考生停止本站考核，进入下一站考核，不可拖延时间。

【考核内容评分指引】

病情资料采集评分指引			
评分项目	完全做到（2分）	部分做到（1分）	未做到（0分）
现病史			
1. 自我介绍（姓名与职责），向患者解释沟通目的	2项均做到	任1项未做到	2项均未做到
2. 询问患者姓名、就诊号、年龄，核对挂号单与口述一致	2项均做到	—	任1项未做到
3. 评估胃痛具体部位	做到	—	未做到
4. 评估胃痛的性质，是否喜温喜按	做到	—	未做到
5. 评估胃痛诱因	做到	—	未做到
6. 评估胃痛的时间、规律	做到	任1项未做到	2项均未做到
7. 评估胃痛的轻重程度	做到	—	未做到
8. 评估胃痛加重与缓解因素	做到	—	未做到
9. 评估恶心欲吐的开始时间与诱因	2项均做到	任1项未做到	2项均未做到
10. 评估呕吐物的色、质、量、味	3~4项做到	1~2项做到	4项均未做到
11. 评估嗳气的气味	做到	—	未做到
12. 评估本次发病前的饮食情况	做到	—	未做到
13. 评估本次发病的诊治经过：有无口服护胃、止痛药物及其效果	做到	—	未做到
14. 评估身体其他不适	做到	—	未做到
15. 评估食欲与口味	做到	—	未做到
16. 评估睡眠情况	做到	—	未做到
17. 评估小便的色、质、量、味	3~4项做到	1~2项做到	4项均未做到
18. 评估大便的色、质、量、味	3~4项做到	1~2项做到	4项均未做到
既往史、家族史、过敏史、个人生活史、一般资料			
19. 评估既往史	做到	—	未做到
20. 评估家族史	做到	—	未做到

评分项目	完全做到（2分）	部分做到（1分）	未做到（0分）
21. 评估药物、食物过敏史	2项均做到	任1项未做到	2项均未做到
22. 评估个人生活史：烟酒嗜好、作息规律、活动	3项均做到	任1项未做到	3项均未做到
23. 评估一般资料：付费方式、联系地址与电话、社会支持等	2项及以上做到	—	2项以下做到
身体评估			
24. 评估神情、面色、形态	3项均做到	—	任2项未做到
25 指导患者伸舌，观察舌象	做到且方法正确	—	未做到或方法错误
26. 指导患者伸手臂，观察脉象	做到且方法正确	—	未做到或方法错误
27 腹部触诊，评估有无压痛、反跳痛	做到且方法正确	—	未做到或方法错误
28. 腹部叩诊，说出叩诊音	做到且方法正确		未做到或方法错误
29. 腹部听诊，说出听诊特点	做到且方法正确	—	未做到或方法错误
需进一步评估的检查项目			
30. 提出需要查胃镜	做到	—	未做到
31. 提出需要查心电图	做到	—	未做到
32. 提出需要查腹平片	做到	—	未做到
沟通技巧			
33. 使用尊称称呼患者	做到	—	未做到
34. 面带微笑，与患者有眼神交流	做到	—	全程没有微笑
35. 全神贯注，用心聆听患者的回答	做到	—	未做到
36. 以开放式的问句进行沟通	全程使用开放性问句4次及以上	全程使用开放性问句4次以下	全程均未使用开放性问句
37. 资料采集过程流畅、具有逻辑性	做到	—	未做到

【模拟患者指引】

▷ 病例资料

王女士，48岁，公司职员，已婚，市医保。家庭地址：本市嵩山路1号。联系方式：138XXXXXXXX。

患者自诉胃脘部隐痛8年余。自2010年开始，反复胃脘部隐痛8年，多为餐前饥饿时发作，进食后稍缓解，平素爱好冷饮、生冷水果，经常熬夜。1周前因工作繁忙，经常加班，休息不足，三餐不定时，胃脘部开始出现隐隐作痛，未予重视。昨日与朋友聚餐，自助餐中进食凉物后上腹部疼痛加剧，夜间难以入睡，遂至医院就诊。现患者精神疲倦，胃脘疼痛，腹部怕冷，喜温喜按，嗳气，时感恶心欲呕，口淡，纳差，夜寐欠安，大便溏薄，小便清，日行2次，色黄，量中。

否认既往重大疾病史，否认家族病史，否认药物、食物过敏史。

月经史：经量适中，色暗红，痛经，周期尚规律；孕1产1，顺产，LMP：4月23日。

身体评估：T 36.5.0℃，P 76次/分，R 20次/分，BP 110/70mmHg。腹部体查：腹平软，上腹部按之少许隐痛，全腹无反跳痛。麦氏征阴性，墨菲氏征阴性。舌淡，苔白，脉沉细而迟。

相关检查：①心电图：窦性心律。②腹部X片：无异常。③胃镜：慢性非萎缩性胃炎。

【相关知识】

1. 胃痛问诊

胃痛问诊应包括：①胃痛的时间：持续性、阵发性；②胃痛的性质：胀痛、隐痛、绞痛、刺痛、灼痛等；③胃痛的加重因素：餐后加重，饥饿时加重，受寒加重，情绪紧张加重，劳累后加重；④胃痛缓解因素：进食后缓解、餐前舒适、得温痛减、按之痛减、休息后缓解。

2. 中医学对疼痛的病因病机认识

疼痛致病病因包括外寒、外风、外热、外湿、外燥、疠气、七情、饮食不节、外伤、劳倦和内风、内热、内寒、内燥、内湿等方面。中医认为，疼痛的病机主要是不通则痛或不荣则痛。

3. 中医学不同性质疼痛的特点及其临床意义

①胀痛：痛且胀。多因情志抑郁，或食积内停，气机不畅所致。②隐痛：疼痛并不剧烈，可以忍耐，却绵绵不休者。多由气血不足，阴寒内生，机体失去充养、温煦而成。③绞痛：痛势剧烈如刀绞。多因瘀血、蛔虫、结石等有形实邪阻闭气机，或是寒邪凝滞而气机阻闭所致。④刺痛：痛如针刺之状。多因瘀血停于局部，阻滞经脉所致。⑤冷痛：痛有冷感而喜暖。多由寒邪阻络，或为阳气不足，脏腑、肢体不得温而成。⑥灼痛：痛有灼热感而喜凉。多由于火邪窜络，或阴虚热亢，热郁火扰所致。⑦酸痛：痛而有酸软感觉。可因湿邪侵袭，气血不畅所致；或因肾虚，骨髓失养而成。⑧固定痛：疼痛部位固定不移。多因寒湿或瘀血停滞，经脉不利，气血凝滞所致。⑨窜攻痛：疼痛部位游走不定，或走窜攻痛。多因风邪阻络，或由气滞所致。⑩空痛：疼痛带有空虚感的症状。虚证，多因阴精不足，或气血亏虚，组织内脏失养所致。

考站2 辨病辨证与护理问题

【考生指引】

▷ 考核情境

> 王女士，48 岁，公司职员，自 2010 年开始，患者反复胃脘部隐痛 8 年，1 周前劳累后进食生冷食品，隐痛加剧。现在患者精神疲倦，四肢乏力，嗳气反酸，恶心欲呕，大便溏薄。测得 T 36.5.0℃，P 76 次/分，R 20 次/分，BP 110/70mmHg。如果你是门诊护士，请结合第 1 站评估结果，概括主诉，陈述病史，进行辨病、辨证分析，提出护理问题。

▷ 考生任务

1. 请概括患者主诉。

2. 请根据第 1 站评估结果，陈述该患者的现病史（包括目前主要症状）、既往史、家族史、过敏史、个人生活史、一般资料、身体评估结果。

3. 请说出中医、西医病名诊断，以及诊断依据。

4. 请说出证候名称以及辨证依据，并进行证候分析。

5. 请提出 3 个主要的护理问题。

▷ 考核时间

7 分钟（读题 1 分钟，考核 6 分钟）。

【考官指引】

▷ 考核目的

1. 考查学生正确概括主诉的能力。

2. 考查学生有条理地陈述病例的能力。

3. 考查学生正确进行辨病、辨证的能力。

4. 考查学生正确概括护理问题的能力。

▷ 场景与用物设置

1. 场景　评分教师 2 位。

2. 用物　患者信息单（学生用）1 份，患者信息单（考官用）2 份，笔 1 支，白纸数张。

▷ 监考与评分注意事项

1. 请根据评分表中的评分标准进行评分。

2. 考核时间结束时，务必请考生停止本站考核，进入下一站考核，不可拖延时间。

【考核内容评分指引】

辨病、辨证与护理问题分析评分指引			
评分项目	完全做到（2 分）	部分做到（1 分）	未做到（0 分）
概括主诉			
1. 正确概括患者主诉（胃脘部隐痛反复发作 8 年，加重 1 周）	做到	—	未做到

评分项目	完全做到（2分）	部分做到（1分）	未做到（0分）
陈述病史			
2. 有条理地叙述现病史	做到	—	未做到
3. 正确叙述既往史	做到	—	未做到
4. 正确叙述家族史	做到	—	未做到
5. 正确叙述过敏史	做到	—	未做到
6. 正确叙述个人生活史及人群接触史	2项均做到	—	任1项未做到
7. 正确叙述一般资料	做到	—	未做到
8. 正确叙述身体评估资料：生命体征、神、色、腹部检查、大便、舌、脉	5~7项做到	2~4项做到	7项均未做到或错误
辨病分析			
9. 中医病名诊断（胃痛）	正确	—	未提出或错误
10. 西医病名诊断（慢性非萎缩性胃炎）	正确	—	未提出或错误
11. 诊断依据（临床表现、现病史、相关检查）	说明内容完整且正确	说明内容不全或错误	说明内容不全且错误
辨证分析			
12. 证候名称（脾胃虚寒）	正确	—	未提出或错误
13. 辨证依据（胃脘隐痛、喜温喜按、嗳气、恶心欲呕、二便、舌、脉）	说明内容完整且正确	说明内容不全或错误	说明内容不全且错误
14. 证候分析：①胃气阻滞，胃失和降，不通则痛；②胃气上逆，致嗳气，恶心欲呕；③脾胃虚弱，气血生化乏源，无以濡养周身，故神疲乏力；④脾虚运化水液失利，虚寒则阴气不足，温化失利，水湿不化，流注肠间，故便溏	分析完全且正确	分析不全或错误	分析不全且错误
护理问题			
15. 胃痛：与胃失和降，气机不畅有关	完全正确	部分正确	未提出或完全错误
16. 嗳气、恶心欲呕：与胃气不降，逆而向上有关	完全正确	部分正确	未提出或完全错误
17. 大便溏薄：与脾胃失运，升降失调，大肠失司有关	完全正确	部分正确	未提出或完全错误
理论提问			
18. 正确回答考官提问	做到	—	未做到

续表

评分项目	完全做到（2分）	部分做到（1分）	未做到（0分）
临床辨证思维			
19. 辨病辨证思路清晰	做到	—	未做到
20. 护理问题正确排序	做到	—	未做到
百分比分数计算评分	得分÷40（本站总分）×100×20%（本站权重）＝本站得分		

【模拟患者指引】

▷ **病例资料**

王女士，48 岁，公司职员，已婚，市医保。家庭地址：本市嵩山路 1 号。联系方式：138XXXXXXXX。

患者自诉胃脘部隐痛 8 年余。自 2010 年开始，反复胃脘部隐痛 8 年，多为餐前饥饿时发作，进食后稍缓解，平素爱好冷饮、生冷水果，经常熬夜。1 周前因工作繁忙，经常加班，休息不足，三餐不定时，胃脘部开始出现隐隐作痛，未予重视。昨日与朋友聚餐，自助餐中进食凉物后上腹部疼痛加剧，夜间难以入睡，遂至医院就诊。刻下：患者精神疲倦，胃脘疼痛，腹部怕冷，喜温喜按，嗳气，时感恶心欲呕，口淡，纳差，夜寐欠安，小便清，大便溏薄，日行 2 次，色黄，量中。

否认既往重大疾病史，否认家族病史，否认药物、食物过敏史。

月经史：经量适中，色暗红，痛经，周期尚规律；孕 1 产 1，顺产，LMP：4 月23 日。

身体评估：T 36.5℃，P 76 次/分，R 20 次/分，BP 110/70mmHg。腹部体查：腹平软，上腹部按之少许隐痛，全腹无反跳痛。麦氏征阴性，墨菲氏征阴性。舌淡，苔白，脉沉细而迟。

相关检查：①心电图：窦性心律。②腹部 X 片：无异常。③胃镜：慢性非萎缩性胃炎。

【理论提问参考题目】

▷ **考官可选择 1 个题目提问**

1. 本病的病机是什么？

答：本病的病机为：脾胃虚寒，胃失温煦，不荣则痛。

2. 患者胃痛，为何餐前痛甚？

答：脾胃虚寒，餐前饥饿状态，胃腑空虚，气血无以濡养，故不荣则痛。

3. 胃痛的辨证要点是什么？

答：应辨虚实寒热。实者多痛剧，固定不移，拒按，脉盛；虚者多痛势徐缓，痛处不定，喜按，脉虚。胃痛遇寒则痛甚，得温则痛减，为寒证；胃脘灼痛，喜冷恶热，为热证。一般初病在气，久病在血。在气者，有气滞、气虚之分。气滞者，多伴胀痛，或涉及两胁，或兼见嗳气频频，疼痛与情志因素显著相关；气虚者，指脾胃气虚，胃脘隐痛或空腹痛显，兼有食少、便溏、乏力等。在血者，疼痛部位固定不移，痛如针刺，舌质紫暗或有瘀斑。

【相关知识】

1. 胃痛的中医证候分类

①寒邪客胃证：胃痛暴作，恶寒喜暖，得温痛减，遇寒加重，口淡不渴，或喜热饮，舌淡苔薄白，脉弦紧。②饮食停滞证：胃脘疼痛，胀满拒按，嗳腐吞酸，或呕吐不消化食物，其味腐臭，吐后痛减，不思饮食，大便不爽，矢气及便后稍舒，舌苔厚腻，脉滑。③肝气犯胃证：胃脘胀痛，痛连两胁，遇烦恼则痛作或痛甚，嗳气、矢气则痛舒，胸闷嗳气，喜长叹息，大便不畅，舌苔多薄白，脉弦。④肝胃郁热证：胃脘疼痛，痛势急迫，脘闷灼热，口干口苦，口渴而不欲饮，纳呆恶心，小便色黄，大便不畅，舌红，苔黄腻，脉滑数。⑤瘀血阻滞证：胃脘疼痛，如针刺，似刀割，痛有定处，按之痛甚，痛时持久，食后加剧，入夜尤甚，或见吐血黑便，舌质紫暗或有瘀斑，脉涩。⑥胃阴亏虚证：胃脘隐隐灼痛，似饥而不欲食，口燥咽干，五心烦热，消瘦乏力，口渴思饮，大便干结，舌红少津，脉细数。⑦脾胃虚寒证：胃痛隐隐，绵绵不休，喜温喜按，空腹痛甚，得食则缓，劳累或受凉后发作、加重，泛吐清水，神疲纳呆，四肢倦怠，手足不温，大便溏薄，舌淡苔白，脉虚弱或迟缓。

2. 胃痛的护治原则

以理气和胃止痛为主，审证求因，辨证施护。胃痛属实者以祛邪为主，属虚者以扶正为先，虚实并见者则扶正祛邪。古有"通则不痛"的治痛大法，从广义的角度去理解和运用"通"法。胃寒者，散寒即为通；气滞者，理气即为通；食滞者，消食即为通；热郁者，泄热即为通；血瘀者，化瘀即为通；阴虚者，益胃养阴即为通；阳弱者，温运脾阳即为通。即正如叶天士所谓"通字须究气血阴阳"。

考站3　辨证施护

【考生指引】

▷ 考核情境

王女士，48 岁，公司职员，已婚，市医保。自 2010 年开始，患者反复胃脘部隐痛 8 年，1 周前劳累后进食生冷食品，隐痛加剧。现患者精神疲倦，胃脘隐痛，饥饿时加重，进食后缓解，喜温喜按，嗳气反酸，恶心欲呕，口淡，纳差，夜寐欠安，大便溏薄薄，日行 2 次，色黄，小便清，舌淡，苔白，脉沉细而迟。测得 T 36.5.0℃，P 76 次/分，R 20 次/分，BP 110/70mmHg。查体：腹平软，无压痛反跳痛。胃镜检查结果：慢性非萎缩性胃炎。目前遵医嘱口服西药奥美拉唑、铝碳酸镁片，中药汤剂"黄芪建中汤"。如果你是脾胃病科护士，请从观察、起居、饮食、用药、情志 5 个方面解决该患者的护理问题。

▷ 考生任务

请从观察、起居、饮食、用药、情志 5 个方面叙述该患者的护理要点，以解决胃痛、嗳气、恶心呕吐3个护理问题。

▷ **考核时间**

10分钟（读题1分钟，考核9分钟）。

【考官指引】

▷ **考核目的**

考查学生的辨证施护能力。

▷ **场景与用物设置**

1. 场景　评分教师2位。

2. 用物　患者信息单（考生用）1份，患者信息单（考官用）2份，笔1支，白纸数张。

▷ **监考与评分注意事项**

1. 请根据评分表中的评分标准进行评分。

2. 考核时间结束时，务必请考生停止本站考核，进入下一站考核，不可拖延时间。

【考核内容评分指引】

胃痛的辨证施护评分指引			
评分项目	完全做到（2分）	部分做到（1分）	未做到（0分）
病情观察			
1. 胃痛情况：性质、程度、频率	正确叙述	—	未叙述或错误
2. 嗳气情况：嗳气的气味	正确叙述	—	未叙述或错误
3. 恶心欲呕情况：呕吐物的量、色、质、频率	正确叙述	—	未叙述或错误
4. 观察大便色、质、量、味的变化	正确叙述	—	未叙述或错误
5. 精神、面色	2项均正确叙述	任1项未叙述或错误	2项均未叙述或均错误
6. 食欲、睡眠情况	2项均正确叙述	任1项未叙述或错误	2项均未叙述或均错误
7. 观察小便色、质、量、味的变化	正确叙述	—	未叙述或错误
8. 舌象变化	正确叙述	—	未叙述或错误
9. 脉象变化	正确叙述	—	未叙述或错误
生活起居护理			
10. 室内保持适宜的温度（25~28℃）、湿度（55%~65%）；阳光充足，注意保暖；定时通风（忌直接吹风）；保持安静	3~4项正确叙述	1~2项正确叙述	4项均未叙述或均错误

评分项目	完全做到（2 分）	部分做到（1 分）	未做到（0 分）
11. 休息与活动：疼痛较剧烈时应卧床休息，尽量减少搬动或打扰患者；缓解后可下床活动，避免劳累	2 项均正确叙述	任 1 项未叙述或错误	2 项均未叙述或均错误
12. 穴位按摩：用指腹用力按压中脘、梁丘、合谷穴；按压 6 秒将手离开一次；每穴 2～3 分钟	12、13、14 任 1 条正确叙述	—	12、13、14 任 1 条均未叙述或错误
13. 中药热奄包外敷：可用莱菔子、吴茱萸等热敷中脘			
14. 穴位贴敷：吴茱萸粉加适量蜂蜜贴敷足三里			
15. 恶心欲呕的护理：取坐位或侧卧位，头偏向一侧，并轻拍其背部，指导深呼吸，吐毕漱口，保持口腔清洁	正确叙述	—	未叙述或错误
16. 肛门的护理：保持臀部清洁，便后用温水清洁肛门	正确叙述	—	未叙述或错误
17. 避免过度劳累	正确叙述	—	未叙述或错误
饮食护理			
18. 饮食原则：清淡、软烂易消化、富营养、温中散寒、少量多餐、定时定量	5～6 项正确叙述	1～4 项正确叙述	6 项均未叙述或均错误
19. 饮食宜忌：①宜面条、汤羹、粥品，烹调宜用蒸、煮、熬、烩等，宜细嚼慢咽；②忌生冷、寒凉、肥甘、辛辣刺激、煎炸、香燥之品；③忌烟酒、浓茶、咖啡	3 项均正确叙述	任 1 项未叙述或错误	3 项均未叙述或均错误
20. 推荐食物：如鸡肉、花生、大枣、山药、豆腐、白菜、胡萝卜、土豆、龙眼肉、红茶等	举例 3 味及以上食物	举例 1～2 味食物	未举例或错误
21. 推荐食疗方及制作方法：如肉桂粳米粥、花椒煲猪肚、黄芪煲鸡、胡萝卜炒陈皮瘦肉丝等	举例 3 个及以上食疗方	举例 1～2 个食疗方	未举例或错误
用药护理			
22. 中药煎煮指导：久煎	正确叙述	—	未叙述或错误
23. 中药服法指导：餐前温服	正确叙述	—	未叙述或错误

评分项目	完全做到（2分）	部分做到（1分）	未做到（0分）
24. 西药服法指导：质子泵抑制剂（奥美拉唑）餐前半小时吃，铝碳酸镁片餐后1小时服用	正确叙述	—	未叙述或错误
25. 服药后调护：服药后宜进热粥、热饮，以助药力；稍作休息，不可马上运动	2项均正确叙述	任1项未叙述或错误	2项均未叙述或均错误
情志护理			
26. 情绪疏导：精神放松如阅读、看电视、听广播等，或音乐疗法	正确叙述1种及以上方法	—	未叙述或错误
27. 关注患者情绪，适时安慰，保持乐观，避免紧张	正确叙述	—	未叙述或错误
理论提问			
28. 正确回答考官提问	做到	—	未做到
百分比分数计算评分	得分÷52（本站总分）×100×20%（本站权重）＝本站得分		

【模拟患者指引】

▷ 病例资料

王女士，48岁，公司职员，已婚，市医保。家庭地址：本市嵩山路1号。联系方式：138XXXXXXXX。

患者自诉胃脘部隐痛8年余。自2010年开始，患者反复胃脘部隐痛8年，多为餐前饥饿时发作，进食后稍缓解，平素爱好冷饮、生冷水果，经常熬夜。1周前因工作繁忙，经常加班，休息不足，三餐不定时，胃脘部开始出现隐隐作痛，未予重视。昨日与朋友聚餐，自助餐中进食凉物后上腹部疼痛加剧，夜间难以入睡，遂至医院就诊。刻下：患者精神疲倦，胃脘疼痛，腹部怕冷，喜温喜按，嗳气，时感恶心欲呕，口淡，纳差，夜寐欠安，小便清，大便溏薄，日行2次，色黄，量中。目前遵医嘱口服西药奥美拉唑、铝碳酸镁片，中药汤剂"黄芪建中汤"。

否认既往重大疾病史，否认家族病史，否认药物、食物过敏史。

月经史：经量适中，色暗红，痛经，周期尚规律；孕1产1，顺产，LMP：4月23日。

身体评估：T 36.5.0℃，P 76次/分，R 20次/分，BP 110/70mmHg。腹部体查：腹平软，上腹部按之少许隐痛，全腹无反跳痛。麦氏征阴性，墨菲氏征阴性。舌淡，苔白，脉沉细而迟。

相关检查：①心电图：窦性心律。②腹部X片：无异常。③胃镜：慢性非萎缩性胃炎。

【理论提问参考题目】

▷ **考官可选择1个题目提问**

1. 该患者可以选择哪些中医外治法减轻胃痛？

答：艾灸、穴位按摩、中药热熨（如中药热奄包）、穴位贴敷等。

2. 该患者适合吃哪些肉类？肉类烹调方式上有何要求？

答：可食用鸡肉、鱼肉、瘦肉、猪肚等，烹调宜用蒸、煮、熬、烩等。

【相关知识】

胃痛的辨证施药如下。

1. 寒邪客胃证

治法：温胃散寒，理气止痛。方药：良附丸加减。

2. 饮食停滞证

治法：消食导滞，和胃止痛。方药：保和丸加减。

3. 肝气犯胃证

治法：疏肝理气，和胃止痛。方药：柴胡疏肝散加减。

4. 肝胃郁热证

治法：清肝泄热，和胃止痛。方药：化肝煎加减。

5. 瘀血停滞证

治法：活血化瘀，理气止痛。方药：失笑散合丹参饮加减。

6. 胃阴亏虚证

治法：养阴益胃，和中止痛。方药：一贯煎合芍药甘草汤加减

7. 脾胃虚寒证

治法：温中健脾，和胃止痛。方药：黄芪建中汤加减。

考站4　中医护理技术——艾条灸

【考生指引】

▷ **考核情境**

王女士，48岁，公司职员，已婚，市医保。自2010年开始，患者反复胃脘部隐痛8年，1周前劳累后隐痛发作。经门诊收入院。现患者精神疲倦，胃脘隐痛，绵绵不休，喜温喜按，嗳气反酸，恶心欲呕，舌淡，苔白，脉沉细而迟。请遵医嘱采用艾条灸法帮助患者减轻胃痛。

▷ **考生任务**

1. 请向考官说出艾条灸部位、穴位及依据。

2. 请运用艾条灸法帮助患者减轻胃痛。

▷ **考核时间**

10分钟（读题2分钟，考核8分钟）。

【考官指引】

▷ 考核目的

1. 考查学生根据病情，正确选择艾条灸部位与穴位的能力。

2. 考查学生正确进行艾条灸操作的能力。

▷ 场景与用物设置

1. 场景　病床1张，戴腕带的模拟患者1位，评分教师2位。

2. 用物　病历夹1个，治疗车1辆，治疗盘1个，艾条1根，打火机1个，酒精灯1盏，大毛巾2条，纱布罐1个，弯盘1个，小口瓶1个，记号笔1支，患者信息单（学生用）1份，患者信息单（考官用）2份。

▷ 监考与评分注意事项

1. 请根据评分表中的评分标准进行评分。

2. 考生回答若是经由模拟患者提醒才答对，可酌情给分。

3. 考核时间结束时，务必请考生停止本站考核，进入下一站考核，不可拖延时间。

【考核内容评分指引】

艾灸的操作步骤及评分指引			
评分项目	完全做到（2分）	部分做到（1分）	未做到（0分）
核对医嘱			
1. 核对临时医嘱：患者姓名、床号、操作名称	核对完整且正确	—	未核对或错误
评估			
2. 自我介绍（姓名与职责），向患者解释操作目的	2项均做到	任1项未做到	2项均未做到
3. 询问患者姓名、床号、年龄，核对腕带与口述一致	2项均做到	任1项未做到	2项均未做到
4. 评估（病情、舌、脉、禁忌证、艾灸部位皮肤、疼痛耐受度、心理、病室环境）	6项均做到	3~5项做到	2项及以下做到
准备			
5. 患者准备：交代患者做好个人准备（如排尿），使之了解艾灸过程，其愿意配合操作	3项均做到	任1项未做到	3项均未做到
6. 护士准备：衣着整洁，修剪指甲，洗手	做到且洗手方法正确	部分做到	未做到或洗手方法错误
7. 物品准备：用物齐全（病历夹，治疗盘，治疗巾，艾条，打火机，酒精灯，大毛巾，纱布罐，弯盘，小口瓶），摆放有序合理，检查用物有效期及包装完整性	做到	用物缺少3项以内，且有检查	用物缺少4项及以上，或未检查

续表

评分项目	完全做到（2分）	部分做到（1分）	未做到（0分）
实施			
8. 携用物至患者床边，再次核对患者姓名、床号及年龄，核对腕带与口述一致	2项均做到	—	任1项未做到
9. 拉上床帘，保护患者隐私	做到	—	未做到
10. 协助患者取合适体位	做到	—	未做到
11. 暴露艾灸部位，铺大毛巾，注意保暖	做到	—	未做到
12. 再次检查操作部位皮肤	做到	—	未做到
13. 向患者说明定位取穴的感觉			
14. 定位取穴：中脘、关元、气海及双侧足三里	取穴3个及以上且定位准确	取穴少于3个，或定位不准确	取穴少于3个，且定位不准确
15 点燃艾条，正确施灸：先灸中脘、关元、气海，再灸足三里穴	方法正确	—	方法错误
16. 温和灸距离皮肤3cm，以局部皮肤有温热感而无灼热痛为宜，一般灸5~7分钟，至局部皮肤红晕为度	方法正确	—	方法错误
17. 施灸中应及时将艾灰弹入弯盘，防止灼伤皮肤	全程有做到	—	出现烫伤
18. 观察与调整：及时询问患者有无不适，及时观察皮肤颜色变化，及时调整艾灸方法与距离	2项均做到	任1项未做到	2项均未做到
19. 施灸完毕，立即将艾条插入小口瓶，灭火完全	做到		未做到
20. 用纱布清洁皮肤，协助患者恢复衣着，安置舒适体位	2项均做到	任1项未做到	2项均未做到
21. 整理床单元	做到	—	未做到
22. 健康教育：分别针对病情和操作正确而简要地给出指导	2项均做到	任1项未做到	2项均未做到
23. 终末处理：治疗盘、治疗碗、治疗车含氯消毒液擦拭，艾灰倒入黑色垃圾袋，纱布倒入黄色垃圾袋	3项均做到	任1项未做到	2~3项均未做到
24 洗手且方法正确	做到	—	未做到
25. 正确记录	做到	—	未做到

评分项目	完全做到（2分）	部分做到（1分）	未做到（0分）
评价			
26. 操作过程流畅，技术熟练，未给患者造成伤害	做到	—	未做到
沟通技巧			
27. 使用尊称称呼患者	做到	—	未做到
28. 与患者有眼神交流，面带微笑	做到	—	全程没有微笑
理论提问			
29. 正确回答考官提问	做到	—	未做到
百分比分数计算评分	得分÷58（本站总分）×100×25%（本站权重）＝本站得分		

【模拟患者指引】

▷ **病例资料**

王女士，48 岁，公司职员，已婚，市医保。自 2010 年开始，反复胃脘部隐痛 8 年，1 周前劳累后隐痛发作，经门诊收入院。现患者精神疲倦，胃脘隐痛，绵绵不休，喜温喜按，嗳气反酸，恶心欲呕，舌淡，苔白，脉沉细而迟。

【理论提问参考问题】

▷ **考官可选择 1 个题目提问**

1. 本次艾条灸部位和穴位选择依据是什么？

答：中医治疗主穴为足三里、梁丘、中脘 3 个穴位。腑会中脘、足三里属远近配穴法，可和胃气，理气机，止胃痛；关元、气海可温中散寒，通经活络。

2. 艾条灸的禁忌证有哪些？

答：①凡属实热证、阴虚阳亢、邪热内炽，如咳嗽吐血、高血压、发热等均不宜施灸；②头、颜面部、血管表浅部位，孕妇的腹部和腰骶部，有破溃或溃疡的皮肤局部不宜施灸；③对于体质虚弱、空腹、极度疲劳和对灸法恐惧者，应慎施灸，施灸过程中刺激量不可过强，以防发生"晕灸"。

【相关知识】

1. 艾条灸法的基本原理

利用燃艾的温、热力和芳香的药气刺激肌肤腧穴，通过经络传导，以激发人体脏腑经络的功能，调和阴阳，温通经络，行气活血，促进周身气血流畅，逐邪外出，腧穴透达，则人之生命活动正常，从而达到防病、治病的目的。

2. 艾条灸的适应证

艾条灸可广泛适用临床各种虚寒疾病，如骨关节病、妇科病、寒湿证、免疫性共济功能失调、电脑综合征、慢性疲劳症、更年期综合征、内分泌失调症等均有良好疗效。

3. 艾灸的注意事项

①认真观察病情变化及有无因体位不适，或艾火熏烤温度过高所引起的痛苦。②施灸时取穴要准，灸穴不宜过多，热力应充足，火力要均匀。③施灸的诊室空气应保持清新，避免艾烟过浓，可以开窗，但应避免直接吹风。④施灸过程中，严防艾火、艾灰烫伤患者皮肤或衣物，施灸完毕，必须将艾火彻底熄灭。⑤施灸顺序一般是先灸上部，后灸下部，先灸阳部，后灸阴部，壮数是先少而后多。⑥施灸的补泻方法，根据患者的具体情况，结合腧穴性能，酌情运用。⑦患者灸后注意保暖，避免受风，半小时内勿洗浴。施灸后要注意调养，宜情绪乐观，心情愉快，静心调养，戒色欲，勿劳累，饮食宜清淡而富营养，以助疗效。

考站5　健康教育

【考生指引】

▷ **考核情境**

　王女士，48岁，公司职员，已婚，市医保。自2010年开始，患者反复胃脘部隐痛8年，1周前劳累后进食生冷食品，隐痛加剧。经门诊收入院，住院4天。现患者精神可，无胃脘隐痛等不适，纳可，寐安，二便调，舌淡红，苔薄白，脉和缓有力。患者希望了解出院后的调护事项。请对患者进行出院前健康教育。

▷ **考生任务**

请对患者进行出院前健康教育。

▷ **考核时间**

5分钟（读题1分钟，考核4分钟）。

【考官指引】

▷ **考核目的**

考查学生对胃痛患者进行健康教育的能力。

▷ **场景与用物设置**

1. 场景　病床1张，模拟患者1位，评分教师2位。

2. 用物　病历夹1个，患者信息单（考生用）1份，患者信息单（考官用）2份，笔1支，白纸1张。

▷ **监考与评分注意事项**

1. 请根据评分表中的评分标准进行评分。

2. 考生回答若是经由模拟患者提醒才答对，可酌情给分。

3. 考核时间结束时，务必请考生停止考核。

【考核内容评分指引】

胃痛的健康教育评分指引			
评分项目	完全做到（2分）	部分做到（1分）	未做到（0分）
健康教育前评估			
1. 评估患者需求，已有的胃痛预防相关知识与技能	做到	—	未做到
健康教育			
2. 慎起居，根据气候变化及时增减衣服，注意胃脘部保暖	做到		未做到
3. 勤锻炼，强体质，选择合适的户外运动，如太极拳、慢跑、球类运动等	做到		未做到
4. 调饮食：定时定量，少吃多餐，细嚼慢咽，清淡易消化、富营养	做到		未做到
5. 中药久煎，餐前温服	做到		未做到
6. 药物服法指导：质子泵抑制剂（如奥美拉唑、雷贝拉唑等）餐前半小时吃，铝碳酸镁片餐后1小时服用。按时规范用药	做到		未做到
7. 调畅情志，排解不良情绪，保持乐观	做到		未做到
8. 掌握缓解胃痛的方法：如中脘、梁丘、合谷穴穴位按摩，或中脘穴穴位贴敷，或胃脘部热熨等	正确提出1种及以上方法	—	未做到
9. 评价健康教育的效果：患者对自我调护要点的掌握情况			
沟通与关爱			
10. 使用尊称称呼患者	做到	—	未做到
11. 与患者有眼神交流，面带微笑	做到	—	全程没有微笑
12. 及时回答患者的疑问	做到	—	未做到
13. 给患者消化吸收健康教育内容的相关载体：宣传单、宣传册、视频或记录单等	做到		未做到
理论提问			
14. 正确回答考官提问	做到	—	未做到
百分比分数计算评分	得分 $\div 28$（本站总分）$\times 100 \times 10\%$（本站权重）= 本站得分		

【模拟患者指引】

▷ **病例资料**

王女士，48 岁，公司职员，已婚，市医保。自 2010 年开始，患者反复胃脘部隐痛 8 年，1 周前劳累后进食生冷食品，隐痛加剧。经门诊收入院，住院 4 天。现患者精神可，无胃脘隐痛等不适，纳可，寐安，二便调，舌淡红，苔薄白，脉和缓有力。

【理论提问参考问题】

▷ **考官可选择 1 个题目提问**

1. 胃痛保健的常用方法有哪些？

答：常用且有效的有艾灸、穴位按摩、穴位贴敷、中药热奄包外敷等。

2. 哪些食物可预防寒邪客胃引起的胃痛？

答：生姜、砂仁、花椒等，如黄芪煲鸡、花椒猪肚汤。

【相关知识】

胃痛的预后：胃痛还可以衍生变证，如胃热炽盛，迫血妄行；或瘀血阻滞，血不循经；或脾气虚弱，不能统血，而致便血、呕血。大量出血可致气随血脱，危及生命。若脾胃运化失职，湿浊内生，郁而化热，火热内结，腑气不通，腹痛剧烈拒按，可导致大汗淋漓，四肢厥逆的厥脱危证；或日久成瘀，气机壅塞，胃失和降，胃气上逆，致呕吐反胃。若胃痛日久，痰瘀互结，壅塞胃脘，可形成口噎膈。

第四节 便秘

便秘是指由于大肠传导失司，粪便在肠内滞留过久，秘结不通，排便周期延长；或周期不长，但粪质干结、排出艰难，或粪质不硬，虽有便意，但便而不畅的病证。本节主要考查运用四诊评估病情、便秘的辨证、护理问题分析、辨证施护、便秘的穴位按摩与贴敷疗法、健康教育等内容。

考站1 病情资料采集

【考生指引】

▷ **考核情境**

> 陈先生，68 岁。因半年内反复便秘入院。入院当天，患者诉稍腹胀，有便意，大便 3 日未解。如果你是责任护士，请针对此患者进行病情资料采集。

▷ **考生任务**

1. 请运用四诊的方法有条理地采集病情资料。

2. 请根据病情有选择地进行身体评估。

3. 请根据病情提出需进一步评估的检查项目。

▷ **考核时间**

12 分钟（读题 2 分钟，考核 10 分钟）。

【考官指引】

▷ **考核目的**

1. 考查学生正确运用四诊采集病史的能力。

2. 考查学生有条理地问现在症的能力。

3. 考查学生进行针对性身体评估的能力。

4. 考查学生的中医临证思维。

▷ **场景与用物设置**

1. 场景　诊疗床 1 张，诊疗桌 1 张，椅子 2 把，模拟患者 1 位，评分教师 2 位。

2. 用物　治疗盘 1 个，压舌板 1 个，听诊器 1 个，脉枕 1 个（或脉诊仪 1 台），腕带 1 个，患者信息单（考生用）1 份，患者信息单（考官用）2 份，笔 1 支，白纸数张。

▷ **监考与评分注意事项**

1. 请根据评分表中的评分标准进行评分。

2. 考生回答若是经由模拟患者提醒才答对，可酌情给分。

3. 考生提出观察舌象时，若没有模拟患者，请评分教师做出相应回答。

4. 考生提出观察脉象时，若没有模拟患者，请评分教师利用脉诊仪考查学生脉诊方法，或者由评分教师扮演模拟患者，并在学生诊脉后告知脉诊结果。

5. 考核时间结束时，务必请考生停止本站考核，进入下一站考核，不可拖延时间。

【考核内容评分指引】

病情资料采集评分指引			
评分项目	完全做到（2分）	部分做到（1分）	未做到（0分）
现病史			
1. 自我介绍（姓名与职责），向患者解释沟通目的	2 项均做到	任 1 项未做到	2 项均未做到
2. 询问患者姓名、性别、年龄、核对腕带与口述一致	2 项均做到	任 1 项未做到	2 项均未做到
3. 评估平时排便节律：如厕时间、次数	做到	—	未做到
4. 评估排便时间	做到	—	未做到
5. 评估排便性质及软硬度	做到	—	未做到
6. 评估有无排便困难	做到	—	未做到
7. 评估目前有无服用引起便秘的药物：如钙剂、铁剂、抗胆碱药物等	做到	—	未做到
8. 评估有无肠道疾患	做到	—	未做到

续表

评分项目	完全做到（2分）	部分做到（1分）	未做到（0分）
9. 评估本次发病的诊治经过：有无采取药物治疗或其他措施及其效果	做到	—	未做到
10. 评估食欲与量	2项均做到	任1项未做到	2项均未做到
11. 评估口味，进食的种类及性质	3项均做到	任1项未做到	3项均未做到
12. 评估每日饮水量	做到	—	未做到
13. 评估小便的色、质、量、味	3~4项做到	1~2项做到	4项均未做到
14. 评估身体其他不适：如身疲、乏力、肢倦懒言等	做到	—	未做到
15. 评估睡眠情况	做到	—	未做到
既往史、家族史、过敏史、个人生活史、心理及社会支持			
16. 评估既往史	做到	—	未做到
17. 评估家族史	做到	—	未做到
18. 评估药物、食物过敏史	2项均做到	任1项未做到	2项均未做到
19. 评估个人生活史：烟酒嗜好、作息规律	2项均做到	任1项未做到	2项均未做到
20. 评估心理、社会支持	做到	—	未做到
身体评估			
21. 评估神情、面色、形态	3项均做到	—	任2项未做到
22. 指导患者伸舌，观察舌象	做到且方法正确	—	未做到或方法错误
23. 指导患者伸手臂，观察脉象	做到且方法正确	—	未做到或方法错误
24. 评估腹部外形形态	做到且方法正确	—	未做到或方法错误
25. 腹部听诊，说出肠鸣音	做到且方法正确	—	未做到或方法错误
26. 腹部叩诊，说出叩诊音	做到且方法正确	—	未做到或方法错误
27. 腹部触诊，说出有无腹部包块	做到且方法正确	—	未做到或方法错误
需进一步评估的项目			
28. 提出需要大便性状图	做到	—	未做到
29. 提出需要做肠镜检查	做到	—	未做到

评分项目	完全做到（2分）	部分做到（1分）	未做到（0分）
30. 提出大便常规实验室检查	做到	—	未做到
沟通技巧			
31. 使用尊称称呼患者	做到	—	未做到
32. 面带微笑，与患者有眼神交流	做到	—	全程没有微笑
33. 全神贯注，用心聆听患者的回答	做到	—	未做到
34. 以开放式的问句进行沟通	全程使用开放性问句4次及以上	全程使用开放性问句4次以下	全程均未使用开放性问句
35. 资料采集过程流畅、具有逻辑性	做到	—	未做到
百分比分数计算评分	得分（本站总分）÷70×100×25%（本站权重）＝本站得分		

【模拟患者指引】

▷ **病例资料**

陈先生，68岁，退休职工，已婚，退休医保。家庭地址：本市大山路8号。联系方式：139XXXXXXXX。

患者因半年内反复便秘入院。入院当天，患者诉腹胀，有便意，大便3日未解。口不干，纳差，平素大便3～4日一行，粪质不硬，量中，略干（布里斯托分型3～4型），排便困难，中间使用开塞露促进大便排出。努挣则汗出气短，便后乏力，面白神疲，肢倦懒言，喜坐卧，缺乏运动锻炼，夜寐安，小便可。

否认既往重大疾病史，否认家族病史，否认药物、食物过敏史。否认近期内服用易引起便秘的药物，如钙剂、铁剂、抗胆碱药物等用药史。

身体评估：T 36.5℃，P 86次/分，R 18次/分，BP 110/70mmHg。腹部体格检查见腹部稍膨隆，听诊肠鸣音4次/分，叩诊呈鼓音，触诊左下腹硬块，无压痛、反跳痛等。舌淡，苔白，脉弱。

相关检查：大便常规、血常规、肠镜检查均无异常。

【相关知识】

1. 临床上易引起便秘的药物及原因

（1）引起便秘的常见药物　包括：解痉药如阿托品、颠茄、普鲁本辛（溴丙胺太林片）等；制酸药如胃舒平（复方氢氧化铝）、碳酸钙、三钾二枸橼酸络合铋、氢氧化铝凝胶等；造影剂如硫酸钡；镇咳药如可待因、咳必清（枸橼酸喷托维林片）等；镇痛剂如吗啡、杜冷丁、可待因、炎痛喜康等；抗癌药如秋水仙碱、长春新碱等；抗结核药如异烟肼；降压药如可乐定、利血平、钙拮抗剂等；利尿剂；补铁剂；非甾体类抗炎药。

（2）药物所引起的便秘　主要包括以下几个方面：①部分药物能抑制肠道平滑肌蠕动而延长粪便在结肠中的停留时间；②部分药物抑制肠黏液的分泌，使粪便在肠道运行时润滑作用下降；③抑制肠神经及脊髓排便反射中枢，致使粪便在结肠内停留过久；④部分不能吸收的物质与药物反应形成不溶性固体，在肠腔内积存成坚硬的粪便。

2. 古代医家对便秘病因病机的认识

《黄帝内经》称便秘为"后不利""大便难"，认为便秘与脾胃受寒、肠中有热等有关。张仲景称便秘为"脾约""闭""阴结""阳结"，提出了寒、热、虚、实不同的发病机制，设立了承气汤的苦寒泻下，麻子仁的养阴润下，厚朴三物汤的理气通下，以及蜜煎导诸法。李东垣《兰室秘藏·大便结燥门》曰："若饥饱失节，劳役过度，损伤胃气，及食辛热厚味之物，而助火邪，伏于血中，耗散真阴，津液亏少，故大便燥结。"强调饮食劳逸与便秘的关系。程钟龄《医学心悟·大便不通》将便秘分为"实秘、虚秘、热秘、冷秘"四种类型。

考站2　辨病辨证与护理问题

【考生指引】

▷ **考核情境**

> 　　陈先生，68 岁。患者因半年内反复便秘入院。入院当天，患者诉腹胀，有便意，大便 3 日未解。如果你是主管护士，请结合第 1 站评估结果，概括主诉，陈述病史，进行辨病、辨证分析，提出护理问题。

▷ **考生任务**

1. 请概括患者主诉。

2. 请根据第 1 站评估结果，陈述该患者的现病史（包括目前主要症状）、既往史、家族史、过敏史、个人生活史、一般资料、身体评估结果。

3. 请说出中医、西医病名诊断，以及诊断依据。

4. 请说出证候名称以及辨证依据，并进行证候分析。

5. 请提出 2 个主要的护理问题。

▷ **考核时间**

7 分钟（读题 1 分钟，考核 6 分钟）。

【考官指引】

▷ **考核目的**

1. 考查学生正确概括主诉的能力。

2. 考查学生有条理地陈述病例的能力。

3. 考查学生正确进行辨病、辨证的能力。

4. 考查学生正确概括护理问题的能力。

▷ **场景与用物设置**

1. 场景　评分教师 2 位。

2. 用物　患者信息单（学生用）1 份，患者信息单（考官用）2 份，笔 1 支，白纸数张。

▷ **监考与评分注意事项**

1. 请根据评分表中的评分标准进行评分。

2. 考核时间结束时，务必请考生停止本站考核，进入下一站考核，不可拖延时间。

【考核内容评分指引】

辨病、辨证与护理问题分析评分指引			
评分项目	完全做到（2分）	部分做到（1分）	未做到（0分）
概括主诉			
1. 正确概括患者主诉（反复便秘6个月，加重3天）	做到	—	未做到
陈述病史			
2. 有条理地叙述现病史	做到	—	未做到
3. 正确叙述既往史	做到	—	未做到
4. 正确叙述家族史	做到	—	未做到
5. 正确叙述过敏史	做到	—	未做到
6. 正确叙述个人生活史	做到	—	未做到
7. 正确叙述一般资料	做到	—	未做到
8. 正确叙述身体评估资料：生命体征、神、色、腹部检查、舌、脉	6项做到	2~5项做到	6项均未做到或错误
辨病分析			
9. 中医病名诊断（便秘）	正确	—	未提出或错误
10. 西医病名诊断（便秘）	正确	—	未提出或错误
11. 诊断依据（临床表现、现病史）	说明内容完整且正确	说明内容不全或错误	说明内容不全且错误
辨证分析			
12. 证候名称（气虚便秘）	正确	—	未提出或错误
13. 辨证依据（反复便秘、腹胀、乏力、气短、面色、舌淡、脉弱）	说明内容完整且正确	说明内容不全或错误	说明内容不全且错误
14. 证候分析（虚秘——气虚：粪质不硬，虽有便意，但排便困难，努挣则汗出气短，便后乏力，面白神疲，肢倦懒言，舌淡苔白，脉弱）	分析完全且正确	分析不全或错误	分析不全且错误
护理问题			
15. 排便困难：与气虚无以推动，导致肠道传导不利有关	完全正确	部分正确	未提出或完全错误

续表

评分项目	完全做到（2分）	部分做到（1分）	未做到（0分）
16. 潜在并发症：如厕虚脱	完全正确	部分正确	未提出或完全错误
理论提问			
17. 正确回答考官提问	做到	—	未做到
临床辨证思维			
18. 辨病辨证思路清晰	做到	—	未做到
19. 护理问题正确排序	做到	—	未做到
百分比分数计算评分	得分 ÷ 38（本站总分）× 100 × 20%（本站权重）= 本站得分		

【模拟患者指引】

▷ **病例资料**

陈先生，68 岁，退休职工，已婚，退休医保。家庭地址：本市大山路 8 号。联系方式：139XXXXXXXX。

患者因半年内反复便秘入院。入院当天，患者诉腹胀，有便意，大便 3 日未解。口不干，纳差，平素大便 3 ~ 4 日一行，粪质不硬，量中，略干（布里斯托分型 3 ~ 4 型），排便困难，中间使用开塞露促进大便排出。努挣则汗出气短，便后乏力，面白神疲，肢倦懒言，喜坐卧，缺乏运动锻炼，夜寐安，小便可。

否认既往重大疾病史，否认家族病史，否认药物、食物过敏史。否认近期内服用易引起便秘的药物，如钙剂、铁剂、抗胆碱药物等用药史。

身体评估：T 36.5℃，P 86 次/分，R 18 次/分，BP 110/70mmHg。腹部体格检查见腹部稍膨隆，听诊肠鸣音 4 次/分，叩诊呈鼓音，触诊左下腹硬块，无压痛、反跳痛等。舌淡，苔白，脉弱。

相关检查：大便常规、血常规、肠镜检查均无异常。

【理论提问参考题目】

▷ **考官可选择 1 个题目提问**

1. 便秘的辨证要点是什么？

答：主要根据患者的排便周期、粪质、舌象分清寒热虚实。若大便干燥坚硬，肛门灼热，舌苔黄厚者，多属肠胃积热；若素体阳虚，排便困难，舌体胖而苔白滑者，多属阴寒内结；若大便不干结，排便不畅，或欲便不出，舌质淡而苔少者，多为气虚；若粪便干燥，排出艰难，舌质红而少津无苔者，多为血虚津亏。

2. 本病的病机是什么？

答：便秘的主要病机为大肠传导失常，其病位在大肠，与脾、胃、肝、肾等脏腑功能失调有关。

【相关知识】

便秘的辨证分型如下。

1. 实秘

①热秘：大便干结，腹胀腹痛，面红，身热，心烦不安，口干口臭，小便短赤，舌红，苔黄燥，脉滑数。②气秘：大便干结或不甚干结，欲便不得出或便而不爽，肠鸣矢气，腹中胀痛，胸胁痞满，嗳气频作，食少纳呆，舌苔薄腻，脉弦。

2. 虚秘

①气虚秘：粪质并不硬，虽有便意，但排便困难，用力努挣则汗出气短，便后乏力，面白神疲，肢倦懒言，舌淡苔白，脉弱。②血虚秘：大便干结，面色无华，头晕目眩，心悸气短，失眠多梦，健忘，口唇色淡，苔白，脉细。③阳虚秘：大便干或不干，排出困难，小便清长，面色㿠白，四肢不温，腹中冷痛，得热则减，腰膝冷痛，舌淡苔白，脉迟沉。④阴虚秘：大便干结如羊屎，形体消瘦，头晕耳鸣，两颧红赤，心烦少眠，潮热盗汗，腰膝酸软，舌红少苔，脉细数；

考站3　辨证施护

【考生指引】

▷ **考核情境**

> 陈先生，68 岁。患者因半年内反复便秘入院。入院当天，患者诉腹胀，有便意，大便3日未解。口不干，纳差，平素大便3～4日一行，粪质不硬，量中，略干（布里斯托分型3～4型），排便困难，努挣则汗出气短，便后乏力，面白神疲，肢倦懒言，夜寐安，小便可。身体评估：T 36.5℃，P 86 次/分，R 18 次/分，BP 110/70mmHg。腹部体格检查见腹部稍膨隆，听诊肠鸣音4次/分，叩诊呈鼓音，触诊左下腹硬块。舌淡，苔白，脉弱。目前遵医嘱口服中药汤剂"黄芪汤"。如果你是主管护士，请从观察、起居、饮食、用药、情志5个方面解决该患者的护理问题。

▷ **考生任务**

请从观察、起居、饮食、用药、情志5个方面个方面叙述该患者的护理要点，以解决排便困难的护理问题。

▷ **考核时间**

10 分钟（读题1分钟，考核9分钟）。

【考官指引】

▷ **考核目的**

考查学生的辨证施护能力。

▷ **场景与用物设置**

1. 场景　评分教师2 位。

2. 用物　患者信息单（考生用）1 份，患者信息单（考官用）2 份，笔1 支，白纸数张。

▷ **监考与评分注意事项**

1. 请根据评分表中的评分标准进行评分。

2. 考核时间结束时，务必请考生停止本站考核，进入下一站考核，不可拖延时间。

【考核内容评分指引】

便秘的辨证施护评分指引			
评分项目	完全做到（2分）	部分做到（1分）	未做到（0分）
病情观察			
1. 判断大便色、质、量、味的变化；观察排便节律，包括如厕时间、次数	2项均正确叙述	任1项未叙述或错误	2项均未叙述或均错误
2. 腹胀情况	正确叙述	—	未叙述或错误
3. 食欲、每日饮水量情况	2项均正确叙述	任1项未叙述或错误	2项均未叙述或均错误
4. 观察舌象、脉象变化	2项均正确叙述	任1项未叙述或错误	2项均未叙述或均错误
5. 判断小便色、质、量、味的变化	正确叙述	—	未叙述或错误
6. 观察神志、面色	2项均正确叙述	任1项未叙述或错误	2项均未叙述或均错误
生活起居护理			
7. 调节病室环境：温度（20~22℃）、湿度（50%~60%）、定时通风（忌直接吹风）、安静	3~4项正确叙述	1~2项正确叙述	4项未叙述或均错误
8. 休息与活动：治疗期间指导床上运动，非治疗期间鼓励下床活动	2项均正确叙述	任1项未叙述或错误	2项均未叙述或均错误
9. 培养定时排便的习惯	正确叙述	—	未叙述或错误
10. 提供舒适、安全的排便环境	正确叙述	—	未叙述或错误
11. 交代患者排便时避免努责	正确叙述	—	未叙述或错误
12. 指导或协助患者顺时针方向按摩腹部，以促进肠蠕动。每日2~3次，每次10~15分钟	正确叙述		未叙述或错误
13. 遵医嘱行耳穴压豆，选大肠、小肠、肺经等穴，加压刺激，每日3次，每次15分钟，以助排便	13、14、15任1条正确叙述	—	13、14、15均未叙述或错误
14. 指导患者指压长强穴、肛周膨出部位			
15. 指导患者热水熏洗肛门，诱导排便			
16. 教会患者做提肛、缩肛活动每日2组，每组10~20次	正确叙述	—	未叙述或错误

续表

评分项目	完全做到（2分）	部分做到（1分）	未做到（0分）
饮食护理			
17. 饮食原则：加强饮食调养，益气润肠，多饮水	正确叙述	—	未叙述或错误
18. 饮食宜忌：①宜清淡、富营养、补气之品；②忌耗气（如白萝卜）、辛辣、生冷、油腻之品	2项均正确叙述	任1项未叙述或错误	2项均未叙述或均错误
19. 推荐食物：山药、党参、黄芪、黄豆、白扁豆、鸡肉、香菇、大枣、枣花蜜、荔枝蜜等	举例3味及以上食物	举例1~2味食物	未举例或错误
20. 食疗方：如黄芪粥、山药粥、扁豆粥等	举例3个及以上食疗方	举例1~2个食疗方	未举例或错误
用药护理			
21. 中药煎煮指导：先武后文，文火久煎	正确叙述	—	未叙述或错误
22. 中药服法指导：温服，空腹或半空腹服用	正确叙述	—	未叙述或错误
23. 服药后调护：稍作休息，不宜马上运动，并观察腹胀、大便情况	正确叙述	—	未叙述或错误
情志护理			
24. 关注患者情绪，适时安慰；或情绪疏导，适宜多听宫调、羽调式音乐，如《梁祝》《二泉映月》《喜洋洋》《春江花月夜》《月儿高》等	正确叙述1种及以上方法	—	未叙述或错误
理论提问			
25. 正确回答考官提问	做到	—	未做到
百分比分数计算评分	得分÷46（本站总分）×100×20%（本站权重）=本站得分		

【标准化患者指引】

▷ 病例资料

陈先生，68岁，退休职工，已婚，退休医保。家庭地址：本市大山路8号。联系方式：139XXXXXXXX。

患者因半年内反复便秘入院。入院当天，患者诉腹胀，有便意，大便3日未解。口不干，纳差，平素大便3~4日一行，粪质不硬，量中，略干（布里斯托分型3~4型），排便困难，中间使用开塞露促进大便排出。努挣则汗出气短，便后乏力，面白神疲，肢倦懒言，喜坐卧，缺乏运动锻炼，夜寐安，小便可。目前遵医嘱口服中药汤剂"黄芪汤"。

否认既往重大疾病史，否认家族病史，否认药物、食物过敏史。否认近期内服用易引起便秘的药物，如钙剂、铁剂、抗胆碱药物等用药史。

身体评估：T 36.5℃，P 86 次/分，R 18 次/分，BP 110/70mmHg。腹部体格检查见腹部稍膨隆，听诊肠鸣音 4 次/分，叩诊呈鼓音，触诊左下腹硬块，无压痛、反跳痛等。舌淡，苔白，脉弱。

相关检查：大便常规、血常规、肠镜检查均无异常。

【理论提问参考题目】

▷ 考官可选择 1 个题目提问

1. 中药为何空腹或半空腹服用？

答：利于清除肠胃积滞。

2. 该患者每日正常的饮水量是多少？

答：心功能正常，每日饮水量 1500～2000mL。

3. 便秘患者适宜的运动有哪些？

答：治疗期间指导床上运动，如床上翻身、起坐等活动，增强大肠传导功能；非治疗期间下床活动以散步为主，30 分钟，轻微出汗为宜，可适当做蹲起运动 20 次/组，每日 3～4 组。

【相关知识】

1. 便秘的辨证施膳

（1）热秘　以泄热导滞、润肠通便为原则，宜食用芹菜粥、雪羹汤等。晨起饮凉开水 1 杯，伴津液耗伤者可用麦冬、生地煎水代茶，或饮茅根竹蔗水、果汁等，以生津润肠。

（2）气滞秘　以理气消导为原则，宜食柑橘、萝卜、佛手、陈皮茶、花茶等。

（3）气虚秘　以益气润肠为原则，宜食黄芪粥、山药粥、扁豆粥。

（4）血虚秘　以养血润燥为原则，宜用黑麻仁、胡桃肉、松子仁研细加白蜜，每日晨起空腹冲服，忌用泻剂。

（5）阳虚秘　以温里散寒、通便止痛为原则，食热饮，忌食生冷瓜果。

（6）阴虚秘　以滋阴润燥为原则，宜食黑芝麻、桑椹、黄精、蜜蒸香蕉等。

2. 便秘的中药治疗

（1）实秘　①热秘治宜泄热导滞，润肠通便；方用麻子仁丸加减。②气滞秘治宜顺气导滞；方用六磨汤加减。

（2）虚秘　①气虚秘治宜益气润肠；方用黄芪汤加减。②血虚秘治宜养血润肠；方用润肠丸加减。③阳虚秘治宜温阳通便；方用济川煎加减。④阴虚秘治宜滋阴通便；方用增液汤加减。

考站4 中医护理技术——穴位按摩、穴位贴敷

【考生指引】

▷ **考核情境**

> 陈先生，68 岁。患者因半年内反复便秘入院。入院当天，患者诉腹胀，有便意，大便3日未解。口不干，纳差，平素大便3~4日一行，粪质不硬，量中，略干（布里斯托分型3~4型），排便困难，努挣则汗出气短，便后乏力，面白神疲，肢倦懒言，夜寐安，小便可。近日患者自行服用红参汤。身体评估：T 36.5℃，P 86 次/分，R 18 次/分，BP 110/70mmHg。腹部体格检查见腹部稍膨隆，听诊肠鸣音4次/分，叩诊呈鼓音，触诊左下腹硬块，无压痛、反跳痛等。舌淡，苔白，脉弱。

▷ **考生任务**

1. 请向考官说出腹部穴位按摩的穴位及依据。

2. 请运用腹部按摩及穴位贴敷帮助患者缓解腹胀，顺利排便。

▷ **考核时间**

10 分钟（读题2分钟，考核8分钟）。

【考官指引】

▷ **考核目的**

1. 考查学生根据病情正确选择腹部穴位按摩的能力。

2. 考查学生正确进行腹部穴位按摩及穴位贴敷操作的能力。

▷ **场景与用物设置**

1. 场景　病床1张，戴腕带的模拟患者1位，评分教师2位。

2. 用物　病历夹1个，治疗车1辆，治疗单1张，治疗盘，大毛巾，润滑油，纱布，吴茱萸粉、蜂蜜、穴位贴、手消毒液，污物桶，患者信息单（学生用）1份，患者信息单（考官用）2份。

▷ **监考与评分注意事项**

1. 请根据评分表中的评分标准进行评分。

2. 考生回答若是经由模拟患者提醒才答对，可酌情给分。

3. 考核时间结束时，务必请考生停止本站考核，进入下一站考核，不可拖延时间。

【考核内容评分指引】

腹部穴位按摩与穴位贴敷的操作步骤及评分指引			
评分项目	完全做到（2分）	部分做到（1分）	未做到（0分）
核对医嘱			
1. 核对患者姓名、床号、操作项目	核对完整且正确	—	未核对或错误
评估			
2. 自我介绍（姓名与职责），向患者解释操作目的	2项均做到	任1项未做到	2项均未做到

评分项目	完全做到（2分）	部分做到（1分）	未做到（0分）
3. 询问患者姓名、床号、年龄，核对腕带与口述一致	2 项均做到	任 1 项未做到	2 项均未做到
4. 评估患者：病情、禁忌证、腹部皮肤、疼痛耐受度、心理、药物过敏史、舌苔、脉象	6~8 项均做到	3~5 项做到	2 项及以下做到
5. 评估病室环境	做到	—	未做到
准备			
6. 患者准备：交代患者做好个人准备（如排尿），使之了解操作过程，其愿意配合	3 项均做到	任 1 项未做到	3 项均未做到
7. 护士准备：衣着整洁，修剪指甲，洗手	完全做到且洗手方法正确	部分做到	未做到或洗手方法错误
8. 物品准备：用物齐全（病历夹，治疗单，治疗盘，大毛巾，润滑油，纱块、吴茱萸粉、蜂蜜、穴位贴、手消毒液、污物桶），摆放有序合理，检查用物有效期及包装完整性	做到	用物缺少 3 项以内且有检查	用物缺少 4 项及以上或未检查
实施			
9. 再次核对患者姓名、床号及年龄，核对腕带与口述一致	2 项均做到	任 1 项未做到	2 项均未做到
10. 拉上床帘，保护患者隐私	做到	—	未做到
11. 协助患者取合适体位	做到	—	未做到
12. 暴露腹部，铺大毛巾，注意保暖	做到	—	未做到
13. 向患者交代定位取穴的感觉	做到	—	未做到
14. 定位取穴：双侧天枢穴、关元穴、中脘穴	做到且方法正确	部分做到且正确	未做到或方法错误
15. 涂按摩油	做到且方法正确	—	未做到或方法错误
16. 用摩法和推法由中脘穴顺时针推至右侧天枢穴到关元穴到左侧天枢穴，再回到中脘穴，进行环形按摩约 5 分钟	做到且方法正确	—	未做到或方法错误
17. 用揉法分别按揉中脘穴、两侧天枢穴、关元穴各 30 次	取穴 3 个以上且定位准确	取穴少于 3 个，或定位不准确	取穴少于 3 个，且定位不准确
18. 观察与调整：及时询问患者有无不适	做到	—	未做到

评分项目	完全做到（2分）	部分做到（1分）	未做到（0分）
19. 健康宣教：按摩过程中向患者进行宣教	做到	—	未做到
20. 穴位贴敷：吴茱萸粉与蜂蜜混匀，调成蜜丸状，放于穴位贴中间位置	做到	—	未做到
21. 定位取穴：神阙穴	做到	—	未做到
22. 用纱块清洁穴位局部皮肤	做到	—	未做到
23. 将制作好的穴位贴贴于穴位，叙述贴敷时间	2项均做到	任1项未做到	2项均未做到
24. 协助患者恢复衣着，安置舒适体位	2项均做到	任1项未做到	2项均未做到
25. 整理床单元	做到	—	未做到
26. 健康教育：分别针对病情和操作正确而简要地给出指导	2项均做到	任1项未做到	2项均未做到
27. 终末处理：治疗盘、治疗车含氯消毒液擦拭，纱布倒入黄色垃圾袋	2项均做到	任1项未做到	2项均未做到
28. 洗手且正确	做到	—	未做到
29. 正确记录	做到	—	未做到
评价			
30. 操作过程流畅，技术熟练	做到	—	未做到
沟通技巧			
31. 使用尊称称呼患者	做到	—	未做到
32. 与患者有眼神交流，面带微笑	做到	—	全程没有微笑
理论提问			
33. 正确回答考官提问	做到	—	未做到
百分比分数计算评分	得分÷66（本站总分）×100×25%（本站权重）=本站得分		

【模拟患者指引】

▷ 病例资料

陈先生，68岁，退休职工，已婚，退休医保。家庭地址：本市大山路8号。联系方式：139XXXXXXXX。

患者因半年内反复便秘入院。入院当天，患者诉腹胀，有便意，大便3日未解。口不干，纳差，平素大便3~4日一行，粪质不硬，量中，略干（布里斯托分型3~4型），排便困难，中间使用开塞露促进大便排出。努挣则汗出气短，便后乏力，面白神疲，肢倦懒言，喜坐卧，缺乏运动锻炼，夜寐安，小便可。

否认既往重大疾病史，否认家族病史，否认药物、食物过敏史。否认近期内服用易引起便秘的药物，如钙剂、铁剂、抗胆碱药物等用药史。

身体评估：T 36.5℃，P 86 次/分，R 18 次/分，BP 110/70mmHg。腹部体格检查见腹部稍膨隆，听诊肠鸣音 4 次/分，叩诊呈鼓音，触诊左下腹硬块，无压痛、反跳痛等。舌淡，苔白，脉弱。

相关检查：大便常规、血常规、肠镜检查均无异常。

【理论提问参考问题】

▷ **考官可选择 1 个题目提问**

1. 本次腹部按摩穴位选择依据是什么？

答：本案例为气虚型便秘，中脘穴属任脉，胃之募穴可治疗腹胀、腹痛；天枢穴为大肠经募穴，是阳明脉气发，主疏调肠腑功能；关元穴是小肠的募穴，为先天之气海，通过顺时针按摩，可疏通经络，促进肠蠕动，以助排便。

2. 吴茱萸粉穴位贴敷原理是什么？

答：吴茱萸作为芸香科小乔木植物，性热味苦，有散热止痛、温中理气、降逆下气的功效，贴敷神阙穴可达到和胃理肠、健脾强肾、散结通滞的目的。通过温中理气，达到促进肛门排气、润燥滑肠、疏导肠腑气机的目的。

【相关知识】

穴位按摩的手法如下。

1. 按法

以指或掌着力于体表，逐渐用力下压，称为按法。分为指按法和掌按法。

2. 摩法

用指或掌在患者体表做环形而有节律的轻抚摩动，称为摩法。

3. 推法

以指、掌、肘着力于治疗部位上，做单方向直线推动，称推法。

4. 揉法

以手掌大鱼际或掌根、手指螺纹面等部位着力，吸定于体表治疗部位上，带动皮肤、皮下组织一起，做轻柔和缓的环旋动作，称为揉法。

考站5　健康教育

【考生指引】

▷ **考核情境**

陈先生，68 岁。患者因半年内反复便秘入院。入院当天，患者诉腹胀，有便意，大便 3 日未解。口不干，纳差，平素大便 3～4 日一行，粪质不硬，量中，略干（布里斯托分型 3～4 型），排便困难，努挣则汗出气短，便后乏力，面白神疲，肢倦懒言，夜寐安，小便可。近日患者自行服用红参汤。身体评估：T 36.5℃，P 86 次/分，R 18 次/分，BP 110/70mmHg。腹部体格检查见腹部稍膨隆，听诊肠鸣音 4 次/分，叩诊呈鼓音，触诊左下腹硬块，无压痛、反跳痛等。舌淡，苔白，脉弱。

▷ **考生任务**

请对患者进行缓解便秘的健康教育。

▷ **考核时间**

5 分钟（读题 1 分钟，考核 4 分钟）。

【**考官指引**】

▷ **考核目的**

考查学生正确进行预防便秘的健康教育的能力。

▷ **场景与用物设置**

1. 场景　病床 1 张，模拟患者 1 位，评分教师 2 位。

2. 用物　病历夹 1 个，患者信息单（考生用）1 份，患者信息单（考官用）2 份，笔 1 支，白纸 1 张。

▷ **监考与评分注意事项**

1. 请根据评分表中的评分标准进行评分。

2. 考生回答若是经由模拟患者提醒才答对，可酌情给分。

3. 考核时间结束时，务必请考生停止考核。

【**考核内容评分指引**】

便秘的健康教育评分指引			
评分项目	完全做到（2 分）	部分做到（1 分）	未做到（0 分）
健康教育前评估			
1. 评估患者需求，已有的预防便秘相关知识与技能	做到	—	未做到
健康教育			
2. 养成每日定时排便的习惯	做到	—	未做到
3. 多饮水，每日饮水量 1500～2000mL，晨起喝一杯温开水	做到	—	未做到
4. 饮食原则：饮食中增加新鲜蔬菜水果及粗纤维食物	做到	—	未做到
5. 饮食宜忌：以益气润肠的食物为宜，如蜂蜜水、糯米粥、扁豆粥、黄芪粥等，避免进食辛辣、刺激、燥热性食物	做到	—	未做到
6. 合理安排运动，每日散步，可做仰卧屈腿、骑自行车、提肛、缩肛等动作	做到	—	未做到
7. 每日睡前自行顺时针腹部按摩	做到	—	未做到
8. 调畅情志，排解不良情绪	做到	—	未做到
9. 评价健康教育的效果：患者对便秘缓解要点的掌握情况			

续表

评分项目	完全做到（2 分）	部分做到（1 分）	未做到（0 分）
沟通与关爱			
10. 使用尊称称呼患者	做到	—	未做到
11. 与患者有眼神交流，面带微笑	做到	—	全程没有微笑
12. 及时回答患者的疑问	做到	—	未做到
13. 给患者健康教育内容的相关载体：宣传单、宣传册、视频或记录单等	做到		未做到
理论提问			
14. 正确回答考官提问	做到	—	未做到
百分比分数计算评分	得分÷28（本站总分）×100×10%（本站权重）= 本站得分		

【模拟患者指引】

▷ **病例资料**

陈先生，68 岁，退休职工，已婚，退休医保。家庭地址：大山路 8 号。联系方式：139XXXXXXXX。

患者因半年内反复便秘入院。入院当天，患者诉腹胀，有便意，大便 3 日未解。口不干，纳差，平素大便 3 ~ 4 日一行，粪质不硬，量中，略干（布里斯托分型 3 ~ 4 型），排便困难，中间使用开塞露促进大便排出。努挣则汗出气短，便后乏力，面白神疲，肢倦懒言，喜坐卧，缺乏运动锻炼，夜寐安，小便可。

否认既往重大疾病史，否认家族病史，否认药物、食物过敏史。否认近期内服用易引起便秘的药物，如钙剂、铁剂、抗胆碱药物等用药史。

身体评估：T 36.5℃，P 86 次/分，R 18 次/分，BP 110/70mmHg。腹部体格检查见腹部稍膨隆，听诊肠鸣音 4 次/分，叩诊呈鼓音，触诊左下腹硬块，无压痛、反跳痛等。舌淡，苔白，脉弱。

相关检查：大便常规、血常规、肠镜检查均无异常。

【理论提问参考问题】

▷ **考官可选择 1 个题目提问**

1. 为何缓解便秘采用顺时针按摩腹部？

答：腹部右侧是升结肠，左侧是降结肠，顺时针方向按摩是依照排泄的方向，增加腹腔压力，刺激直肠神经，帮助肠蠕动，促进粪便排出。

2. 腹部穴位按摩的注意事项有哪些？

答：①腹部穴位按摩最好在餐后半小时进行；②按摩过程中观察患者的病情及面部表情变化；③环形按摩腹部方向应准确，为顺时针方向；④手法适合，实施推法和摩法时，双手手掌相叠，紧贴腹部皮肤，力度适中，在腹部左下方按摩时可稍增加力度。

【相关知识】

十二时辰与排便：中国传统以十二个时辰来计算昼夜，以子、丑、寅、卯、辰、巳、午、未、申、酉、戌、亥十二地支来表示。《黄帝内经》中利用人体的经络和十二时辰生物钟来保养身体，每个时辰对应一条经脉，每条经脉又联系着相应的脏腑，每一时辰相当于现代的两个小时。卯时是指早晨5点到7点，此时是大肠经当令，气血流注于大肠经，万物因阳气的生发冒地而出，故是排便的最佳时机，宜喝温热的白开水，可缓解便秘。

第五节　水肿

水肿是因外感风邪水湿，或皮肤疮毒，或饮食不当，以及劳欲体虚等因素而导致肺、脾、肾三脏气化功能失调所致，以体内水液潴留，泛溢肌肤引起头面、眼睑、四肢、腹背，甚至全身浮肿为特点的一类病证。西医学中由多种心脏疾病引起的心源性水肿，肾小球肾炎、肾病综合征所见之肾源性水肿，低蛋白血症、维生素B_1缺乏症、严重贫血引起的营养不良性水肿，甲状腺机能减退、原发性醛固酮增多症引起的内分泌性水肿，以及特发性水肿等均属本病的讨论范围。本节主要考查运用四诊评估病情、水肿的辨证、护理问题分析、辨证施护、水肿的中药外敷法、健康教育等内容。

考站1　病情资料采集

【考生指引】

▷ **考核情境**

> 李先生，38岁，患者因反复眼睑及双下肢浮肿2月余，感冒后加重1周，于2018年4月3日由门诊收治入院。现患者精神稍倦，眼睑及双下肢浮肿，按之凹陷，稍有恶风，小便偶有泡沫。如果你是责任护士，请接待新患者，进行病情资料采集。

▷ **考生任务**

1. 请运用四诊的方法有条理地采集病情资料。
2. 请根据病情有选择地进行身体评估。
3. 请根据病情提出需进一步评估的检查项目。

▷ **考核时间**

12分钟（读题2分钟，考核10分钟）。

【考官指引】

▷ **考核目的**

1. 考查学生正确运用四诊采集病史的能力。
2. 考查学生有条理地问现在症的能力。
3. 考查学生进行针对性身体评估的能力。
4. 考查学生的中医临证思维。

▷ **场景与用物设置**

1. 场景　诊疗床 1 张，诊疗桌 1 张，椅子 2 把，戴腕带的模拟患者 1 位，评分教师 2 位。

2. 用物　治疗盘 1 个，压舌板 1 个，脉枕 1 个（或脉诊仪 1 台），软尺 1 卷，体重秤 1 台，腕带 1 个，患者信息单（学生用）1 份，患者信息单（考官用）2 份，笔 1 支，空白纸数张。

▷ **监考与评分注意事项**

1. 请根据评分表中的评分标准进行评分。

2. 考生回答若是经由模拟患者提醒才答对，可酌情给分。

3. 考生提出观察舌象时，若没有模拟患者，请评分教师做出相应回答。

4. 考生提出观察脉象时，若没有模拟患者，请评分教师利用脉诊仪考查学生脉诊方法，或者由评分教师扮演模拟患者并在学生诊脉后告知脉诊结果。

5. 考生提出查小便常规、血生化时，请评分教师做出相应回答。

6. 考核时间结束时，务必请考生停止本站考核，进入下一站考核，不可拖延时间。

【考核内容评分指引】

病情资料采集评分指引		
评分项目	完全做到（2 分）	部分做到（1 分）	未做到（0 分）
现病史			
1. 自我介绍（姓名与职责），向患者解释沟通目的	2 项均做到	任 1 项未做到	2 项均未做到
2. 询问患者姓名、性别、年龄，核对腕带与口述一致	2 项均做到	任 1 项未做到	2 项均未做到
3. 评估水肿发生的时间	做到	—	未做到
4. 评估水肿发生的部位	做到	—	未做到
5. 评估水肿加重与缓解因素	1~2 项均做到	任 1 项未做到	2 项均未做到
6. 评估水肿有无采取处理措施及其效果	1~2 项均做到	任 1 项未做到	2 项均未做到
7. 评估恶风发生的时间	做到	—	未做到
8. 评估恶风程度及缓解情况	2 项均做到	任 1 项未做到	2 项均未做到
9. 评估疲倦发生时间	做到	—	未做到
10. 评估小便的色、质、量、味	3~4 项做到	1~2 项做到	4 项均未做到
11. 评估有无夜尿、次数及量	3 项均做到	任 1 项未做到	3 项均未做到
12. 评估身体其他不适（如有无发热、恶寒，有无头晕、头痛，有无胸痛、胸闷等）	做到	—	未做到
13. 评估食欲与口味	做到	—	未做到

评分项目	完全做到（2分）	部分做到（1分）	未做到（0分）
14. 评估睡眠情况	做到	—	未做到
15. 评估大便的情况	做到	—	未做到
既往史、家族史、过敏史、个人生活史、一般资料			
16. 评估既往史	做到	—	未做到
17. 评估家族史	做到	—	未做到
18. 评估药物、食物过敏史	2项均做到	任1项未做到	2项均未做到
19. 评估个人生活史：烟酒嗜好、作息规律、活动等	3项均做到	任1项未做到	3项均未做到
20. 评估一般资料：职业、婚姻状况、付费方式、社会支持、联系地址与电话	2项及以上做到	—	2项以下做到
身体评估			
21. 评估神情、面色、形态	3项均做到	任1项未做到	3项均未做到
22. 测量体重	做到	—	未做到
23. 测量血压、脉搏、心率（口述即可）	3项均做到	任1项未做到	3项均未做到
24. 评估眼睑、腰背、阴囊有无水肿	做到	—	未做到
25. 按压下肢胫骨前，评估凹陷程度及凹陷平复时间	做到且方法正确	—	未做到或方法错误
26. 按压脚踝，评估凹陷程度及凹陷平复时间	做到且方法正确	—	未做到或方法错误
27. 评估双下肢是否对称	做到	—	未做到
28. 评估双脚足背动脉搏动情况	做到且方法正确		未做到或方法错误
29. 评估全身皮肤完整性	做到且方法正确		未做到或方法错误
30. 叩击肾区，询问有无疼痛	做到且方法正确		未做到或方法错误
31. 按压输尿管行程，询问有无疼痛	做到且方法正确		未做到或方法错误
32. 按压及叩击腹部，评估有无移动性浊音	做到且方法正确		未做到或方法错误
33. 指导患者伸舌，观察舌象	做到且方法正确	—	未做到或方法错误
34. 指导患者伸手臂，观察脉象	做到且方法正确	—	未做到或方法错误

续表

评分项目	完全做到（2分）	部分做到（1分）	未做到（0分）
需进一步评估的检查项目			
35. 提出需要查小便常规	做到	—	未做到
36. 提出需要查血生化检查	做到	—	未做到
沟通技巧			
37. 使用尊称称呼患者	做到	—	未做到
38. 面带微笑，与患者有眼神交流	做到	—	全程没有微笑
39. 全神贯注，用心聆听患者的回答	做到	—	未做到
40. 以开放式的问句进行沟通	全程使用开放性问句4次及以上	全程使用开放性问句4次以下	全程均未使用开放性问句
41. 资料采集过程流畅、具有逻辑性	做到	—	未做到
百分比分数计算评分	得分÷82（本站总分）×100×25%（本站权重）=本站得分		

【模拟患者指引】

▷ **病例资料**

李先生，38岁，职工，已婚，市医保。家庭地址：本市健康路2号。联系方式：138XXXXXXXX。

患者2018年1月下旬吹风感冒后出现咳嗽，咯少量白色痰，喉咙疼痛，发热恶风，少许头痛头晕等不适，遂在当地就诊，症状有明显缓解。2月初患者再次感冒后出现眼睑及双下肢浮肿，按之凹陷，小便量未见明显减少，遂至当地医院就诊，予利尿及消炎药治疗后水肿可缓解。1周前患者因吹冷风后再次感冒，眼睑及双下肢逐渐浮肿，遂于2018年4月3日由门诊收治入院。刻下：患者精神稍倦，眼睑及双下肢中度浮肿，按之凹陷，稍有恶风，纳眠可，大便调，小便量可，小便偶有泡沫。

否认既往重大疾病史，否认家族病史，否认药物、食物过敏史。

身体评估：T 36.8℃，P 95次/分，R 20次/分，BP 123/76mmHg，体重55kg。双输尿管行程无压痛，双侧肋脊点肋腰点无压痛，双肾区叩击痛（-），腹部移动性浊音（-），眼睑及双下肢中度浮肿，按之凹陷。舌淡，苔薄白，脉浮紧。

相关检查：尿蛋白（+++），白蛋白25.8g/L，甘油三酯2.61mmol/L。

【相关知识】

古代医家对水肿认识：《黄帝内经》称水肿为"水"，有风水、水胀、石水、涌水等不同称谓。东汉张仲景在《金匮要略·水气病脉证并治》中称本病为水气，根据临床表现和所属脏腑不同，又有风水、皮水、正水、石水、里水、心水、肝水、脾水、肺水、肾水等病名。至隋代，巢元方在《诸病源候论·水肿病诸侯》中明确提出水肿病的病名，并有"十水候""二十四水候"之称。元代朱丹溪的《丹溪心法·水肿》对水肿的病名做了进一步阐述，将其分为阴水和阳水两大类："若遍身肿，烦渴，小便赤涩，大便闭，此属阳水……若遍身肿，不烦渴，大便溏，小便少，不赤涩，此属阴水。"至此，水肿病名基本统一，一直沿用至今。

考站2 辨病辨证与护理问题

【考生指引】

▷ 考核情境

> 李先生，38岁，患者因反复眼睑及双下肢浮肿2月余，感冒后加重1周，遂于2018年4月3日由门诊收治入院。现患者精神稍倦，眼睑及双下肢浮肿，按之凹陷，稍有恶风，小便偶有泡沫。作为该患者的责任护士，请结合第1站评估结果，陈述病史，进行辨病、辨证分析，提出护理问题。

▷ 考生任务

1. 请根据第1站评估结果，陈述该患者的现病史（包括目前主要症状）、既往史、家族史、过敏史、个人生活史、一般资料、身体评估结果。

2. 请说出中医、西医病名诊断，以及诊断依据。

3. 请说出证候名称以及辨证依据，并进行证候分析。

4. 请提出3个主要的护理问题。

▷ 考核时间

7分钟（读题1分钟，考核6分钟）。

【考官指引】

▷ 考核目的

1. 考查学生有条理地陈述病例的能力。

2. 考查学生正确进行辨病、辨证的能力。

3. 考查学生正确概括护理问题的能力。

▷ 场景与用物设置

1. 场景　评分教师2位。

2. 用物　患者信息单（学生用）1份，患者信息单（考官用）2份，笔1支，白纸数张。

▷ 监考与评分注意事项

1. 请根据评分表中的评分标准进行评分。

2. 考核时间结束时，务必请考生停止本站考核，进入下一站考核，不可拖延时间。

【考核内容评分指引】

辨病、辨证与护理问题分析评分指引			
评分项目	完全做到（2分）	部分做到（1分）	未做到（0分）
陈述病史			
1. 有条理地叙述现病史	做到	—	未做到

续表

评分项目	完全做到（2分）	部分做到（1分）	未做到（0分）
2. 正确叙述既往史	做到	—	未做到
3. 正确叙述家族史	做到	—	未做到
4. 正确叙述过敏史	做到	—	未做到
5. 正确叙述个人生活史	做到	—	未做到
6. 正确叙述一般资料	做到	—	未做到
7. 正确叙述体格检查资料：生命体征、神、色、形态、舌、脉、皮肤、肾区叩诊、输尿管触诊、腹部触诊	5~10项做到	3~4项做到	10项均未做到或错误
辨病分析			
8. 中医病名诊断（水肿）	正确	—	未提出或错误
9. 西医病名诊断（肾病综合征）	正确	—	未提出或错误
10. 中西医诊断依据（临床表现、现病史、相关检查）	说明内容完整且正确	说明内容不全或错误	说明内容不全且错误
辨证分析			
11. 证候名称（风水泛滥）	正确	—	未提出或错误
12. 辨证依据（眼睑及下肢水肿、恶风、感冒后加重，舌象、脉象）	说明内容完整且正确	说明内容不全或错误	说明内容不全且错误
13. 证候分析：①外感风寒而发，为风邪袭表，营卫失和，内舍于肺，肺失宣降，不能通调水道，下输膀胱，则恶风、水肿；②风为阳邪，其性轻扬，善行数变，风水相搏，故水肿起于面目，溢于肌肤；③风邪兼寒，邪在肌表，阳气内遏，故舌淡，苔薄白，脉浮紧	分析完全且正确	分析不全或错误	分析不全且错误
护理问题			
14. 水肿：与肺失通调、脾失传输、肾失开合、水液潴留有关	完全正确	部分正确	未提出或完全错误
15. 恶风：与风邪袭表、营卫失和有关	完全正确	部分正确	未提出或完全错误
16. 潜在并发症：皮肤完整性受损及感染	完全正确	部分正确	未提出或完全错误
理论提问			
17. 正确回答考官提问	做到	—	未做到
临床辨证思维			
18. 辨病辨证思路清晰	做到	—	未做到

评分项目	完全做到（2分）	部分做到（1分）	未做到（0分）
19. 护理问题正确排序	做到	—	未做到
百分比分数计算评分	得分÷38（本站总分）×100×20%（本站权重）＝本站得分		

【模拟患者指引】

▷ 病例资料

李先生，38岁，职工，已婚，市医保。家庭地址：本市健康路2号。联系方式：138XXXXXXXX。

患者2018年1月下旬吹风感冒后出现咳嗽，咯少量白色痰，喉咙疼痛，发热恶风，少许头痛头晕等不适，遂在当地就诊，症状有明显缓解。2月初患者再次感冒后出现眼睑及双下肢浮肿，按之凹陷，小便量未见明显减少，遂至当地医院就诊，予利尿及消炎药治疗后水肿可缓解。1周前患者因吹冷风后再次感冒，眼睑及双下肢逐渐浮肿，遂于2018年4月3日由门诊收治入院。刻下：患者精神稍倦，眼睑及双下肢中度浮肿，按之凹陷，稍有恶风，纳眠可，大便调，小便量可，小便偶有泡沫。

否认既往重大疾病史，否认家族病史，否认药物、食物过敏史。

身体评估：T 36.8℃，P 95次/分，R 20次/分，BP 123/76mmHg，体重55kg。双输尿管行程无压痛，双侧肋脊点肋腰点无压痛，双肾区叩击痛（－），腹部移动性浊音（－），眼睑及双下肢中度浮肿，按之凹陷。舌淡，苔薄白，脉浮紧。

相关检查：尿蛋白（＋＋＋），白蛋白25.8g/L，甘油三酯2.61mmol/L。

【理论提问参考题目】

▷ 考官可选择1个题目提问

1. 本病的病机是什么？

答：肺失通调，脾失转输，肾失开阖，三焦气化不利，水液潴留，泛溢肌肤。

2. 本病的临证思路是什么？

答：根据主诉，患者为中年男性，外感风寒而发，恶风，水肿反复；水肿之病主要在肺、脾、肾三脏，与膀胱及三焦也有密切关系；本病以肺、脾、肾虚损为本，以风、湿邪实为标。综上所述，本病属于阳水中的风水泛滥证。

【相关知识】

1. 阳水与阴水

《临证指南医案·肿胀》云："肿分阳水、阴水。其有因风、因湿、因气、因热。外来者为有余，即为阳水。因于大病后，因脾肺虚弱，不能通调水道；因心火克金，肺不能生肾水，以致小便不利；因肾经阴亏虚火灼肺金而溺少；误用行气分利之剂，渐至喘急痰盛，小便短赤，酿成肿证。内发者为不足，即为阴水。"

2. 水肿证型

见表6-3。

表 6 - 3　水肿证型简表

证候	主要症状	舌象	脉象
风水泛滥	肿从目睑开始，继则四肢全身，肿势以头面部为甚，兼有发热、恶寒	苔薄白或薄黄	浮紧或浮滑
湿毒浸淫	眼睑浮肿，延及全身，身发疮疡	苔薄黄，舌质红	脉浮数或滑数
水湿浸渍	肿以下肢为甚，肢体沉重困倦，胸闷，腹胀，泛恶	苔白腻	濡缓
湿热壅盛	遍体浮肿，皮肤绷急光亮，胸闷气粗，烦热口干	苔黄腻，舌质红	沉数或濡数
气虚水溢	水肿以下肢明显，倦怠乏力，纳少便溏，动则气短，腰酸痛	苔薄白，舌淡红，边有齿印	细弱
气滞水停	肢体或全身浮肿，肋胁满痛，脘腹痞胀，嗳气纳少	苔薄白，舌淡	弦或细弦
脾阳虚衰	腰以下肿甚，神倦肢冷，纳减便溏	苔白滑或白腻，舌质淡	脉缓或沉弱
肾阳衰微	水肿迁延不退，腰腹以下肿甚，腰部冷痛酸重	苔白质淡胖嫩	沉细或沉迟
气阴两虚	腰酸乏力，气短纳少，手足心热，口干咽红	苔少或薄白	细数或细弦
血瘀水阻	浮肿，面、唇、肤色晦滞黧黑，腹部青筋暴露，妇女经色暗红，经少闭经	苔少或薄白，舌紫暗或有瘀点	涩或细涩

考站 3　辨证施护

【考生指引】

▷ 考核情境

> 李先生，38 岁，患者因反复眼睑及双下肢浮肿 2 月余，感冒后加重 1 周，遂于 2018 年 4 月 3 日由门诊收治入院。入院症见：患者精神稍倦，眼睑及双下肢中度浮肿，按之凹陷，稍有恶风，纳眠可，大便调，小便量可，小便偶有泡沫，舌淡，苔薄白，脉浮紧。目前服药情况：中药汤剂（越婢加术汤），利尿药（呋塞米），激素类（醋酸泼尼松片）。如果你是肾病科护士，请从观察、起居、饮食、用药、情志 5 个方面叙述该患者的护理要点。

▷ 考生任务

请从病情观察、起居、饮食、用药、情志 5 个方面叙述该患者的护理要点，以解决水肿的护理问题。

▷ **考核时间**

10 分钟（读题 1 分钟，考核 9 分钟）。

【考官指引】

▷ **考核目的**

考查学生的辨证施护能力。

▷ **场景与用物设置**

1. 场景　评分教师 2 位。

2. 用物　患者信息单（考生用）1 份，患者信息单（考官用）2 份，笔 1 支，白纸数张。

▷ **监考与评分注意事项**

1. 请根据评分表中的评分标准进行评分。

2. 考核时间结束时，务必请考生停止本站考核，进入下一站考核，不可拖延时间。

【考核内容评分指引】

水肿的辨证施护评分指引			
评分项目	完全做到（2分）	部分做到（1分）	未做到（0分）
病情观察			
1. 密切观察水肿的部位；水肿程度；水肿出现的先后顺序	3 项均正确叙述	任 1 项未叙述或错误	3 项均未叙述或均错误
2. 测量体重、腿围、24 小时出入量	3 项均正确叙述	任 1 项未叙述或错误	3 项均未叙述或均错误
3. 观察患者恶风的程度及缓解情况	正确叙述	—	未叙述或错误
4. 观察疲倦程度及缓解情况	正确叙述	—	未叙述或错误
5. 观察全身皮肤情况	正确叙述	—	未叙述或错误
6. 观察下肢是否对称	正确叙述	—	未叙述或错误
7. 观察足背动脉搏动情况	正确叙述	—	未叙述或错误
8. 观察激素等特殊药物使用后的毒副作用	正确叙述	—	未叙述或错误
9. 观察脉象、心率、血压变化（若出现心慌、胸闷、气促，及时汇报处理）	3 项均正确叙述	任 1 项未叙述或错误	3 项均未叙述或均错误
10. 观察食欲、口渴情况	2 项均正确叙述	任 1 项未叙述或错误	2 项均未叙述或均错误
11. 观察小便色、质、量、味的变化；尤其是使用利尿药后的小便量，小便中泡沫（蛋白尿）缓解情况	2 项均正确叙述	任 1 项未叙述或错误	2 项均未叙述或均错误

评分项目	完全做到（2分）	部分做到（1分）	未做到（0分）
12. 观察大便色、质、量、味的变化	正确叙述	—	未叙述或错误
13. 观察舌象、脉象变化	2项均正确叙述	任1项未叙述或错误	2项均未叙述或均错误
生活起居护理			
14. 调节病室环境：温度适宜（20~24℃）、湿度（50%~60%）、安静、向阳	3~4项正确叙述	1~2项正确叙述	4项均未叙述或均错误
15. 勿吹穿堂风，床位勿对风口及空调出口	正确叙述	—	未叙述或错误
16. 日常衣着注意保暖，衣服宜宽松	2项均正确叙述	任1项未叙述或错误	2项均未叙述或均错误
17. 个人卫生：勤剪指甲；保持头面及身体皮肤清洁；保持会阴部清洁	3项均正确叙述	任1项未叙述或错误	3项均未叙述或均错误
18. 床单位清洁干燥、平整	正确叙述	—	未叙述或错误
19. 休息与活动：动静结合，可适当运动	正确叙述	—	未叙述或错误
20. 口腔护理：服用激素期间饭前饭后漱口、保持口腔卫生	正确叙述	—	未叙述或错误
饮食护理			
21. 饮食原则：低脂、低盐、优质蛋白质、充足热量，疏风解表、宣肺利水	3~6项正确叙述	1~2项正确叙述	6项均未叙述或均错误
22. 饮食宜忌：①宜进食解表散寒、利水之品；②优质蛋白饮食占摄入蛋白质总量60%以上；③勿进食肥甘、辛辣刺激、煎炸、香燥之品；④忌烟酒、浓茶、咖啡；⑤严格控制水钠的摄入，饮水量控制在前一天尿量的基础上加500mL为宜；⑥每天盐的摄入控制在3g内	3~6项正确叙述	1~2项正确叙述	6项均未叙述或均错误
23. 推荐食物：生姜、防风、薏苡仁、茯苓、白术、冬瓜皮、党参、红枣、山药、栗子等	举例3味及以上食物	举例1~2味食物	未举例或错误
24. 推荐食疗方及制作方法：如生姜薏苡仁汤、板栗煲乌鸡、冬瓜粥、山药茯苓粥等	举例3个及以上食疗方	举例1~2个食疗方	未举例或错误

续表

评分项目	完全做到（2分）	部分做到（1分）	未做到（0分）
用药护理			
25. 中药煎煮指导：武火快煎煮开，煎煮20~30分钟；宜浓煎	2项均正确叙述	任1项未叙述或错误	2项均未叙述或均错误
26. 中药服法指导：温服；少量多次	2项均正确叙述	任1项未叙述或错误	2项均未叙述或均错误
27. 西药服法指导：激素的服用注意事项（不宜空腹服用，晨起顿服）；利尿药不宜夜间服用	2项均正确叙述	任1项未叙述或错误	2项均未叙述或均错误
28. 服药后观察：小便、体重、腿围、水肿程度的变化	3~4项正确叙述	1~2项正确叙述	4项均未叙述或均错误
29. 服药后调护：服药后盖被安卧，勿过度活动引起呕吐等不适	正确叙述	—	未叙述或错误
情志护理			
30. 关注患者情绪，适时安慰；或情绪疏导，精神放松如阅读、看电视、听广播、听音乐	正确叙述1种及以上方法	—	未叙述或错误
理论提问			
31. 正确回答考官提问	做到	—	未做到
百分比分数计算评分	得分÷62（本站总分）×100×20%（本站权重）＝本站得分		

【标准化患者指引】

▷ **病例资料**

李先生，38岁，职工，已婚，市医保。家庭地址：本市健康路2号。联系方式：138XXXXXXXX。

患者2018年1月下旬吹风感冒后出现咳嗽，咯少量白色痰，喉咙疼痛，发热恶风，少许头痛头晕等不适，遂在当地就诊，症状有明显缓解。2月初患者再次感冒后出现眼睑及双下肢浮肿，按之凹陷，小便量未见明显减少，遂至当地医院就诊，予利尿及消炎药治疗后水肿可缓解。1周前患者因吹冷风后再次感冒，眼睑及双下肢逐渐浮肿，遂于2018年4月3日由门诊收治入院。刻下：患者精神稍倦，眼睑及双下肢中度浮肿，按之凹陷，稍有恶风，纳眠可，大便调，小便量可，小便偶有泡沫。目前服药情况：越婢加术汤，尿药（呋塞米），激素类（醋酸泼尼松片）。

否认既往重大疾病史，否认家族病史，否认药物、食物过敏史。

身体评估：T 36.8℃，P 95次/分，R 20次/分，BP 123/76mmHg，体重55kg。双输尿管行程无压痛，双侧肋脊点肋腰点无压痛，双肾区叩击痛（－），腹部移动性浊音（－），眼睑及双下肢中度浮肿，按之凹陷。舌淡，苔薄白，脉浮紧。

相关检查：尿蛋白（＋＋＋），白蛋白25.8g/L，甘油三酯2.61mmol/L。

【理论提问参考题目】

▷ **考官可选择1个题目提问**

1. 本患者为何要观察下肢足背动脉搏动情况？

答：本例患者水肿病，西医诊断肾病综合征，明显存在血脂异常、低蛋白血症、浮肿，此时人体肝脏合成脂蛋白增加和脂蛋白脱脂、分解减缓，血液易处于高凝状态，从而形成深静脉血栓，故需要密切观察下肢肿胀消退情况，以及触摸足背动脉搏动的强弱。

2. 该患者的热能、蛋白质、脂类、盐以及液体摄入量的具体要求是什么？

答：热量30~35kcal/（kg·d），蛋白质给予1.2~1.5g/（kg·d），优质蛋白质比例占50%~70%，脂肪占总热量比例<30%，摄入多不饱和脂肪酸比例占总热量10%，胆固醇200mg/天，钠盐摄入<3g，液体摄入量原则上量出为入，在前一天小便量基础上加500mL为宜。

【相关知识】

水肿患者的用药注意事项：卡拉霉素、庆大霉素、非甾体抗炎药类易损伤肾气，故慎用；中药木通、防己、马兜铃、天仙藤亦伤肾，故忌用；忌滥用滋补之品；服药时应少量多次频频饮下，如有恶心呕吐等不适可用生姜片置于舌上，以和胃降逆止呕。

考站4　中医护理技术——中药外敷

【考生指引】

▷ **考核情境**

李先生，38岁，患者因反复眼睑及双下肢浮肿2月余，感冒后加重1周，遂于2018年4月3日由门诊收治入院。入院症见：患者精神稍倦，眼睑及双下肢中度浮肿，按之凹陷，稍有恶风，纳眠可，大便调，小便量可，小便偶有泡沫，舌淡，苔薄白，脉浮紧。

请遵医嘱采用中药外敷法帮助患者减轻水肿。

▷ **考生任务**

1. 请向考官说出中药外敷的部位。
2. 请运用中药外敷法帮助患者消肿。

▷ **考核时间**

10分钟（读题2分钟，考核8分钟）。

【考官指引】

▷ **考核目的**

考查学生正确操作中药外敷治疗法的能力。

▷ **场景与用物设置**

1. 场景　病床1张，戴腕带的模拟患者1位，评分教师2位。

2. 用物 病历夹 1 个，治疗车 1 辆，治疗盘、适合患者需要外敷部位型号的布袋、芒硝颗粒、封装芒硝的小布袋、皮尺、记号笔，患者信息单（学生用）1 份，患者信息单（考官用）2 份。

▷ **监考与评分注意事项**

1. 请根据评分表中的评分标准进行评分。

2. 考生回答若是经由模拟患者提醒才答对，可酌情给分。

3. 考核时间结束时，务必请考生停止本站考核，进入下一站考核，不可拖延时间。

【考核内容评分指引】

芒硝药包外敷的操作步骤及评分指引			
评分项目	完全做到（2 分）	部分做到（1 分）	未做到（0 分）
核对医嘱			
1. 核对医嘱：患者姓名、床号、操作项目	核对完整且正确	—	未核对或错误
评估			
2. 自我介绍（姓名与职责），向患者解释操作目的	2 项均做到	任 1 项未做到	2 项均未做到
3. 询问患者姓名、床号、年龄，核对腕带与口述一致	2 项均做到	任 1 项未做到	2 项均未做到
4. 评估患者病情；局部水肿的性质、程度；有无对芒硝过敏；体质及外敷部位的皮肤情况；生活自理能力；心理状况	5 项以上做到	3~5 项做到	2 项及以下做到
5. 评估病室环境	做到	—	未做到
准备			
6. 患者准备：交代患者做好个人准备（如排尿），使之了解操作过程，其愿意配合	3 项均做到	任 1 项未做到	3 项均未做到
7. 护士准备：衣着整洁，修剪指甲，洗手	做到且洗手方法正确	部分做到	未做到或洗手方法错误
8. 测量患者治疗部位周径，标记并记录	3 项均做到	任 1 项未做到	3 项均未做到
9. 根据肢体肿胀部位和周径选择不同型号的布袋	布袋大小合适	—	布袋过大或过小
10. 将适量的芒硝颗粒装入小布袋（厚度 1cm 为宜）	芒硝适量	—	芒硝过多或过少
11. 将盛有芒硝颗粒的小布袋放入芒硝外敷布袋中	做到	—	未做到

续表

评分项目	完全做到（2分）	部分做到（1分）	未做到（0分）
12. 物品准备：用物齐全（治疗盘、芒硝药包、魔术贴、皮尺、记号笔），摆放合理有序	做到	—	用物准备不全
实施			
13. 携用物至床旁，再次核对患者姓名、床号及年龄，核对腕带与口述一致	2项均做到	—	任1项未做到
14. 拉上床帘，保护患者隐私	做到	—	未做到
15. 协助患者取合适体位	做到	—	未做到
16. 暴露治疗部位，注意保暖	做到	—	未做到
17. 再次核对患者、部位后，再次检查芒硝布袋是否完好，放置患者治疗部位	2项均做到	任1项未做到	2项均未做到
18. 贴上魔术贴固定芒硝袋	方法正确	—	方法错误
19. 检查松紧度	做到	—	未做到
20. 协助患者取舒适体位	做到	—	未做到
21. 整理床单位	做到	—	未做到
22. 健康教育：分别针对病情和操作正确而简要进行健康教育（①注意复感外邪；②适当进食利水食物；③保持皮肤清洁；④治疗过程中如现红疹、水疱、瘙痒、疼痛等过敏现象，应立即停止治疗）	3~4项做到	1~2项做到	4项均未做到
23. 终末处理：治疗盘、治疗车用含氯消毒液擦拭	做到	—	未做到
24. 洗手	做到且洗手方法正确	—	未做到或洗手方法错误
25. 正确记录	做到	—	未做到
评价			
26. 操作过程流畅，技术熟练	做到	—	未做到
沟通技巧			
27. 使用尊称称呼患者	做到	—	未做到
28. 与患者有眼神交流，面带微笑	做到	—	全程没有微笑
理论提问			
29. 正确回答考官提问	做到	—	未做到
百分比分数计算评分	得分÷58（本站总分）×100×25%（本站权重）= 本站得分		

【模拟患者指引】

▷ 病例资料

李先生，38 岁，职工，已婚，市医保。家庭地址：本市健康路 2 号。联系方式：138XXXXXXXX。

患者 2018 年 1 月下旬吹风感冒后出现咳嗽，咯少量白色痰，喉咙疼痛，发热恶风，少许头痛头晕等不适，遂在当地就诊，症状有明显缓解。2 月初患者再次感冒后出现眼睑及双下肢浮肿，按之凹陷，小便量未见明显减少，遂至当地医院就诊，予利尿及消炎药治疗后水肿可缓解。1 周前患者因吹冷风后再次感冒，眼睑及双下肢逐渐浮肿，遂于 2018 年 4 月 3 日由门诊收治入院。刻下：患者精神稍倦，眼睑及双下肢中度浮肿，按之凹陷，稍有恶风，纳眠可，大便调，小便量可，小便偶有泡沫。

否认既往重大疾病史，否认家族病史，否认药物、食物过敏史。

身体评估：T 36.8℃，P 95 次/分，R 20 次/分，BP 123/76mmHg，体重 55kg。双输尿管行程无压痛，双侧肋脊点肋腰点无压痛，双肾区叩击痛（－），腹部移动性浊音（－），眼睑及双下肢中度浮肿，按之凹陷。舌淡，苔薄白，脉浮紧。

相关检查：尿蛋白（＋＋＋），白蛋白 25.8g/L，甘油三酯 2.61mmol/L。

【理论提问参考问题】

▷ 考官可选择 1 个题目提问

1. 针对该患者的水肿，还可以采取哪些方法？

答：冰硝散外敷、荞麦药包外敷、中药沐足、穴位贴敷等。

2. 芒硝外敷的注意事项有哪些？

答：①操作前测量患者腿围，选择合适的药包，药包勿过大或者过小，以免影响疗效；②操作时芒硝密封袋内的药物厚度以 1cm 为宜，选择的布袋贴上魔术贴后不可绑得太紧，以可放入一小指，且患者不感觉皮肤紧绷不适为宜；③治疗过程中注意观察患者皮肤，如出现红疹、水疱、瘙痒、疼痛等过敏现象，应停止治疗并清洁皮肤，并报告医生处理；④芒硝外敷每次 8～10 小时，一般 3 天为 1 个疗程，每天外敷后保持皮肤清洁，未溶解的药物倒出摊晾备用，温水清洗布袋消毒后备第 2 天使用。

【相关知识】

芒硝外敷技术原理：芒硝外敷技术是适用于肾病患者皮下水肿的一种安全的中医外治技术。肾性水肿主要是由于血浆胶体渗透压下降或水钠潴留，导致组织液有效滤过压升高，组织液生成大于回流而产生，基于组织液生成的有效滤过压 =（毛细血管血压 + 组织液胶体渗透压）-（血浆胶体渗透压 + 组织液静水压）。因此，通过增加一个外源性作用力，增加组织液静水压，则可以使组织液生成及回流重新达到平衡，加快水肿的吸收。芒硝外敷就是基于该原理制成。芒硝味苦咸，苦能泄热，咸能软坚；其性善消，故善消瘀血，能通化瘀滞。芒硝外敷时，芒硝以硫酸根离子形式存在，成为高渗状态，除了吸收一部分空气中的水分外，还能大量摄取皮肤内的渗出。同时，芒硝外用时可使局部血管扩张，血流加快，改善微循环，从而调动机体的抗病能力，使单核细胞吞噬能力增强，加快炎症的吸收和消散。而且芒硝无毒，对正常皮肤无损害，使用时不受时间限制，是一种较好的临床外用药。运用芒硝外敷肾性水肿部位皮肤，能有效减轻肾性水肿，减少或降低利尿剂的使用剂量和频率，从而减轻静脉、口服用药的副作用。

考站5　健康教育

【考生指引】

▷ **考核情境**

> 李先生，38岁，患者因反复眼睑及双下肢浮肿2月余，感冒后加重1周入院，经系统治疗后目前情况：患者精神可，眼睑及双下肢无浮肿，纳眠可，大便调，小便量可，小便偶有泡沫，舌淡红，苔薄白，脉缓和有力。如果你是责任护士，请对患者进行出院前健康教育。

▷ **考生任务**

请对患者进行出院前健康教育。

▷ **考核时间**

10分钟（读题2分钟，考核8分钟）。

【考官指引】

▷ **考核目的**

考查学生对水肿患者进行健康教育的能力。

▷ **场景与用物设置**

1. 场景　病床1张，模拟患者1位，评分教师2位。

2. 用物　病历夹1个，患者信息单（考生用）1份，患者信息单（考官用）2份，笔1支，白纸1张。

▷ **监考与评分注意事项**

1. 请根据评分表中的评分标准进行评分。

2. 考生回答若是经由模拟患者提醒才答对，可酌情给分。

3. 考核时间结束时，务必请考生停止考核。

【考核内容评分指引】

水肿的健康教育评分指引			
评分项目	完全做到（2分）	部分做到（1分）	未做到（0分）
健康教育前评估			
1. 评估患者需求，已有的水肿预防相关知识与技能	做到	—	未做到
健康教育			
2. 慎起居，防外感：根据气候变化及时增减衣服，盛夏不可贪凉，冬春注意防寒保暖；少去人口密集的公共场所，防止因外感而至病情反复	做到	—	未做到

评分项目	完全做到（2分）	部分做到（1分）	未做到（0分）
3. 劳逸结合，避免劳累，选择合适的运动，如八段锦、太极拳、健肾拍打操、慢跑、球类运动等	正确	—	未叙述或错误
4. 合理饮食：忌过咸、肥腻之品，选择利水祛湿之品	做到	—	未做到
5. 药物：慎用肾毒性药物；激素服用需严格按照医嘱用量，切勿随意加减	做到	—	未做到
6. 调畅情志，勿大喜大悲，做到心情平和	做到	—	未做到
7. 指导缓解水肿的其他方法如：中药沐足（取毛冬青20g、赤芍15g、红花6g、桃仁15g、桂枝15g，加水煮至1000～2000mL，取汁沐足）；穴位按摩（按摩涌泉穴、三阴交、肾俞等穴位）；气功疗法（可选峨眉八段锦、打坐、站桩等适宜功法）	举例1～2个及以上	—	未举例或错误
8. 演示运动方法：八段锦；太极拳；健肾拍打操（健肾拍打操共3节：①双掌摩腰法即双手搓热按摩肾俞穴；②十二经脉循行部位拍打法即按顺序及经脉走向拍打十二经脉在四肢循行部位；③穴位拍打法即双手交替拍打关元穴及肾俞穴）	演示1项及以上	—	未演示
9. 评价健康教育的效果：患者对自我调护要点的掌握情况	做到	—	未做到
沟通与关爱			
10. 使用尊称称呼患者	做到	—	未做到
11. 与患者有眼神交流	做到	—	未做到
12. 面带微笑	做到	—	全程没有微笑
13. 及时回答患者的疑问	做到	—	未做到
14. 给患者消化吸收健康教育内容的相关载体：宣传单、宣传册、视频或记录单等	做到	—	未做到
理论提问			
15. 正确回答考官提问	做到	—	未做到
百分比分数计算评分	得分÷30（本站总分）×100×10%（本站权重）=本站得分		

【模拟患者指引】

▷ **病例资料**

李先生，38 岁，职工，已婚，市医保。患者反复眼睑及双下肢浮肿 2 月余，1 周前患者因吹冷风后再次感冒，眼睑及双下肢逐渐浮肿而入院，住院 1 周，目前患者精神可，眼睑及双下肢无浮肿，无恶风，无发热，无头晕头痛，无咳嗽，无喉咙疼痛瘙痒，无口干口苦，无胸闷气促，无腹痛腹泻，纳眠可，大便调，小便量可，小便偶有泡沫，舌淡红，苔薄白，脉缓和有力。

【理论提问参考问题】

▷ **考官可选择 1 个题目提问**

1. 健肾拍打操的基本原理是什么？

答：健肾拍打操先摩擦肾俞穴，继而顺十二经脉循行方向拍打身体各部位、最后甩手拍打双肾俞穴及关元穴。肾俞穴主治遗尿、遗精、阳痿、月经不调、白带、水肿、耳鸣、耳聋、腰痛等病证。此操作通过刺激肾俞、关元等养生要穴及十二经脉，而达到疏畅气机、调畅情志、强筋健骨、培元固本、调理脏腑等功效，有利于缓解水肿症状。

2. 常见的肾毒性药物有哪些？

答：常见的抗生素类、非甾体消炎药、含碘造影剂、免疫抑制剂及抗肿瘤药物；中草药如关木通、广防己、马兜铃、天仙藤等。

【相关知识】

水肿的转归：一般而言，随着水肿病情发展，多由实转虚，由阳转阴，或转为虚实错杂，虚实夹杂者，多由实证转化而来，也可因虚证复感新邪而成，此时病情趋于复杂，治疗和护理比较棘手。风水泛滥证属阳水，病程短，经用散风清热、宣肺行水之剂，可使病情较快得到控制并治愈。但若平素体虚者，因肺卫气虚，易反复感染，皆可致病情延年不遇，病变脏器由肺转脾，风水相搏，转化为水湿浸渍证。一般阳水者预后较好，若治疗及时可在 3～7 天内消肿，肿退后善后调理，正气渐复，可达治愈。部分阳水患者也可因失治或护理不当而致正气渐虚，水肿反复迁延，日久则可转为阴水，阴水患者起病日久，正气已虚，但经正确治疗，细心护理，注意摄生和调理，可使水肿渐消，食欲日增，精神渐复，脉象和缓，病情好转。治疗不要急于求成，不可轻易改方易法，应遵守病机，稳步前进，才能见效。如治疗不当或治疗不彻底，水肿反复发作，此时正虚邪恋，缠绵不愈，或水肿虽退，而脏器不复，脾肾虚弱，脾虚不能生化水谷。肾虚不能固摄精微，一时难以恢复，渐渐转入虚劳损途而致气血亏虚，病情迁延难愈。故治宜健脾补肾，益气填精，重视长期调养，力求好转与长期稳定，部分患者也可痊愈。

第六节　项痹

项痹是指颈部因风寒湿等邪气闭阻经络，影响气血运行，导致筋脉失养，引起以颈部关节、肌肉或筋膜疼痛、酸楚、麻木、重着、变形、僵直，以及活动受限为主要表现的病证，甚至可累及脏腑。凡现代医学中各种原因引起的颈椎椎间盘组织退行性改变，以及病理改变累及其周围组织结构，以项痹为主要临床表现者，均属本病的讨论范围。本节主要考查运用四诊评估病情、项痹的辨证、护理问题分析、项痹的辨证施护、风寒痹阻型项痹的拔罐法、项痹的健康教育等内容。

考站1　病情资料采集

【考生指引】

▷ 考核情境

李女士，47 岁。患者因颈部僵硬、疼痛伴右肩胛部疼痛而就诊。现在患者精神紧张烦躁，测得 T 36.5℃，P 80 次/分，R 18 次/分，BP 120/78mmHg。如果你是门诊护士，请接待新患者，进行病情资料采集。

▷ 考生任务

1. 请运用四诊的方法有条理地采集病情资料。
2. 请根据病情有选择地进行身体评估。
3. 请根据病情提出需进一步评估的检查项目。

▷ 考核时间

12 分钟（读题 2 分钟，考核 10 分钟）。

【考官指引】

▷ 考核目的

1. 考查学生正确运用四诊采集病史的能力。
2. 考查学生有条理地问现在症的能力。
3. 考查学生进行针对性身体评估的能力。
4. 考查学生的中医临证思维。

▷ 场景与用物设置

1. 场景　诊疗床1张，诊疗桌1张，椅子2把，模拟患者1位，评分教师2位。
2. 用物　治疗盘1个，压舌板1个，脉枕1个（或脉诊仪1台），挂号单1张，患者信息单（考生用）1份，患者信息单（考官用）2份，笔1支，白纸数张。

▷ 监考与评分注意事项

1. 请根据评分表中的评分标准进行评分。
2. 考生回答若是经由模拟患者提醒才答对，可酌情给分。
3. 考生提出观察舌象时，若没有模拟患者，请评分教师做出相应回答。
4. 考生提出观察脉象时，若没有模拟患者，请评分教师利用脉诊仪考查学生脉诊方法，或者由评分教师扮演模拟患者并在学生诊脉后告知脉诊结果。
5. 考生提出查血常规和颈部 X 线片时，请评分教师做出相应回答。
6. 考核时间结束时，务必请考生停止本站考核，进入下一站考核，不可拖延时间。

【考核内容评分指引】

病情资料采集评分指引			
评分项目	完全做到（2分）	部分做到（1分）	未做到（0分）
现病史			
1. 自我介绍（姓名与职责），向患者解释沟通目的	2项均做到	任1项未做到	2项均未做到
2. 询问患者姓名、就诊号、年龄，核对挂号单与口述一致	2项均做到	任1项未做到	2项均未做到
3. 评估颈部、右肩胛疼痛的性质	2项均做到	任1项未做到	2项均未做到
4. 评估颈部、右肩胛疼痛的持续时间	2项均做到	任1项未做到	2项均未做到
5. 评估颈部、右肩胛疼痛的严重程度	2项均做到	任1项未做到	2项均未做到
6. 评估颈部、右肩胛疼痛加重因素	2项均做到	任1项未做到	2项均未做到
7. 评估颈部、右肩胛疼痛缓解因素	2项均做到	任1项未做到	2项均未做到
8. 评估颈部、右肩胛疼痛有无采取缓解措施及其效果	2项均做到	任1项未做到	2项均未做到
9. 评估疼痛是否放射到其他部位	做到	—	未做到
10. 评估右上肢有无疼痛、麻木	2项做到	任1项未做到	2项均未做到
11. 评估本次发病的原因/诱因	做到	—	未做到
12. 评估有无畏寒或恶风	做到	—	未做到
13. 评估畏寒或恶风的轻重程度	做到	—	未做到
14. 评估身体其他不适	做到	—	未做到
15. 评估睡眠情况	做到	—	未做到
16. 评估食欲与口味	做到	—	未做到
17. 评估二便情况	2项均做到	任1项未做到	2项均未做到
18. 评估心理状态	做到	—	未做到
既往史、家族史、过敏史、个人生活史、一般资料			
19. 评估既往史	做到	—	未做到
20. 评估家族史	做到	—	未做到
21. 评估药物、食物过敏史，月经史	2项均做到	任1项未做到	2项均未做到
22. 评估个人生活史：烟酒嗜好、作息规律、活动	3项均做到	任1项未做到	3项均未做到
23. 评估一般资料：付费方式、联系地址与电话、社会支持等	2项及以上做到	—	2项以下做到

续表

评分项目	完全做到（2分）	部分做到（1分）	未做到（0分）
身体评估			
24. 评估神情、面色、形态	3项均做到	任1项未做到	3项均未做到
25. 指导患者伸舌，观察舌象	做到且方法正确	—	未做到或方法错误
26. 指导患者伸手臂，观察脉象	做到且方法正确	—	未做到或方法错误
27. 颈部、右肩胛部、右上肢触诊，观察患者反应	3项均做到	任1项未做到	3项均未做到或方法错误
需进一步评估的检查项目			
28. 提出需要进行臂丛神经牵拉试验	做到	—	未做到
29. 提出需要进行椎间孔挤压试验	做到	—	未做到
沟通技巧			
30. 使用尊称称呼患者	做到	—	未做到
31. 面带微笑，与患者有眼神交流	做到	—	全程没有微笑
32. 全神贯注，用心聆听患者的回答	做到	—	未做到
33. 以开放式的问句进行沟通	全程使用开放性问句4次及以上	全程使用开放性问句4次以下	全程均未使用开放性问句
34. 资料采集过程流畅、具有逻辑性	做到	—	未做到
百分比分数计算评分	得分÷68（本站总分）×100×25%（本站权重）＝本站得分		

【模拟患者指引】

▷ 病例资料

李女士，47岁，外贸公司经理，已婚，市医保。家庭地址：本市康庄大道1号，联系方式：136XXXXXXXX。

患者长期久坐伏案工作，3天前因吹空调受凉后出现颈部僵硬、疼痛，头有沉重感，并伴见右侧肩胛部酸胀疼痛，曾行外贴膏药治疗未见明显缓解。现疼痛加剧，向右上肢放射，伴间断性右上肢麻木，夜间痛甚，坐卧不安，二便正常。

否认既往重大疾病史，否认家族病史，否认药物、食物过敏史。

月经婚育史：45岁绝经，既往月经规律，无痛经，孕1产1。

身体评估：T 36.5℃，P 80次/分，R 18次/分，BP 120/78mmHg。查体 $C_2 \sim C_7$ 椎体棘突两侧及椎旁压痛明显，颈7椎体棘突旁压痛，引起明显的右上肢放射痛，右侧肩胛骨内上角区、内侧缘、冈上下窝压痛明显，右上肢压痛明显，臂丛神经牵拉试验右（＋）、左（－），椎间孔挤压试验（±）。舌质淡红，苔薄白，脉弦紧。

相关检查：①血常规：白细胞 $6.52 \times 10^9/L$，红细胞 $3.8 \times 10^{12}/L$，中性粒细胞 64%，淋巴细胞 19%。②颈部 X 线片：颈椎生理曲度约变直，顺列关系规则，各椎体大小等，$C_3 \sim C_7$ 椎体均有不同程度增生唇样变。

【相关知识】

1. 臂丛神经牵拉试验的方法

患者取坐位，头微曲，检查者一手推患侧头部向健侧，另一手握患侧腕部作相对牵引，若患肢出现放射痛、麻木，为阳性。

2. 椎间孔挤压试验的方法

患者取坐位，向患侧或健侧屈颈，亦可前屈后伸颈部，检查者双手掌面压患者头顶部加力，若出现颈痛且向上肢肢端放射，为阳性。

考站2 辨病辨证与护理问题

【考生指引】

▷ **考核情境**

> 李女士，47 岁。患者因颈部僵硬、疼痛伴右肩胛部疼痛而就诊。现在患者精神紧张烦躁，测得 T 36.5℃，P 80 次/分，R 18 次/分，BP 120/78mmHg。如果你是门诊护士，请结合第 1 站评估结果，概括主诉，陈述病史，进行辨病、辨证分析，提出护理问题。

▷ **考生任务**

1. 请概括患者主诉。

2. 请根据第 1 站评估结果，陈述该患者的现病史（包括目前主要症状）、既往史、家族史、过敏史、个人生活史、一般资料、身体评估结果。

3. 请说出中医、西医病名诊断，以及诊断依据。

4. 请说出证候名称以及辨证依据，并进行证候分析。

5. 请提出 3 个主要的护理问题。

▷ **考核时间**

7 分钟（读题 1 分钟，考核 6 分钟）。

【考官指引】

▷ **考核目的**

1. 考查学生正确概括主诉的能力。

2. 考查学生有条理地陈述病例的能力。

3. 考查学生正确进行辨病、辨证的能力。

4. 考查学生正确概括护理问题的能力。

▷ **场景与用物设置**

1. 场景 评分教师 2 位。

2. 用物 患者信息单（学生用）1 份，患者信息单（考官用）2 份，笔 1 支，白纸数张。

▷ **监考与评分注意事项**

1. 请根据评分表中的评分标准进行评分。

2. 考核时间结束时，务必请考生停止本站考核，进入下一站考核，不可拖延时间。

【考核内容评分指引】

辨病、辨证与护理问题分析评分指引			
评分项目	完全做到（2分）	部分做到（1分）	未做到（0分）
概括主诉			
1. 正确概括患者主诉（颈部僵硬、疼痛伴右肩胛部疼痛3天）	做到	—	未做到
陈述病史			
2. 有条理地叙述现病史	做到	—	未做到
3. 正确叙述既往史	做到	—	未做到
4. 正确叙述家族史	做到	—	未做到
5. 正确叙述过敏史	做到	—	未做到
6. 正确叙述个人生活史及人群接触史	2项均做到	—	任1项未做到
7. 正确叙述一般资料	做到	—	未做到
8. 正确叙述身体评估资料：生命体征、神、色、颈部检查、右肩胛部检查、右上肢检查、舌、脉	5~8项做到	2~4项做到	8项均未做到或错误
辨病分析			
9. 中医病名诊断（项痹）	正确	—	未提出或错误
10. 西医病名诊断（神经根型颈椎病）	正确	—	未提出或错误
11. 诊断依据（临床表现、现病史、相关检查）	说明内容完整且正确	说明内容不全或错误	说明内容不全且错误
辨证分析			
12. 证候名称（风寒痹阻）	正确	—	未提出或错误
13. 辨证依据（畏寒恶风、疼痛、肢体麻木、面、舌、脉）	说明内容完整且正确	说明内容不全或错误	说明内容不全且错误
14. 证候分析：①风邪伤人，故营卫失和，颈项强痛；②寒邪凝滞，故经脉不通，筋失濡养，头有沉重感；③风寒之邪不能行而留滞，故筋脉痹阻，颈肩疼痛，上肢麻木；④恶寒畏风，舌淡红，苔薄白，脉弦紧，为风寒侵袭之象	分析完全且正确	分析不全或错误	分析不全且错误

评分项目	完全做到（2分）	部分做到（1分）	未做到（0分）
护理问题			
15. 疼痛：与外感风寒，经脉受阻有关	完全正确	部分正确	未提出或完全错误
16. 肢体麻木：与风寒痹阻有关	完全正确	部分正确	未提出或完全错误
17. 焦虑：与疼痛反复、睡眠困难有关	完全正确	部分正确	未提出或完全错误
理论提问			
18. 正确回答考官提问	做到	—	未做到
临床辨证思维			
19. 辨病辨证思路清晰	做到	—	未做到
20. 护理问题正确排序	做到	—	未做到
百分比分数计算评分	得分÷40（本站总分）×100×20%（本站权重）＝本站得分		

【模拟患者指引】

▷ 病例资料

李女士，47岁，外贸公司经理，已婚，市医保。家庭地址：本市康庄大道1号，联系方式：136XXXXXXXX。

患者长期久坐伏案工作，3天前因吹空调受凉后出现颈部僵硬、疼痛，头有沉重感，并伴见右侧肩胛部酸胀疼痛，曾行外贴膏药治疗未见明显缓解。现疼痛加剧，向右上肢放射，伴间断性右上肢麻木，夜间痛甚，坐卧不安，二便正常。

否认既往重大疾病史，否认家族病史，否认药物、食物过敏史。

月经婚育史：45岁绝经，既往月经规律，无痛经，孕1产1。

身体评估：T 36.5℃，P 80次/分，R 18次/分，BP 120/78mmHg。查体 $C_2 \sim C_7$ 椎体棘突两侧及椎旁压痛明显，颈7椎体棘突旁压痛，引起明显的右上肢放射痛，右侧肩胛骨内上角区、内侧缘、冈上下窝压痛明显，右上肢压痛明显，臂丛神经牵拉试验右（＋）、左（－），椎间孔挤压试验（±）。舌质淡红，苔薄白，脉弦紧。

相关检查：①血常规：白细胞 6.52×10^9/L，红细胞 3.8×10^{12}/L，中性粒细胞64%，淋巴细胞19%。②颈部X线片：颈椎生理曲度约变直，顺列关系规则，各椎体大小等，$C_3 \sim C_7$ 椎体均有不同程度增生唇样变。

【理论提问参考题目】

▷ 考官可选择1个题目提问

1. 患者现阶段的病机是什么？

答：气血痹阻不通，筋脉关节失于濡养。

2. 西医颈椎病分型有几类？发病率最高的为哪类？

答：分为5类，分别为颈型颈椎病、神经根型颈椎病、椎动脉型颈椎病、脊髓型颈椎病及交感型颈椎病。其中，神经根型颈椎病发病率最高。

【相关知识】

项痹的辨证要点：主要根据病程、病因以及临床表现等进行辨证。项痹新发，风寒湿之邪明显者，可辨为实证；病久入深，气血亏耗，损及脏腑，肝肾亏损，筋骨失养，可辨为虚证。若出现颈项窜痛或刺痛，头晕目眩，头有沉重感，伴有肢体麻木，舌质红或暗红，多为风寒、血瘀、痰湿留着颈项，可辨为实证；若出现颈肩隐痛，眩晕头痛，耳鸣耳聋，失眠多梦，多为肝肾不足，可辨为虚证；若出现颈肩酸痛，头晕目眩，面色㿠白，心悸气短，多为气血亏虚，可辨为虚证。临床往往虚实夹杂，以邪实为主者多见。

考站3 辨证施护

【考生指引】

▷ **考核情境**

> 李女士，12床，47岁，外贸公司经理，已婚，市医保。患者现颈部僵硬、疼痛，右肩胛部疼痛，右上肢疼痛伴间断性右上肢麻木，夜间痛甚，坐卧不安，二便正常，舌质淡红苔薄白，脉弦紧。测得 T 36.5℃，P 80 次/分，R 18 次/分，BP 120/78mmHg。查体 $C_2 \sim C_7$ 椎体棘突两侧及椎旁压痛明显，颈7椎体棘突旁压痛，引起明显的右上肢放射痛，右侧肩胛骨内上角区、内侧缘、冈上下窝压痛明显，右上肢压痛明显，臂丛神经牵拉试验右（+）、左（−），椎间孔挤压试验（±）。血常规检查单示：白细胞 6.52×10^9/L，红细胞 3.8×10^{12}/L，中性粒细胞64%，淋巴细胞19%。颈部 X 线片检查：颈椎生理曲度约变直，顺列关系规则，各椎体大小等，$C_3 \sim C_7$ 椎体均有不同程度增生唇样变。目前治疗情况：中药汤剂"乌头汤"口服，西药止痛片口服。
>
> 如果你是骨伤科护士，请从观察、起居、饮食、用药、情志5个方面解决该患者的护理问题。

▷ **考生任务**

请从观察、起居、饮食、用药、情志5个方面叙述该患者的护理要点，以解决疼痛、肢体麻木、焦虑3个护理问题。

▷ **考核时间**

10分钟（读题1分钟，考核9分钟）。

【考官指引】

▷ **考核目的**

考查学生的辨证施护能力。

▷ **场景与用物设置**

1. 场景　评分教师2位。

2. 用物 患者信息单（考生用）1 份，患者信息单（考官用）2 份，笔 1 支，白纸数张。

▷ **监考与评分注意事项**

1. 请根据评分表中的评分标准进行评分。

2. 考核时间结束时，务必请考生停止本站考核，进入下一站考核，不可拖延时间。

【考核内容评分指引】

项痹的辨证施护评分指引			
评分项目	完全做到（2 分）	部分做到（1 分）	未做到（0 分）
病情观察			
1. 颈部、右肩胛部、右上肢疼痛情况：性质、程度、时间、与体位关系	3 ~ 4 项正确叙述	1 ~ 2 项正确叙述	4 项均未叙述或均错误
2. 右上肢麻木程度、与体位关系	正确叙述	—	未叙述或错误
3. 颈肩及上肢活动受限范围及患者生活自理能力	2 项均正确叙述	任 1 项未叙述或错误	2 项均未叙述或均错误
4. 定时巡视，观察患者有无不适，如麻木有无加重、疼痛加重、头晕、恶心、心慌等不适	正确叙述	—	未叙述或错误
5. 密切观察佩戴颈托患者的颈部皮肤状况（防止皮肤受压）	正确叙述	—	未叙述或错误
6. 观察患者的睡眠时长、质量	正确叙述	—	未叙述或错误
7. 观察患者的情绪变化	正确叙述	—	未叙述或错误
8. 观察患者的舌象变化	正确叙述	—	未叙述或错误
9. 观察患者的脉象变化	正确叙述	—	未叙述或错误
10. 观察患者的二便变化	正确叙述	—	未叙述或错误
11. 观察患者的生命体征变化	正确叙述	—	未叙述或错误
生活起居护理			
12. 调节病室环境：阳光充足（偏暖）、干燥、定时通风（忌直接吹风）、安静	3 ~ 4 项正确叙述	1 ~ 2 项正确叙述	4 项均未叙述或均错误
13. 局部环境：根据气候变化，随时增减衣物，注意颈部保暖，防风寒湿邪侵袭	正确叙述	—	未叙述或错误
14. 体位与活动：①避免高枕睡眠，睡觉时避免俯卧，保持头颈部在一条直线上；②避免长期伏案，每隔 1 ~ 2 小时活动颈部；③谈话、看书时要正面注视；④头颈避免过度疲劳，不负重；⑤劳动、行走防止闪、挫伤	3 ~ 5 项正确叙述	1 ~ 2 项正确叙述	5 项均未叙述或均错误

评分项目	完全做到（2分）	部分做到（1分）	未做到（0分）
15. 指导患者正确佩戴颈托：①选择合适型号和材质的颈托；②颈托大小、高低要适宜；③松紧以能放入 2 个手指为宜；④高度为限制颈部活动，保持平视为宜	3～4 项正确叙述	1～2 项正确叙述	4 项均未叙述或均错误
16. 缓解疼痛和麻木：①按摩风池、大椎、天柱、大杼、肩井、天宗、肩髃、臂臑等穴，每穴 1 分钟，每日 1 次；②或艾灸以上穴位，每穴 10～15 分钟，每日 1 次；③或对以上穴位刮痧，每个部位重刮 30 次，以出痧为度；④或对以上穴位进行拔罐（配合阿是穴）	采取或指导 1 种及以上方法	—	未叙述或指导方法错误
饮食护理			
17. 饮食原则：清淡、富营养、纤维素高、多饮水	3～5 项正确叙述	1～2 项正确叙述	5 项均未叙述或均错误
18. 饮食宜忌：宜粗粮、蔬菜、瓜果；忌肥甘厚味、生冷寒凉；禁饮酒	3 项均正确叙述	任 1 项未叙述或错误	3 项均未叙述或均错误
19. 推荐食物：如大豆、羊肉、狗肉、胡椒、花椒等	举例 3 味及以上食物	举例 1～2 味食物	未举例或错误
20. 推荐食疗方及制作方法：如当归红枣煲羊肉、姜葱羊肉汤、干姜煲羊肉、鳝鱼汤等	举例 3 个及以上食疗方	举例 1～2 个食疗方	未举例或错误
用药护理			
21. 中药煎煮指导：武火快煎，文火慢煎	正确叙述	—	未叙述或错误
22. 中药服法指导：温服	正确叙述	—	未叙述或错误
23. 西药服法指导：遵医嘱口服镇痛药	正确叙述	—	未叙述或错误
24. 服药后观察：疼痛缓解情况及副作用，并记录	正确叙述	—	未叙述或错误
25. 服药后调护：静卧休息	正确叙述	—	未叙述或错误
情志护理			
26. 帮助患者树立信心：向患者介绍本疾病的发生、发展及转归，介绍成功康复病例	正确叙述	—	未叙述或错误

续表

评分项目	完全做到（2分）	部分做到（1分）	未做到（0分）
27. 情绪疏导：针对患者紧张焦虑情绪，鼓励家属爱护和体贴患者，可指导患者运用安神静志法，让其闭目静心，全身放松，平静呼吸，以达到周身气血流通舒畅；或采取音乐疗法（如《二泉映月》《军港之夜》《春江花月夜》《假日的海滩》等）	采取或指导 1 种及以上方法	—	未叙述或指导方法错误
理论提问			
28. 正确回答考官提问	正确叙述	—	未叙述或错误
百分比分数计算评分	得分÷56（本站总分）×100×20%（本站权重）＝本站得分		

【标准化患者指引】

▷ 病例资料

李女士，12 床，47 岁，外贸公司经理，已婚，市医保。患者现颈部僵硬、疼痛，右肩胛部疼痛，右上肢疼痛伴间断性右上肢麻木，夜间痛甚，坐卧不安，二便正常，舌质淡红苔薄白，脉弦紧。测得 T 36.5℃，P 80 次/分，R 18 次/分，BP 120/78mmHg。查体 C_2 ~ C_7 椎体棘突两侧及椎旁压痛明显，颈 7 椎体棘突旁压痛，引起明显的右上肢放射痛，右侧肩胛骨内上角区、内侧缘、冈上下窝压痛明显，右上肢压痛明显，臂丛神经牵拉试验右（＋）、左（－）、椎间孔挤压试验（±）。血常规检查单示：白细胞 6.52×10^9/L，红细胞 3.8×10^{12}/L，中性粒细胞 64%，淋巴细胞 19%。颈部 X 线片检查：颈椎生理曲度约变直，顺列关系规则，各椎体大小等，C_3 ~ C_7 椎体均有不同程度增生唇样变。目前治疗情况：中药汤剂"乌头汤"口服，西药止痛片口服。

【理论提问参考题目】

▷ 考官可选择 1 个题目提问

1. 中药为何温服？

答：本例患者是风寒痹阻型，中药温服有助于祛风散寒，除湿通络。

2. 颈托佩戴时间如何控制？

答：一般以 2 ~ 3 周为宜。一般整复后第 1 周内全天佩戴（睡觉时去除）；第 2 周间断佩戴，不活动时可去除颈托，活动时佩戴；第 3 周坐车及颈部剧烈活动时佩戴。

【相关知识】

1. 颈椎枕颌带牵引的相关护理措施

牵引治疗前告知患者和家属牵引的目的和注意事项，取得其配合；牵引分坐位和卧位，根据病情选择合适的牵引体位和牵引角度（前屈、水平位、背伸位）、重量、时间；根据牵引角度调节枕头高度，保持有效的牵引力线，颈部不要悬空；牵引过程中观察枕颌带位置是否舒适，耳郭有无压迫，必要时下颌或面颊部可衬垫软物，男患者避免压迫喉结，女患者避免头发压在牵引带内；牵引时颈部制动；疼痛较甚的患者去除牵引时要逐渐减轻重量，防止肌肉快速回缩，必要时可小重量持续牵引；牵引过程中加强巡视，观察患者有无疼痛加重、头晕、恶心、心慌等不适，并根据情况及时报告医师处理；牵引结束后，颈部应制动休息 10～20 分钟，同时做好记录。

2. 佩戴颈托的方法

选择合适型号和材质的颈托，颈托的大小、高低要适宜，松紧以能放入 2 个手指为宜，高度为限制颈部活动，保持平视为宜；使用时应注意观察患者的颈部皮肤状况，防止颈部及耳郭、下颌部皮肤受压，必要时可在颈托内衬垫小毛巾、软布等，定时清洁颈托和局部皮肤；起床时，先将前托放置好位置（将下颌放在前托的下颌窝内），一手固定前托，一手放置患者颈枕部，扶患者坐起，将后托放置好（一般长托在下），调节松紧度，固定粘扣；患者由坐位到平卧位时，先松开粘扣，去掉后托，一手扶持前托，一手放置患者颈枕部，协助患者躺下，去掉前托，调节好枕头位置及高度；佩戴颈托时须配合颈部肌肉锻炼，以保持颈部的稳定性。

考站4 中医护理技术——拔罐

【考生指引】

▷ **考核情境**

> 李女士，47 岁，外贸公司经理，已婚，市医保。患者因颈部僵硬、疼痛伴右肩胛部疼痛 3 天来院就诊，经门诊收住入院。请遵医嘱采用拔罐法帮助患者缓解疼痛。

▷ **考生任务**

1. 请向考官说出拔罐部位、穴位及依据。
2. 请运用拔罐法帮助患者缓解疼痛。

▷ **考核时间**

10 分钟（读题 2 分钟，考核 8 分钟）。

【考官指引】

▷ **考核目的**

1. 考查学生根据病情正确选择拔罐部位与穴位的能力。
2. 考查学生正确进行拔罐操作的能力。

▷ **场景与用物设置**

1. 场景 病床 1 张，戴腕带的模拟患者 1 位，评分教师 2 位。

2. 用物 病历夹 1 个，治疗车 1 辆，治疗盘 1 个，治疗巾 1 块，治疗碗（盛水）1 个，火罐（大中小号依所拔部位准备，检查罐口边缘），95% 酒精棉球罐 1 个，止血钳 1 个，打火机 1 个，弯盘 1 个，大毛巾 1 条，纱布罐 1 个，记号笔 1 支，患者信息单（学生用）1 份，患者信息单（考官用）2 份。

▷ **监考与评分注意事项**

1. 请根据评分表中的评分标准进行评分。

2. 考生回答若是经由模拟患者提醒才答对，可酌情给分。

3. 考核时间结束时，务必请考生停止本站考核，进入下一站考核，不可拖延时间。

【考核内容评分指引】

项痹拔罐的操作步骤及评分指引			
评分项目	完全做到（2 分）	部分做到（1 分）	未做到（0 分）
核对医嘱			
1. 核对临时医嘱：患者姓名、床号、操作名称	核对完整且正确	—	未核对或错误
评估			
2. 自我介绍（姓名与职责），向患者解释操作目的	2 项均做到	任 1 项未做到	2 项均未做到
3. 询问患者姓名、床号、年龄，核对腕带与口述一致	2 项均做到	任 1 项未做到	2 项均未做到
4. 评估病情、凝血机制、患者体质、拔罐部位皮肤、对疼痛的耐受度、心理状况	6 项均做到	3~5 项做到	2 项及以下做到
5. 评估病室环境	做到	—	未做到
准备			
6. 患者准备：交代患者做好个人准备（如排尿），使之了解拔罐过程及注意事项，愿意配合操作	3 项均做到	任 1 项未做到	3 项均未做到
7. 护士准备：衣着整洁，修剪指甲，洗手	完全做到且洗手方法正确	部分做到	未做到或洗手方法错误
8. 物品准备：用物齐全（病历夹，治疗车，治疗盘，治疗巾，盛水的治疗碗，火罐，95% 酒精棉球罐，止血钳，打火机，弯盘，大毛巾，纱布罐），用物摆放有序合理，检查用物有效期及包装完整性	做到	用物缺少 3 项以内，且有检查	用物缺少 4 项及以上或未检查
9. 检查火罐：罐口边缘是否光滑，罐体有无破损	做到且方法正确	—	未做到或检查方法错误
实施			
10. 携用物至患者床边，再次核对患者姓名、床号及年龄，核对腕带与口述一致	2 项均做到	任 1 项未做到	2 项均未做到
11. 拉上床帘，保护患者隐私	做到	—	未做到

续表

评分项目	完全做到（2分）	部分做到（1分）	未做到（0分）
12. 协助患者取合适体位	做到	—	未做到
13. 暴露拔罐部位，铺治疗巾、大毛巾，注意保暖	做到	—	未做到
14. 定位取穴：取风池穴、大椎穴、天柱穴、大杼穴、肩井穴、肩髃穴、天宗穴、臂臑穴。用手指在穴位处行揣、按、循、摸找出具有指感的准确穴位，以取得患者配合	取穴3个以上且定位准确	取穴少于3个，或定位不准确	取穴少于3个，且定位不准确
15. 再次检查火罐	做到	—	未做到
16. 点火：用止血钳夹住酒精棉球点燃，在罐壁中心绕1至3圈后立即退出，迅速将罐叩放在需拔部位，轻轻摇动罐体，检查火罐是否吸附牢固	方法正确	—	方法错误
17. 灭火：将点燃的酒精棉球放入装水的治疗碗中，安全熄火	做到	—	未做到
18. 留罐：拔罐后一般留罐10~15分钟，待局部皮肤充血，出现皮下瘀血时应起罐	做到	—	未做到
19. 观察：留罐中要随时观察罐口的吸附情况、皮肤的颜色和患者的全身情况，及时询问患者有无不适	做到	—	未做到
20. 起罐：一手扶住罐体，一手以拇指或食指按压罐口皮肤，待空气进入罐内即可起去，观察患者皮肤情况，用纱布轻轻擦拭皮肤	做到	—	未做到
21. 操作结束，清洁皮肤，协助患者恢复衣着，安置舒适体位	3项均做到	任1项未做到	3项均未做到
22. 递纸杯给患者，嘱其喝一杯温开水或红糖水	做到	—	未做到
23. 整理床单元	做到	—	未做到
24. 健康教育：分别针对病情和操作正确而简要地给出指导（拔罐后3小时内避免洗澡，局部罐斑1周左右自然消退，不用紧张；防止复感外邪，多饮水等）	2项均做到	任1项未做到	2项均未做到

续表

评分项目	完全做到（2分）	部分做到（1分）	未做到（0分）
25. 终末处理：火罐75%酒精擦拭，治疗盘、治疗碗、治疗车含氯消毒液擦拭，酒精棉球倒入黄色垃圾袋	3项均做到	任1项未做到	2~3项均未做到
26. 洗手且正确	做到	—	未做到
27. 正确记录	做到	—	未做到
评价			
28. 评价操作过程规范、流畅，达到治疗目的	做到	—	未做到
29. 评价操作技术熟练，未给患者造成伤害	做到	—	未做到
沟通技巧			
30. 使用尊称称呼患者	做到	—	未做到
31. 与患者有眼神交流，面带微笑	做到	—	全程没有微笑
理论提问			
32. 正确回答考官提问	做到	—	未做到
百分比分数计算评分	得分÷64（本站总分）×100×25%（本站权重）=本站得分		

【模拟患者指引】

▷ 病例资料

李女士，47岁，外贸公司经理，已婚，市医保。患者因颈部僵硬、疼痛伴右肩胛部疼痛3天来院就诊，经门诊收住入院。现疼痛加剧，向右上肢放射，伴间断性右上肢麻木，夜间痛甚，坐卧不安。

【理论提问参考问题】

▷ 考官可选择1个题目提问

1. 选穴依据是什么？

答：风池：祛风解表，治疗颈项强痛；大椎：祛风解表，治疗肩背疼痛；肩井：活络止痛，治疗颈项强痛、肩背疼痛；天柱、大杼、天宗、肩髃、臂臑：舒经活络，通络止痛，治疗肩臂疼痛。

2. 拔罐过程中，如患者出现头晕、胸闷、恶心呕吐、面色苍白、四肢厥冷、呼吸急促等晕罐现象，应如何处理？

答：立即起罐，使患者呈头低脚高卧位，必要时可喝温开水或温糖水，或掐水沟穴等。密切注意血压、脉搏、心率变化，严重时按晕厥处理。

【相关知识】

1. 拔罐疗法

拔罐疗法是以罐为工具，利用燃烧、抽吸、蒸汽等方法以排去罐内空气，形成负压，使罐吸附于腧穴或体表的一定部位，使局部皮肤充血、淤血，达到防治疾病目的的一种疗法。

2. 拔罐法的适应证是什么？

伤风感冒、头痛、面瘫、咳嗽、哮喘、消化不良、泄泻、月经不调、痛经等；颈肩腰腿痛、关节痛、软组织闪挫伤、目赤肿痛、睑腺炎、丹毒、疮疡初起未溃等外科病。

3. 常用罐介绍

见表6-4。

表6-4 常用罐简介表

罐的种类	制作材料	排气方法	优点	缺点	主要应用
竹罐（竹筒）	竹子制成	火力	取材容易，经济轻巧，不易破碎	易爆裂、漏气，不便观察皮肤变化情况	水罐、药罐
陶土罐	陶土烧制	火力	罐口光滑，口小肚圆而大，吸附力强	较重易破碎，不便观察皮肤变化情况	火罐
玻璃罐	玻璃制成	水蒸气热力	质地光滑透明，可观察局部皮肤变化情况	易破碎或过热破裂	火罐、针罐、刺络拔罐
抽气罐	透明塑料制成	抽气筒抽出空气	不易破碎，易操作，避免烫伤	不具有热力作用的温热效应	负压吸附、针罐、刺络拔罐

（表6-4引自：徐桂华，胡慧. 中医护理学基础. 北京：中国中医药出版社，2016.）

4. 罐的吸附方法

有火吸法、水吸法、抽气吸法等，其中以火吸法最为常用。

（1）火吸法 利用点火燃烧的方法驱除罐内空气，形成负压，以吸附于体表的方法。

（2）水（药）吸法 煮锅内加水，若为吸药法，则放入适量的中药，煮沸后将完好无损的竹罐数个投入锅内煮5~10分钟，用长镊子将罐夹出（罐口朝下），甩去罐中水珠，迅速将折叠的湿冷毛巾紧叩罐口（降低温度，以免烫伤），趁热急速将罐叩按在应拔的部位上，留罐10~20分钟。

（3）抽气吸法 使用底部有橡皮活塞的特制罐具，操作时先以罐口贴附于治疗部位（穴位）皮肤，再用吸引器或注射器从罐底活塞处抽成负压，使罐吸着。该法吸附力较强，并可随时调节负压大小。

5. 拔罐法的禁忌证

①心衰、呼吸衰竭、肾衰、肺结核活动期等病情严重者不宜拔罐；②凝血机制障碍、有自发性出血倾向或损伤后出血不止者，不宜拔罐，如血友病、过敏性紫癜、白血病等；③重度神经质、全身抽搐痉挛、狂躁不安、不合作者，不宜拔罐；④皮肤肿瘤

（肿块）部、皮肤溃烂部、外伤骨折、静脉曲张、体表大血管处、皮肤丧失弹性处、皮肤严重过敏或皮肤患有疥疮等传染性疾病者，相应病变部位不宜拔罐；⑤妇女经期，妊娠期妇女的腹部、腰骶部及乳部不宜拔罐；⑥五官及前后二阴不宜拔罐；⑦醉酒、过饥、过饱、过渴、过劳者，慎用拔罐。

考站5　健康教育

【考生指引】

▷ **考核情境**

> 李女士，47 岁，外贸公司经理，已婚，市医保。患者因颈部僵硬、疼痛伴右肩胛部疼痛 3 天来院就诊，住院 2 周，颈部、右肩胛、右上肢疼痛，右上肢麻木等症状消失。医嘱明日出院。现神清，无明显不适，纳可，寐安，二便调，生命体征正常，舌淡红，苔薄白，脉和缓有力。患者希望了解出院后的调护事项。请对患者进行出院前健康教育。

▷ **考生任务**

请对患者进行出院前健康教育。

▷ **考核时间**

5 分钟（读题 1 分钟，考核 4 分钟）。

【考官指引】

▷ **考核目的**

考查学生对项痹患者进行健康教育的能力。

▷ **场景与用物设置**

1. 场景　病床 1 张，模拟患者 1 位，评分教师 2 位。

2. 用物　病历夹 1 个，患者信息单（考生用）1 份，患者信息单（考官用）2 份，笔 1 支，白纸 1 张。

▷ **监考与评分注意事项**

1. 请根据评分表中的评分标准进行评分。

2. 考生回答若是经由模拟患者提醒才答对，可酌情给分。

3. 考核时间结束时，务必请考生停止考核。

【考核内容评分指引】

项痹的健康教育评分指引			
评分项目	完全做到（2 分）	部分做到（1 分）	未做到（0 分）
健康教育前评估			
1. 评估患者需求，已有的项痹预防相关知识与技能	做到	—	未做到

评分项目	完全做到（2分）	部分做到（1分）	未做到（0分）
健康教育			
2. 慎起居，适寒温，防复感，根据气候变化及时增减衣服，盛夏不可贪凉，冬春注意防寒保暖	做到	—	未做到
3. 体位指导与活动：急性期卧床制动，头部前屈，枕头后部垫高，避免患侧卧位，保持上肢上举或抱头等体位，必要时在肩背部垫软垫，进行治疗或移动体位时动作要轻柔。缓解期可适当下床活动，避免快速转头、摇头等动作；卧位时保持头部中立位，枕头水平放置。康复期可下床进行肩部、上肢活动，在不加重症状的情况下逐渐增大活动范围，选择适当的功能锻炼方法	3项均做到	任1项未做到	3项均未做到
4. 日常颈部保健：①注意睡眠卫生，改变不良的睡眠习惯，枕头不可过高或过低，可用直径 12 ~ 13cm 的圆枕，有适当硬度，且以中间低、两端高的元宝形为佳；②经常从事伏案工作或颈部常固定于某个方向者，应定时改变头颈部体位，并朝相反方向活动颈部，定时远视，一般每30分钟进行1次，每次1~2分钟；③长期电脑工作者座椅高度要适中，以端坐时双脚刚能触及地面为宜，双肩后展，视线应与电脑屏幕平齐，每隔1~2小时活动颈部；④控制低头玩手机、看报纸、牌桌娱乐、织毛衣等活动时间；⑤开车、乘车时注意系好安全带或扶好扶手，防止急刹车致颈部受伤	3~5项做到	1~2项做到	5项均未做到
5. 合理饮食：宜清淡，易消化，富营养，多饮水	做到	—	未做到
6. 调畅情志，排解不良情绪	做到	—	未做到
7. 评价健康教育的效果：患者对日常保健要点的掌握情况	做到	—	未做到
沟通与关爱			
8. 使用尊称称呼患者	做到	—	未做到

续表

评分项目	完全做到（2分）	部分做到（1分）	未做到（0分）
9. 与患者有眼神交流，面带微笑	做到	—	全程没有微笑
10. 及时回答患者的疑问	做到	—	未做到
11. 给患者消化吸收健康教育内容的相关载体：宣传单、宣传册、视频或记录单等	做到	—	未做到
理论提问			
12. 正确回答考官提问	做到	—	未做到
百分比分数计算评分	得分÷24（本站总分）×100×10%（本站权重）=本站得分		

【模拟患者指引】

▷ 病例资料

李女士，47岁，外贸公司经理，已婚，市医保。患者因颈部僵硬、疼痛伴右肩胛部疼痛3天来院就诊，住院2周，颈部、右肩胛、右上肢疼痛，右上肢麻木等症状消失。现神清，无明显不适，纳可，寐安，二便调，生命体征正常，舌淡红，苔薄白，脉和缓有力。

【理论提问参考问题】

▷ 考官可选择1个题目提问

1. 项痹患者功能锻炼的注意事项是什么？

答：急性期颈部制动，避免进行功能锻炼，防止症状加重；缓解期或康复期应遵医嘱，逐渐增加颈肩活动范围；康复后要坚持功能锻炼，保持颈部肌肉的强度及稳定性，预防复发。在进行功能锻炼时，动作要缓慢，以不疲劳为度，循序渐进。

2. 颈部保健"米字操"如何操作？

答：身体直立，双手自然下垂，挺胸，抬头，目视前方，颈部向左侧屈，吸气，复原时呼气，再向右侧屈。颈前屈，下颌贴胸。颈后伸到最大限度。头向左斜上方摆动至最大限度，再向右斜上方摆动至最大限度，配合呼吸。向左斜下方摆头至最大范围，再向右斜下方摆动至最大范围。整个过程感觉头部在写出一个"米"字。

【相关知识】

项痹患者可进行几种功能锻炼方法如下。

1. 拔项法

吸气时头顶向上伸展，下颌微收，双肩下沉，使颈部后方肌肉紧张用力，坚持3秒钟，然后呼气放松。

2. 项臂争力

两手交叉，屈肘上举，用手掌抱颈项部，用力向前，同时头颈尽量用力向后伸，使两力相对抗，随着一呼一吸有节奏地进行锻炼。

3. 仰首观天

双手叉腰，先低头看地，闭口使下颌尽量紧贴前胸，停留片刻，然后头颈仰起，两眼看天，仍停留片刻，反复进行。

4. 回头望月

头部转向一侧，头顶偏向另外一侧，双眼极力向后上方观望，如回头望月状，坚持片刻，进行对侧锻炼。

5. 保健"米字操"

身体直立，双手自然下垂，挺胸，抬头，目视前方，颈部向左侧屈，吸气，复原时呼气，再向右侧屈。颈前屈，下颌贴胸。颈后伸到最大限度。头向左斜上方摆动至最大限度，再向右斜上方摆动至最大限度，配合呼吸。向左斜下方摆头至最大范围，再向右斜下方摆动至最大范围。整个过程就像头部在写出一个"米"字的感觉。

参考文献

[1] 李选，胡月娟．护理专业能力鉴定指引［M］．台湾：华杏出版股份有限公司，2015.

[2] 仰曙芬．护理专业 OSCE 考核指南［M］．北京：人民卫生出版社，2013.

[3] 董卫国，朱俊勇．客观结构化临床考试与标准化患者［M］．北京：人民卫生出版社，2012.

[4] 董卫国．客观结构化临床考试教程［M］．北京：人民卫生出版社，2017.

[5] 李国箴．临床护理技术能力：OSCE 之应用［M］．台湾：华杏出版股份有限公司，2014.

[6] 陈亚红，杨汀．慢性阻塞性肺疾病［M］．北京：人民卫生出版社，2017.

[7] 诸葛毅，王小同，俎德玲．慢性阻塞性肺疾病社区管理实务［M］．杭州：浙江大学出版社，2017.

[8] 尤黎明，吴瑛．内科护理学［M］．6 版．北京：人民卫生出版社，2017.

[9] 尹安春，史铁英．外科护理健康教育路径［M］．北京：人民卫生出版社，2014.

[10] 蔡文智．消化病专科护理技术［M］．北京：人民军医出版社，2012.

[11] 安立彬．外科护理规范化操作［M］．北京：人民军医出版社，2011.

[12] 张爱珍．消化性溃疡的护理与康复［M］．北京：人民卫生出版社，2014.

[13] 周春兰，王惠珍．外科常见疾病护理评估技能［M］．北京：人民卫生出版社，2015.

[14] 李乐之，路潜．外科护理学［M］．6 版．北京：人民卫生出版社，2017.

[15] 张俊娥．结肠造口护理与康复指南［M］．北京：人民卫生出版社，2016.

[16] 丁炎明．造口护理学［M］．人民卫生出版社，2017.

[17] 孙玉梅，张立力．健康评估［M］．4 版．北京：人民卫生出版社，2017.

[18] 李小寒，尚少梅．基础护理学［M］．6 版．北京：人民卫生出版社，2017.

[19] 李卡，许瑞华，龚姝．普外科护理手册［M］．2 版．北京：科学出版社，2015.

[20] 刘怡素，万欢，唐宏英．肝胆专科护士实用手册［M］．湖南：湖南科学技术出版社，2017.

[21] 刘玉村，朱正纲．外科学普通外科分册［M］．北京：人民卫生出版社，2015.

[22] 林恩·哈特曼，查尔斯·洛普利．梅奥拯救乳房全书：乳腺癌抗癌权威指南［M］．北京：北京科学技术出版社，2017.

[23] 孙玉华，林桂荣．妇产科患者健康教育指导［M］．2 版．北京：人民军医出

版社，2015.

[24] 谭红莲，罗煜. 妇产科护理查房手册 [M]. 北京：化学工业出版社，2014.

[25] 韩慧娟，吴秋霞，邸红军. 实用专科护理手册 [M]. 北京：人民军医出版社，2013.

[26] 秦瑛，吴欣娟. 北京协和医院妇产科护理工作指南 [M]. 北京：人民卫生出版社，2016.

[27] 张宇，杨越波，李小毛. 异位妊娠与妇科急症 [M]. 北京：人民军医出版社，2011.

[28] 刘小明，石泽亚，刘娜. 常见疾病护理常规指导手册 [M]. 长沙：湖南科学技术出版社，2013.

[29] 刘小明，石小毛，丁旭云. 常用护理适宜技术规范手册 [M]. 长沙：湖南科学技术出版社，2013.

[30] 刘小明，周金艳，周丽娟. 常用护理技能指导手册 [M]. 长沙：湖南科学技术出版社，2013.

[31] 杨巧芳，刘延锦. 静脉输液治疗护理技术指导手册 [M]. 郑州：河南科学技术出版社，2017.

[32] 贾占芳. 新编临床护理操作技术 [M]. 西安：西安交通大学出版社，2015.

[33] 孙敏，郑晓蕾. 妇产科与儿科护理操作规范 [M]. 北京：人民卫生出版社，2017.

[34] 刘宝瑞，钱晓萍. 临床肿瘤学 [M]. 北京：科学出版社，2007.

[35] 安力彬，陆虹. 妇产科护理学 [M]. 6版. 北京：人民卫生出版社，2017.

[36] 沈铿，马丁. 妇产科学 [M]. 3版. 北京：人民卫生出版社，2015.

[37] 李枝国，刘世华. 静脉输液质量与风险处理预案 [M]. 长沙：湖南科学技术出版社，2008.

[38] 崔焱，仰曙芬. 儿科护理学 [M]. 6版. 北京：人民卫生出版社，2017.

[39] 钱嬿，厉瑛. 儿科护理查房 [M]. 2版. 上海：上海科技出版社，2016.

[40] 桂永浩，薛辛东. 儿科学 [M]. 3版. 北京：人民卫生出版社，2015.

[41] 陈惠中，陈斌. 简明医师临床检验手册 [M]. 北京：金盾出版社，2017.

[42] 王卫平. 儿科学 [M]. 北京：人民卫生出版社，2013.

[43] 邵肖梅. 实用新生儿学 [M]. 北京：人民卫生出版社，2011.

[44] 张玉侠. 实用新生儿护理学 [M]. 北京：人民卫生出版社，2015.

[45] 李杨，彭文涛，张欣. 实用早产儿护理学 [M]. 北京：人民卫生出版社，2015.

[46] 徐桂华，张先庚. 中医临床护理学 [M]. 2版. 北京：人民卫生出版社，2017.

[47] 徐桂华，胡慧. 中医护理学基础 [M]. 北京：中国中医药出版社，2016.

[48] 吕明. 推拿学 [M]. 2版. 北京：中国医药科技出版社，2016.

［49］于天源．按摩推拿学［M］．北京：中国中医药出版社，2015．

［50］武登龙，郭玉兰．颈椎病——常见病预防训练掌中宝［M］．北京：中国协和医科大学出版社，2015．

［51］刘正富．颈椎病诊疗与自我康复［M］．北京：化学工业出版社，2016．

［52］雷正权．颈椎病科学调养宜与忌［M］．西安：西安交通大学出版社，2016．

［53］杨静娴．颈椎病防治一本通［M］．北京：化学工业出版社，2017．

［54］吴惠平，罗伟香．护理技术操作并发症预防及处理［M］．北京：人民卫生出版社，2014．

［55］关欣，郭红．在护理教学中应用客观结构化临床考试的研究进展［J］．中国护理管理，2014，14（05）：553－556．

［56］Major，D．（2005）OSCEs——seven years on the bandwagon：the progress of an objective structured clinical evaluation programme［J］．Nurse Educ Today，2005，25（6）：442－454．

［57］Waiters J，Adams J. A child health nursing objective structured clinical examination（OSCE）［J］．Nurse Educ Prac，2002，2（4）：224－229．

［58］孙琴琴．简化 OSCE 在心内科实习护生考核中的应用［J］．护理研究，2016，30（21）：2658－2661．

［59］钮林霞．简化 OSCE 模式在外科护理学实践教学中的应用［J］．社区医学杂志，2017，15（22）：76－78．

［60］王利平，王静娴，李蕊．小组 OSCE 在妇产科护理学教学中的应用［J］．卫生职业教育，2017，35（12）：106－107．

［61］吴雅晶，尹永田，陈莉军，等．中医院校护理本科生客观结构化临床考试设计及效果评价［J］．护理研究，2017，31（15）：1881－1884．

［62］王晓春，刘淑芝，亓恒美，等．客观结构化临床考试在新入职护士岗前培训评价中的应用［J］．中华现代护理杂志，2015，21（20）：2442－2444．

［63］高婷婷，曹玉英，张立欣．客观结构化临床考核在 PICC 专科护士资质认证中的实践［J］．护理学杂志，2015，30（13）：73－74．

［64］吴丹，郭凌鸿，孙梅，等．标准化患者在我国临床医学教学中的 SWOT 分析［J］．医学与社会，2014，27（11）：88－90．

［65］王蕾，杨汀，王辰．2017 年版慢性阻塞性肺疾病诊断、处理和预防全球策略解读［J］．中国临床医生杂志，2017，45（01）：104－108．

［66］李星星，石贞仙，张彩云，等．氧疗规范的研究进展［J］．世界最新医学信息文摘，2018，18（16）：131－133．

［67］戴然然．慢性阻塞性肺疾病急性加重的治疗策略：2017 欧洲呼吸学会/美国胸科学会指南解读［J］．世界临床药物，2017，38（09）：577－581．

［68］杜毓锋，钱力，刘学军．慢性阻塞性肺疾病 2017 指南更新要点解读［J］．中华老年病研究电子杂志，2017，4（03）：18－21．

[69] 李海玲，李凡. GOLD 2017 更新要点解读及其对中国慢性阻塞性肺疾病分级诊疗的启示 [J]. 中国全科医学，2017，20 (18)：2171 –2175.

[70] 国家卫生和计划生育委员会《中国结直肠癌诊疗规范 (2017 年版)》专家组. 中国结直肠癌诊疗规范 (2017 年版) [J]. 中华临床医师杂志，2018，12 (1)：3 –23.

[71] 中国抗癌协会乳腺癌专业委员会. 中国抗癌协会乳腺癌诊治指南与规范 (2015 版) [J]. 中国癌症杂志，2015，25 (9)：692 –754.

[72] 刘新华，周立芝，李建君，等. 循证护理对乳腺癌患者术后功能锻炼依从性及生活质量的影响 [J]. 中国肿瘤临床与康复，2018，25 (02)：194 –197.

[73] 赵文红，赵环宇. 综合护理干预结合指针疗法对改善风寒痹阻型项痹病患者疼痛疗效评价 [J]. 辽宁中医药大学学报，2014，16 (06)：222 –224.

[74] 刘渝松，马善治. 郭剑华治疗筋伤案——项痹病 [J]. 实用中医药杂志，2013，29 (08)：680.

[75] 彭文忠. 刺络拔罐配合艾灸治疗筋伤病症体会 [J]. 实用中医药杂志，2011，27 (01)：48 –49.